PUBLIC HEALTH AND HEALTH PROMOTION PRACTICE

건강증진
이론과 실제

Foundations for Health Promotion

4th Edition

Jennie Naidoo
Principal Lecturer, Health Promotion and Public Health, University of the West of England, Bristol, UK

Jane Wills
Professor of Health Promotion, London South Bank University, London, UK

지역보건연구회 역

계축문화사

역자 : 지역보건연구회 (가나다 순)

감　신 (경북대학교 의과대학 예방의학교실)
강윤식 (경상대학교 의과대학 예방의학교실)
고광욱 (고신대학교 의과대학 예방의학교실)
권근상 (전북대학교 의과대학 예방의학교실)
김건엽 (경북대학교 의과대학 예방의학교실)
김상규 (동국대학교 의과대학 예방의학교실)
김창훈 (부산대학교 의과대학 예방의학 및 직업환경의학교실)
김춘배 (연세대학교 원주의과대학 예방의학교실)
김형수 (건국대학교 의학전문대학원 예방의학교실)
나백주 (서울시립대학교 도시보건대학원)
남해성 (충남대학교 의과대학 예방의학교실)
류소연 (조선대학교 의과대학 예방의학교실)
박기수 (경상국립대학교 의과대학 예방의학교실)
박순우 (대구가톨릭대학교 의과대학 예방의학교실)
박웅섭 (가톨릭관동대학교 의과대학 예방의학교실)
배상근 (상주적십자병원)
손혜숙 (인제대학교 의과대학 예방의학교실)
신준호 (전남대학교 의과대학 예방의학교실)
신지연 (경북대학교 의과대학 예방의학교실)
오경재 (원광대학교 의과대학 예방의학교실)
유원섭 (국립중앙의료원)
은상준 (충남대학교 의과대학 예방의학교실)
이건세 (건국대학교 의학전문대학원 예방의학교실)
이경수 (영남대학교 의과대학 예방의학교실)
이무식 (건양대학교 의과대학 예방의학교실)
이석구 (충남대학교 의과대학 예방의학교실)
이영성 (충북대학교 의과대학 의료관리학교실)
이영훈 (원광대학교 의과대학 예방의학교실)
이주형 (전북대학교 의과대학 예방의학교실)
이중정 (계명대학교 의과대학 예방의학교실)
이진용 (서울병원 공공진료센터/건강보험심사평가원)
이혜진 (강원대학교병원 예방의학과)
정백근 (경상국립대학교 의과대학 예방의학교실)
조희숙 (강원대학교 의학전문대학원 의료관리학교실)
채유미 (단국대학교 의과대학 의학교육학교실)
홍남수 (경북대학교 의과대학 예방의학교실)
홍지영 (건양대학교 의과대학 예방의학교실)
황인경 (부산대학교 의학전문대학원 예방의학 및 직업환경의학교실)
황준현 (대구가톨릭대학교 의과대학 예방의학교실)
황태윤 (영남대학교 의과대학 예방의학교실)

FOUNDATIONS FOR HEALTH PROMOTION, FOURTH EDITION 9780702054426
by Jennie Naidoo, BSc, MSc, PGDip, PGCE and Jane Wills, BA, MA, MSc, PGCE

차 례

역자 서문

2000년도 이후 우리나라 건강증진 분야의 공공 및 민간 분야에서는 시민들의 건강증진을 위한 많은 정책과 시도가 있어 왔다. 이중의 일부는 성공한 경우도 있으나 실패한 예도 적지 않다. 이러한 성공과 실패의 원인들을 이론 및 현실적으로 규명하고 수정, 보완 반영하려는 시도는 그다지 많지 않은 것으로 판단된다.

우리나라 실정에 맞는 건강증진 이론을 만들고 국민들의 건강을 실질적으로 보호증진 시킬 수 있는 정책과 사업을 만들어 내기 위해서는 건강증진에 대한 깊은 사고와 토론 및 적극적인 실천이 필요할 때다.

건강증진은 학계뿐만 아니라 보건소 및 병의원 등 일선 서비스 기관과 정책 담당자들에게까지 광범위한 관심분야이다. 이 책은 건강증진에 관한 연구 및 정책 수립 등에 도움을 줄 풍부한 건강증진의 이론 및 실무를 소개하고 있다. 비록 영국의 보건의료 현실에서 비롯된 내용이어서 한국의 상황에 바로 적용하기 다소 어려운 측면이 있지만 이 책은 그들의 고민과 그 과정에서 수립된 원칙을 충분히 이해할 수 있게끔 잘 기술되어 있다.

건강증진은 어려운 개념을 지닌 것은 아니지만, 막상 실무에 적용하려면 어렵고 막연하게 느껴지는 경우가 많다. 이러한 상황에서 이론과 실무를 깊이 있게 고민한 이 책의 지혜를 빌리는 것은 매우 유용한 경험이 될 수 있다.

1986년 세계보건기구의 오타와 선언 이후 구체화되고 있는 건강증진 이론과 실천은 더 깊이 있고 실천적인 정책과 서비스로 국민들에게 다가가야 할 시대적 사명을 요구받고 있다. 하지만 현재 보건의료 정책은 건강증진을 선언하고 각국에 요청하기 전의 반(anti) 건강증진 정책과 관성적으로 해오던 서비스에 아직도 치중하고 있는 모습이 보여 더욱 분발이 필요하다.

이 책은 그런 의미에서 단순한 이론을 소개하는데서 머무르지 않고 그들의 건강증진의 역사와 시도, 그리고 사례와 경험 등을 다양하게 소개하고 있어 좋은 안내서 역할을 하고 있다.

지난 제1-3판은 그 동안 대학과 보건의료현장에서 유용하게 활용되었다고 생각한다. 이제 제4판을 완역하여 독자들에게 소개하게 되어 기쁘게 생각한다. 제4판에서는 독자로부터 피드백을 받아, 각 장에 독자로 하여금 학습의욕을 고취시키고 학습범위를 넓히기 위해 6-15개의 학습활동을 포함시켰으며, 독자들로 하여금 주제에 집중하여 학습의욕을 고취시킬 수 있도록 최소 1개 이상의 사례 학습과 연구 사례를 포함시켰다.

지역보건의료에 관심이 많은 전국 의과대학 예방의학교실의 젊은 학자들이 주축을 이룬 '지역보건연구회'가 출범한지 어언 20년이 되었고, 거의 매년 지역보건의료에 도움이 되는 책을 번역 발간하고 있다.

"건강증진 이론과 실제"는 지역보건연구회의 첫 공동번역서이며 영문 제2판을 충남의대 이석구 교수가 기획하고 번역하였다. 그 후 영문 제3판을 영남의대 이경수 교수와 당시 건양의대 나백주 교수가 기획하여 번역하였다. 이번에도 "건강증진 이론과 실제" 제4판을 번역하게 되었는데 이 책의 발간을 계기로 앞으로 더욱 현실적이고 한국 상황에 도움이 되는 저서 및 학술 활동을 강화하고자 한다.

끝으로 이 역서가 나오기까지 전국 각지에서 번역 작업에 적극 동참해주신 여러 회원들에게도 감사를 드리며, 특히 책의 번역 및 편집에 많은 희생을 감수해주신 강원대병원 이혜진 교수와 동국의대 김상규 교수에게도 특별한 감사를 드린다.

또한 역서 작업의 시작에서 책이 출간되기까지의 전 과정에 물심양면으로 도와주신 계축문화사 주영일 사장님, 이종언 편집부장님과 편집 관계자분들에게 감사를 드리며, 국문검수를 해주신 박은뢰 선생님에게 지면을 통해서나마 심심한 감사의 말씀을 드린다.

2019. 1.
지역보건연구회

서 론

건강증진 업무는 보건의료종사자들의 광범위한 업무 중 핵심적인 요소이며, 교육과 사회복지 등과도 맞물려 있다. 건강증진 실무와 연구는 새로이 부상하는 분야이며, 건강증진 영역의 이론적 기초와 원칙이 구축되고 있다.

이 책은 실무자의 의도와 성과를 명확하게 하는데 중요한, 건강증진의 이론적인 구성 틀을 제공하기 위한 것이다. 또한 실무자 스스로 건강증진의 잠재력을 알고, 전략 선택의 의미를 인지하며, 적절하고 유용한 방법으로 건강증진 개입을 평가할 수 있도록 하기 위한 실무적 기초를 제공하고자 한다.

제4판 "건강증진의 기초(Foundations for Health Promotion)"는 최근의 연구결과를 반영하고, 지난 10년간의 주요 조직적, 정책적 변화를 총괄적으로 보완하였다.

이 책의 자매도서 "Public Health and Health Promotion : Developing Practice (Naidoo & Wills, 2010)"에는 이 책에서 제기하고 있는 '파트너십을 통한 일하기, 불평등 논쟁, 공중의 호응을 얻는 것'과 같은 도전과 딜레마를 좀 더 자세하게 다루고 있다.

이 책은 4개의 주요 부분으로 나누어져 있다. 제1부는 건강, 보건교육, 건강증진의 이론적 배경 및 개념에 대한 내용을 담고 있다. 제1부에서는 건강증진이 개인이나 집단, 지역사회의 적극적 건강과 안녕에 대한 업무수행이라고 결론내리고 있다. 건강증진은 보건교육뿐만 아니라 건강상태를 결정짓는 사회적, 경제적, 환경적 요인을 포괄하고 있다. 윤리적, 정치적 가치는 실무를 풍부히 하게하고 실무자들이 이러한 가치와 의미를 반영하여 업무를 처리하는 것은 중요하다는 점을 기술하고 있다.

제1부의 목적은 독자들이 그들 업무를 추진하는 가운데 건강증진 실무의 이론적 동력을 이해하고 업무에 반영할 수 있도록 하는 데에 있다.

제2부는 건강증진 및 제기되고 있는 몇 가지 딜레마를 다루는 전략을 탐구하고 있다. 오타와 헌장(WHO, 1986)의 틀을 활용하여 다양한 전략과 잠재력 및 편익을 개발하고, 각 전략의 선택과 관련된 문제점을 도출하는데 초점을 두고 있다. 다양한 전략을 사용한 사업 사례도 제시하고 있다.

제3부는 오타와 헌장에서의 핵심전략으로서의 건강증진 지원환경 조성방안에 중점을 두고 있다. 제3부에서는 긍정적 건강과 웰빙을 지향하는 건강증진 중재 활동의 장인 매우 다양한 생활터에 대해 탐색하고 있다. 학교, 사업장, 이웃, 보건의료체계, 수감시설 등과 같은 건강증진의 핵심적 대상이 되는 생활터에서의 국내 또는 국제적인 정책 대상에 대해 논의하고 있다. 이러한 생활터 내에서의 젊은이, 성인, 노인과 같은 특수한 대상집단들의 건강증진 문제에 대해서도 다루고 있다.

제4부는 건강증진 중재의 시행에 초점을 맞추고 있다. 각 장은 요구조사부터 마지막 단계인 평가 계획에 이르기까지 각기 다른 단계의 사업수행 과정에 대해 논하고 있다. 이 장은 실질적인 사업수행 전략의 선택에 대해 실무자의 업무수행에 도움을 주기 위한 내용으로 구성되어 있다. 다양한 실제 사례들은 가능한 선택범위를 제시하여 줄 것이며, 판단기준들은 실무자의 접근법 선택을 위한 정보를 제공해 줄 것이다.

이 책은 폭넓은 범위의 다양한 전문가 그룹들을 위한 것이고 제4판에서는 가장 업데이트된 실제 사례 검토가 잘 기술되어 있다. 또한 독자로부터 피드백을 받아 제4판에서 몇 가지 양식을 바꾸었다. 독자로 하여금 학습의욕을 고취시키고 학습범위를 넓히기 위해 각 장의 끝부분에 6-15개의 학습활동을 포함시켰다. 또한 각 장에는 독자들로 하여금 주제에 집중하여 학습의욕을 고취시킬 수 있도록 최소 1개 사례 학습과 연구 사례를 포함시켰다. 각 장의 마지막에는 독자로 하여금 가치의 반영, 이슈의 토론, 지식의 적용, 업무 상황의 이해를 돕도록 연습문제가 포함되어 있다. 이 책이 처음 나온 1994년 이후 정보관리 분야의 큰 변화를 반영하기 위해 출처를 밝히고 향후 구독이 가능하도록 웹사이트 주소를 제공하였다. 이 책은 학생들의 기초 및 심화 교육과정과 전문가에 이르기까지 광범위한 독자를 대상으로 하여 저술하였다. 읽기 쉽고 수용성 높은 학문적 비평을 포괄적으로 포함하였기에 독자들에게 정보 제공은 물론 진행되고 있는 연구나 건강증진 업무에 종사하는 독자에게 자극과 격려를 줄 것이다.

이 책이 독자들에게 건강증진의 기초적인 이론과 정책 및 원칙을 고려한 건강증진사업 개발에 도움이 되었으면 하는 바람이다.

Jennie Naidoo
Jane Wills
Bristol and London

참고문헌

Naidoo, J., Wills, J., 2010. Public health and health promotion: developing practice, third edn. Balliere Tindall, London.

World Health Organization, 1986. Ottawa Charter for health promotion. WHO, Geneva.

감사의 글

이 책은 처음 대학원의 건강증진 전공과정을 위한 교육에 자극을 받아 만들어졌는데 초판이 출간된 지 21년이 지났다. West England 대학과 London South Bank 대학의 동료 교수와 학생들이 늘 그랬듯이 그들의 아이디어와 토론, 실제적인 사례가 제4판에 기여한 바가 크다. 우리는 하나의 학문분야로서 건강증진의 발전에 지속적으로 노력하고 있다. 우리는 이번 제4판을 우리의 아이들인 Declan, Jessica, Kate 그리고 Alice에게 바친다.

제 1 부

건강증진의 이론

1. 건강의 개념
2. 건강의 영향요인
3. 건강측정
4. 건강증진의 정의
5. 건강증진에 대한 모델과 접근법
6. 건강증진의 윤리적 문제
7. 건강증진의 정치학

제1부에서는 건강, 보건교육·건강증진의 개념을 알아본다. 건강증진은 역학과 같은 과학, 사회학 및 심리학과 같은 사회과학에서부터 윤리학과 같은 인문과학에 이르기까지 많은 분야에 기초를 두고 있다. 그리하여 과학적인 것에서 윤리적인 것까지 건강증진에 다양한 이론적 토대를 제공한다. 다시 말하면, 건강증진의 실무는 예방접종과 같은 과학적인 의학적 운동이나 학교에서의 성교육과 같은 교육적 운동에서 삶의 종말 선택과 같은 윤리적 문제까지 다룬다는 것을 의미한다. 건강증진사업가의 중요한 첫걸음은 이렇게 다양한 전략과 목표들 중에서 현재 어디에서 시작하는가를 명확히 하는 것이다. 교육자인가, 정치가인가, 과학자인가? 부분적으로는 출신과 교육적 배경으로 그 중 누구인지가 결정되겠지만, 건강증진은 이 모든 활동과 그 이상을 아우르고 있다. 건강증진 실무자들은 함께 일하면서 그들의 다양한 배경지식과 기술을 사람들의 건강증진에 집중하고 그들 각자가 홀로 수행했을 때보다 더 의미 있고 지속 가능한 결과를 얻는다.

이 책의 첫 부분에서는 건강과 안녕이라는 개념에 대한 다양한 이해와 함께 건강을 향상시키거나 나아지게 할 방법을 탐색한다. 소득, 젠더, 성별, 인종과 같은 구조적 요인의 건강에 대한 영향과 사회적 요인이 건강상태의 중요 예측요인으로 작용하는 과정에 대해서는 제2장에서 다룬다. 건강을 측정하는 다양한 방법은 질병이 없는 것에서 안녕(well-being)에 대한 총체적 개념까지 건강에 대한 다양한 개념을 반영하며, 이는 제3장에서 논의한다. 제4장과 제5장에서는 건강의 변화가 개인 간, 사회적, 물리적 환경 변수들과 상호작용의 영향을 받는다는 생태학적 모형을 받아들여 건강증진이 무엇인지에 대해 토론한다. 제6장과 제7장에서는 의도에 따른 건강과 건강증진의 목적이 어떻게 인식되는지에 대해 보다 명확히 하는데 도움이 될 것이다. 즉, 건강증진이 건강한 생활습관을 독려하는 것인지? 혹은 건강불평등을 바로잡는 것, 사람들이 자신의 삶을 통제할 수 있도록 역량을 강화하는 것인지?

제 1 장

건강의 개념

학습 목표

이 장을 마치면

- 건강(health), 안녕(well-being), 질병(disease), 이환(illness), 불건강(ill health)에 관한 개념을 정의하고 그 차이점을 이해할 수 있다.
- 건강과 안녕의 본질에 대해 이야기할 수 있고, 문화와 포퓰리즘(populism)이 이러한 정의에 어떻게 영향을 미치는지 알 수 있다.
- 건강의 의학적 모형(medical model)의 요소들에 대해 이해하고 이것이 보건의료에 어떻게 영향을 미치는지를 이해할 수 있다.

핵심 개념 및 정의

생의학(Biomedicine)은 신체내에서 불건강 및 질병의 원인에 초점을 맞춘다. 이는 의학의 실행과 관련이 있으며, 건강의 사회적 모형과 대조되는 개념이다.

질병(Disease)은 신체 부위가 완전한 기능을 달성하지 못하는 장애, 이환 또는 상태를 의미한다.

건강(Health)은 단지 질병이 없는 상태를 말하는 것이 아니라 정신적, 육체적으로 완전히 건강한 상태를 의미한다.

불건강(Ill health)은 질병이나 장애가 있어 건강이 좋지 않은 상태를 의미하나 모든 활동을 중단할 만큼 심각한 상태를 의미하지는 않는다.

이환(Illness)은 신체 혹은 정신에 영향을 주어 개인이 최적의 결과물을 얻지 못하게 하는 질병 상태 혹은 아픈 기간을 의미한다.

안녕(Well-being)은 불건강 혹은 질환이 없는 긍정적인 상태를 의미하며, 개인적 목표의 성취, 행복하고 좋은 느낌과 관련이 있다.

주제의 중요성

건강을 증진시키고자 하는 자는 '건강이란 무엇인가?'에 대해 생각해보게 된다. 하지만 건강에 대한 견해나 개념은 매우 다양하다. 당신이 개인적으로 생각하는 건강에 대한 개념을 분명히 하는 것과 다른 동료들이나 주변 사람들이 생각하는 건강에 대한 개념이 어떻게 다른지를 인식하는 것은 중요하다. 그렇지 않으면 건강의 최종 목표와 관련된 다양한 아이디어로 인해 실제 수행하고자 하는 사업 전략 등에 관한 갈등에 빠질 수 있다. 이 장(章)에서는 이러한 건강에 대한 다양한 견해들과 그 근원에 대해 소개해 보고자 한다. 건강에 있어서는 서구의 과학적 의학 모델이 지배적이지만 이 모델은 건강의 사회적 모델 혹은 총체적 모델에 의해 도전을 받고 있다. 우리는 이번 장(章)을 통해 건강의 개념에 대한 우리의 관점을 명확히 하고 이러한 관점들을 개념적 틀내에 정립시킬 수 있을 것이다.

건강, 안녕, 질병, 이환, 불건강의 정의

건강(health)

건강이란, 좁게는 기술적인 부분부터 넓게는 도덕 및 철학적인 부분까지도 포함할 수 있는 광범위한 의미를 담고 있는 단어이다. '건강(health)'이란 용어는 고대 영어 단어인 치유(hael)로부터 파생되었다. 고대의 치유(heal)라는 단어는 '전체'라는 뜻을 담고 있으며, 건강이란 개인의 전체적인 통합성, 건전함, 안녕과 관련이 있다. 세대를 통해 전승된 건강에 대한 상식적 수준의 관점은 공통적인 문화적 유산의 일부분이다. 이는 건강에 대한 일반인들의 개념으로 명명되는데, 모든 사람들은 사회화 과정을 통해 이와 관련된 지식을 획득한다. 한 사회에 존재하는 다양한 집단과 모임은 건강에 관한 그들의 '상식'을 구성하는 다양한 관점을 가진다.

학습활동 1.1 당신에게 건강은 무엇을 의미하는가?

다음 질문에 대한 답을 하시오.

- 내가 건강하다고 느낄 때는 언제인가?
- 내가 건강하다고 느끼는 이유는 무엇인가?
- 건강함을 유지하기 위해 필요한 것은 무엇인가?
- 내가 건강하지 못할 때는 언제인가?
- 나의 건강이 증진되는 때는 언제인가?
- 어떤 사건이 나의 건강에 영향을 끼쳤다면 어떠한 방식으로 그러했는가?
- 나의 건강을 위해 의무적으로 해야 하는 것은 무엇인가?

일반적으로 건강에는 두 가지 의미가 있다. 하나는 긍정적 의미이고, 다른 하나는 부정적 의미이다. 부정적 의미는 질병이나 질환이 없음을 나타낸다. 이는 서구의 과학적 의학 모델에서 사용하는 의미로 이에 대해서는 잠시 후 더 자세히 알아보도록 한다. 건강에 대한 긍정적 의미는 세계보건기구에서 언급한 바와 같이 '단순히 질환이 없거나 허약하지 않은 상태를 의미하는 것이 아니라 육체적 · 정신적 · 사회적으로 안녕한 상태(세계보건기구, 1946)'를 말한다.

건강이란 총체적이며, 매우 다양한 분야에 대한 뜻을 포괄하고 있다. 총체적 건강이란 이러한 각각의 분리된 영역들이 상호간에 어떻게 작용하고, 어떤 영향을 미치는지에 대한 의미를 담고 있다고 할 수 있다.

그림 1.1은 건강의 영역을 도표화한 것이다.

안쪽의 원은 각 개인의 건강에 대한 영역을 나타낸다.

- 신체적 건강은 인체와 관련된다(예 : 적정한 체력, 질병이 없는 상태).
- 정신적 건강은 어떠한 목적이나 자신의 가치에 대한 긍정적인 견해를 의미한다(예 : 자신감).
- 감정적 건강은 느끼고 인지하고 표현할 수 있는 능력, 관계를 발전시키고 유지해 나갈 수 있는 능력을 의미한다(예 : 사랑받고 있음을 느끼는 것).
- 사회적 건강은 가족이나 친구로부터의 지지를 받는 것을 의미한다(예 : 대화를 나눌 친

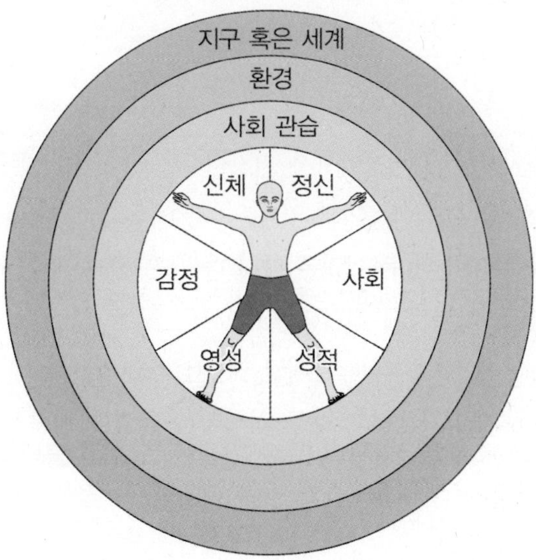

그림 1.1 건강의 영역

구의 유무, 다른 사람들과의 친목 활동).

- 영적 건강은 도덕적인 믿음과 종교적 신앙을 인지하고 수행할 수 있는 능력, 삶의 목적을 가지는 것을 의미한다.
- 성적 건강은 한 개인의 성적 욕구를 성취할 수 있는 능력을 의미한다.

바깥의 3가지 원은 개인에게 영향을 미치는 영역들이다. 먼저 사회적 건강은 건강과 사회구조와의 관계를 의미한다. 이는 건강에 기본적으로 필요한 하부구조(예: 주거, 평화, 음식, 수입 등)와 사회 안에서의 통합 또는 분화의 정도를 포함한다. 인간 집단들 간에 존재하는 유형화된 불평등이 어떻게 건강을 해치는 지에 대해서는 제2장에서 검토할 것이다.

환경적 건강은 사람들이 살고 있는 물리적 환경, 즉 양질의 주거, 교통, 위생, 수도시설 등의 중요성을 의미하며, 크게는 우리가 살고 있는 지구에 대한 관심과 미래를 위한 지속성에 대한 노력도 포함하고 있다.

학습활동 1.2 건강의 전체론적 모형

보건의료종사자의 전문적 실무영역에서 건강의 전체론적 모형이 가지는 함의는 무엇인가?

안녕(well-being)

'안녕(well-being)'이란 '좋은 삶을 구성하는 것'을 설명하기 위해 널리 사용되는 용어이다. 이는 또한 질환이 없는 상태를 넘어서서 건강이 무엇을 의미하는지에 대한 견해를 넓히는 것과 관련한 보건의료 담론에 이용되고 있다. 기분이 좋고 기능을 제대로 하는 것은 정신건강의 중요한 구성 요소로 간주된다. 이것은 다시 더 나은 신체 건강, 생산성 향상, 범죄 감소 및 지역 사회 생활 참여로 이어지게 된다(DH, 2010). New Economics Foundation(New Economics Foundation, 2012)은 해피 플래닛 지수(Happy Planet Index)를 개발하였으며, 이는 각 국가가 국민들에게 길고 행복한 삶을 선사하는 방법을 비교하는 주요 지표로 이용되고 있다.

2012년의 지표를 살펴보면 다음과 같다.

- 높은 수준의 지속 가능한 복지를 달성하고 있는 9개국 중 8개 국가가 중남미 및 카리브

지역에 있다.

- 서유럽 국가 중 가장 순위가 높은 곳은 노르웨이로 29위였으며, 28위인 뉴질랜드 다음 순위를 차지했다.
- 미국은 151개국 중 105위에 머물렀다.

이와 유사하게 UNICEF 아동복지지수(UNICEF, 2013)는 안녕이 노르웨이 및 스칸디나비아 국가와 같은 평등주의 국가에서 더 크게 나타남을 보여준다.

최근의 연구(Government Office for Science, 2008)는 개인이 안녕을 달성하기 위해 취할 수 있는 다섯 가지 방법이나 단계가 있음을 제시하고 있다.

- 연결된다.
- 활발한 신체활동을 유지한다.
- 주의를 기울인다.
- 베푼다.
- 배움을 계속한다.

최근에 '돌봄'이 목록에 추가되었다.

학습활동 1.3 안녕의 다섯 가지 단계

안녕의 각 단계에 대한 근거에는 어떤 것들이 있는가?

질병(disease), 이환(illness), 불건강(ill health)

질병, 이환, 불건강은 매우 다른 뜻을 의미하지만 일상에서 호환되어 사용되는 경우가 많다. 질병(disease)은 불편함을 의미하는 단어인 'desaise'로부터 파생되었다. 오늘날, 질병이란 명확한 기준에 의해 입증되는 병적 상태를 의미한다. 우리사회에서 이러한 기준은 과학적 의학으로 설명할 수 있다. 예를 들어 현미경적 분석을 통해 세포 구조의 변화를 입증할 수 있고, 이를 통해 암이나 기타 질병의 진단을 내릴 수 있다. 질병은 감작될 수 있는 병인이나 비정상적인 상태가 체내에 존재하는 것을 의미하기도 한다. 또한 질병은 바이러스 감염과 같은 체외적 요인이나 갑상선호르몬의 부적절한 기능과 같은 체내적 요인 때문에 발생할 수 있다.

이때, 건강은 생물학적 실체로서 신체의 정상적 기능이다.

이환(illness)은 건강이 나빠지는 것에 대한 개인의 주관적인 입장을 나타낸다. 이는 '증상'이라는 용어로 표현될 수 있는데, 예를 들면 쑤심이나 통증과 같은 것에 대한 개인의 표현을 말한다. 이환이 의미를 가질 수 있는 한 가지 방법은 우리가 어떻게 아프게 되었는지에 대한 이야기를 나누는 것이다. 대부분의 사람들은 이환을 겪게 되면서 '왜 나일까?'라는 생각을 갖게 된다. 질병과 이환에는 많은 공통점도 있지만 이 두 가지는 엄연히 다르다. 예를 들어 한 사람이 검사를 통해 암 진단을 받았을 때 이 사람에게는 어떠한 증상도 없을 수 있다. 이는 어떠한 이환도 없던 사람에게 질병이 진단될 수 있다는 것을 의미한다. 어떤 사람이 증상을 호소하면서 혈액검사와 같은 검사를 통해 질병이 진행중임이 판명될 때 이는 질병과 이환이 공존한다고 할 수 있다. 이러한 경우 불건강(ill health)이라는 용어를 사용할 수 있다. 그러므로 불건강은 질병과 이환을 모두 포함하는 포괄적인 용어이다. 건강은 생물학적 측면에서 몸이 정상적인 기능을 나타내고 있는 상태를 말한다. 건강이란 이환이 되지 않았으며 증상이 없는 상태를 의미한다.

사회학자들은 건강과 질병을 사회적으로 구성된 것으로 본다. 건강과 질병은 과학적 의학으로 규명하고 연구해야 할 객관적 실체라기보다는 평범한 사람들에 의해 의미가 만들어지고 부여된다. Cornwell(1984)은 London's Eastenders 연구를 통해 건강 문제를 세 가지 범주로 분류하였다.

1. 통상적 질환(예 : 학동기 감염)
2. 실제적 질환(예 : 암)
3. 건강 문제(예 : 노화, 알레르기)

이환(illness)은 건강한 표준과 다른 상태 및 증상의 원인으로서 일탈로 개념화되기도 한다. Goffman(1968)은 세 가지로 제시하였다.

1. 신체의 혐오(거부반응)(예 : 건선)
2. 기질의 흠결(예 : 후천성 면역결핍증후군(AIDS))
3. 인종, 지역, 종교 등 부족적인 낙인(예 : 인종차별정책)

'아프다'는 개인의 주관적 느낌은 항상 질병에 대한 객관적 진단과 일치하는 것은 아니다. 이러한 경우 의사와 보건의료종사자들은 그 환자가 꾀병을 부리는 것이라고 생각하며, 주관적 질환에 대해 무시하는 경우가 있다. 이러한 경우, 의사가 환자의 질병이 진짜임을 확신하지 못하면서 진단서 발급이 보류되는 것과 같은 중요한 결과를 초래할 수 있다. 만약 환자가 보고한 증상들을 이환의 싸인으로 받아들였을 경우에는 이것을 어떻게 관리하느냐에 대해 논쟁이 일어날 수 있다. 만성피로증후군이나 반복사용 긴장성손상(Repetitive Strain Injury ; RSI)과 같은 경우에는 합법적인 질환으로 받아들여지기까지 오랜 시간이 걸렸다.

학습활동 1.4 건강의 의료화

어떠한 상태나 행동이 의학적으로 받아들여진 경우나 그 반대의 경우로는 각각 어떠한 예가 있을까?

증상이나 질병의 징후는 나타나지 않지만 검사 결과, 질병으로 판명되는 경우 또한 있을 수 있다. 고혈압이나 전암성병변(precancerous change)이 그러한 예이다. 그림 1.2는 이러한 모순을 도식화하여 보여주고 있다.

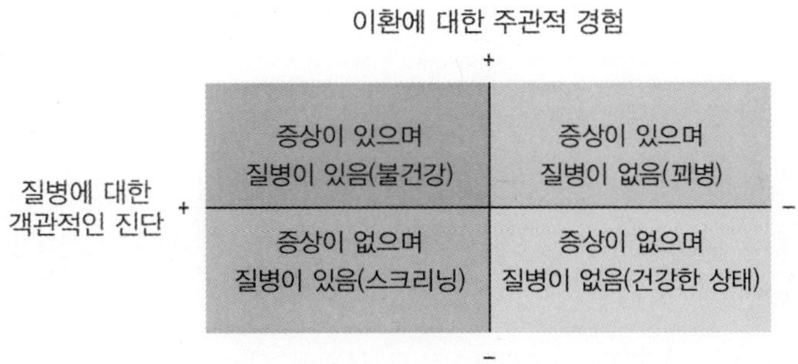

그림 1.2 질병과 이환의 관계

건강에 대한 서구의 과학적 의학 모델

근래 서구 사회 및 다른 많은 사회의 대부분 보건의료종사자들이 교육받고 서비스를 제공하는 과정에서 채택하고 있는 건강에 대한 전문적 견해는 서구의 과학적 의학 모델(scientific medical model of health)이라 불린다. 이 모델은 질병이나 질환이 없는, 즉 좁은 관점으로 건강을 바라본다. 따라서 건강은 그것이 무엇인지에 대한 것보다 무엇이 없는지에 의해 정의된다.

건강에 대한 이러한 견해는 다양한 보건의료종사자들의 연구에 의해 점점 보강되어 매우 영향력 있는 견해로 자리 잡았다. 이러한 정의는 의료인들 사이에서뿐만 아니라 다양한 분야에서 사용되기 때문에 가장 강력한 설득력을 갖는다고 할 수 있다. 예를 들면, 언론은 종종 드라마나 다큐멘터리를 통해 질환과 질병에 대한 정보를 제공함으로써 앞서 말한 건강에 대한 관점에서 이야기한다. 즉, 건강에 대한 전문가적 정의가 사회에서 매우 널리 받아들여지고 있다.

서구의 과학적 의학 모델은 합리적, 과학적 지식이 받아들여지던 계몽기의 유럽에서 시작되었다. 그 이전에는 종교가 세상을 알고 이해하는 방법을 제공하였다. 계몽기에는 이러한 생각들이 변화되어 종교 대신 과학이 세상을 받아들이는 방법으로 자리 잡았다. 이를 통해 장비와 기술의 발전도 함께 이루어졌다. 현미경과 망원경의 발명을 통해 이제껏 보지 못한 세계를 보게 되었으며 관찰, 계산, 분류의 방법을 통해 지식을 습득하게 되었다. 그리고 과학의 발달로 인해 산업혁명기를 맞게 되었다. 거의 모든 사물에 과학적 방법을 통한 연구가 이루어지고 그에 대한 지식을 습득했다. 이즈음 사람들은 인체에 대해 관심을 갖기 시작했는데 이는 보이고, 측정할 수 있고, 분류할 수 있는 것이 객관적이고 보편적인 '진실'이라는 개념에 기초한 것이었다.

건강에 대한 관점의 특성을 요약하면 다음과 같다.

- **생물의학적(biomedical) 관점** – 건강은 생물학적 특성을 가진다.
- **환원주의적(reductionist) 관점** – 건강이나 질병과 같은 상태는 신체에 있어서 최소한의 단위로 환원될 수 있다.
- **기계적(mechanistic) 관점** – 신체의 모든 부위가 서로 상호작용을 하지만 각각 분리되어 치료될 수 있다.
- **대증요법적(allopathic) 관점** – 신체에 문제가 생기면 그 문제와 반대되는 힘으로 치료할 수 있다(예 : 질병에 대항하는 약물 치료).
- **병리적(pathogenic) 관점** – 왜 증상이 생겼는지에 초점을 둔다.
- **이원적(dualistic) 관점** – 마음과 몸은 분리되어 치료될 수 있다.

건강은 질병이 없는 상태라는 견해가 지배적이다. 이러한 견해로 볼 때 건강과 질병이 연속선상에 있어 질병이 많을수록 '건강한 상태'에서 더욱 멀어진다고 할 수 있다.

병리적 관점으로 볼 때 불건강의 원인을 찾는 것은 결국 건강행동이나 사회적 환경과 같은 특정 위험요인을 강조하는 것으로 귀결된다. 하지만 Antonovsky(1993)는 사람들이 병에 걸린 이유보다 건강한 상태에 있는 이유에 대한 건강요인 지향적 모델을 제시하였다. 그는 주위환경의 변화와 스트레스에도 불구하고 사람들이 건강한 상태로 살아갈 수 있는 건강형성(salutogenic) 메커니즘을 규명하였는데 바로 Antonovsky가 명명한 '일관성 감각(sense of coherence)'이 건강 유지에 있어서 중요한 요소라는 것이다. 이 일관성 감각은 세 가지 측면을 가지고 있는데 이해, 관리, 잘 변화하는 것이다. 이 세 가지는 다양한 환경에 의해 성장하거나 파괴될 수 있는 인간의 능력이다.

질병의 원인에 관한 의학적 모형은 질병을 증명 가능한 어떠한 특정 요인에 의해 발생하는 것으로 여긴다. 하지만 최근 장기간에 걸쳐 발생하는 만성병은 선진국에서도 일반적으로 '사회적'인 질병으로 간주되고 있다. 따라서 의학 연구에 있어 질병과 질병에 걸린 신체를 사회적 맥락에서 연구할 필요성이 대두되었다. 그럼에도 불구하고 보건의료종사자들은 치료의 효과에 있어서 과장된 견해를 주장하고 예방에는 많은 관심을 기울이지 않는다. 이는 질병과 질환을 너무 생물학적인 관점에서 바라보려고만 하기 때문이다.

연구 사례 1.1 간병인의 건강

인구 고령화는 노인을 돌보는 것이 젊은 성인이나 어린이에게 더 일반적인 경험이 될 수 있음을 의미한다. 이는 전체 인구의 건강에 중요한 영향을 미친다. 연구에 의하면 간병과 간병인의 정신적, 신체적 건강은 분명한 관련성이 있는 것으로 나타났으며, 정서적인 스트레스는 사망률을 증가시키는 것으로 나타났다. 보다 힘든 간병(예 : 24시간 간병을 제공해야 하거나 정신과 신체 모두가 건강하지 못한 사람을 돌보아야 하는 경우)은 간병인의 좋지 않은 건강 결과와 관련이 있다. 그러나 모든 간병인이 건강이 좋지 않은 것은 아니다. 실제로 어떤 간병인에게 간병은 이타심의 감정, 가족의 의무 이행 및 개인적인 성장과 같은 긍정적인 결과를 통해 건강에 정반대의 영향을 미치기도 한다. 건강에 대한 간병인의 건강의 영향은 어느 정도 지지적인 환경(예 : 지역사회 활동 및 위탁 간호 등)의 존재 여부에 영향을 받는 듯하다. 또한 개인의 종교 및 신념의 존재 여부 또한 건강과 관련이 있는 듯한데, 종교는 존재에 대한 포괄적인 근거를 제공하기 때문이다. 종교 시설은 종종 구성원에게 간병을 제공하여 간병인이 간병의 부담에 더 잘 대처할 수 있게 하기도 하며, 장애인을 위한 위탁 간호를 제공하기도 한다.

자세한 예는 Awad et al., 2008; Rigby et al., 2009; Vellone et al., 2008을 참고하도록 한다.

표 1.1은 건강을 바라보는 의학적 모형의 전통적인 견해와 사회적 모형의 견해를 비교하였다.

표 1.1 건강에 대한 의학적 모형과 사회적 모형

의학적 모형	사회적 모형
• 건강은 질병이 없는 상태이다. • 보건의료는 병자와 장애자를 치료하기 위한 목적으로 행해진다. • 의료서비스에 있어 의료전문가가 중요한 역할을 한다. • 보건의료종사자는 환자를 진단, 치료하고 환자 역할을 제재한다. • 병리적(pathogenic) 관점은 질환의 생물학적 원인을 규명하는 것을 강조한다.	• 건강은 사회적, 생물학적, 환경적 요인의 산물이다. • 보건의료는 예방과 치료 모두에 주안점을 둔다. • 의료전문가보다 사회적 조력이 중요한 역할을 한다. • 보건의료종사자는 환자가 스스로의 건강을 통제할 수 있도록 도움을 준다. • 건강형성 관점(salutogenic)은 사람들이 건강한 이유에 대한 이해를 강조한다.

의학적 모형에 대한 비평

건강 결정에 있어서의 의학의 역할

건강은 질환과 질병이 없는 상태이며, 의학적 치료를 통해 원래의 건강한 상태로 신체를 되돌릴 수 있다는 견해는 꾸준히 비판을 받아왔다. 건강과 질병은 역사적, 사회 과학적 관점에서도 연구되어 왔다. 그리고 의학은 알려진 만큼 효과적이지 못하다는 주장이 있었다. 의학 저술가인 토마스 매큐언(McKeown, 1976)은 19세기에 발생했던 대부분의 치명적인 질병들이 항생제나 면역체계가 자리 잡기 이전에 사라졌다고 했다. 그는 개선된 위생, 영양과 같이 일반적인 삶의 질에 있어서의 사회적 이득이 오히려 사망률을 줄이는데 기여한 바가 더 많다고 주장했다. 비록 그의 주장은 받아들여지지 않았지만 사망률 감소에 있어 의학이 가장 큰 역할을 한 것이 아니라는 생각에 반대하는 사람은 거의 없었다.

학습활동 1.5 의학의 영향

- 의학적 지식의 진보는 사망률에 어떠한 영향을 미친다고 생각하는가?
- 사망률을 감소시키는 다른 요인들로는 어떤 것들이 있는가?

아키 코크레인(Archie Cochrane)은 의학적 중재가 이루어지기 전에 그 효율성에 대한 충분한 증명이 이루어지지 않았다고 주장했으며, 오히려 많은 의료적 행위가 합리적이기보다 관습적이고, 전통적인 방식에 머물고 있다고 했다. 코크레인(Cochrane)은 과학지식 축적과 발전의 핵심으로서 무작위 대조군 실험의 광범위한 사용에 기여했다.

건강 결정에 있어서의 사회적 요인의 역할

대부분의 국가에서 수입과 부의 축적에 있어 심각한 불평등이 있고, 이로 인해 건강에도 영속적인 불평등이 생겼다(www.who.int/social_determinants/sdh_definition/en/). 부, 수입, 주거 및 고용의 분포와 같은 주요 구조적 요소를 비교할 때 건강에 대한 과학적 의학의 영향은 미미하다. Tarlov(1996)는 20세기 기대여명을 연장하는 데에 있어 의학적 모델이 17% 밖에 영향을 미치지 못했다고 했다. 제2장에서는 건강의 분포가 사회 내에서 물질적 자원의 분포를 반영함을 살펴볼 것이다. 일반적으로 자원 배분이 더욱 평등한 사회일수록, 사회구성원들의 건강수준은 더욱 평등하고 좋다(Wilkinson and Pickett, 2009).

사회적 통제의 수단으로서의 의학

사회학자들은 의학이 사회적 기업으로 전문적 권력의 실행과 매우 가깝게 연계되어 있다고 주장한다. 푸코(Foucault, 1977)는 권력이 사회 조직에 내장되어 있고, 계층 구조를 통해 표현되고 담론을 통해 결정된다고 주장하였다. 의학의 힘은 의학이 가진 사회적 역할로부터 비롯된다. 즉, 의학은 건강과 질병을 사회적으로 정의할 수 있는 역할을 부여받았고, 의료전문가들은 배타적이며 자율적인 성향을 띠기 때문이다. 의사들은 이제껏 직업적이고 사회적인 권위를 고수하려는 집단으로 여겨져 왔다. 이러한 힘에 대한 접근은 그 힘을 지키려는 목적으로 이루어진 전문가 협회를 통해 이루어졌다(Freidson, 1986). 1858년 의료법(Medical Act)에 의해 영국의학위원회(General Medical Council)가 설립되었는데 이 기관은 의사들을 통제하고 의학교육을 총괄하며 전문가 등록의 승인을 담당하였다. 2003년에는 비의료인 전문가들에게도 문호를 개방하여 공중보건 전문가 모임이 생겨났다.

의학은 사회적 통제의 강력한 수단이며, 질병, 이환, 정신병, 일탈의 범주화가 사회 유지를 위해 사용된다. 진단을 내리는 의사는 강력한 위치에 있다. Parsons(1951)가 개념화한 환자의 역할이 표 1.2에 나와 있다.

게다가 의사들은 삶의 시작과 마지막의 결정에 점점 더 관여한다(유산, 출산, 신생아 관리, 안락사 등). 의학은 이러한 관여를 통해 인간의 자율성을 침해할 수 있으며, 정당성을 통해 권위를 획득할 수 있다(Illich, 1975).

표 1.2 환자의 역할

권리	의무
• 환자는 일반적인 의무사항에 대해 면제된다. • 환자는 동정과 지지를 받는다. • 환자는 진단, 검사, 치료를 받을 권리가 있다.	• 환자는 가능한 한 빨리 회복해야 한다. • 환자는 의료전문가와 상담을 해야 한다.

감시(surveillance)로서의 의학

공중보건의학은 질병의 통제 및 관리와 연관이 있는 것으로 여겨져 왔다. 역사적으로 페스트, 결핵, 성병과 같은 질병에 감염되었을 때, 그 사람을 격리함으로써 질병의 전파를 예방해 왔다. 집단 선별검사 프로그램이 의학적 감시로 불리는 것으로부터 출발하였다. 이는 극소수의 보이지 않는 질병을 가진 '비정상'을 발견하기 위해 전체 인구를 검사하는 것을 정당화한다. 의학의 권위에 대한 또 다른 비평에 의하면 질병을 연구하고 위험요인을 규명함으로써 건강에 대한 의무가 미묘하게 개인에게로 넘어갔다고 한다. 이는 건강이란 명목으로 새로운 형태의 통제를 가져올 수 있다. 예를 들면 불시에 시행되는 약물복용검사, 수술의 정당성을 생활양식 요인과 연결시키는 것 등이 있다. 또한 위험요인을 규명하는 능력은 개개인의 위험요인을 감소시키는 데 있어 도덕담론이 있을 수 있다는 것을 의미한다(예 : 분별있게 먹기, 잘 살기는 좋은 일로 보인다).

위해(harm)로서의 의학

Illich(1975)에 의하면 의사와 보건의료종사자들은 의원성(醫原性 : 의료행위로 생기는 병, iatrogenesis)으로 건강에 해로움을 끼친다고 한다.

- 임상적인 의원성은 의학적 중재에 의해 발생하는 병이다. 예를 들면 약물 처방에 의한 부작용이나 원내 감염 등이 있다.
- 사회적인 의원성은 전체 일상의 의료화로 인해 스스로를 돌볼 기회를 잃는 것을 말한다.
- 문화적인 의원성은 의학에 대한 비현실적인 기대로 인해 스스로 고통과 맞서 싸울 힘을 상실하는 것을 말한다.

사례 학습 1.1 항생제 의존도 줄이기

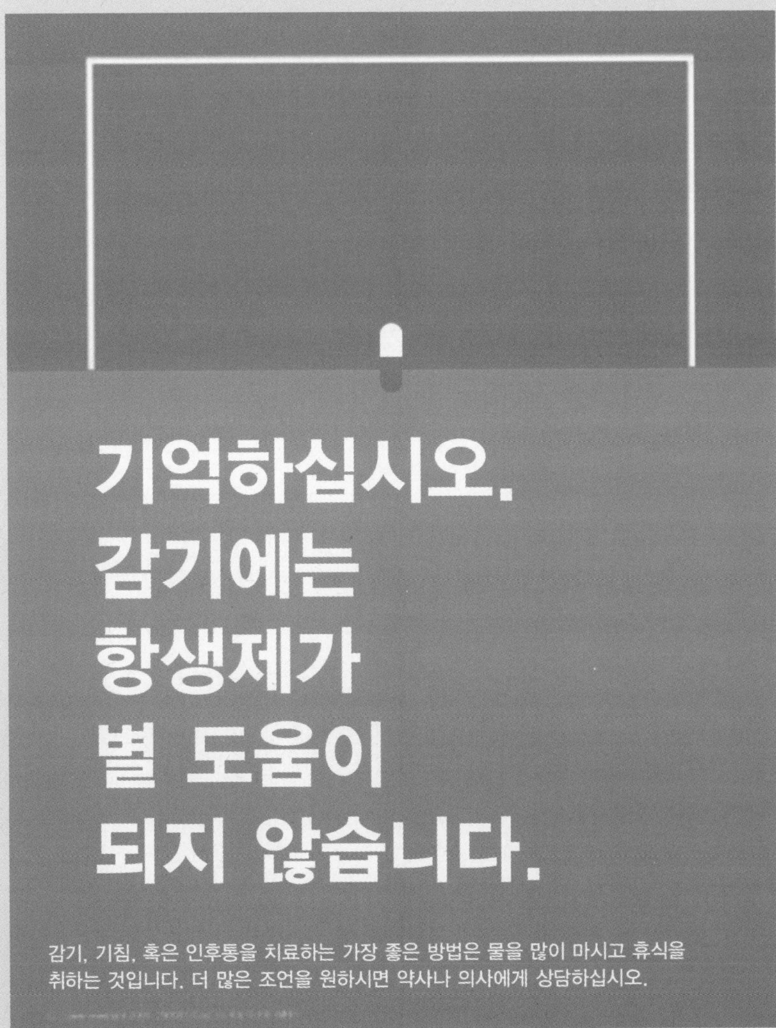

2013년 11월 18일 유럽 항생제 예방의 날(Antibiotic Awarensee Day)에는 항생제에 대한 사람들의 의존도를 줄이기 위한 캠페인이 시행되었다. 항생제 남용은 항생제 내성을 일으키기 때문이다. 콧물과 누런 가래는 항생제가 필요한 증상이 아니다. 이러한 증상은 바이러스에 의해서도 자주 유발되며 항생제의 사용은 바이러스 저항성으로 이어지고 있다. Public Health England (https://www.gov.uk/goverment/news/green-phlegm-and-snot-not-always-a-sign-of-an-infection-needin-antibiotics) 조사에 따르면 40%의 사람들은 누런 가래가 나올 경우, 항생제가 기침에 도움이 될 것이라는 생각을 밝혔다. 맑은 색의 가래에 항생제가 효과를 보일 것이라고 생각하는 사람은 거의 없었다(영국 보건부의 2008년 캠페인 [Crown copyright 2008. 290981 / Goal 1p 40K Oct.08 (MRP)].

의학의 과제

현대 의학에는 여러 가지 과제가 남겨졌다.

- 임상적 자율성에 대한 도전과 통제주의
- 여러 가지 대체요법의 증가
- 정보력이 높은 환자의 증가
- 사회운동과 옹호, 예 : 가정 분만
- 환자 중심 치료와 의사결정의 공유

이러한 경향은 의료전문가들의 과제로 남겨졌다. 의료전문가들은 좀 더 민주적인 의사결정을 해야 하며, 일반인들에게 좀 더 많은 신뢰감을 주어야 한다. 이러한 결과로 '환자 전문가'라는 새로운 말이 생기기도 했다.

학습활동 1.6 의학의 도전

의학과 보건의료 분야에서 환자로서 겪은 경험에는 어떠한 변화가 있었는가?

사례 학습 1.2 적극적 출산 운동(the active birth movement)

안전, 과학, 전문가주의 및 기술에 대한 문화적 관심 증가에 따라 의학적 출산이 주류를 차지하게 되었다. 동시에 대안적 출생 운동을 통해 출산의 의학화라는 헤게모니적 이해에 저항하려는 움직임이 시작되었다. 1980년대 초반 Janet Balaskas가 시작한 적극적 출산 운동은 여성들이 쇄석자세로 누워 발을 올린 채 수동적으로 의료를 제공받는 출산의 의료화에 도전하는 것으로 시작되었다. 적극적 출산 운동 캠페인은 가장 편안하고 자연스러운 자세로 출산함으로써 여성 스스로가 본인의 신체와 출산에 대한 통제권을 가질 수 있도록 하는 것이다. Balaskas는 다양한 문화권에 걸쳐 출산 자세를 조사하였으며, 서구문화권에서 선호하는 자세(등을 바닥에 붙인 자세)가 골반 출구의 직경을 줄임으로써 출산 시간이 오래 걸리고 출산과정을 고통스럽게 만든다는 사실을 발견하였다. 적극적 출산 운동은 출산의 의료화 증가에 대한 도전이다. 최근 통계에 따르면 출산의 25%가 제왕절개를 통해 이루어지고 있으며, 지역별 편차가 큰 것으로 나타나고 있다. NHS 정보센터 통계에 따르면 런던의 첼시(Chelsea)와 웨스트민스터(Westminster) NHS 트러스트에서 태어난 아기의 1/3이 제왕절개 수술을 받았으며, 이는 노팅엄(Nottingham)의 약 두 배에 이르는 수치이다(http://www.hscic.gov.uk/catalogue/PUB12744).

일반인들의 건강 개념

건강증진과 관련된 사람들은 현대의 '과학적 의학'의 우위에 대해 의문을 갖게 된다. 이는 현대 의학이 질병과 질환유무에만 초점을 두며, 한 개인의 권리로서 건강을 긍정적인 개념으로 바라보지 않기 때문이다. 건강에 대한 일반 대중들의 생각과 개념에 대해 많은 연구가 이루어져 왔다. 이들 연구에서 흥미로운 점이 발견되었는데 성, 연령, 사회적 지위에 따라 공통점도 있지만 차이점도 발견되었다.

Blaxter(1990)는 5가지 건강의 일반적인 개념을 규정하였다.

1. **'질환이 없는 건강'** – 건강은 증상이나 의학적인 투입요소가 없는 상태로 많은 집단에서 널리 사용하는 개념이다.
2. **'신체적 피트니스로서의 건강'** – 힘과 에너지가 있는 건강 – 대부분 젊은 남성들이 많이 사용한다.
3. **'사회적 관계로서의 건강'** – 대부분 여성들이 많이 사용한다.
4. **'기능으로서의 건강'** – 건강은 어떠한 임무와 활동을 수행할 수 있는 능력을 말한다. – 대부분 남녀, 노인 모두가 많이 사용한다.
5. **'정신사회학적 안녕으로서의 건강'** – 젊은이에게서는 드물고, 대부분 사회경제적으로 높은 위치에 있는 사람들이 많이 사용한다.

'통제(control)'와 '노출(release)'에 대한 개념 또한 일반인들이 생각하는 건강의 개념에서 흔히 찾아 볼 수 있다. 노출은 어떠한 알려진 위험인자를 떠안는 것(예: 과음과 같은 것)을

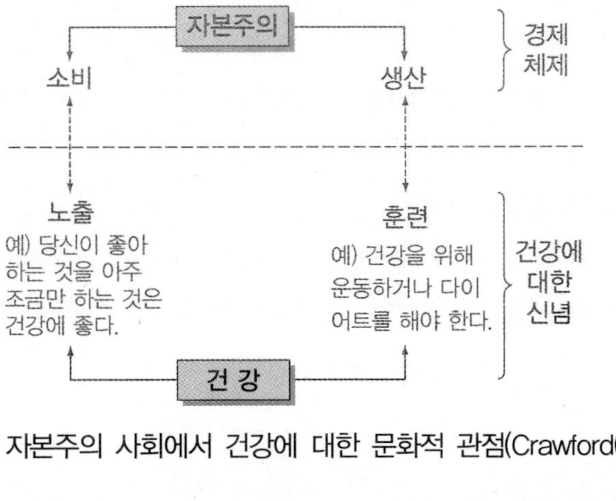

그림 1.3 자본주의 사회에서 건강에 대한 문화적 관점(Crawford(2000))

의미하고 통제는 건강의 관리를 의미한다. 그림 1.3에 나타나듯이 Crawford(2000)는 자본주의는 사람들이 즐겁게 놀고 즉각적인 만족을 추구하는 건강한 소비자가 될 것을 요구한다고 주장한다. 건강한 생활양식의 고수는 쾌락과 노출에 의해 부정적 영향을 받는다. 자본주의 사회에서 사람들은 음주와 같은 쾌감에 익숙해지도록 훈련받고 통제된다. 이는 균형과 절제로 지도된다.

연구자들은 수많은 사람들의 생각을 확인함으로써 이러한 통제와 노출에 대한 개념을 정의하였다. 아래는 연구 중 한 사람의 입장을 표현한 것이다.

> 저는 보통 건강에 이로운 음식을 먹지만 지금도 계속 제 자신을 속이고 있습니다. 알코올은 몸에 좋지 않지만 우리는 모두 이것을 마십니다. 제가 아는 대부분의 사람들은 술을 즐겨합니다. 왜냐하면 술은 기분을 좋게 해주기 때문입니다. 그래서 우리에게 좋은 것이라고 생각합니다…. 우리는 이러한 소비주의적인 사회 풍습을 좋아하며 나는 사람들의 인식이 바뀌고 있다고 생각합니다. 모두들 어제의 모든 것을 원합니다. 그리고 그게 전부입니다. 하루는 건강하게 살고, 다음날은 마시고….(Robertson, 2006, p.179)

학습활동 1.7 도덕적 정체성과 건강

도덕과 도덕적 정체성은 사람들이 건강과 불건강을 경험하는 방식에 어떤 영향을 미치는가?

가끔 건강에 대한 일반적인 견해와 전문적인 견해에는 차이가 있다. 보건의료인들은 이 차이를 고려해보아야 할 문제점으로 생각한다. 이러한 차이에 있어서 다음 2가지 사항에 대해 고려해보아야 한다. 첫째, 보건의료종사자와 주민(혹은 환자) 사이의 의사소통 부족, 둘째, 보건의료종사자의 처방에 대한 환자의 낮은 순응도가 그것이다. 그러나 두 가지 견해에는 교차되는 부분도 있다. 보건의료종사자들은 교육을 통해 그들의 전문적 지식을 습득한다. 이러한 지식이 어렸을 때 가족이나 사회로부터 습득한 일반적 지식 위에 덮이기 때문에 전문가들은 두 가지 견해에 대해 모두 친숙하다. 일반적인 대중들도 두 가지 견해 모두에 대한 자각이 있고 이것을 접하게 된다. 일반 환자들은 보통 전문가의 설명을 듣고 받아들이기 때문에 과학적 의학과 대중적 관습 모두가 나란히 공존하게 된다.

Cornwell(1984)은 사람들이 건강에 대한 전문적이고 대중적인 두 가지 개념을 어떻게 받아들이는지를 설명하였다. Cornwell의 London's Eastenders 연구를 통해 건강에 대한 개념에는 대중적인 것과 개인적인 것이 있다는 것을 발견했다. 대중적 개념은 과학적 의학으로 설명할 수 있으며, 건강에 있어 지배적인 개념이라 할 수 있다. 건강과 질환은 의학적 진단 및 치료와 연관되어 있으며, 의학적 용어를 사용하여 건강상태를 설명한다. 이러한 대중적 개념은 Cornwell의 인터뷰를 통해 처음으로 밝혀졌다. Cornwell이 개인적 개념이라고 하는 것은 건강에 대한 일반적인 관습적 개념을 의미하며 이는 좀 더 전체론적이고 사회적인 개념으로 건강과 질환을 설명한다. 예를 들어 건강의 개인적 개념을 통해 건강을 취직, 주거환경, 스트레스와 같이 한 사람의 일반적인 경험과 관련지을 수 있다. 그러므로 Cornwell은 사람들이 두 가지 개념 모두에 대해 알고 있으며 건강에 대한 이야기를 할 때 두 개념 모두를 이용한다고 한다. 보통 사람들은 의료 전문가와 같은 낯선 사람과 만나게 되면 대중적인 개념을 사용하고, 좀 더 편한 사석에서는 일반적으로 개인적인 개념을 사용한다고 한다.

건강의 문화적 관점

과학적 의학은 문화적 유산의 일부이기 때문에 우리는 이를 통해 건강에 대해 생각해볼 수 있다. 그리고 일반적으로 우리는 스스로 상식적이라고 생각한다. 하지만 다른 문화와 사회에서는 그들만의 방식으로 건강을 바라보며 이는 각각의 문화마다 큰 차이가 있다. 질병은 초자연적 인자나 이미 질병에 걸린 사람에 의해 발생하며, 어떤 사람이 공격을 받았는지에 대해 알아보는 방법을 진단이라고 생각하는 것이 대부분의 문화적 견해이다. 건강과 질병에 대해 생각하는 방식에 있어서 사회적, 세계적 견해가 많은 영향을 미친다. 인류학자들은 이러한 현상을 건강과 질병의 개념에 대한 문화적 특이성이라고 한다.

다문화 사회에서는 다양한 문화적 관점이 동시에 공존한다. 예를 들면 전통적인 중의학은 양과 음, 남과 여, 온과 냉의 이분법에 근거하며, 식이 및 침술과 한방요법과 같은 치료를 증상에 적용한다. 보완대체의학 치료자들은 과학적 의학에 기반을 둔 국민보건서비스(NHS)와 나란히 질병과 건강의 문화적 관점에 기반을 두고 치료를 제공한다.

학습활동 1.8 건강 신념에 대한 이해

건강과 질병에 대한 사람들의 설명은 복잡하다. 건강증진사업가들이 사람들의 건강에 대한 신념을 이해하는 것이 중요한 이유는 무엇인가? 이를 위해 그들이 할 수 있는 방법으로 무엇이 있는가?

건강의 통일적 관점

이러한 다양한 견해와 관념을 중재할 수 있는 통합적 개념은 없는가? Seedhouse(1986)와 같은 철학자들과 세계보건기구(WHO)와 같은 건강관련 기관들은 이러한 통합점을 찾기 위한 노력을 시도했다.

1. 이상적 상태로서의 건강은 건강에 대한 전체적이며 긍정적인 정의를 제공한다. 건강의 다양한 차원의 상호작용을 규명하는 것이 중요하다. 불건강에 대한 의학적 진단이 개인적 증상이나 불편감과 반드시 일치하는 것은 아니다. 동일한 맥락에서 질병이 없는 사람이 격리될 수도 있다.
2. 정신적, 육체적 건강은 기능주의 사회학자인 Tarcott Parsons(1951)에 의해 꾸준히 발전되었다. 이 이론에 의하면 하루하루 개개인에게 주어진 일과 역할을 충실히 수행할 수 있는 상태가 건강한 상태이다.
3. 상품으로서의 건강을 바라보는 관점은 건강을 구매할 수 있는 것으로 보는 비현실적 기대를 야기할 수 있다. 건강은 비싼 돈으로 보상될 수 있는 것이 아니다.
4. 개인적 힘이나 능력으로서의 건강이론은 인본주의 심리학으로부터 나왔으며 개인 스스로가 자기실현, 자아발견(Maslow, 1970)을 통해 건강해질 수 있음을 의미한다.

학습활동 1.9 건강 이론

그림 1.4는 건강에 대한 4가지 이론을 나타낸다.

1. 이상적 상태로서의 건강
2. 정신적, 육제적인 건강
3. 상품으로서의 건강
4. 개인적 힘이나 능력으로서의 건강

이러한 네 가지 견해 각각에 대한 문제점은 무엇이라고 생각하는가?

Seedhouse는 이러한 네 가지 견해가 인간의 성취를 위한 기초로서 건강을 바라보는 하나의 통합된 이론으로 자리 잡을 수 있다고 하였다. 따라서 건강은 한 개인이 목표로 해야 하는 특정 상태가 아니라 최종적인 목표 그 자체라고 할 수 있다.

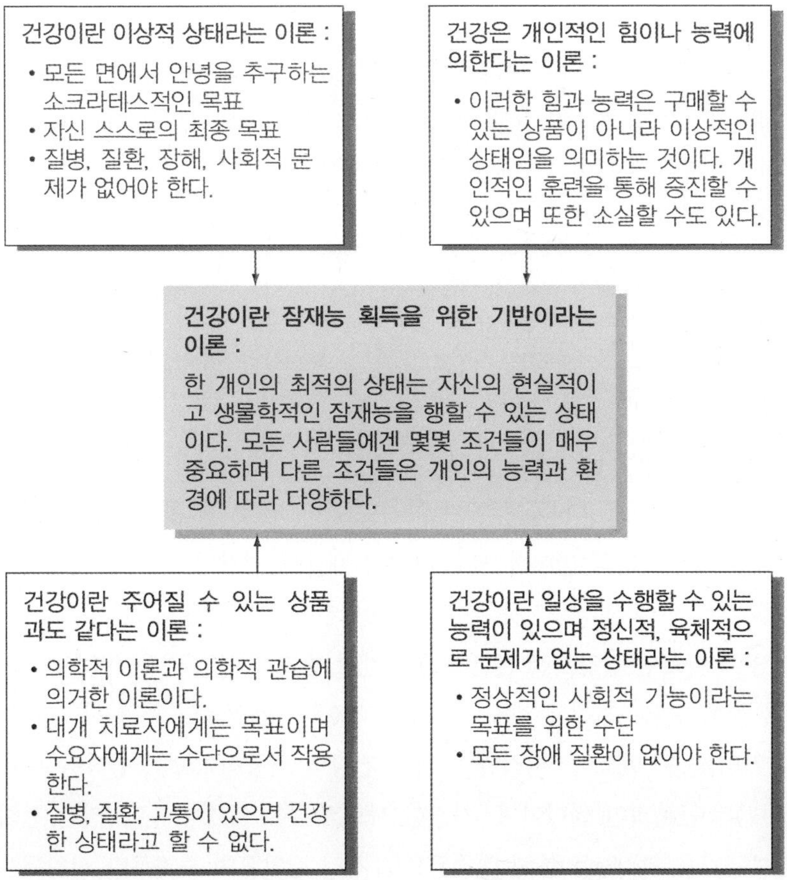

그림 1.4 건강의 이론에 대한 요약(Seedhaus, 1986)

개인이나 집단은 [건강]을 통해 목표를 깨달을 수 있으며 욕구를 충족시킬 수 있다. 반면 환경을 바꾸거나 환경에 대항할 수 있다. 그러므로 건강은 삶의 목적이 아니라 일상생활의 자원으로 평가한다. 이는 신체적 능력뿐만 아니라 사회적, 인적 자원을 강조하는 긍정적 개념이다(세계보건기구, 1984).

인간은 특정 조건을 만족시킴으로써 자신의 잠재능력을 획득할 수 있다. 의료인들은 이러한 조건을 만들어줌으로써 건강한 상태에 도달하는 것을 도울 수 있다.

- 음식, 수분 섭취, 주거 환경, 온도 등에 대한 기본적인 요구
- 건강에 영향을 미치는 요인에 대한 정보 접근
- 이러한 정보를 이용할 수 있는 기술과 자신감

이러한 정의는 사람들 각각의 시작점이 다르기 때문에 그들 잠재능력의 한계점도 서로 다르다는 것을 시인한다. 그리고 이러한 정의는 사람들이 처한 환경이 어떻든 간에 모두에게 적용될 수 있는 긍정적인 개념을 동반한다. 그러나 이를 통해 건강의 사회적 구조를 충분히 이해할 수 없다는 것이 문제이다. 대부분의 사람들은 각자 자신의 잠재능력을 깨닫기 위한 최적의 조건을 결정하기가 힘들다.

> 내가 생각하는 건강이란 내가 사랑하는 것 가까이에서 완전한, 성숙한, 활기 있는, 생동감 있는 삶을 살아가는 힘이다. 나는 내가 이룰 수 있는 모든 것을 이루고 싶다(Mansfield, 1977, p.278).

건강을 개인의 잠재적인 관점에서 바라보는 것은 많은 유연성을 지니기 때문에 매력적이다. 하지만 이러한 유연성이 지나쳐 문제가 되기도 한다. 바로 상대론적인 문제(예를 들어 천 명의 사람들에게 있어 건강의 의미란 서로 다르기 때문에 건강의 의미 역시 천 가지이다.)에 빠지게 되는데 이로 인해 건강증진을 위한 정확한 건강의 개념을 정하기가 힘들다.

세계보건기구에 따르면 건강이란 근본적인 인간의 권리이며, 건강을 위해 평화, 적당한 음식, 주거 공간 등의 전제조건이 존재해야 한다는 것이다. 개인적일 뿐만 아니라 사회적 산물로도 건강을 바라볼 수 있으며, 이러한 관점은 건강의 역동적이고 긍정적인 특성을 강조한다. 건강은 인간의 근본적인 권리이며, 건전한 사회적 투자 대상이다. 이러한 견해는 자카르타 선언(세계보건기구, 1997)을 통해 대중적으로 자리 잡았으며 자카르타 선언에서는 건강을 사회적, 경제적 발전과 함께 연결시켜 언급했다. 이로 인해 건강을 지지해야 하는 많은 이유가 생겼고, 건강의 지지를 통해 많은 사람들을 만족시킬 수 있었다. 건강을 우선시해야 한다는 데에는 큰 의견일치가 있었고, 건강증진을 위한 여러 활동이 정당성을 얻었다. 예를 들면, 세계보건기구는 1986년 오타와 헌장에서 일차보건의료를 위한 전략과 개인 기술개발을 위한 노력뿐만 아니라 지역사회의 참여를 위한 좀 더 근본적인 전략과 건강증진을 위한 공중보건 정책을 마련해야 한다고 주장했다. 그러나 이러한 정의는 건강증진을 위한 실질적 우선순위를 규명하는 데에 어려움이 있다는 것이 지금까지의 현실이다.

아직까지 건강이 의미하는 것에 대한 합의점은 존재하지 않는다. 건강은 삶에 있어서 다양한 영역에 여러 가지 의미로 사용된다. 이러한 의미의 복잡성으로 인해 모든 의미를 포괄하는 건강의 개념이 공식화되기는 힘들 것이다.

결 론

건강의 개념에는 옳고 그름이 없다. 각기 다른 사람들은 자신들의 방식으로 건강을 바라보며 때때로 그러한 견해에 충돌이 일어나기도 한다. 사람은 사회에 속해있기 때문에 사회계층, 성별, 직업과 같은 요소들이 건강의 개념을 정하는 데에 영향을 미칠 것이다. 서구에서는 의학적 모델이 건강을 바라보는 주요 관점으로 자리 잡았다. 하지만 건강증진에 있어서 의학적 모델의 가치는 제한적이다.

- 널리 받아들여지지 않는 정상의 개념에 의존한다.
- 건강에 있어서 광범위한 사회적, 환경적인 차원을 간과한다.
- 개인의 건강에 대한 주관적인 느낌이 무시되는 경향이 있다.
- 건강증진에 힘쓰기보다 병에 있어서의 병인, 비정상적 기전에만 초점을 둔다.

건강의 의미는 상황에 따라 수시로 바뀌며 현재 어떠한 견해로 건강을 바라보아야 하는지를 결정하는 것이 중요하다. 당신이 건강을 어떻게 이해하고 있는지, 다른 사람들은 건강을 어떻게 생각하고 있는지 명확히 해두는 것이 건강증진을 위한 첫 단계라고 할 수 있다.

추가 토론을 위한 질문

- 당신이 생각하는 건강의 개념이 무엇이라고 생각하는가? 당신의 견해에 가장 중요한 영향을 끼치는 것은 무엇이라고 생각하는가?

요 약

건강에 대한 정의는 여러 다양한 관점들로부터 유래하였다. 과학적 의학이 서구에서 가장 영향력 있는 이데올로기이지만 모든 영역을 포용하지는 못한다. 건강에 대한 사회과학적 관점은 과학적 의학을 강하게 비평하며, 건강의 의미와 구성에 있어서 사회적 요소의 중요성을 강조한다. 서로 다른 문화에서 도출된 일반인들의 건강개념은 과학적 의학과 함께 공존한다. 건강에 있어 하나의 통일된 개념을 이끌어내기 위한 시도는 과도한 일반화와 모호함으로 실패하게 된다.

추천문헌 및 자료

Barry A, Yuill C 2012 Understanding the sociology of health : an introduction, third ed. Sage, London. An accessible introduction to the sociology of health and illness exploring key concepts and the social structures that shape and pattern health.

Lupton D 2012 Medicine as culture : illness, disease and the body in Western societies, third ed. Sage, London. An interesting account of the dependence on, and disillusionment with, medicine.

Naidoo J, Wills J 2015 Health studies : an introduction, third ed. Palgrave Macmillan, Basingstoke. An accessible introduction to different disciplinary perspectives on health including sociology, culture and anthropology and biology.

학습활동에 대한 피드백

1.1 건강은 신체적, 정신적, 사회적 및 정서적 건강을 비롯한 다양한 차원을 포괄하는 복잡한 개념이다. 일부 이론가들은 건강의 계층 구조가 있다고 주장한다. 신체적 건강 요구가 가장 기본이 되며, 이것이 충족되면 정신적, 사회적, 정서적 건강 요구를 파악하고 충족시키기 위해 노력하게 된다. Maslow(1943)는 필요를 피라미드형 계층구조로 표현하였는데 가장 기본적인 필요(피라미드의 바닥)는 생리적 요구이며, 안전, 소속감, 자기실현(피라미드의 위쪽 끝) 순으로 이어진다고 설명하였다.

1.2 전체론적 건강 모형은 전문직 보건의료종사자가 건강 또는 불건강의 원인과 관련하여 단지 부분적 측면만 다룰 수 있다는 것을 의미한다(반드시 가장 기본적이거나 중요한 원인은 아님). 사회적 평등이나 환경적 측면과 같이 건강에 영향을 미치는 가장 중요한 요소들은 보건의료종사자들의 책임 밖이다. 또한 전체론적 건강 모형은 보건의료종사자가 최적의 결과를 얻기 위해 다른 사람들(예 : 사회복지사 또는 환경 보건 담당자)과 협력해야 함을 의미한다.

1.3 안녕(웰빙)과 관련한 작은 개선만으로 정신 건강 문제를 감소시키고 좋은 삶을 살 수 있다는 연구결과들이 있다. New Economics Foundation은 이 근거들을 토대로 개인 안녕을 향상시키기 위한 다섯 가지 방법을 발표하였다(www.neweconomics.org).

- 연결된다 : 사회적 지지와 관계를 유지하는 것이 웰빙에 도움이 되며 정신 건강에 완충제 역할을 한다.
- 활발한 신체활동을 유지한다 : 정기적인 신체활동은 웰빙과 큰 관련이 있으며, 인지 능력 저하를 지연시킬 수 있다.
- 주의를 기울인다 : 감각, 사고, 감정을 정확히 인지하고자 함으로써 웰빙이 향상될 수 있다. 마음 챙김의 상태에 있다는 것(현재에 일어나고 있는 것에 세심한 주의를 기울이는 것)은 웰빙에 긍정적으로 작용한다.
- 베푼다 : 상호 협력은 남을 잘 살피는 것과 관련이 있다. 사회 및 지역에 적극적으로 참여하는 것은 웰빙과 관련하여 긍정적인 영향을 미친다.

- 배움을 계속한다 : 학습은 사회적 발달 및 인지 발달을 위해 중요하며, 자긍심을 높이고 상호작용에 도움이 된다.

1.4 Hart and Wellings (2002)에 따르면, 이전에는 죄인으로 여겨지던 동성애가 미국에서 1970년대 후반까지 질병으로 취급되었다. 정신병동에의 수감, 호르몬 치료, 거세 등 비이상적인 성적 행동을 치료하기 위해 여러 방법이 사용되어 왔다. 하지만 1973년 미국정신과학회(American Psychiatric Association)에서는 동성애가 더 이상 병적인 것이 아니라는 입장을 밝혔다.

1.5 1930년대 중반 이전에는 감염병 퇴치를 위한 효과적인 약이나 치료법이 거의 없었기 때문에 이 기간 동안 의료는 중요한 역할을 하지 못했다. McKeown(1976)과 같은 역사적 역학자들은 20세기 동안의 감염병 사망률 감소가 의학적 치료의 출현보다 앞서있는 것을 발견하였으며, 생활수준의 향상, 영양상태 개선, 물 공급 개선, 위생 시설 개선, 가정 위생 향상 등을 사망률 감소의 원인으로 결론지었다. 20세기 후반부터 주요 사망 원인은 '생활 습관'에서 기인하였으며, 고혈압 및 당뇨병의 치료법, 관상동맥질환의 내과적, 외과적 치료법과 같은 의학적 진보가 기대수명 증가에 기여하였다.

1.6 더 많은 생활 습관 관련 조언을 받았다고 이야기할 수 있다. 의사가 약 처방을 적게 하려고 한다. 당신이 원하는 바가 무엇인지 귀를 기울인다. 만성 질환이 있는 경우, 원격의료서비스를 이용하고 가정에서 전자기기를 이용하여 상태를 모니터링할 수도 있다. 보건의료서비스는 정보이용능력, 선택, 통제의 세 가지 근본적 변화 동력에 힘입어 점점 더 환자 중심적, 소비자 주도적으로 변화하고 있다.

1.7 강인한 성격, 자기통제와 같은 도덕적 정체성은 건강의 관련 요인으로 자주 언급된다. Popay 등(2003)에 따르면 스트레스는 불이익의 경험과 불건강 사이에서 매개효과를 나타낸다고 설명하였다. 제2장에서 볼 수 있듯이, 정신사회적 경로는 도덕적 틀에 대한 이해 내에서 건강과 질병에 대한 설명을 위한 중요한 개념적 연결 고리를 제공한다. 개인의 회복력과 강인한 성격은 불건강을 피할 수 있는 수단으로 간주된다.

1.8 질병 및 의료와 관련하여 건강관련 종사자와 환자의 지식, 기대, 가치 사이에는 종종 차이가 있다. 의료 전문가들은 주로 서구의 의과학에 우선순위를 부여하고 관련 가치가 모든 환자에게 보편적이며 환자가 이를 공유하고 있다고 가정한다. 그러나 이것은 사실이 아니다. 환자의 문화적 가치는 매우 다양하며 이는 진단과 처방에 관한 이해, 이환, 장애, 사망을 다루는 능력에 상당한 영향을 미친다. 성별 및 가족 내 지위 또한 환자가 건강상태를 이해하고 그에 대처하는 능력에 영향을 미칠 수 있다. 문화적 가치는 진단을 받고 이를 이해하는 것부터 시작하여 질병을 관리하고 치료를 받는 것, 사망과 사별에 대처하는 것에 이르기까지 질병의 모든 단계에 영향을 미친다.

1.9 건강의 정의

- 완전한 안녕 상태로서의 건강의 정의는 비현실적이며 보건의료전문가나 일반 대중이 달성 가능한 실질적인 목표를 설정하는 데 도움이 되지 않는다. 완전한 건강에 대한 요구는 대부분의 사람들이 대부분의 시간 동안 건강하지 않다는 것을 의미한다. 따라서 이러한 관점은 의료기술과 제약산업을 지원하게 되며 질병의 재정의와 선별검사를 통해 점점 더 많은 이상치를 찾고자 하게 되고, 결국 의료시스템의 범위를 확대하게 된다(Huber et al., 2011 참조).
- 정상적인 사회 기능인으로서의 건강의 정의는 만성 질환이나 장애와 같은 요인으로 인해 사회적 역할(예 : 종업원)을 수행할 수 없는 사람도 자기 삶에 만족스럽고 건강할 수 있다는 사

실을 무시한다.
- 건강을 획득할 수 있는 것으로 정의하는 관점(예 : 의료를 통해)은 건강을 가격이 있는 하나의 상품으로 여길 수 있게 한다. 그러나 이것은 사람들이 건강과 질병을 경험하는 방식이 아니다.
- 개인적인 힘이나 능력으로서의 건강의 정의는 건강 및 불건강이 사회적 맥락에서 만들어질 수 있다는 사실을 무시한다. 건강의 사회적 맥락은 개인적인 능력만큼이나 건강과 불건강에 큰 영향을 미친다.

참고문헌

Antnovsky, A., 1993. The sense of coherence as a determinant of health. In: Beattie, A., Gott, M., Jones, L., et al. (Eds.), Health and wellbeing: A Reader. Macmillan/Open University, Basingstoke, pp. 202–214.

Awad, A.G., Voruganti, L.N., 2008. The burden of schizophrenia on caregivers: a review. Pharmacoeconomics.26, 149–162.

Blaxter, M., 1990. Health and Lifestyles. Tavistock/Routledge, London.

Cochrane, A.L., 1972. Effectiveness and Efficiency. Nuffield Provincial Hospitals Trust, London.

Cornwell, R., 2000. The ritual of health promotion. In: Williams, S.J., Gabe, J., Calnan, M. (Eds.), Health, Medicine and Society: Key Theories, Future Agendas. Routledge, London, pp. 219–235.

Department of Health, 2010. Healthy Lives Healthy People: Our Strategy for Public Health in England. Available online at: https://www.gov.uk/government/uploads/system/uploads/attachment_data/file/216096/dh_127424.pdf[accessed14.09.15].

Freudsib, F., 1986. Professional Powers: A Study of the Institutionalization of Formal Knowledge. University of Chicago Press, Chicgo.

Foucault, M., 1977. Discipline and Punish: The birth of the prison. Vintage Books, New York.

Goffman, E., 1968. Stigma: Notes on the Management of a Spoiled Identity. Penguin, Harmondsworth.

Government Office for Science, 2008. Foresight Report: Mental Capital and Wellbeing. Government Office for Science, London. Available online at: https://www.gov.uk/government/uploads/system/uploads/attachment_data_file/292450/mental-capital-wellbeing-report.pdf[accessed14.09.15].

Hart, G., Wellings, K., 2002. Sexual behaviour and its medicalization: in sickness and in health. British Medical Journal 324, 896–900.

Huber, M.1, Knottnerus, J.A., Green, L., van der Horst, H., Jadad, A.R., Kromhout, D., Leonard, B., Lorig, K., Loureiro, M.I., vander Meer, J.W., Schnabel, P., Smith, R., van Weel, C., Smid, H., 2011. How should we define health? British Medical Journal 343 (4163), 235–237.

Illich, I., 1975. Medical Nemesis, Part One. Calder and Boyers, London.

McKeown, T., 1976. The role of medicine. Dream, mirage or nemesis? The Nuffield Provincial Hospitals Trust, Oxford. Available online at: http://www.nuffieldtrust.org.uk/sites/files/nuffiled/publication/The_Role_of_Medicine.pdf[accessed14.09.15].

Mansfield, K., 1977. In: Stead, C.K. (Ed.), The Letters and Journals of Katherine Mansfield: A Selection. Penguin, Harmonds-worth.

Maslow, A.H., 1943. A theory of Human motivation. Psychological Review 50 (4), 370-396.
Maslow, A.H., 1970. Motivation and Personality, second ed. Harper and Row, New York.
New Economics Foundation, 2012. Happy Planet Index. www.happyplanetindex.org.
Parsons, T., 1951. The Social System. Free Press, Glencoe, IL, USA.
Popay, J., Bennett, S., Thomas, C., Williams, G., Gatrell, A., Bostock, L., 2003. Beyond 'beer, fags, egg and chips'? Exploring lay understandings of social inequalities in health. Sociology of Health & Illness 25 (No. 1), 1-23.
Rigby, H., Gubitz, G., Phillips, S., 2009. A systematic review of caregiver burden following stroke. International Journal of Stroke 4, 285-292.
Robertson, S., 2006. Not living life in too much excess: lay men understanding health and well-being. Health 10, 175-189.
Seedhouse, D., 1986. Health: Foundations for Achievement. John Wiley, Chichester.
Tarlov, A.R., 1996. Social determinants of health: the sociobiological translation. In: Blane, D., Brunner, E., Wilkinson, R. (Eds.), Health and Social Organization: Towards a Health Policy for the 21stCentury.Routledge,London.
UNICEF, 2013. Report Card 11 Child Well-Being in Rich Countries. www.unicef.org.uk.
Vellone, E., Piras, G., Talucci, C., Cohen, M., 2008. Quality of life of caregivers of people with Alzheimer's disease. Journal of Advanced Nursing 61, 222-231.
Wilkinson, R., Pickett, K., 2009. The Spirit Level: Why Equality is Better for Everyone. Penguin, London.
World Health Organization, 1946. Constitution. World Health Organization, Geneva. Available online at: http://www.who.int/governance/ed/who_constitution_en.pdf[accessed14.09.15].
World Health Organization, 1984. Health Promotion: A Discussion Document on the Concept and Principles. World Health Organization Regional Office for Europe, Copenhagen. Available online at: http://apps.who.int/iris/bitstream/10665/107835/1/E90607.pdf[accessed14.09.15].
World Health Organization, 1986. Ottawa Charter for Health Promotion. Journal of Health Promotion 1, 1-4. Available online at: http://www.euro.who.int/en/publications/policy-documents/ottawa-charter-for-health-promotion,-1986[accessed 19.03.15].
World Health Organization, 1997. 4th International Conference on Health Promotion. New Players for a New Era - Leading Health Promotion into the 21st Century. World Health Organization, Jakarta. Available online at: http://www.who.int/healthpromotion/conferences/previous/jakarta/declaration/en/index1.html [accessed 19.03.15].

제2장

건강의 영향요인

학습 목표

이 장을 마치면

- 건강에 영향을 미치는 사회적 요인을 확인하고 그 기제에 대해 심도 있게 논의할 수 있다.
- 사회 계급과 건강, 성과 건강, 인종과 건강 사이의 연관성을 이해할 수 있다.
- 건강의 사회적 결정요인에 대한 이론과 건강불평등에 대한 설명을 비판적으로 이해할 수 있다.
- 개인과 집단 수준에서의 건강불평등 해소를 위한 다양한 정책을 서술할 수 있다.

핵심 개념 및 정의

건강불평등 서로 다른 사회경제적 위치나 성별을 지닌 집단 간에 막을 수 있는 불평등한 건강 상태의 차이. 당뇨와 같은 질병 등 건강 관련 특성에 의한 건강상태의 차이를 의미하는 것은 아니다.

불평등 평등 또는 공정성이 결여된 상태

사회 계급 같은 수준의 교육·사회적·경제적 위치에 있는 집단. 예) 노동자 계급

사회적 결정요인 건강에 깊은 영향을 미치는 사회 및 경제 요인(수입, 사회 계급, 성별 등). 이 차이는 타고난 것이 아니라 사회 및 경제 정책과 법률에 의해 발생되고 유지된다.

주제의 중요성

제1장에서는 건강의 개념에 부여된 다양한 의미와 사회과학과 과학적 의학 모델의 상반되는 두 가지 관점을 살펴보았다. 이를 통해 건강의 의미와 구조에서 사회적 요인이 얼마나 중요한 역할을 하는지 확인하였다. 이번 장에서는 사회 경제적 요인이 사망률과 이환율에 미치는 영향을 알아본다. 또한 건강상태의 불평등이 사회 계급과 성별 및 인종의 차이로 인한 구조적 불평등을 반영한다고 보는 많은 연구들을 요약한다.

건강결정요인

19세기와 20세기 초부터 감염성 질환이 감소함에 따라 현재 사망 및 질환의 주요 원인은 암(30%), 관상동맥 질환과 뇌졸중을 포함한 순환기 질환(29%), 호흡기 질환(14%)이다(국가통계원, 2013a; 그림 2.1).

지난 20년 동안, 암은 여성과 남성 모두에게서 주요 사망원인이 되었다. 100년 전, 기관지염이 39,000명 이상 사망자를 발생시키고 결핵과 폐렴이 사망의 10대 주 원인이었던 것과 비교하면 이는 상당한 변화이다. 알츠하이머 질환과 치매는 현재 남성 사망률의 5.1%, 여성 사망률의 10.3%를 차지한다. 사망자 중 거의 40%가 85세 이상의 노령인구에서 발생하고 1세 미만의 사망자는 전체 사망자 중 0.6%에 불과하다.

영국의 평균수명이 여성은 82세, 남성은 79세까지 연장되었고 그에 따라 전체 인구의 퇴행성 질환이 늘고 있다. 이렇게 기대수명이 증가하고 있지만 사회의 질병 양상을 연구하는 역학자들에 따르면, 건강할 기회는 모든 집단에게 동일하게 주어지지 않으며 인구 패턴을 통해 집단별 조기 사망을 예측할 수 있다고 한다(사례 연구 2.1).

이러한 다른 집단 간의 차이는 하나의 국가 내에서뿐만 아니라 국가와 국가 사이에서도 다음과 같이 존재한다.

- 남아프리카 공화국의 후천성면역결핍증/에이즈 사망률은 인구 100,000명당 555.7명이지만 핀란드에서는 인구 100,000명당 0.1명이다.
- 아프가니스탄에서 분만 외상 사망률은 인구 100,000명당 30.8명인 반면, 아일랜드에서는 0.2명에 불과하다.
- 인도의 폐질환 사망률은 인구 100,000명당 142.1명이지만, 일본에서는 인구 100,000명당 4명이다(www.healthdata. org/gbd).

건강에 영향을 주는 요인을 확인하기 위해, 사회과학자와 역학자들은 최소한 다음의 두 가지 변수를 비교한다. 첫째는 이환율이나 사망률과 같은 건강 또는 불건강의 척도, 둘째는 성별이나 직업과 같은 건강의 차이를 유발할 수 있는 요인들이다.

물론, 다양한 변수가 상호작용하여 건강에 영향을 미칠 수 있다. 일례로 관상동맥 질환 관련 연구는 고지혈증이나 고혈압, 비만, 흡연, 부족한 신체활동 등 다양한 요인과 관련된 질환들을 다룬다. 또 다른 연구는 스트레스나 약한 사회적 지지, 우울이나 분노와 같은 정신적 요

21세기 영국의 사망 원인 분포

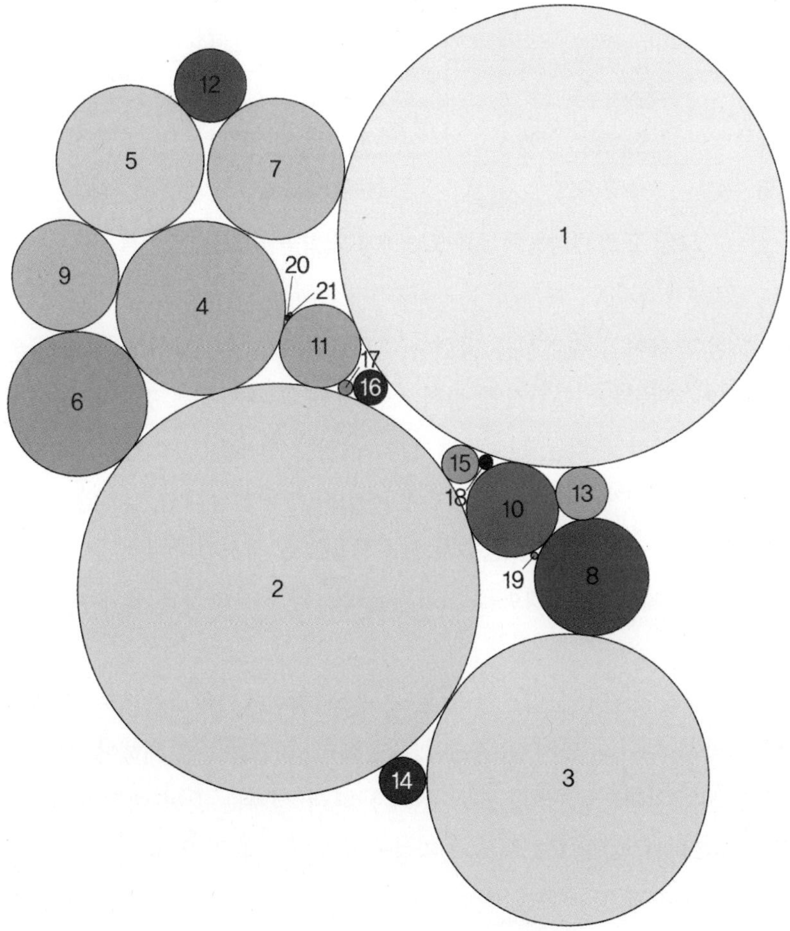

1	순환기 질환	2,114,550	12	근골격계 질환	52,438
2	암/종양	1,686,133	13	신생아질환(원인 미등록)	26,620
3	호흡기 질환	836,894	14	피부 질환	20,468
4	소화기 질환	300,225	15	선천적 기형, 변형 염색체 이상	14,695
5	정신, 행동 장애**	227,377			
6	사망과 질병의 외부 요인	207,576	16	혈액 질환	12,230
7	신경계 질환	199,409	17	출산 전/중/후 사망	2,446
8	기타	135,516	18	내성결핵*	2,275
9	비뇨기계 질환	122,446	19	임신과 출산	539
10	내분비, 영양, 대사성 질환	87,890	20	귀 및 유양돌기 질환	269
11	감염성 질환	68,123	21	눈 및 눈의 부속기관 질환	158

*내성 결핵 코드가 따로 분류되었지만 감염성 질환으로도 분류가 가능하다.
**정신, 행동 장애를 사망원인으로 등록한 사망자 수는 이 범주로 분류된 혈관성 치매로 인한 사망자 수를 변동함에 따라 수정되었다.

그림 2.1 21세기 영국의 사망원인 분포(출처: 국가통계원, 2013a. 열린 정부 라이선스 v.3.0에 따라 사용이 허가됨: http://www.theguardian.com/news/datablog/interactive/2013/oct/24/how-people-died-21st-century.)

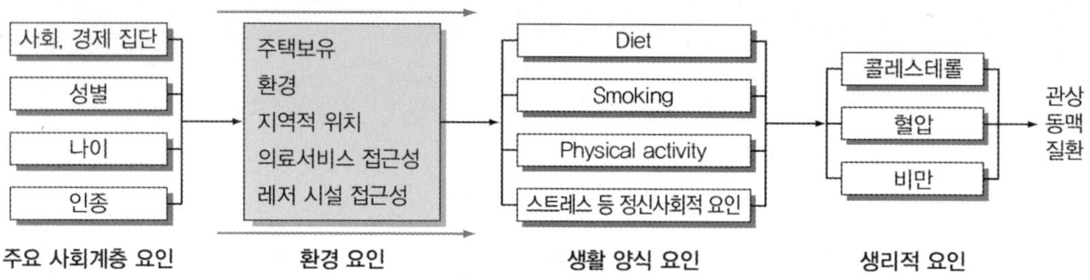

그림 2.2 관상동맥 질환(CHD)에 영향을 미치는 요인들

인들과 관상동맥 질환 사이의 관련성을 밝혔다(마모트와 윌킨슨, 2006). 현재 많은 연구들이 경쟁적이고 인내심이 부족하고 공격적인 성격(A형 유형)과 관상동맥 질환의 연관성을 확인하기 위해 진행 중이다. 또한 우리는 관상동맥 질환 사망률이 낮은 사회경제적 집단, 여자보다 남자, 그리고 남아시아인에게서 높다는 것을 알고 있다(영국심장재단, 2012). 그림 2.2는 건강상태가 하나의 변수가 아닌 다양한 변수의 상호작용으로 결정된다는 것을 간단하게 예시한다. 어떤 요인들은 건강에 독립적 영향을 끼치는 반면, 다른 요인들은 중개 변수들에 의해 중재된다.

신체활동, 흡연, 고지혈증이 심혈관계 질환의 주요 위험요인이지만 그 '뿌리'를 찾아보고 사람들의 삶을 둘러싼 사회적 환경 측면에서 위험요인의 원인을 이해해야 한다.

분명한 사실은 건강 악화가 우연히 또는 운이 나빠서 생기는 것이 아니라는 것이다. 캐나다에서 발표된 라론드(1974)의 보고서는 건강증진을 위한 네 가지 요인을 제시하여 반향을 일으켰다. 그 네 가지 요인은 다음과 같다.

1. 개인이 특정 질환에 걸리기 쉬운 소인을 결정하는 유전적 및 생물학적 요인
2. 질환을 유발할 수 있는 흡연 등의 생활양식과 건강 행동
3. 주거와 오염 등 환경 요인
4. 보건 서비스의 범위와 특성

유전적 요인들은 대부분 교정이 불가능하고 중재 범위 역시 의학 분야에 국한된다. 우리는 제1장에서 맥커운과 로위(1974)의 연구를 통해 예방접종과 같은 의학적 중재가 사망률에 별다른 영향을 끼치지 못한다는 것을 보았다. 이 연구결과는 건강이 생물학적 요인보다 다른 요인들로 인해 결정되며 건강증진의 가장 큰 기회는 환경과 생활양식의 개선이라는 사실을 암시한다.

사례 학습 2.1 영국의 건강 차이

- 여자의 평균 수명이 남자보다 약 4년 더 길지만 이 차이는 점차 줄어들고 있고 시간이 지날수록 더 좁혀질 것으로 예상된다.
- 망명한 흑인 여성의 사망률은 백인 여성의 7배로 추정된다.
- 카리브해 흑인과 파키스탄의 아기는 방글라데시나 백인 영국 아기보다 생애 첫해 사망률이 2배 더 높다.
- 남성의 자살률은 여성보다 3배가 높으며, 25~44세 젊은 남성의 자살률이 특히 높다.
- 레즈비언, 게이, 양성애자, 트랜스젠더는 자살 미수 위험이 높음을 암시하는 증거가 있다.
- 소수인종 아동은 백인 영국 아동보다 걷거나 놀다가 교통사고를 당할 확률이 2배 더 높다.
- 방글라데시 남성이 정신건강에 문제가 생길 확률은 백인 남성보다 2배 더 높다.

평등과 인권위원회(2011).

학습활동 2.1 건강의 영향요인

많은 건강증진 프로그램들은 생활양식 개선을 목표로 한다. 그림 2.3은 행동에 영향을 미치는 다양한 요인을 보여준다. 신체활동 등 관상동맥 질환과 연관된 생활 습관 중 하나를 골라 건강 행동에 미치는 영향을 확인한다.

달그렌과 화이트헤드(1991)는 건강에 영향을 주는 교정 가능한 요인의 다층 구조를 다음과 같이 정리하였다(그림 2.3).:

- 식습관이나 신체활동 등 개인의 행동과 생활양식, 이에 변화를 유발할 수 있는 지식, 기술 및 인식
- 건강을 유지하거나 해칠 수 있는 지역사회의 지지와 영향력
- 생활과 근무 환경, 기관과 서비스 접근성
- 노동시장이나 생활수준 같은 경제·문화·환경적 조건

모든 사회에서 건강 행동과 신체 및 정신 건강은 사회계층에 따라 다르다. 차이의 주요 축은 사회경제적 상태, 성별, 인종과 거주지다. 사회적 조건이 건강에 영향을 미치는 특징과 경로를 사회적 결정요인이라고 일컫는다. 건강의 사회적 건강결정요인은 근무환경, 주거 및 물리적 환경 등 건강에 영향을 주는 사회정책에 따라 정해지고 이것은 다시 정치적 신념과 경제 환경에 의해 결정된다(제7장, 제11장 참조). 건강의 의학적 모델은 사회적으로 형성된 행

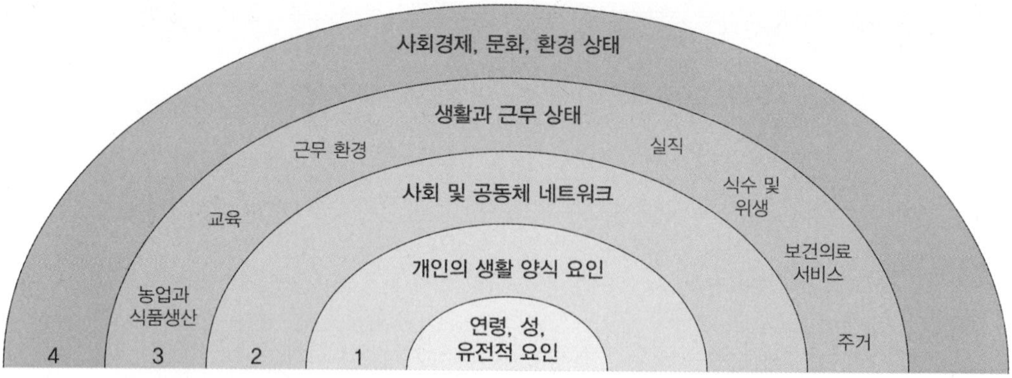

그림 2.3 건강의 주요 결정요인 (출처: 달렌, 화이트헤드, M., 1991. 건강의 사회적 평등 개선을 위한 정책 및 전략. 미래학 연구소, 스톡홀름)

동보다 개인과 생물학적 신체에 집중하는 경향이 있다. 예를 들어 건강하지 않은 식습관은 병마의 다양한 원인으로 이어지고 조기 사망과 연결되지만 대부분의 의학적 조언은 개인을 설득하여 식습관을 바꾸는 데 초점을 맞춘다. 건강하지 않은 식습관에 함축된 사회적 영향요인(광고, 가격, 상품 가용성)들은 보건서비스의 범주를 넘는 경제적 또는 정치적 영역으로 여겨지기 때문에 건강 의학적 모델에서는 개선의 대상이 되지 않는다.

특정 국가를 넘어 어디에서나 사회경제적 수준과 건강은 서로 밀접한 연관이 있다고 주장하는 연구가 있다(CSOH, 2008). 이 연구에서는 낮은 사회경제적 계층과 나쁜 건강상태 사이의 확실한 관련성을 보여준다. 현대 연구와 정책에서 건강불평등은 빼놓을 수 없는 주제이지만 불평등을 이야기할 때 불공정과 구분하는 것이 중요하다. 불평등은 대부분 집단들 간의 피할 수 있는 차이를 의미한다. 만약 이러한 차이가 불공평하다고 여겨진다면, 이는 피할 수 있을 뿐 아니라 불공정하고 부당하다는 판단을 포함하고 있는 것이다.

건강불평등에는 다음 세 가지 유형이 있다.

1. 교육, 고용, 주거 등 건강상태에 영향을 미칠 수 있는 건강 결정요인의 불평등
2. 건강 결과의 불평등. 예를 들어 런던 어떤 두 지역의 출생 시 기대수명은 6년까지 차이가 난다(참고: http:// life.mappinglondon.co.uk).
3. 보건서비스 접근성의 불평등. 예를 들어, 난민과 노숙자는 일반 진료 등 일차의료 서비스에 접근이 어려운 경우가 많다.

불평등이 어떻게 만들어지고 유지되는지, 서로 다른 계층이 어떻게 인식되고 이해되는지,

그리고 이것이 정책에 어떤 영향을 미치는지 분석하고 평가하려면 먼저 사회 계층화를 이해해야 한다.

사회계층과 건강

건강의 주요 결정요인을 밝히려는 영국의 연구들은 대부분 사회계층과 건강 사이의 관계에 주목해왔다. 보건사회 보장성 연구 그룹에서 건강불평등에 관한 보고서를 발표하였다(타운센드와 데이비드슨, 1982). 그룹의 수장(더글라스 블랙 경)의 이름을 따서 '블랙보고서(Black Report)'라고 불리는 이 문서는 사망률 및 이환율과 사회계층 간의 관계에 관한 연구를 자세히 기록하고 있다.

사회계층, 사회경제적 상태와 직업, 사회적 불이익은 종종 혼용된다. 사회계층의 분류는 호적등기소장의 다섯 계층 직업군 분류법(계층1: 전문가, 계층5: 미숙련 육체노동자)을 따른다. 이 분류법은 1971년에 계층3이 육체 노동자와 비육체 노동자로 나뉜 것을 제외하고 1921년부터 그대로 유지되어 왔다. 2001년부터 국가통계청 사회경제 계층분류국(NS-NEC)에서는 이를 모든 공식 통계와 조사에 활용하고 있다(표 2.1).

사회계층 분류가 완벽하지는 않지만 서로 다른 집단의 생활방식과 생활수준에 대한 지표로 사용될 수 있다. 이는 수입, 주거, 교육, 생활 및 근무 환경과 같은 다른 종류의 사회적 위치와도 연관된다.

표 2.1 사회계층 분류

1. 고위급 경영 및 전문직
   1.1 예: 회사 사장, 은행 매니저, 고위 공무원
   1.2 예: 의사, 법정변호사, 변호사, 교사, 사회복지사
2. 하급 경영 및 전문직, 예: 간호사, 배우, 음악가, 경찰, 군인
3. 중간직, 예: 비서, 점원
4. 소기업 사업주, 자영노동자, 예: 농부, 택시운전사, 술집주인, 놀이학교 운영자
5. 하급관리직, 기술직과 관련 업종, 예: 열차 기관사, 도살업자, 인쇄업자, 배관공
6. 준반복업무, 예: 가게 종업원, 미용사, 교통통제원
7. 반복 업무, 예: 웨이터, 거리 청소부, 청소원, 배달원
8. 무경력자 또는 장기 실직자

출처: NS-SEC.

블랙보고서와 이후 건강교육당국의 보고서, 더 헬스 디바이드(The Health Divide)(화이트헤드, 1988)는 사회경제 계층 간 사망률의 상당한 차이를 확인하였다. 최근 다른 정부 연구(마모트, 2010)는 여러 자료를 취합하여 건강악화가 운이 나쁘기 때문이라는 세간의 인식과는 달리 건강과 질병은 사회적으로 정형화되며 부유한 사회계층이 빈곤한 사회계층보다 더 오래 살고 더 나은 건강을 영유할 수 있다는 사실을 밝혔다. 전체 인구의 건강이 점차 호전됨에도 불구하고 여전히 사회경제적 계층과 건강상태 사이에 강한 상관관계가 있다.

많은 연구들이 대부분의 서양국가에서 사회경제적 수준과 건강의 연관성을 보고해왔다. 낮은 사회경제적 계층의 사람은 높은 계층의 사람보다 건강이 훨씬 나쁘다. 이는 질병 유병률과 기대여명, 영아 사망률로 확인할 수 있다.

그림 2.4는 가난한 사람들의 건강이 가장 좋지 않고 부유한 사람들이 가장 건강한, 건강의 단계적 사회적 경사도(편차)를 보여준다. 일반적으로 모든 나라에서 개인의 사회경제적 위치가 낮을수록 건강은 악화된다. 이 건강의 편차는 건강 악화뿐만 아니라 사망률에서도 드러난다.

영아 사망률이 감소하고 있지만 육체노동자의 아동은 영아사망(생후 일 년 이내에 사망)이나 사고사의 위험이 더 높다. 출생 시 저체중 신생아 사망(생후 한 달 이내에 사망)의 가장 중요한 예측인자이고 이는 분명히 사회계층과 관련이 있다.

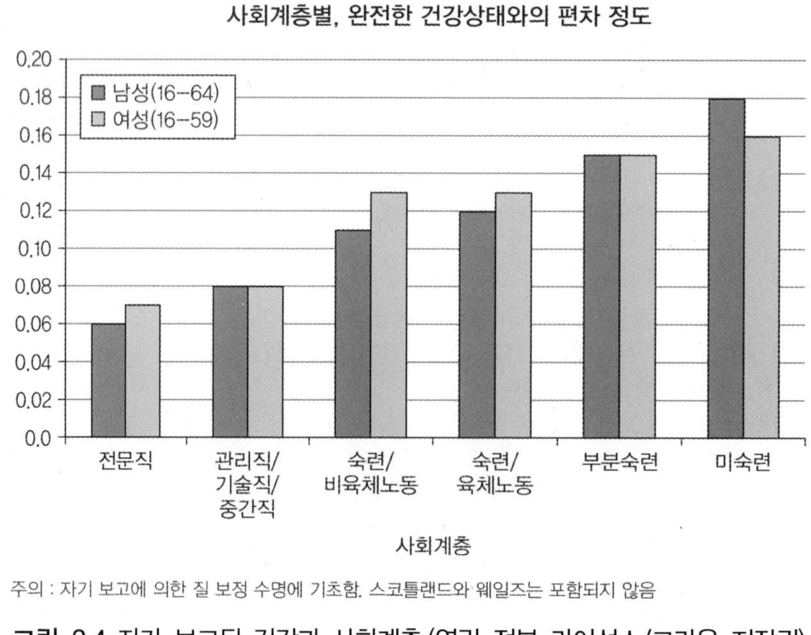

주의 : 자기 보고에 의한 질 보정 수명에 기초함. 스코틀랜드와 웨일즈는 포함되지 않음

그림 2.4 자가 보고된 건강과 사회계층(열린 정부 라이선스/크라운 저작권)

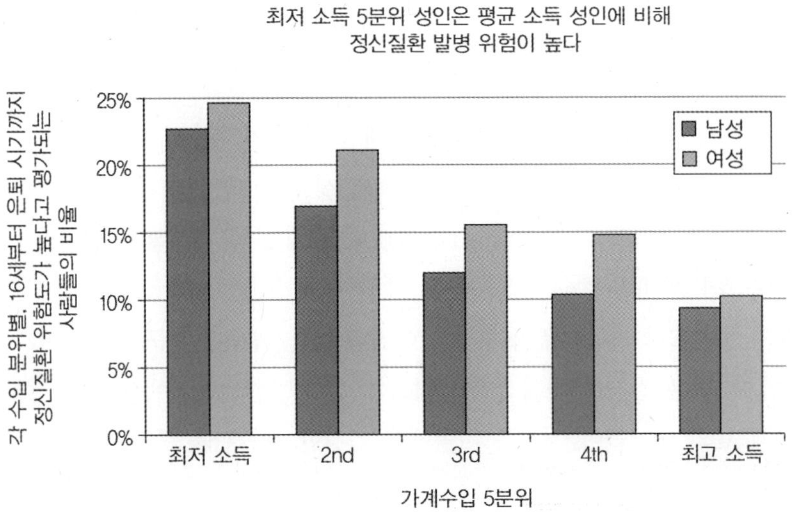

그림 2.5 정신질환의 사회적 경사도 (열린 정부 라이선스/크라운 저작권)

2.5kg 이하로 태어난 아기의 엄마들 중 3분의 2가 제5 사회계급에 속한다(국가통계원, 2013a). 관상동맥 질환과 같이 '부유한 질환'은 현재 유럽의 주요 사망원인 중 하나이나 대부분의 질환이 낮은 사회경제 계층에서 더 흔하다. 특히 호흡기 질환, 폐암, 사고 및 자살에서 차이가 크다. 여기서 유일한 예외는 유방암 사망률로 이는 모든 사회계층에서 균등히 발생한다. 낮은 사회경제 계층의 사람들은 더 자주 아프고 건강상태가 나쁘다. 그림 2.5에서처럼 정신건강 또한 사회적 경사도를 보인다.

우리의 지침서인 공중보건과 건강증진: 실무 개발(나이두와 윌스, 2010)에서 우리는 건강의 결정요인에 대해 보다 자세히 다루었다. 맥킨타이어(2007)가 건강의 사회경제적 불평등의 가장 직접적 원인을 다음과 같이 정리하였다.

- 눅눅한 주거환경, 위험한 일, 불우한 인생 사건에 노출
- 흡연, 식습관, 운동 등 건강 행동
- 개인의 능력과 힘(제1장 참조)

특정 사회경제 계층의 구성원들이 다른 계층에 비해 이러한 요인에 노출될 위험이 높고 이에 취약한 것은 종종 정치경제 세력 및 사회의 계층화에 기인한다. 이에 대해서는 다음 장에서 논의할 것이다.

소득과 건강

건강은 소득과 깊은 관련이 있다. 영국은 세계 여섯 번째 경제대국이지만 여전히 영국 인구의 다섯 명 중 한 명은 공식적인 빈곤선 아래의 삶을 살고 있다. 즉, 이들은 하루 하루의 분투로 삶을 이어간다(참조: www.poverty.org.uk). 이들의 대부분은 실업자, 연금수급자, 편부모, 셋 이상의 자녀를 둔 저소득 가정이다.

충분히 먹지 못하거나 가공식품이 주 식단이거나 식품 매장에 접근성이 떨어지는 아동에서 볼 수 있듯이, 가난은 건강에 직접적인 영향을 끼친다. 영국 전역에서, 조식 클럽, 요리 클럽, 동네 카페 등의 단체들이 저소득 마을에서 건강한 식습관을 증진시키려 노력하고 있다(예: 스코틀랜드 www.communityfoodandhealth.org.uk).

저소득 국가에서는 저소득이 설사병과 말라리아 같은 감염성 질환과 밀접한 관련성이 있는데 이는 깨끗한 물, 음식, 의료서비스에 접근이 어렵기 때문이다. 뿐만 아니라 질환은 근로를 방해하고 높은 의료비를 발생시켜 가난을 심화시킨다.

연구 사례 2.1 아동, 가난과 건강

주로 미국에서 이루어진 연구를 중심으로 영국의 몇몇 연구를 포함하여 총 34개의 연구에 대한 체계적 검토에서 가계 수입과 아동의 학업성취, 건강, 긍정적인 행동 사이에 강한 인과관계가 있음을 밝혔다. 부유한 가정의 아동은 교육과 건강을 포함하여 모든 부분에서 더 나은 삶을 영위하는 경향이 있다. 가계 수입과 아동의 안녕 사이의 연관성은 자녀에 대한 기대 등의 다른 교란 변수보다 돈 때문으로 보인다. 부모의 교육 수준, 양육 태도나 다른 요인들이 영향이 있기는 하지만, 많은 연구에서 아이의 사회 및 행동 발달과 학업성취도에 높은 수입이 보다 직접적인 영향을 끼치는 것으로 밝혀졌다. 이 중 수입과 학업 성취도 간의 연관성이 가장 명확하다. 반대로 보조금 중단 등 가계수입의 감소는 광범위한 부정적인 결과를 야기한다. 수입은 저소득 가정일수록 더 큰 영향력을 지닌다.
연구결과들은 수입이 문제가 되는 이유에 대해 두 가지 이론을 지지한다. 가족 스트레스 모델은 저소득으로 인한 불안과 스트레스에 주목하는 반면, 투자 모델에서는 아이의 발달을 도울 수 있는 재화와 서비스에 부모가 투자할 가능성이 있는지가 중요하다고 본다. 많은 연구들이 투자 모델보다 가족 스트레스 모델에 더욱 무게를 두고 있다.

쿠퍼와 스튜어트(2013).

주거와 건강

1997년 보건부 장관이었던 프랭크 돕슨이 "조금이라도 상식이 있는 사람이라면 주거 공간이 없는 사람의 건강이 좋을 수 없다는 사실을 알 것이다"라고 말했다. 주택소유 여부, 쾌적하지 않은 주거환경, 부적절한 난방과 효율적이지 않은 에너지 사용은 건강의 주요 결정요인으로 알려져 있다(국회 과학기술국, 2011).

예를 들어, 영국의 겨울 평균 사망자가 다른 계절에 비해 매년 약 40,000명 이상 더 많다. 그 원인은 다음과 같다.

- 에너지 효율
- 거주 공간
- 수입
- 연료비

춥고 눅눅한 주거환경은 질병을 유발한다. 쾌적하지 않은 집에서 사는 아동은 호흡기계 질환 이환율이 더 높고 감염 및 스트레스 증상을 더 자주 보인다. 과밀한 거주 공간은 이를 더 악화시킨다. 제5 사회계급의 아동에서 나타나는 높은 사고율은 놀이 공간 및 부모의 관리가 부족한 과밀한 주거환경과 연관이 있다. 고립된 공간과 고층 건물이 정신적 · 실질적 어려움을 동반하고 여성과 노인의 건강을 해칠 수 있다.

일과 건강

일은 다음과 같은 이유로 건강의 가장 중요한 사회학적 요인이다.

- 일은 소득 수준을 결정한다.
- 자존감에 영향을 미친다.
- 고용의 형태는 직접적으로 건강에 영향을 미칠 수 있다.

직업 보건은 전통적으로 어떤 직업 형태가 높은 산재 위험도를 지니는지에 주목한다. 산재는 사고의 위험(예 : 탄광) 또는 위험한 물질이나 스트레스에 노출되며 발생한다. 어떤 직업은 건강을 해치는 생활방식을 요구한다. 예를 들어 술집 주인은 간경화로 진행될 위험이 높다. 정신사회적 근무 환경이 건강에 어떤 영향을 미치는 지에 대한 관심이 높다(마모트 등, 2006). 대부분의 연구에서 과한 업무 강도와 업무에 관한 낮은 결정권이 직업 스트레스와 심혈관 질환의 주요 원인임을 보여주었다. 이러한 요소들은 직장에서의 사회적 지지 정도와 함께 많은 선진국의 직장 연구를 통해 확인된다(제14장 참조). 또한 1980년대에 실업이 건강을 해칠 수 있다는 연구결과가 많이 발표되었는데(맥린 등, 2005) 실업 그 자체가 건강을 악화시킨 것인지 실업과 관련된 가난이 원인인지는 불분명하다.

연구 사례 2.2 화이트홀 연구

화이트홀 연구는 영국 공무원들을 수년간 추적 관찰하여 근로자들의 질병 원인을 분석한 중요한 연구이다. 최초의 화이트홀 연구는 1967년에 시작하여 18,000명의 남자 근로자의 건강과 직장 생활을 분석하였는데 이를 통해 낮은 고용 등급에서 조기사망률이 더 높다는 것이 밝혀졌다. 또한 담배와 같은 다른 어떤 교란 인자보다 낮은 고용 등급이 사망률 증가와 연관성이 높다는 사실이 보고되었다. 두 번째 화이트홀 연구는 1985년에 시작하여 10,000명의 여성을 포함한 근로자를 모집하였고 10개의 코호트로 분류하여 자료를 수집하였다. 이 연구의 목적은 조기 사망과 건강 악화의 위험요인을 확인하는 것으로 업무 관련 스트레스와 갈등, 업무에서의 불평등, 불화 등의 정신사회적 요인이 건강 악화에 상당한 영향을 미친다는 것을 일관되게 증명하였다. 또한 환경 개선이 금연과 같은 개인 행동을 변화시키려 하는 것보다 효과적이라는 것을 밝혔다. 화이트홀 연구는 사회 계급이 건강의 주요한 요인이라는 것을 재확인하며 계급의 하부에 있는 사람일수록 조기사망률이 높고 건강이 나쁘다는 것을 보여주었다. 사회적 위치는 흡연과 같은 개인의 위험행동보다 영향력이 크다.

자세한 내용은 http://www.ucl.ac.uk/whitehallII/history를 참조하십시오.

학습활동 2.2 실업과 건강

실업의 건강에 대한 영향력을 나타내는 다음 사례를 통해 그 원인이 무엇인지 살펴본다.

1. 실업자에게서 우울증, 불안증, 수면장애 등의 정신질환이 높게 보고된다.
2. 자살률과 자살미수율이 실업자 그룹에서 2배 더 높다.
3. 실업자 그룹의 사망률은 사회계층과 나이로 보정한 후 예상보다 20% 정도 높게 나타난다.
4. 실업자 그룹은 더 높은 기관지염과 허혈성 심질환 발병률을 보인다.
5. 직장인들의 30%가 흡연자인데 비해 실업자의 흡연율은 60%에 이른다.

모일러(2012).

젠더와 건강

젠더는 사람을 남자, 여자라는 사회적 범주로 나누는 것이며, 성적인 차이에 대한 사회적 의미와 신념을 나타낸다. 질병 이환율의 성별 차이의 일부는 남녀의 의료서비스 이용 정도가 다르기 때문에 나타나는 인위적 결과로 생각된다. 질환은 남성보다 여성들에게서 더 많이 보고될 수 있는데, 이는 여성들이 풀타임으로 일할 가능성이 적기 때문에 일차의료에 접근하기가 쉽고, 자신의 건강에 더욱 신경을 쓰는 경향이 있어 건강 상담률이 높기 때문이다. 그러나 이것으로 사망률에 대한 성별 차이를 설명하지는 못한다. 또한 여성들이 상담을 받고자 하는 의지가 더 크다는 것은 일관된 경향을 보이지 않는다. 근골격계, 호흡기계, 소화기계에 이상이 있을 경우 여성이 남성에 비해 그들의 주치의(GP)를 더 많이 방문하는 것은 아니다.

여성들의 낮은 사망률에 대한 생물학적 해석은, 여성이 감염병에 대한 저항력이 더 많고 에스트로겐의 방어효과가 유익하게 작용한다는 것이다. 역설적으로, 여성호르몬과 생식체계가 여성을 육체적·정신적으로 불건강한 상태에 걸리기 쉽게 만든다는 주장도 있다. 하지만 생물학적 설명은 사회적 지위에 따라 여성 건강에 차이가 나는 것을 설명하지 못한다. 전문직 및 관리적 지위에 있는 여성들은 사회경제적 지위가 낮은 여성들에 비해 더 건강하다. 20세기에 와서야 여성들의 수명이 더욱 길어지고 있다는 점과 이것은 대부분 극적으로 감소하는 감염병 사망률과 출산 수의 감소에 기인한다는 점은 중요한 사실이다. 그러나 그것이 저소득 국가에서는 분명하지 않다.

생활양식 측면에서는 여성들이 소극적이고 의존적이며 몸이 약한 것으로 사회화 된다고 주장한다. 여성들은 환자 역할(sick role)이 여성스러운 행동이라는 선입견이 있어 이를 쉽게 받아들인다. 반대로 남성들은 근무시간이나 레저시간 모두에서 적극적이고, 모험에 관심을 가지도록 조장되고 있다. 이에 대한 증거로, 남성들의 사고율과 알코올 중독률이 높은 것을 들 수 있다. 남성들은 체중관리 프로그램 및 국가 대장암 검진 프로그램에 참여하거나 금연을 결심할 가능성이 훨씬 낮다(참조; https://www.menshealthforum.org.uk/professionals/search?f%5B0%5D=im_field_pro_content_type%3A30).

학습활동 2.3 남성들의 건강

45세 미만의 남성들이 주치의(GP)를 방문하는 것이 여성의 절반 밖에 되지 않는 이유를 어떻게 설명할 수 있을까(www. menshealthforum.org.uk)?

최근 연구는 성별 규범이나 가치(gender norms and values)에 영향을 받는 특정 문화에서 남성과 여성의 역할이나 행동의 차이와 이런 것들이 어떻게 성별 차이를 만들어내는지에 초점을 두고 있다. 세계적으로 여성들이 성별 규범 때문에 혼자 병원에 가지 못해 의료서비스를 받지 못한다거나 남성파트너들의 난잡한 성행위나 콘돔 사용 거부로 인해 인간면역결핍 바이러스(Human Immunodeficiency Virus, HIV)로부터 자신을 보호할 수 없는 문제에 대해 상당히 우려하고 있다.

대부분의 사회에서 여성들은 남성에 비해 다음과 같은 경향이 있다.

- 낮은 지위
- 낮은 소득
- 낮은 권력
- 경제적 자산이나 기타 자산에 대한 제한된 접근
- 낮은 교육 수준
- 법률과 정치제도에 대한 낮은 참여 수준과 이에 따른 낮은 수준의 의사결정 영향력
- 고용 제한
- 가정 폭력 피해자가 될 가능성 증가

여성들은 건강과 관련된 더 많은 필요(needs)를 가지고 있다(예를 들면 임신과 어린이 돌봄). 대부분의 경우 여성은 어린이와 부양가족을 돌보는데 주도적인 역할을 하며 집안일을 돌보고 음식을 생산하는 분야에서 일하고 있다고 생각된다.

사례 학습 2.2 성별에 따른 중재 : 축구팬들의 훈련(Football Fans in Training, FFIT)

영국 남성들의 비만 유병률은 유럽에서 가장 높지만, 기존 체중 감량 프로그램을 이용할 가능성은 여성보다 낮다. 남성들에게 매력적이면서 받아들이기 쉬운 체중 관리 프로그램을 개발하는 것은 공중보건에서 우선순위가 높은 일이다. 최고의 프로축구 클럽에서 남성들에게 제공되는 남성 전용 체중 관리 프로그램인 FFIT(Football Fans in Training)는 남성성의 문화적 이상(cultural ideals of masculinity)에 반하는 것이 아니라, 그에 어울리는 방법으로 체중 감량을 권장한다. 이와 같은 방법으로 남성들은 남성으로서 자신들이 위협받는 것이 아니라 '옳다'고 느끼는 상황에서 체중 관리 프로그램에 참여할 수 있었다. FFIT는 남성성의 일반적인 이상(ideals)에 도전하는 것이 아니라 상응하는 방식으로 건강증진 활동을 가능하게 하는 방법을 보여주는 사례이다.

소수민족의 건강

인종은 일반적으로 '아시아인' 또는 '중국인'처럼 공통적인 신체나 외관상의 특징들 과/또는(and/or) 공통적인 혈통을 공유하는 것으로 알려진 인구집단에 따른 차이의 생물학적인 표시(biologic marker)를 나타낸다. 본질주의자의 인종주의는 생물학적 불평등의 계층적 차원에서 인종 간 차이와 유대인에 대한 나치의 아리아인 우월주의와 같은 '과학적' 범주를 강조한다. 인종 논리는 생물학적・외형적・문화적 차이를 근거로 사람들을 특정 범주에 귀속시키는 것을 기반으로 하는 차별 시스템이다. 이는 일반적으로 한 그룹에 특권을 부여한다. 인종 논리는 배제와 종속(exclusion and subordination)의 수단이 되고, 사회에서 한 집단을 하등한 집단으로 만드는 방법이 된다. 극단적인 경우, 르완다와 나치독일에서처럼 집단말살의 형태로 나타난다.

현대의 사회학 및 정치이론은 사회구성체로서 '인종'에 초점을 맞추며, 특히 인종적 개념, 범주, 분류가 구조화되고, 사회생활 및 국가 영역에 깊숙이 자리 잡게 되는 방식에 초점을 맞춘다. 민족성(ethnicity)은 문화, 사회적 배경, 언어, 종교를 공유하는 사람들을 지칭하는데 사용되는 복잡한 개념이다.

제4차 잉글랜드 및 웨일즈 소수 민족 조사(The Fourth National Survey of Ethnic Minorities in England and Wales) 내용은 다음과 같다(Nazroo, 1997).

- 카리브해 지역, 파키스탄, 방글라데시 출신 사람들의 2/5는 전반적인 건강상태가 좋지 않다.
- 파키스탄과 방글라데시 출신은 백인보다 심장질환 발생 위험이 더 높다.
- 소수 민족 집단에서는 18명 중 1명이 당뇨병으로 진단되고 있다.
- 방글라데시 출신의 남성 50%가 담배를 피운다.

소수 민족 집단에서 특정 질병이나 조기 사망이 더 많고, 주관적 건강수준이 좋지 않다고 인식하는 경우가 많은 것은 복잡한 이슈이다. 과거에는 이런 현상에 대한 설명이 단순히 문화적 차이에 초점을 맞추는 경향이 있었다.

Bhopal (2014)은 인종간의 건강불평등에 영향을 미치는 요인들을 다음과 같이 요약했다.

- 문화(예: 음주 금지)
- 사회적 교육과 경제 상태(예: 생물학 및 건강영향에 대한 지식, 언어를 말하고 읽는 것)

- 환경(예: 이민 전과 후)
- 생활양식(예: 식사, 음주, 흡연과 관련된 행위)
- 의료상담 이용과 상담내용 실천, 건강과 사회서비스를 얻기 위한 의지, 관리나 치료의 보완/대체적 방법 이용
- 유전, 생물학적 요인(예: 출생체중, 체성분 구성)

사회 경제적 요인은 중대한 영향을 미치지만, 소수 민족의 모든 구성원을 하나의 취약계층 범주에 포함시키지 않는 것이 중요하다. 많은 자료를 통해 얼마나 많은 소수 민족 집단의 사람들이 불리한 입장에 있는지, 어떤 부분에서 불리한 점이 있는지를 알 수 있다. 또한 흑인이나 소수 민족 집단의 건강이 좋지 못한 것이 저임금, 열악한 노동 환경, 실업, 낮은 사회계층의 열악한 주거환경과 관련이 있는지 또는 다른 요인이 있는지를 판단하는 것이 가능하다. 직접적이든, 다수 인종의 필요에 근거한 자기 민족 중심적인 서비스 제공을 통한 것이든, 서비스 제공에 있어서의 인종주의는 종종 불평등에 대한 설명으로 언급된다.

학습활동 2.4 의료서비스(healthcare)와 민족성

당신의 경험에 비추어 볼 때, 환자의 민족성에 따라 의료서비스가 다르다고 생각하는가?

주거장소와 건강

1980년대 영국에서는 사망률이 꾸준히 증가하는 것으로 나타났으며, 대부분의 질병이 남-북 간 경계를 보이면서 남동에서 북서로 이동하였다. 이것은 빈곤이나 결핍과 관련된 것으로 보였다. 예를 들어 Glasgow Shettleston에서는 전국 평균 보다 2배의 사망률을 보였다. 영국에서 Danny Dorling은 장소가 건강에 미치는 영향을 광범위하게 기술하였다(http://www.dannydorling.org/?page_id=70). 사망률의 지리적 차이에 대한 한 가지 확실한 설명은 사회적 계급 분포의 차이 일 수 있다 - 사망률이 높은 지역은 사회 경제적 지위가 낮은 그룹에 속한 사람들의 비율이 높다. 특정 지역에 모여 사는 개인의 사회경제적 특성뿐만 아니라 건강을 좋게 하거나 나쁘게 할 수 있는 지역의 물리적, 사회적 환경과 공통의 규범이나 전통을 포함해서, 장소가 건강에 미치는 영향이 점차 복잡해지는 것으로 보인다.

건강불평등에 대한 설명

불평등이란 똑같지 않고, 차이가 있음을 의미한다. 이 장에서는 젠더와 인종에 의해 나타나는 건강 결과의 차이에 대해 살펴보았다. 건강과 의료서비스 측면에서 '불평등'이라는 용어는 주로 소득, 직업, 주택, 거주 지역을 포함하는 사회경제적 요인으로 발생하는 차이를 나타내기 위해 주로 사용된다. Public Health and Health Promotion: Developing Practice (Naidoo and Wills, 2010)에는 이러한 건강의 사회적 결정요인에 대해 더욱 상세히 기술되어 있다.

당신은 사회경제적 지위가 낮은 사람들이 더 건강하지 못한 생활방식을 선택한다고 믿거나, 그들이 낮은 소득으로 인해 건강한 생활양식의 채택이 곤란하여 불건강한 환경에서 삶을 영위한다고 생각할 수도 있다. 이 문제에 대한 논쟁은 지속되고 있으며, 그 해답도 간단하지 않다. 건강불평등에 대한 설명은 문화적/행태적 접근과 물질적/구조적 접근, 그리고 정신사회적 설명에 초점을 두고 있으며, 이는 삶의 여러 단계에서 불리한 환경 조건이 건강에 악영향을 미칠 수 있음을 시사한다.

생활양식의 결과로서 건강불평등

이 주장은 불건강의 사회적 분포가 건강에 위험한 행위의 유병률 차이와 관련이 있음을 시사한다. 흡연, 과도한 음주, 운동부족, 고지방식 및 고당식(high-sugar diet)과 같은 행태는 사회경제적 지위가 낮은 집단에서 더 흔하게 나타난다.

예를 들어, 지난 20년간 모든 사회계층에서 흡연율이 감소했으나 사회경제적 집단에 따른 흡연자의 비율에는 여전히 큰 차이가 있다: 생활양식 조사(General Lifestyle Survey)에 따르면 2010년 생산직의 흡연율이 28%인 반면, 관리직과 전문직의 흡연율은 13%였다. 생산직에 종사하는 흡연자는 흡연 시작도 빨랐다: 생산직 남성의 48%와 여성의 40%가 16세 이전에 흡연을 시작한데 비해 관리직 및 전문직의 경우 남성의 33%, 여성의 28%가 16세 이전에 흡연을 시작하였다(Office for National Statistics, 2013b).

그러나 건강행태는 그것이 일어나는 사회적 맥락과 분리될 수 없다. Graham(1992)은 흡연에 관한 여러 연구에서, 많은 노동 계급 여성들의 흡연 결심이 빈곤 및 고립과 관련된 스트레스를 다루는 전략이라는 것을 보여 주었다. 흡연 여부에 대한 결정은 선택이지만, 그것이 무모하거나 무지함으로 받아들여지지는 않는다; 그것은 '건강의 해악들' – 스트레스 vs 흡연,

둘 사이의 선택이다.

학습활동 2.5 생활양식 불평등에 대한 태도

흡연은 부자와 가난한 사람들 사이의 사망률 차이를 보이게 하는 가장 큰 단일 요인이다. 다음 중 당신의 관점과 가장 가까운 것은 어느 것인가?
'가난한 사람들은 스스로가 건강을 나쁘게 한다. 그들은 자신의 건강에 관심을 가지지 않는다. 만약 그들이 그렇게 가난하다면 어떻게 그들이 담배를 피우고, 음주를 하고, 정크 푸드(junk food)를 먹을 여유가 있겠는가?'
'사람들이 담배와 술을 이용하는 것은 사회적 관계와 네트워크에 의해 결정되며, 이는 결국 그들의 자존감과 스트레스 수준에 영향을 미친다. 이들에게 담배는 일종의 버팀목이 된다.

일부 학자들은 사회집단 간에 자신들의 건강과 미래를 위한 건강보호 태도에 문화적 차이가 있다고 주장한다. 따라서 1장에서 보았듯이, 금연은 강력한 통제력을 가지고 있으며 자신의 삶의 과정을 결정할 수 있다고 믿는 중산층 사람들에게 강한 호소력을 가지기 쉽다. 하루 벌어 하루 살아야 하는 노동자 계층은 장기계획을 세우지 않고, 건강은 일종의 운에 의해 좌우되는 것으로 믿는 숙명적인 견해를 가지고 있다. 이러한 태도는 자손 대대로 이어진다. 이런 현상을 '빈곤의 문화' 또는 '결핍의 순환'이라고 한다. 이런 관점에서 보면, 불건강은 가난한 사람들 자신의 특성, 역량부족 및 무능력으로 설명할 수 있다. 1986년에 새로 임명된 보건부 장관 Edwina Currie는 북부지역에서 조기사망, 지속적인 질병이환, 출생 시 저체중의 발생이 높은 것은 그들의 무지(ignorance)와 스스로가 자신들의 삶을 통제할 수 있다는 것을 깨닫지 못하고 있기 때문임을 시사함으로써 격렬한 논쟁을 불러 일으켰다.

생활양식과 문화적 영향이 건강을 결정한다고 보는 행태학적 설명은 공공의료비를 감축하는 데 관심이 있는 정부에 상당한 호소력을 지녔다. 만약 개인이 자기 자신의 건강에 책임이 있다고 한다면 정부가 아무런 행동을 하지 않는 것이 정당화된다. 특히 신자유주의 정부와 관련이 있는(제7장 참조) 이러한 관점은 자신들에게 좋지 않은 영향을 미치지만 스스로 통제할 수 없는 요인에 대해 그 사람들에게 책임이 있다고 생각하는, 피해자 책임전가(victim-blaming)로 널리 비판받아 왔다.

생애주기의 결과로서 건강불평등

건강불평등에 대한 이 설명은 생애 초기의 환경이 미래의 이환율과 사망률을 예측한다는

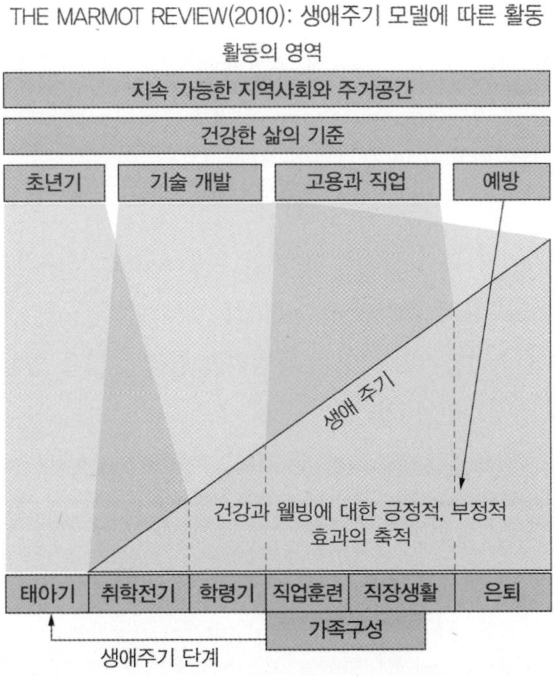

그림 2.6 생애주기에 따른 건강의 사회적 격차

것이다. 그림 2.6에서 보는 바와 같이, 개인의 인생 과정에는 건강과 기대수명의 차이를 설명하는 물질적·정신사회적 위험의 누적 효과가 있다.

1. 일생의 초기 환경은 다른 건강 관련 요인과 관계없이 추후 성인 건강에 중요한 영향을 미친다. 예를 들어, 태아기의 간접흡연에 대한 노출(모성 흡연 또는 모성 간접흡연으로 인한)은 태아기의 건강에 영향을 줄 수 있고, 저체중 출생을 유발한다. 저체중 출생은 성인기의 좋지 않은 건강결과(예; 관상동맥질환, 뇌졸중, 호흡기 질환으로 인한 사망률 증가)와 관련이 있다.
2. 일생의 초기 환경은 건강에 직접적인 영향을 미치는 차후의 생활양식 요인과 관련이 있다. 예를 들어, 사회경제적 수준이 낮은 가정환경은 교육 수준이 낮아지고 주거환경, 직업안전, 취업기회가 열악해 지는 것과 관련이 있다. 초기에 개입하는 것이 이러한 연관성을 바꿀 수 있는데 이는 개인이 보다 좋은 교육, 직업, 그리고 사회적 결과(예; 주택 소유, 높은 소득)를 달성하는데 도움이 될 수 있으며, 결국 이것은 더 나은 건강결과와 연결된다.

3. 개인이 노출되는 환경 또한 건강상태를 결정하는 중요한 요인이다. 담배연기가 자욱한 실내처럼, 건강에 해를 끼치는 환경에 노출되는 것은 개인의 건강에 누적된 효과를 나타낸다. 노출의 강도 및 지속 시간은 암, 관상동맥질환, 뇌졸중 또는 호흡기 질환으로 인한 사망률과 같은 차후의 건강결과와 직접적으로 연관이 있다.

어린 시절부터 성인기까지 추적 관찰한 1958년 출생 코호트 연구결과, 사회경제적 지위가 저체중 출생, 신장(height) 등의 요인과 연관이 있는 것으로 나타났다. 모든 분야(육체적, 정신적, 사회적, 지능적)에서 아동기의 발달은 광범위한 환경에 많은 영향을 받고, 추후 건강상태를 결정하는 중요한 결정요인이 된다.

학습활동 2.6 생애주기와 건강

건강과 관련된 자신의 인생 과정을 기록해보자.
- 당신과 당신 가족의 건강에 영향을 미치는 외부요인이 있는가?
- 신체적 · 정신적 안녕(well-being)에 영향을 미치는 개인적인 사건이 있었는가?

정신사회적 요인의 결과로서 건강불평등

소득과 물질자원의 상대적 불평등이 사회적 배제와 소외감을 초래하고, 이는 불건강과 관련되어 있음을 입증하는 증거가 점점 늘어나고 있다(Wilkinson, 1996; Wilkinson and Pickett, 2010). 이에 대한 핵심적인 근거는 소득분배와 국가 사망률에 대한 국제자료에서 확인할 수 있다. 고소득 국가 중 국민들이 가장 건강한 나라는 가장 부유한 국가가 아니라, 스웨덴과 같은 최고의 평등주의 국가이다. 사회적 평등과 불건강이 연관되는 정확한 메커니즘은 불확실하지만, 사회적 신뢰의 수준으로 측정되는 사회 응집력(social cohesion)은 둘 사이에 인과관계를 알 수 있게 한다. 소득불평등이 건강과 사회적 문제에 미치는 분명한 효과에 대한 가장 타당한 설명은 '지위에 대한 불안(status anxiety)'이다. 이는 소득불평등이 사람들을 계층화하기 때문에 해롭다는 것을 시사하는데, 계층화는 지위에 대한 경쟁을 심화시키고 스트레스를 유발하여 불건강이나 다른 부정적인 결과를 초래한다(Wilkinson and Pickett, 2010). 건강한 평등주의 사회는 사회적 자본이 확충되어 있어 사회적으로 응집력이 강하며, 공동체 생활이 잘 된다.

개인이 사회에 통합되고 사회적 지원 네트워크를 보유하는 정도는 건강에 상당한 영향을 미치는 것으로 나타났다. Wilkinson and Pickett(2010)은 사회적 관계가 강한 사람들이 사회적 관계가 약한 사람에 비해 사망할 확률이 절반 밖에 되지 않는다는 것을 보여준다. 결혼 상태, 외로움을 느끼는 정도, 사회적 네트워크의 규모, 사회활동 참여 등과 같은 사회적 관계와 네트워킹에 대한 지표는 흡연만큼이나 건강에 중요하며 과음, 신체활동, 비만보다 생존에 훨씬 더 중요하다.

학습활동 2.7 건강한 사회의 특징

한 사회에서 사회생활의 질은 건강의 가장 강력한 결정요인 중 하나이다. 그리고 이것은 소득 평등의 정도와 매우 밀접하게 관련되어 있다.

Wilkinson (1996), p. 5

다음 중 건강한 사회에서의 삶의 특징을 나타내는 것은 무엇이라고 생각하는가?

1. 높은 수준의 시민활동
2. 높은 수준의 국민총생산
3. 낮은 범죄율
4. 대학교육을 받은 성인의 비율이 높음
5. 높은 고용률
6. 작은 소득격차
7. 사회적 연대감과 응집력

공무원과 그들의 불건강 경험에 대한 종단연구인 Whitehall II 연구(Marmot et al., 2006)는 불평등한 사회에서 생활함으로써 생기는 부정적인 정서적 경험에 대해서 설명하고 있다(연구 사례 2.2에 설명되어 있음). 건강행태와 관계없이, 그들의 직업생활을 통제할 수 있는 사람들(높은 계층의 사람들)은 관상동맥질환, 당뇨병, 대사증후군을 앓을 가능성이 적다.

물질적 결핍의 결과로서 건강불평등

이 설명은 인구집단에서 건강과 불건강의 분포가 사회에서 자원이 심하게 불평등하게 분포된 것을 반영하는 것이라고 주장한다. 따라서 불건강을 경험한 사람들은 사회적 지위가 낮고, 교육을 거의 받지 못하고 재산이나 자원을 거의 가지고 있지 않은 사람들이다. 저소득은 실업이나 낮은 보수를 받는 직업의 결과일 수 있다. 이로 인해 사회적 지원 네트워크를 형성할 기회를 거의 갖지 못한 채 오염된 열악한 주거생활과 안전하지 않은 환경으로 이어질 수 있다; 그리고 결국 그러한 조건은 건강을 나쁘게 만든다. 경제적 결핍은 한 가족으로 하여금 건강에 좋은 선택이 무엇인지 알고 있음에도 불구하고 그 실천을 어렵게 만들 수 있다.

- 저소득층 사람들은 포화지방과 소금이 훨씬 많은 가공식품을 더 많이 섭취한다.
- 그들은 대량으로 저렴하게 구입할 필요성과 낭비를 싫어하기 때문에 섭취하는 음식물의 종류가 다양하지 못하다.
- 국가보조금으로 살아가는 사람들은 과일과 채소를 적게 섭취하는데, 과일과 채소는 구입하기 쉬운 편이 아니며, 상대적으로 비싸다.

절대적 빈곤은 식량, 주거, 난방, 안전 등 기본적인 인간의 필요를 충족시킬 능력이 없다는 것이다. 세계적으로 10억 명 이상이 그와 같은 극심한 가난에 처해 살고 있다. 상대적 빈곤은 개인이 속한 사회 전체의 표준에 의해 결정된다. 상대적 빈곤이란 개인의 기본적인 필요가 충족된다 하더라도 그 사람이 어떤 사회적 참여를 할 만큼 여유가 없을 수 있다는 것이며, 스트레스, 우울증, 결혼 파탄, 약물이나 알코올 중독과 같은 사회적·정서적 건강문제 뿐만 아니라 관상동맥질환과 같은 신체적 건강문제로부터도 더 고통 받을 가능성이 높다는 것을 의미한다.

빈곤은 사회경제적 결핍의 한 측면일 뿐이며 다른 요인들과 연관이 있다.

- 부양할 가족이 있음
- 무능력이나 질병으로 인해 일을 할 수 없음
- 서비스 또는 지원으로부터 지리적으로 고립되어 있음
- 돌봄 시스템을 받지 못하는 어린이, 청소년
- 독신 부모
- 표준 이하의 주택에 거주하거나 무주택 경험이 있음
- 기술이 부족함

사례 학습 2.3 푸드뱅크

유럽 곳곳에는 푸드뱅크의 긴급 지원에 의존하는 사람들의 수가 엄청나게 증가하고 있다. 약 40만 명 이상의 어린이를 포함한 100만 명이 넘는 사람들이 2014/15년에 트러쉘 트러스트(Trussell Trust)의 400개 푸드뱅크에서 최소 3일간의 비상식량을 받았다(http://www.trusselltmst.Org/resOurces/documents/Press/Trussell-Tmst-foOdbank-use-tops-one-million.pdf). 2014년 독일 푸드뱅크는 150만 명이 넘는 사람들(어린이부터 노인까지)에게 식량을 제공했다(http://blogs.lse.ac.uk/eurOppblog/2013/07/11/germany-foodbanks/). 비상식량에 의존하는 것은 저임금과 긴급 지원금이 없는 제한적인 복지제도에 의해 유발된다고 말할 수 있다.

제한된 의료서비스의 결과로서 건강불평등

건강불평등의 근거에 대한 일반적인 반응은 이들을 서비스 접근성 제한의 결과로 보는 것이다. 모든 사람들이 자유롭게 이용할 수 있는 보편적 서비스를 제공하려는 국민보건서비스(National Health Service, NHS)의 목적은 건강불평등을 감소시킨 것으로 생각된다. 그러나 1970년대 초에 The Lancet에 한 주치의가 급진적인 견해를 제시하였는데, 이는 양질의 의료서비스가 인구집단의 필요와 반비례하여 변한다는 내용이었다.

> 건강한 지역에 비해 질병과 사망이 많은 지역에서 주치의들은 일이 더 많고, 환자 리스트도 방대하며, 병원의 지원을 적게 받고, 임상적으로 덜 효과적인 상담 전통을 이어 받는다; 그리고 병원의 의사들은 직원과 장비가 부족하고, 낡은 건물 및 가용병상 부족과 직원 교체로 인해 재발되는 위기를 겪는 등 무거운 짐을 지고 있다. 이와 같은 경향은 Inverse Care Law로 파악할 수 있다. 즉, 훌륭한 의료서비스 이용 가능성은 인구집단의 필요에 반비례하는 경향이 있다.

평등한 접근성은 다음과 같은 것들을 필요로 한다.

- 의료시설까지의 이동거리가 동일하다.
- 교통과 통신 서비스가 동일하다.
- 대기시간이 동일하다.
- 치료의 유용성과 효과에 대해서 동일하게 정보를 제공 받는다.
- 비용은 동일하다(지불 능력이 동일하다면).
- 서비스의 질은 집단이나 지역에 따라 다르지 않다.

학습활동 2.8 의료서비스 접근성에 대한 형평성

지불 능력에 상관없이 누구나 보편적으로 의료서비스를 이용할 수 있는 영국에서 조차도, 어떤 집단은 다른 집단보다 의료서비스에 쉽게 접근 가능하다. 그 이유는 무엇일까?

사회집단 간, 지역 간, 종족 간 이용 가능한 의료서비스의 질과 양이 다양하다는 증거가 있다(House of Commons Health Committee, 2009). 그러나 의료서비스는 심장질환이나 암으로 인한 사망률에 거의 영향을 미치지 않았으며, 아마도 사망의 약 5%만이 의학적 치료를 통해 예방가능하기 때문에 건강상태의 차이는 의료서비스의 양과 형태의 차이에 전적으로 기인하지 않는다는 결론을 내려야만 한다.

건강불평등 해소

기대수명, 건강, 건강관련 행태는 지난 50년 동안 꾸준하게 향상되어 왔지만, 국가 간 심각한 건강불평등은 여전히 존재한다. 예를 들어 출생 시 기대수명의 경우, Sierra Leone의 34세에서부터 일본의 81.9세까지 차이가 난다(세계보건기구, 2004). 마찬가지로 한 국가 내에서도 불평등은 존재한다. 미국의 사우스다코타 출신 원주민의 기대수명은 58세인데 비해 같은 미국의 뉴저지 출신의 아시아계 여성의 기대수명은 91세로 미국에서 가장 높다(Murray et al., 2005). 사망통계를 보면, 모든 국가에서 사회계층에 따른 질병의 차이를 알 수 있다. 이번 장에서 공부하였듯이, 건강불평등은 근본적으로 담배, 술, 식이, 비만과 관련이 있는 만성비감염성 질환(non-communicable disease, NCD)과 연관되어 있으며; 가난; 폭력; 의료서비스 접근성 그리고 사람들이 생활하고 일하는 환경과도 연관되어 있다.

영국에서 나온 '공정한 사회, 건강한 삶'이라는 제목의 Marmot Review 보고서(Fair Society, Healthy Lives: the Marmot Review)는 건강불평등의 '원인중의 원인'을 강조하고 이러한 광범위한 건강결정 요인을 다루는 것의 필요성을 역설하였다. 불평등을 해소하고 사회적 격차를 줄이기 위해, Marmot Review는 보편적이면서도 특정 표적 집단을 선정하여 충분한 규모와 강도의 행동을 취하라고 권고하였다. 전략은 전체 사회를 대상으로 할 뿐만 아니라, 결핍의 수준에 따라 낮은 계층의 사람들을 표적화하는 것이 필요하다.

Marmot Review는 여섯 가지 정책목표에 대한 구체적 조치를 제안한다.

- 모든 어린이에게 최선의 인생 출발을 제공한다.
- 모든 어린이, 청소년 및 성인이 자신의 능력을 극대화시키고 스스로의 삶을 통제할 수 있도록 한다.
- 모든 사람들에게 공정한 고용과 좋은 일자리를 만든다.
- 모든 사람들이 건강한 생활 기준을 충족할 수 있도록 보장한다.
- 건강하고 지속가능한 장소와 공동체를 만들고 발전시킨다.
- 불건강을 예방할 수 있는 역할과 영향력을 강화시킨다.

학습활동 2.9 건강불평등 해소를 위한 지표

다음 각 항목들을 성공적으로 다룰 수 있는 지표를 제시해 보시오.
교육
경제적 안정성
사회적 및 지역사회의 맥락(context)
건강과 의료서비스
이웃과 인공적 환경(built environment)

예를 들어, 식이와 관련된 건강불평등을 감소시키기 위한 중재는 다음과 같이 설명할 수 있다.

- 구조적 수준(예: 무역정책, 식품 표시 제도, 식품 영양 강화)
- 지역/지역사회 수준(예: 푸드 가든, 학교에서 과일 및 채소 무료 제공, 푸드 아울렛)
- 개인/가족 수준(예: 학교 또는 임신 중 영양 교육; 소금 섭취 줄이기와 같은 대중매체 캠페인, 체중 감량 프로그램)

비록 많은 건강증진사업 담당자들이 거시적이고 구조적인 수준의 변화에 영향을 미치기에 한계가 있다는 것을 느끼겠지만, 건강증진사업을 기획하는 과정에서 이러한 사례들을 설명하면서 건강불평등을 다루는 것은 가능하다. 건강증진사업가들의 핵심적인 과제 중 하나는 사회경제적 요인이 개인과 인구집단의 건강수준을 결정하는 중요한 요인이라는 것을 인식하는 것이다(Naidoo and Wills, 2010).

학습활동 2.10 건강을 향상시키는 것은 무엇인가?

당신의 경험으로 비추어 볼 때, 당신의 환자나 당신이 알고 있는 사람의 건강을 향상시키는데 어떤 장기적인 사회정책계획이 가장 효과적일까?

결 론

건강증진이 전적으로 기술적인 활동인 것은 아니다. 앞에서 살펴본 바와 같이, 불건강의 원인을 밝히는 것만으로도 정책적 판단이 이루어지도록 유도할 수 있다. 직무나 훈련의 어떤 영역에서, 무엇이 좋은 실천을 형성하는지에 대한 논쟁이 항상 존재할 것이다. 당신의 생각과 입장을 분명히 하는 것은 중요하다. 왜냐하면 그것이 건강증진의 목적과 건강증진활동에 적합한 것이 무엇인지에 대한 당신의 관점에 영향을 미칠 수 있기 때문이다. 건강증진활동의 기반이 되는 이상(ideals)에 대한 공통된 이해에 도달할 수 있도록 이러한 생각을 당신의 동료나 고객들과 공유하는 것 또한 중요하다.

실제로 행태학적 설명이나 구조적 설명은 종종 정치적 스펙트럼에 있어 좌 또는 우에 맞춰져 있으며, 건강증진에 대해 상당히 다른 정책이나 접근법을 가지고 있다. 행태학적 접근은 개인의 생활양식에 초점을 맞추고 있으며, 건강 교육의 중요성을 잘 알려주었다. 왜냐하면 정보, 권고 혹은 대중매체 메시지가 흡연이나 성생활과 같은 행동을 변화시킬 수 있다는 것을 시사하기 때문이다. 구조적인 접근은 건강이 사회·경제적 조건에 의해 결정되고 사회에서 권력과 자원의 불평등한 분배를 반영하는 것이라는 관점을 가지고 있다. 또한 구조적인 접근은 건강증진사업가의 정치적인 활동에 대한 참여를 필요로 한다.

요 약

이 장에서 인구집단에서 건강의 차이와 관련된 증거들을 살펴보고 빈곤, 실업, 부적절한 주거환경, 스트레스 많고 위험한 근로 조건, 사회적 지지의 결핍, 공기 및 수질 오염 등 불건강에 영향을 미치는 물리적·사회적·환경적 변수들에 대해 검토하였다. 또한 흡연, 영양, 운동과 같은 개인의 행태와 관련된 위험 요인들이 사회적 환경에 영향을 받는 방식에 대해서도 고민해보았다.

건강불평등에 대한 여러 가지 설명에 대해서도 토의해보았다. 어떠한 접근도 완전한 설명을 제시하지 못하나, 이 장에서는 사회·경제적 요인이 건강을 결정한다는 것을 알려주는 충분한 증거가 있다는 결론을 내렸다. 사회·경제적 결핍이 흡연이나 영양 부족과 같은 건강에 해로운 행동을 초래하거나 악화시킬 수 있다. 따라서 건강행태는 사회적 맥락으로부터 분리될 수 없다는 것이다.

추천문헌 및 자료

Commission on Social Determinants of Health CSDH, 2008. Closing the Gap in a Generation:

Health Equity through Ac–tion on the Social Determinants of Health. Final Report of the Commission on Social Determinants of Health. World Health Organization, Geneva. Available online at: http://apps.who. intJiris/bitstream/10665/43943/1/9789241563703_eng.pdf [accessed 16.09.15].

Marmot, M., Wilkinson, R.G. (Eds.), 2006. Social Determinants of Health, second ed. Oxford University Press, Oxford.

An overview of the factors known to affect health including unemployment, work and social support.

Useful websites include: the Institute of Health Equity at: http:// www.instituteofhealthequfty.org.

The Black Report can be downloaded from: http://www.sochealth. co.uk/history/black.htm.

The Marmot Review 2010 Fair Society Healthy Lives, Available online at: http://www.instituteofhealthequity.org/projects/fair–society–healthy–lives–the–marmot–review.

학습활동에 대한 피드백

2.1 생활양식은 종종 개인의 선택으로 간주된다. 이것이 사실인 측면도 있지만, 다른 많은 요인들이 개인의 행태에 영향을 미친다. 신체활동을 예로 들면, 개인이 신체활동을 하기 위해서는 개인적인 동기부여와 의지력만이 필요하다고 주장할 수 있다. 하지만 여러 가지 요인이 신체활동의 가능성이나 편의성에 영향을 미친다. 예를 들어, 적절한 체육시설 이용 가능성, 체육시설 접근성, 대중매체에 언급되는 사회적 규범 등과 같은 것이다.

2.2 실업은 정신 건강에 중대한 영향을 미치는 것으로 보이며, 개인의 자아존중감과 사회적 구조를 손상시킨다. 직업은 개인의 물질적인 필요를 해결하는 임금을 제공할 뿐만 아니라, 개인의 자아 정체성의 일부가 되기도 한다. 실업자들의 높은 흡연율은 비용이 수반된다는 점을 고려하면 역설적으로 보이지만, 흡연은 종종 심리적 버팀목으로 사용된다. 실업은 사회적 고립뿐만 아니라 낮은 소득, 물질적 결핍을 의미한다.

2.3 45세 이하 남성이 여성보다 자신들의 주치의를 자주 방문하지 않는 데는 몇 가지 이유가 있다. 남성들이 여성들보다 덜 아프고 질병에 적게 걸린다면 명백한 이유가 되겠지만, 의료 통계를 보면 그렇지 않다. 피임과 같은 일부 문제들은 여성들의 책임인 것으로 간주된다. 임신과 출산은 여성의 주치의 방문에 크게 기여할 것이다. 환자 역할과 그와 관련된 의존성과 같은 특성들은 전형적으로 남성성 보다는 여성성으로 간주된다. 그래서 여성들이 남성들보다 주치의를 방문하여 아픈 것에 대해 상담하는 것을 좀 더 용이하게 느낄 수 있다. 따라서 여성들이 남성들에 비해 주치의를 더 자주 방문하는 데는 의학적·사회적 이유가 있다.

2.4 의료서비스는 의학적 활동일 뿐만 아니라 문화적 활동이며, 다양한 전제를 기반으로 한다. 예를 들면 의사가 질병에 대해 가장 잘 알고 있고, 환자는 수동적이어야 하며 의학적 조언과 치료에 협력해야만 한다는 것 등이다. 가끔, 소수 민족 출신 환자들은 그들의 역할과 치료에 대해 다른 기대를 가지고 있다. 의료진과 환자의 기대와 역할 행동 간에 차이가 있다면 의료서비스가 나빠질 수 있다.

2.5 첫 번째 의견은 개인이 자신의 건강 관련 행태에 대해 전적으로 책임을 져야 한다고 주장한다. 두 번째 의견은 행태가 사회적 맥락에서 일어나고 많은 요인들이 개인 행태에 영향을 미친다는

것을 인정하고 있다. 행태는 개인적인 속성이지만, 그것의 원인, 의미, 중요성은 모두 사회적으로 결정된다. 담배 비용 때문에 가난한 사람들이 흡연을 적게 한다고 생각하는 것이 논리적이지만, 사회적 현실에서는 흡연이 사회적 유대와 개인의 정체성에 대한 표시로 사용되는데, 이들 모두는 가난에 의해서 불안정하게 된다.

2.6 이런 방식으로 현재까지 삶의 과정을 곰곰이 생각해 보면 당신의 건강에 영향을 미친 다양한 요인들이 밝혀질 것이다. 이러한 요인들은 아마도 경기침체나 경제성장의 영향과 같은 외부적인 요인들과, 실업이나 이민 또는 질병과 같은 개인적인 사건 모두를 포함할 것이다. 우리는 자신의 운명은 스스로 만드는 것이라는 믿음을 격려 받았지만 가족, 사회, 사회적 요인과 같은 많은 다른 요인들과 사건들이 우리의 삶에 중대한 영향을 미친다.

2.7 위의 모든 요소들이 건강한 사회를 반영하는 것이라고 주장할 수 있다. 몇몇 요인들(1, 6, 7번)은 높은 수준의 사회적 자본과 네트워킹을 가지고 있는 평등주의 사회의 특징이며 이는 틀림없이 양호한 건강의 근간이 될 것이다. 다른 요인들(2, 5번)은 경제가 번영하고 있음을 나타내 주는 지표이며, 이것이 모든 사람들에게 건강을 보증하지는 않지만, 건강을 지지하는 환경을 제공한다. 3번, 4번 요인은 사회가 교육과 다음 세대에 투자하는 것을 시사한다.

2.8 자유롭고 보편적으로 이용 가능한 경우라도 서비스를 이용하는 것은 사용자의 우선순위나 신뢰가 어느 정도 필요하다. 국민보건서비스(NHS)를 이용하려면 사람들은 의료진과 협상을 하고, 그들의 필요(needs)를 알려야 한다. 이것은 어느 정도의 신뢰가 필요하고 서비스 사용자와 제공자가 공통된 문화적 배경을 공유하고 있다면 의사소통은 훨씬 쉬워진다. 즉, 사용자가 의료진과 동일한 사회 계층 출신이라면 상호간의 의사소통에 도움이 될 것이다.

2.9 다음과 같은 다양한 지표들이 사용될 수 있다. 정부통계(예: 고등교육을 받는 청소년 수의 증가, 시험에서 합격 점수를 받는 학생 수의 증가); 일반인들의 피드백과 관점(예: 마을이 안전하다고 느끼는 사람의 분율); 서비스 이용자의 관점(예: 국민보건서비스에 대한 만족도)

2.10 효과적인 장기 사회정책계획은 다양하며 다음과 같은 것들을 포함한다. 청년들을 위한 교육과 비즈니스 기회 확대(예: 견습직 제공), 만성질환이 있는 노인들을 위한 지원(예: 요양원), 모든 사람들이 자신의 필요를 충족시킬 수 있는 충분한 소득 보장(예: 복지 혜택)

참고문헌

Bhopal, R.S., 2014. Migration, Ethnicity, Race and Health in Multicultural Societies. Oxford University Press, Oxford.

British Heart Foundation, 2012. Coronary Heart Disease Statistics 2012. British Heart Foundation. Available online at: http://www.bhf.org.uk/publications/view-publication. aspx?ps=1002097 (accessed 01.08.14).

Cooper, K., Stewart, K., 2013. Does Money Affect Children's Outcomes? Joseph Rowntree Foundation. Available online at: https://www.jrf.org.uk/report/does-money-affect-children'soutcomes (accessed 16.09.15).

CSDH, 2008. Closing the gap in a generation: health equity through action on the social determinants of health. Final Report of the Commission on Social Determinants of Health. Geneva, World Health Organization. Available online at: http://apps.who.int/iris/bitstream/10665/43943/1/9789241563703_eng.pdf (accessed 16.09.15).

Dahlgren, G., Whitehead, M., 1991. Policies and Strategies to Promote Social Equity in Health. Institute for Future Studies, Stockholm.

Darmon, N., Drewnowski, A., 2008. Does social class predict diet quality? American Journal of Clinical Nutrition. Available online at: http://bvs.per.paho.org/texcom/nutricion/1107cn.pdf (accessed 06.03.15).

Dobson, F., 1997. Healthy Houses for Healthy Lives: Address to National Housing Federation 16/10/97. Department of Health Press Release 97/282.

Equality and Human Rights Commission, 2011. How Fair Is Britain? Equality, Human Rights and Good Relations in 2010. EHRC, London. Available online at: http://www.equalityhumanrights.com/sites/default/files/documents/triennial_review/how_fair_is_britain_-_complete_report.pdf (accessed 06.03.15).

Graham, H., 1992. Smoking Among Working Class Mothers with Children. Department of Applied Social Studies, University of Warwick, Warwick.

Graham, H., Power, C., 2004. Childhood Disadvantage and Adult Health: A Life Course Framework. Health Development Agency, London.

House of Commons Health Committee, 2009. Health Inequalities: Third Report of Session 2008-009. Stationery Office, London.

Lalonde, M., 1974. A New Perspective on the Health of Canadians. Ministry of Supply and Services, Ottawa, Canada.

Macintyre, S., 2007. Inequalities in Health in Scotland: What Are They and What Can We Do about Them? Occasional paper 17. MRC Social and Public Health Sciences Unit, Glasgow. Available online at: http://www.google.com/url?sa=t&rct=j&q=&esrc=s&source=web&cd=1&ved=0CB0QFjAAahUKEwiGhIHMiPzHAhUD7RQKHWZvDAM&url=http%3A%2F%2Fwww.sphsu.mrc.ac.uk%2Freports%2FOP017.pdf&usg=AFQjCNGfBh5wGNpVoRKknyRQnRyWCEFt2g (accessed 16.09.15).

Marmot, M., 2010. Fair Society, Healthy Lives. DH, London. Available online at: http://www.instituteofhealthequity.org/projects/fair-society-healthy-lives-the-marmot-review (accessed 06.03.15).

Marmot, M., Siegrist, J., Theorell, T., 2006. Health and the psychosocial environment at work. In: Marmot, M., Wilkinson, R. (Eds.), The Social Determinants of Health, second ed. Oxford University Press, Oxford, pp 97-131.

Marmot, M., Wilkinson, R. (Eds.), 2006. The Social Determinants of Health, second ed. Oxford University Press, Oxford.

McKeown, T., Lowe, C.R., 1974. An Introduction to Social Medicine. Blackwell Science, Oxford.

McLean, C., Carmona, C., France, C., et al., 2005. Worklessness and Health: What Do We Know about the Causal Relationship? Health Development Agency, London. Available online at: http://www.employabilityinscotland.com/media/83147/worklessness-and-health-what-do-we-know-about-therelationship.pdf (accessed 04.08.14).

Moller, H., 2012. Health Effects of Unemployment. Wirral Performance & Public Health Intelligence Team. Available online at: http://info.wirral.nhs.uk/document_uploads/Short-Reports/Unemployment-2%20Sept%2012.pdf (accessed 06.03.11).

Murray, C., Kulkarni, S., Ezzati, M., 2005. Eight Americas: new perspectives on US health disparities. American Journal of Preventive Medicine 29, 4-0.

Naidoo, J., Wills, J., 2010. Public Health and Health Promotion: Developing Practice, third ed. Bailliere Tindall, London.

Nazroo, J., 1997. The Health of Britain's Ethnic Minorities. Policy Studies Institute, London.

Office for National Statistics, 2007. Childhood, Infant and Perinatal Mortality Statistics. HD3.

ONS, London.

Office for National Statistics, 2013a. The 21st Century Mortality Files. ONS, London. Available online at: http://www.ons.gov.uk/ons/publications/re-reference-tables.html?edition=tcm%3A77-325379 (accessed 01.08.14).

Office for National Statistics, 2013b. General Lifestyle Survey Overview: A Report on the 2011 General Lifestyle Survey. Available online at: http://www.ons.gov.uk/ons/rel/ghs/general-lifestyle-survey/2011/rpt-chapter-1.html (accessed 20.01.16).

Parliamentary Office of Science and Technology, 2011. Post Note: Housing and Health. Available online at: http://www.parliament.uk/documents/post/postpn_371-housing_health_h.pdf (accessed 01.08.14).

The Marmot Review, 2010. Fair Society Healthy Lives. is available online at: http://www.instituteofhealthequity.org/projects/fair-society-healthy-lives-the-marmot-review (accessed 20.01.16).

Townsend, P., Davidson, N., 1982. Inequalities in Health: The Black Report. Penguin, Harmondsworth.

Tudor Hart, J., 1971. The inverse care law. Lancet 1, 405-412. Available online at: http://www.., thelancet.com/journals/lancet/article/PI1SO140-6736(71)92410-X/abstract (accessed 16.09.15).

Whitehead, M., 1988. The Health Divide. HEC, London.

Wilkinson, R., 1996. Unhealthy Societies: The Afflictions of Inequality. Routledge, London.

Wilkinson, R., Pickett, K., 2010. The Spirit Level: Why Equality Is Better for Everyone. Penguin, London.

World Health Organization, 1986. Ottawa Charter for Health Promotion. Journal of Health Promotion 1, 1-4.

제 3 장

건강측정

학습 목표

이 장을 마치면

- 건강정보의 출처를 확인할 수 있다.
- 자주 사용되는 역학적 용어를 이해하고 쓸 수 있다.
- 건강 수요를 기술하기 위해 이용 가능한 건강정보를 활용할 수 있다.

핵심 개념 및 정의

역학(Epidemiology) 한정된 인구집단의 건강과 질병의 원인 분포와 원인 탐구를 위한 과학적 학문. 역학은 질병에 대한 위험요인 확인과 건강문제의 조절이 가능한 이 분야의 지식 응용 과정을 통해 정책과 사업 수행에 필요한 정보를 제공하기 위해 공중보건 분야에서 사용된다.

이환율(Morbidity) 특정한 인구집단의 질병이나 질환의 발생

사망률(Mortality) 주어진 시간과 장소에서의 사망자 수. 사망률은 보통 년당 1000명당 사망자 수로 표현된다.

지표(Indicator) 건강지표는 공중보건 개입을 정당화하는 인구집단의 정량적 특성(예 : 기대수명)을 말한다.

율, 비율(Rate) 측정치, 양 또는 빈도, 일반적으로 다른 수량이나 측정치에 대해 측정된 것

주제의 중요성

제1장에서는 사람들이 건강을 어떻게 정의하는지 살펴보고, 제2장에서는 건강의 다른 결정요인이 무엇인지에 대해 살펴보았다. 이것은 건강을 측정하는 것이 단순한 작업이 아님을 암시하는 것이다. 건강을 측정하는 방법은 많으나 건강을 측정할 수 있는 가장 좋은 방법이 무엇이고, 어떤 자료를 이용하는 것이 가장 유용한가에 대한 명백한 합의가 부족함을 의미하는 것이기도 하다. 이 장에서는 먼저, 건강을 측정하는 이유가 무엇이지에 대해 살펴보고자 한다. 둘째, 현재 사용되는 다양한 건강 측정 방법과 그러한 방법을 사용할 때 전제된 가정에 대해 살펴보고자 한다. 마지막으로 다른 종류의 측정법의 활용에 대해서도 살펴보고자 한다. 건강을 측정하는 실질적인 활용은 요구사정과 프로

그램 기획을 다룰 제18장과 제19장, 평가를 다룰 제20장에서 논의될 것이다.

건강을 측정하는 이유는 무엇인가?

건강을 측정할 수 있는 방법을 찾는 것이 건강증진사업가에게는 중요한 실질적인 임무이며, 그 이유는 다음과 같다.

1. **우선순위 설정을 위하여.** 지역사회의 건강상태와 건강문제에 대한 정보를 수집하고 평가하는 것은 수요를 확인하는 중요한 방법이다.
2. **기획을 돕기 위하여.** 건강증진사업가는 건강증진 프로그램의 기획과 평가에 도움이 될 정보를 필요로 한다. 우선순위를 정하고 건강증진 사업 평가의 표준을 세우기 위한 기초자료를 수립하는 것은 중요하다.
3. **자원을 정당화하기 위하여.** 건강증진은 가끔 부족한 자원 때문에 다른 활동과 경쟁하게 된다. 자원을 요청하고 건강증진 활동이 효과적임을 증명하기 위해 건강증진사업가는 인구집단의 건강상태에 대한 정보가 필요하다.
4. **전문성 개발을 지지하기 위하여.** 건강 회복에 대한 측정은 건강증진사업가의 전문성 개발에 중요하다. 만일 활동의 효과를 측정하는 방법이 없다면 건강증진사업은 눈에 띄지 않고, 재정이 부족하며 우선순위가 낮은 사업으로 존재하게 될 것이다. 건강증진사업의 효율을 제시함으로써 자원, 신뢰성과 재정지원에 대한 논의가 가능할 수 있다.

건강을 측정하는 방법

건강을 측정하는 다양한 방법이 목적에 따라 개발되어 사용되고 있다. 건강을 측정하는 방법은 일차적으로 건강의 관점이 무엇이냐에 따라 결정된다. 건강이 기본적으로 육체적 기능에 관한 것이라면, 육체적 건강을 측정하는 것이 건강을 측정하는 적절한 방법이 될 것이다. 건강이 질병이 없음을 의미하는 것이라면, 질병의 정도를 측정하는 것이(역으로) 건강을 측정하는 방법이 될 것이다. 그러나 건강이 사회적이고 정신적 측면을 포함하고 아프지 않음 이상의 다른 것을 의미한다면, 건강을 측정하기 위한 특별한 방법이 개발되어야 할 것이다.

학습활동 3.1 인구집단의 건강을 기술

당신이 살거나 일하는 곳의 사람들의 건강을 기술하고자 한다면 어떤 정보가 필요하겠는가?

지역사회 프로파일을 제시하는 지역사회 보건의료종사자들은 그들 지역의 그림을 그릴 수 있는 다양한 방법을 알고 있다. 그 중 일부는 제18장의 요구사정에 제시되어 있다. 이 장에서는 지역사회의 건강을 기술하기 위해 이용할 수 있는 정보원에 대해 살펴보고자 한다. 방대한 양의 정보가 온라인에서 이용 가능하다. 예를 들어, 영국의 http://neighbourhood.statistics.gov.uk와 스코틀랜드의 http://statistics.gov.scot와 같은 사이트를 방문하면 해당 지역에 관한 정보를 찾을 수 있다.

사례 학습 3.1에서는 런던의 자치구 중 하나인 타워 햄릿(Tower Hamlets)의 프로파일을 간략하게 기술하고, 다양한 지표를 이용하여 낙후된 지역임을 제시하였다.

사례 학습 3.1 런던의 타워 햄리츠의 기술

2011년에 시행된 가장 최근의 센서스에서 타워 햄릿의 인구 규모는 245,096명이었다. 인구의 32%가 방글라데시인으로 자치구 내 가장 큰 인종그룹을 형성하고 있었다(2012-12 센서스 2011 2판 발행 - 주요 분석 FINAL VI.pdf). 타워 햄릿은 다중 박탈지수에 의하면 영국 내 326 지방자치단체에서 7번째로 가난한 지역으로 랭크되었다(2011 타워 햄릿의 박탈 지표 연구 요약, 2011-03). Lower layer super output areas (LSOAs)의 72%가 국가적으로 가장 가난한 LSOAs의 20%를 차지하였고, 런던의 평균이 24.1%인데 비해 인구의 36.6%가 사회주택에 살고 있었다. 영국의 평균이 4.7%인데 비해 16~74세 남자의 6%가 평생 일해 본 적이 없었고 인구의 7.9%가 영어를 잘못하거나 전혀 하지 못하고, 18%가 벵갈어를 선호언어라고 응답하였다.

우리는 먼저 부정적 변수로서의 건강 측정을 통한 역학의 기여도를 살펴보고, 다음으로 긍정적 변수로서 건강의 측정을 고려해 볼 것이다. 부정적 변수로서 건강을 측정한다는 것은 건강의 반대(즉, 질병이나 사망)를 측정함을 의미하고, 이러한 결과를 사용하여 건강 정도를 추정한다. 그러므로 건강은 긍정적 의미가 아닌(긍정적 안녕으로서의 건강) 부정적 의미(건강은 아프거나 죽지 않는 것임)로 정의된다.

부정적 변수로서 건강 측정(즉, 건강은 병들거나 아프지 않은 것이다.)

역학은 인구집단의 질병 발생과 전파에 대해 연구하는 것이다. 역학은 인구집단의 건강상태(혹은 더 일반적으로는 아픈 상태)에 대해 관심을 갖는다. 건강증진사업가는 역학적 증거를 이용하여 건강문제, 위험인구집단과 예방법의 효과를 확인한다. 그림 3.1은 역학의 주요 기능을 보여주고, 표 3.1은 주요 질문에 대한 답을 제시한 것이다.

인구집단의 건강을 측정하는 가장 흔한 방법은 사망률과 이환율을 이용하는 것이다. 이는 건강을 질병 여부의 단순한 문제로 보고자 하는 건강에 대한 환원주의적 모델을 반영하는 것이다. 이러한 접근방법에는 명백한 단점이 있다. 질병과 같이 건강을 제한하는 조건을 측정하는 것은 건강 자체를 측정하는 것과는 같지 않다. 사망률의 측정은 인구집단의 질병 정도

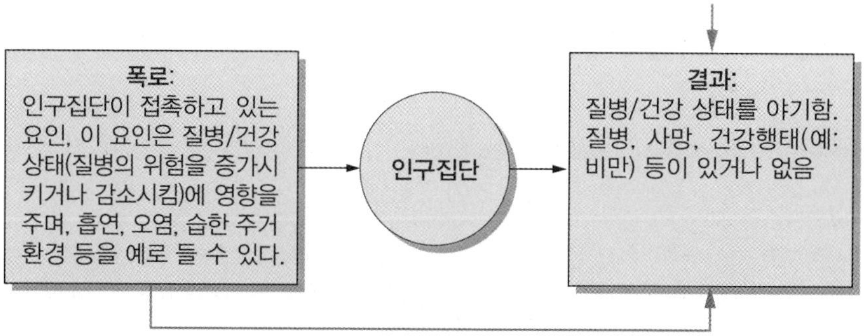

그림 3.1 역학의 주요 기능

표 3.1 공중보건에 역학의 적용

분포	결정요인
그곳에 질병이 얼마나 많은가? 질병은 얼마나 자주 일어나는가(빈도)? 질병은 어디에서 일어나는가(장소)? 질병은 언제 발생하며, 시간에 따라 어떻게 변화하는가? 어떤 사람에게 질병이 발생하는가(고위험집단은 누구인가)?	왜 질병이 일어나는가? 질병/건강 관련 사건을 결정짓는/일으키는 것은 무엇인가? 질병의 위험이나 부담을 줄이기 위해 무엇을 해야 하는가? 무엇이 효과적인가? 질병과 사람들의 삶을 둘러싼 요인과 관련이 있는가? 어떤 요인이 질병의 위험을 높이는가? 위험요인은 얼마나 질병 발생을 높이는가? 어떤 종류의 요인(예 : 유전적 혹은 생활습관)이 인구집단의 질병 발생 위험을 높이고, 상대적으로 면역을 갖게 하는가?

를 반영하지 못할뿐더러, 현재 살고 있는 사람들이 경험하는 건강의 질에 관한 그 어떤 것도 측정하지 못한다. 관절염이나 조현병과 같은 상태는 상당한 고통과 통증을 일으키지만 조기 사망을 야기하지 않기 때문에 사망률에는 반영되지 않는다.

선진국에서는 사망에 관한 통계를 쉽게 얻을 수 있다. 사망증명서는 출생, 사망과 결혼에 관한 호적담당자와 모든 보건당국의 공중보건 감독관에게 보내지며, 매년 각 지역의 보건 연보에 사망자 총수, 지리적, 인구학적 변이와 사망원인이 취합되어 제시된다. 또한 통계는 대부분의 국가에서 사망률과 이환률에 관한 데이터베이스를 가지고 있기 때문에 국가 간 비교에도 사용된다.

모든 나라는 인구집단의 건강상태에 관한 자료 수집과 이러한 서비스를 이용하는 체계를 갖추고 있다. 비록 이러한 통계가 종종 객관적 사실인 것처럼 제시될지라도 통계는 사회적 맥락 내에서 사람에 의해 고안되었고, 가정이나 편견과 오류에 취약하다는 점을 기억하는 것이 중요하다. 자료 수집과정의 모든 단계에서 결정은 제시될 정보의 궁극적인 형태를 구체화하는 데 목적을 두고 이루어진다.

학습활동 3.2 건강상태의 지표로서 사망률과 식품위생

만약 식품위생을 개선하도록 하는 건강증진 개입모형을 개발하고자 할 때, 사망률은 왜 우선순위 선정에 있어 나쁜 지표인가?

- 지역의 열악한 식품위생 정도를 어떻게 파악할 수 있는가?
- 저소득 국가에서 사망통계는 왜 식품위생과 관련한 건강증진 필요성의 좋은 지표가 되는가?

사망 통계

사망률을 표현하는 방법은 몇 가지가 있다. 조사망률(보통사망률)은 년당 인구 1000명당 사망자 수를 말한다. 그러나 이 지표는 시간과 지역에 따라 다를 수 있는 인구집단의 연령구조에 의해 영향을 받는다. 영국의 남부 해변 은퇴 도시처럼 노인인구 구성이 높은 지역은 내부 도시지역과 같이 조기사망 비율이 높으나 더 젊은 인구구조를 가진 더 가난한 지역보다 지속적으로 사망률이 더 높다. 표준화사망비(SMR)는 연령구조의 차이를 고려하여 사망률을 측정한 것이다. 이 지표는 하나의 인구집단(지리적 혹은 사회경제적 요인에 의해 정의됨)에서 경험한 사망자 수를 연령 차를 고려하여 국가적 평균을 적용할 경우, 이 집단에서 예상되는 사망자 수와 비교한 것이다. 영국과 웨일즈의 전체적인 평균이 100이면, 100 이하의 SMR은 평균 사망률보다 낮음을 의미하고, 반면 SMR이 100보다 크면 평균 사망률보다 더 높음을 의미한다.

학습활동 3.3 질병의 국제 분류

질병, 손상과 사망원인에 대한 국제적 분류체계(ICD, 세계보건기구, 2010)(http://apps.who.int/calssifications/icd10/browse/2015/en)는 폐암과 같이 사망을 일으키는 진단된 질병에 따라 사망을 분류한다. 그래서 ICD를 이용한 사망증명서에는 흡연과 식이와 같은 기여 위험요인에 관한 정보는 없다.

- 이러한 점이 질병의 원인과 위험요인에 대한 인식 및 예방과 치료를 위한 적절한 전략 마련에 어떤 영향을 미칠 것으로 생각하는가?
- 이는 질병의 사회적, 환경적 또는 생물학적인 원인에 대한 이해를 촉진시킬 수 있을까?

영아사망률(IMR)은 두 번째로 흔히 사용되는 통계량 중 하나이며, 이는 출생아 1000명당 생후 1년 이내에 사망한 수를 말한다. IMR은 성인 사망률과 강력한 관련이 있다. 이는 모성 건강을 반영하며, 특히 영양과 사회적 치료와 어린이 복지의 제공 정도를 반영한다. 그러므로 IMR은 인구집단의 일반적 건강에 대한 지표로 사용될 수 있고 특히, 국가 간 비교에 이용이 가능하다. 주산기사망률(PMR)은 분만 1000명당 사산아와 생후 7일 이내 사망한 수를 의미한다. 신생아 사망률은 출생아 1000명당 출생 후 28일 이내 사망한 수를 말한다. SMR과 IMR은 쉽게 이용가능한 통계이기 때문에 건강의 대리측정자로 많이 이용되고 있다.

표 3.2는 건강지표를 이용하여 국가 간 뚜렷한 불평등을 제시하였다. 예를 들어 영아사망률을 2/3 수준으로 줄이는 것이 UN의 밀레니엄 개발 목표 중의 하나였다. 이를 위한 몇 가지 과정이 있었으며, 2000년 이후 실시한 홍역예방접종으로 1,400명의 사망을 예방할 수 있었던 것이 그 예이다. 그러나 5세 이하 사망의 5명당 4명이 사하라사막 이남의 아프리카나 남부 아시아에서 발생한다. 최소 초등교육이라도 이수한 교육받은 엄마의 자녀가 교육받지 못한 엄마의 자녀보다 생존할 가능성이 더 높기 때문에 소녀와 여성의 교육을 개선시키는 것이 우선적으로 고려되어야 한다.

표 3.2 세계 주요 건강지표(2012)

국가	기대여명(년)		인구 1000명당 성인사망률(15–60세 사망확률)		영아사망률 (출생아 1000명당), MDG 4
	남	여	남	여	
벨기에	78	83	102	59	4
캐나다	80	84	84	53	5
영국	79	82	91	57	4
미국	76	81	131	77	6
짐바브웨	53	55	501	473	43
중국	74	77	112	81	13
아르헨티나	72	79	154	85	13
스웨덴	80	84	71	44	2
인도	64	67	247	159	47
호주	80	84	80	46	4

Institute for Health Metrics and Evaluation Seattle. www.healthmetricsandevaluation.org. 상업적 발행을 위한 조건을 명확하게 하기 위해서는 data@healthdata.org와 연락할 것.

학습활동 3.4 세계 주요 건강지표

표 3.2는 전 세계적으로 다른 국가들의 2012년 주요 건강지표를 비교한 것이다.

- 여자와 남자의 기대여명이 가장 높은 국가는 어디인가?
- 여자와 남자의 기대여명이 가장 낮은 국가는 어디인가?
- 영아사망률이 가장 높은 국가는 어디인가?
- 이러한 결과를 설명할 수 있는 이유는 무엇인가?

또한 사망률은 성별과 사인(영국은 사회계층과 직업에 따라서도)에 따라서도 분석할 수 있다. 낮은 사회계층에 속한 사람들의 사망률은 전 연령과 실질적으로 모든 사망원인의 평균 사망률보다 더 높다. 이 차이는 줄어들 조짐이 보이지 않는다. 실제로 영아사망률(IMRs)과 기대여명의 불평등은 아동 빈곤과 주거 지표 등의 일부지표가 개선되고 있지만 계속 증가하고 있다. 사망지표에 영향을 주기 위해 현재 시행되는 전략에 대해서도 상당한 시간이 걸릴 것이다. 인구집단 내 목표 집단에서 특정 사인의 사망률 감소는 공중보건 전략 목표의 대부분을 차지한다.

학습활동 3.5 저소득 국가에서의 자료수집

저소득 국가에서 사망률 통계는 완전하지 않을 수 있다. 이러한 이유는 무엇이라 생각하는가?

이환 통계

질환과 질병을 측정하는 통계를 얻기는 더 어렵다. 이는 건강과 질병을 확실하게 구분하는 기준점을 제시하기 어렵다는 점에 일부 기인한다. 전체 인구의 질병과 질환에 관한 자료를 하나의 자료원에서만 확보할 수는 없다. 대신 관련된 정보를 다양한 자료원에서 얻을 수 있으며, 이 자료원은 다음과 같다.

사례 학습 3.2 영국의 건강정보 출처

자료의 출처들은 공중보건부서, 병원기반 데이터 셋, 건강보호단체, 일차의료 자문율, 지역 의료전달계획, 지역 조사 자료와 통계청 등에서 확보할 수 있다. 다음의 웹사이트를 이용하는 것도 유용하다. 지역정보와 건강추이에 대해서는 www.statistics.gov.uk(통계청); 감염병 관련 정보는 www.hpa.org.uk(영국 보건국의 일부인 보건당국); 지역사회 건강프로파일에 관해서는 www.apho.org.uk(공중보건관측협의회)와 www.rcgp.org.uk(왕립의사협회, RCGP)와 www.hse.gov.uk(보건안전부) 등이 있다. 또한 어린이건강관련 정보는 www.chimat.org.uk 에서도 이용할 수 있다.

사망률

- 사망원인, 연령, 성과 주거지역에 따른 사망
- 영아 사망(1세 이하 어린이)
- 주산기 사망(임신 28주 이후에서 생후 7일 이내)
- 신생아 사망(생후 28일 이내)

이환율

- 일반가구조사(건강행태와 질환 경험에 대해 매년 이루어지는 조사)
- 병원과 일반진료실에서 이루어지는 진찰과 치료에 대한 의무기록으로 건강과 사회보장정보센터로부터 이용 가능한 병원기록과 통계(http://www.hscic.gov.uk)
- 암, 장애, 실명과 부분실명, 사고위험인구, 약물 중독 등과 같은 특정 상태에 대한 등록 자료
- 보건국과 감염성 질환 감시 센터(웨일즈)로부터의 감염성(전염성) 질환에 대한 통보 체계
- 통계청과 왕립의사협회가 함께 시행하는 국가 일차진료 이환 조사

- 1993년부터 실시한 정신건강과 정신질환에 대한 조사(잉글랜드, 스코틀랜드와 웨일즈)

보건안전부(HSE)로부터 이용 가능한 자료로 손상, 질병과 위험한 손상, 질병과 위험상황 발생(RIDDOR) 규정 보고 자료

- 자궁경부암과 같은 건강검진 프로그램으로부터 확보한 질병 발생에 관한 자료
- 신고해야 하는 선천성 기형

건강상태와 행태에 관한 정보

진단에 관한 일차진료 기록, 감염성 질환과 호흡기 질환 모니터링, 즉 PRIMIS+(일차진료 정보 서비스)

- 치과 건강 기록
- 어린이 건강 감시 기록 : 5~11세까지 비만에 관한 어린이 측정
- 통계청의 국가 조사 즉, 잉글랜드의 연차 건강조사, 주거비용과 음식 조사, 청년대상 흡연, 음주와 약물 사용 관련 조사, 영아 영양 조사와 활동인구 조사와 같은 임시 조사(Sport England). HSCIC는 주요 국가조사와 http://www.hscic.gov.uk/public-health에 링크되어 있음

인구학적 정보

- 매 10년마다 수집되는 총인구조사(연령, 성, 결혼상태, 출생지, 직업, 인종(1991년부터), 교육 수준, 주거유형과 거주권, 방과 부대시설에 따른 가구 수에 대한 정보 포함), 자가보고 건강에 대한 정보도 수집된다.
- 출생 등록 : 출생 시 체중과 모친의 직업 포함
- 실업급여의 청구, 무료 학교 급식, 주택수당, 소득지원

환경지표와 빈곤지수

- 이용 가능한 서비스
- 오염수준 : 대기, 수질과 소음
- 범죄 통계
- 주택 유형
- 여가 시설
- 도로교통사고
- 교육, 기술과 훈련
- 고용

의료서비스는 서비스의 이용과 활동률에 대한 일상적인 자료를 수집한다. 이러한 자료는 다른 인구집단의 질병 경험을 표현하는데 이용될 수 있으나, 이러한 접근법을 채택하는 데는 몇 가지 문제가 있다. 보건당국의 많은 측정법을 사용하는 것과 관련된 주요 문제는 이들 자료가 일차적으로 행정, 기획 또는 관리 업무를 위해 개발된 것으로, 건강 자체보다는 이용 가능한 서비스와 이런 서비스의 이용을 반영한다는 것이다. 보건당국 자료는 일차적으로 관리 도구로서 수집된 것이다. 어느 정도는 이런 이유가 어떤 자료를 수집할 것인가를 결정한다. 일상적으로 사용가능한 이환 자료는 질환이라는 빙산의 일부만을 보여준다. 아픈 사람들 중 많은 사람이 일차의료 서비스나 병원을 이용할 수 없다. 그러나 일상적으로 수집되는 이런 종류의 자료를 활용하는 장점은 지역 간에 일정하고, 쉽게 접근할 수 있다는 것이다.

학습활동 3.6 건강상태 지표로서 병원진료통계

병원진료통계(Hospital Episodes Statistics, HES)는 진단과 치료에 대한 병원 치료가 모두 끝난 내용을 포함하는 환자-중심 자료 세트이다(http://www.hscic.gov.uk/hes).

- 이러한 자료가 지역인구의 건강상태에 대해 알려주는 것은 무엇인가?
- 알려주지 못하는 것은 무엇인가?
- 왜 이러한 방법으로 자료를 수집한다고 생각하는가?

일반가구조사(General Household Survey, GHS)는 표본 인구를 대상으로 지속적으로 실시하는 정부 조사이다. GHS는 사람들의 만성과 급성 모든 질환 경험에 대해 묻는 질문이 포함되어 있다. GHS 자료는 때때로 질문의 단어가 변화하여 시간에 따른 비교를 위해 사용하기에는 어려운 점이 있다. GHS에서 사용한 질문의 예는 다음과 같다.

- 지난 12개월 동안 귀하의 건강은 전반적으로 좋았습니까, 보통이었습니까 아니면 좋지 않았습니까?
- 귀하는 오래 지속되는 질환, 장애 또는 허약상태를 가지고 있습니까? '오래 지속되는' 이란 일정기간 동안 귀하를 괴롭히거나 영향을 주는 것을 의미합니다.
- 최근 2주 간의 상황을 생각해보시기 바랍니다. 지난 2주 동안 귀하는 일상적으로 했던 일(집이나 직장에서 또는 여가시간 동안)을 앞의 질문에서 언급했던 만성적인 상황이나 다른 질환 또는 손상으로 인해 줄여야 했습니까?

GHS는 질환에 대한 사람들의 주관적 경험에 관한 정보를 제공하는데 유용하다. 그 이유는 GHS가 서비스의 이용보다 사람들 스스로가 보고한 질환에 의존하기 때문이다. 또한 흡연, 음주와 운동과 같이 사람들의 건강 관련 행동에 관한 정보를 수집하기도 한다. 예를 들어 다음과 같은 질문이 있다. "귀하는 요즘 담배를 피우십니까?"

질병으로 인해 일을 쉬어야 했던 일수와 같은 것을 사용하여 건강의 대리 측정 지표로 사용하지만, 이 자료는 유급고용 상태인 사람에게서만 이용가능하다. 그러나 인구집단의 많은 부분이 유급고용 상태가 아니므로, 이들의 질환 경험에 대한 상황은 알 수 없다.

학습활동 3.7 건강지표

인구집단의 건강을 설명하는 지표는 다음과 같은 것이 있다. 건강의 좋은 지표는 어떤 것인가?

- 표준화사망률
- 영아사망률
- 기대수명
- 이차교육 이수율(general certificate of secondary education rate, GCSE)
- 아동기 비만
- 흡연 유병률
- 우울증 유병률
- 행복감

이환과 사망에 관한 이러한 지표들은 아픈 사람을 평가하기에 적절하지 않으나 일상생활에 영향을 미치는 일부의 제한된 기능을 가진 사람을 평가할 수는 있다. 질병의 결과를 분석하기 위해 새로운 건강지표나 건강결과 측정법이 개발되었다. 이환의 개념은 삶의 질뿐만 아니라 질병의 인적 사회적 결과를 포함하기 위해 확장되었다.

건강결과에 대한 다양한 측정은 역사적 관점을 내포하고 있다.

특별히 사망과 치명적이지 않은 건강결과를 결합한 지표인 DALY (disability adjusted life year, 장애보정수명)는 어떤 부분을 자세히 검토하고, 다른 관련된 측정지표와 비교된다.

- 상실된 건강기간(Years of healthy days of life lost, YHLLs). 이 복합지표는 사망과 이환을 결합하여 특정 질병으로 인한 손실과 특별한 개입으로 인한 이득에 대한 양적 측정값을 제공한다.
- 질보정수명(Quality adjusted life years, QALYs). QALY는 각각의 다른 질병 상태

에 있는 사람들의 맥락으로 기대되는 삶의 질을 가중치로 적용한 생존기간을 측정한 것이다.

- 장애보정수명(Disability adjusted life years, DALYs). DALY는 조기사망한 사람의 장애로부터 손실된 건강수명 기간을 결합한 것이다. 전세계를 8개의 인구학적 지역으로 나누어 이 지역의 100개 이상의 특정질병 이상에 대한 DALYs를 계산하였다. 이 측정은 치명적이지 않은 상태의 발생 및 기간과 장애의 중증도와 영향에 따른 가중치에 근거한다.

인구집단에서의 건강과 질병의 측정

세계질병부담연구(Global Burden of Disease, GBD)는 주요 질병, 손상과 위험요인으로부터의 장애와 사망의 포괄적인 지역적 평가와 전반적인 평가를 수행한다. DALY를 이용하여 질병부담을 측정한다. 영국에서 수행된 가장 최근의 GBD(Murray 등, 2013)에 의하면 알츠하이머병, 간경화와 약물사용 관련 질병의 조기사망 기여도가 지난 20년간 증가하고 있다. 유럽과 비교하여 영국은 교통사고, 당뇨병, 간암과 만성신장질환으로 인한 사망률은 유의하게 낮은 수준이나 허혈성심장질환, 만성폐쇄성호흡기질환, 유방암, 다른 심혈관과 순환질환, 식도암, 조기분만합병증, 선천성 기형과 대동맥류 사망률은 유의하게 높다. 영국에서 가장 많은 위험요인은 흡연이고, 증가한 혈압과 높은 체질량지수 순이다. 식이와 신체 비활동은 2010년 영국 DALYs의 14.3%를 차지한다.

역학연구는 인구집단에서의 건강과 질병의 분포와 양상을 조사한다. 역학적 자료는 1) 문제의 규모를 제시하고, 2) 질병의 자연사와 원인을 제시하며, 3) 인과관계와 관련성을 제시하고, 4) 위험을 확인함으로써 이를 설명하는데 도움을 준다.

문제의 규모

- 발생(Incidence) : 특정기간 동안에 질병이 발생한 사람의 수, 예를 들어 2012년에 영국에서 35~39세 여성 중 유방암으로 진단받은 사람은 1300명이었다(www.info.cancerresearchuk.org).
- 유병(Prevalence) : 특정 시간에 어떤 질병이나 특성을 가지고 있는 사람 수, 예를 들어 2014년에 영국 성인남자의 22%, 성인 여성의 19%가 흡연자였다(www.ash.org.uk).

- 성별, 연령별, 사회계층, 인종 등에 의해 질병이 어떻게 분포하고 있는가, 예를 들면 국가아동측정프로그램의 자료에 의하면 비만은 아프리카 흑인과 다른 흑인 인종군의 5세 아동에서 많으며, 방글라데시 인종군의 소년에서 많다(http://www.noo.org.uk/uploads/doc/vid_9444_Obesity_and_ethnicity_270111.pdf).

질병의 자연사와 원인

- 일차 예방의 가능 여부를 보여준다.
- 문제의 심각성과 개인, 가족 또는 지역사회가 어떤 영향을 받는지를 보여준다.

인과관계와 관련성

- 특정한 환경, 생활습관 또는 사회경제적 요인에 대한 노출이 질병에 기여한다는 증거가 있는지 보여준다. 인과관계(노출되지 않으면 질병이 발생하지 않음)와 관련성(사회경제적 특성은 나쁜 건강과 연결되어 있음) 사이에는 차이가 있다.

위험 확인하기

- 질병이나 질환의 발생 가능성과 확률을 평가함
- 질병이나 질환에 특정 원인의 기여 정도를 평가(귀속 위험도)

역학자는 발생한 부정적 사건(adverse event)이나 사망의 위험을 통계적 확률로 평가한다. 이러한 사건들과 확인된 기여 인자들의 관계는 아주 사소한 것에서 매우 큰 것까지 다양하다. 이에 비해, 일반인은 개인적 경험에 비추어 위험을 평가한다. 이런 관점의 차이는 건강증진사업가에게 문제가 될 수 있다. Rose(1981)는 한사람이 혜택을 받기 위해, 많은 사람들이 자신은 혜택을 받지 않을 수 있지만 행동을 바꿔야 한다는 것을 예방의 역설(prevention paradox)이라고 불렀다. 이 역설에 대한 대중의 인식이 행동 변화의 걸림돌이 되기도 한다.

보통 사망, 질병, 질환과 장애의 역학적 연구는 건강을 논의하는데 사용된다. 이것은 비록 간접적인 방법이지만 건강을 '질병 없음'으로 정의하게 된다. 그러나 이 통계의 장점은 이미 자료가 수집되어 비교적 일관되고, 사용하기 쉽다는 것이다. 이런 자료의 제한점을 인지한 후 건강증진사업가는 질환과 질병과 구분된 독립적인 현상으로서 건강을 측정하기 위한 지표를 개발하기 시작하였다. 이들 지표는 건강을 편의상 사람이나 환경의 속성을 나타내는 객관적인 특성으로 표현하는 것과 사회적으로 만들어지는 주관적 실체로 표현하는 것으로 구분할 수 있다.

객관적인 속성으로 건강을 측정하기

객관적인 속성으로 건강을 측정하는 다양한 방법이 있다.

- 건강측정
- 건강행태 지표
- 사회경제 또는 박탈 지표
- 환경지표

건강측정

사람들의 건강상태를 측정하는 방법은 키, 몸무게, 구강건강(우식경험영구치지수 decayed, missing and filled teeth (DMFT) index)과 같은 생정 통계를 포함하여 다양하다. Floud (1989)는 영양상태 및 관련된 복지를 나타내는 대리지표로 활용할 수 있으므로 인구집단의 평균 신장을 건강의 측정치로 활용할 수 있다고 주장하였다. 2012년 영국 건강조사(건강과 사회적 돌봄 정보센터, 2013)는 신장과 체중 지표를 이러한 이유로 포함하였다. 같은 이유로 저체중아의 백분율은 아이들이 건강한 생의 시작을 할 수 있는지와 산모 건강 위험과 관련된 결과를 나타내는 건강상태 지표로 사용될 수 있다.

건강행태 지표

사람들의 행태를 측정하는 것도 건강을 측정하는 방법으로 활용된다. 예를 들면 흡연자 수, 과체중이거나 비만한 아동의 분율, 정부 지침에 따라 1주일에 150분 이상 운동하는 사람의 백분율, 과일과 채소의 일간 평균 소비량은 다른 인구집단 간 상대적인 건강상태를 기술하거나 비교하는데 사용될 수 있다. 이러한 정보는 젊은 사람들에서의 흡연율과 같이 일상적으로 수집되거나 의뢰된 조사를 통해 얻을 수 있다. 예를 들어, 햇볕 보호 조사는 오스트레일리아의 빅토리아에서 매년 조사되고 있다. 이러한 생활 습관 조사는 보건사업과 관련한 더 구체적인 행태로 한정하여 진행되기도 한다. 예를 들어 예방접종을 받은 아동 분율이나 자궁경부암과 유방암에 대한 조기검진을 받은 분율을 인구집단의 건강수준을 표현하는데 사용하기도 한다.

사회경제적 지표

학력수준, 직업 상태와 소득을 포함한 사회경제적 상태는 선진국(developed contry)에서 사회경제적 수준이 높을수록 건강이 양호한 관련성이 있다. 건강과 높은 관련성을 보이는 다른 요인으로는 잘 개발된 일차 보건의료체계(Macinko 등, 2003), 재분배 및 평등지향적인 정책(Navarro 등 2006), 더 평등한 소득분배, 높은 여성의 교육수준, 낮은 인종적 분열과 갈등(Filmer와 Pritchett, 1999)이 있다.

사회경제적 환경은 자원, 기회와 폭로를 유형화하여 직간접적으로 건강에 영향을 줄 수 있다. 사회경제적 환경의 특성은 구체적인 자료를 통해 측정될 수 있고, 지역(neighbourhood) 또는 인구집단의 건강을 묘사하는데 활용될 수 있다.

- **부와 소득** : 재정적 스트레스, 노령에 대한 대비
- **주택** : 공급과 지불 가능한 정도
- **교통과 기반시설** : 직장까지의 출퇴근 시간, 대중교통의 접근성, 인터넷 접근성
- **생산성과 고용** : 혁신과 신규사업, 일자리, 급여수준

사회적 환경도 '건강함'의 측면에서 측정할 수 있다. 사회적 환경을 평가하기 위해 가장 흔히 사용되는 측정치는 부(Wealth)이다. 국내총생산량(GDP–1년 동안 국가 내에서 생산된 모든 상품과 서비스의 가치)은 경제적 안녕(well being)을 측정하지만, 이런 형태는 사회적 안녕(well being)(삶의 질이나 사회적 복지(Social welfare)로도 불리기도 함)의 일부만을 반영한다. 행복과 삶의 만족도는 OECD 국가들에서 국내총생산량(GDP)과 단지 약한 수준의 관련성만을 나타낸다. OECD는 140개국의 행복수준에 대한 연도별 보고서를 발간하고 있다. 지난 10년간 유럽 국가, 오스트레일리아, 뉴질랜드, 캐나다가 상위국가에 위치하였으나 미국은 상위 10개국에 포함되지 못하였다. 노르웨이는 1인당 GDP의 수준이 가장 높았으나 행복수준에서는 덴마크보다 뒤 순위에 위치하였다.

학습활동 3.8 행복 측정

북서유럽국가의 높은 행복 점수와 미국의 낮은 점수는 무엇으로 설명할 수 있을까?

유엔 개발계획(United Nations Development Program)은 건강을 포함한 개발을 측정하는 새로운 방법을 소개하였다. 인간 개발지수는 1990년에 처음 사용된 기대여명과 교육수준과 소득의 지표를 합친 단순한 통계값이다(http:/hdr.undp.org/en/humandev/hdi/). 그 이후로 성 불평등이 추가되어 성관련 개발지수로 이어졌다.

환경지표

동일한 방법이 물리적 환경에도 적용될 수 있다. 물리적 환경의 측정은 공기와 물의 질, 주거 유형과 밀도를 포함한다. 이들 측정들은 지방정부의 환경보건부에 의해 일상적으로 수집된다. 유럽행복행성지수(European Happy Planet Index)는 탄소발자국(carbon footprints), 기대여명, 삶의 만족의 측정값을 합쳐 지속 가능한 안녕을 나타내는 전체지수이다(Thompson 등 2007).

많은 국가들이 사회 자본, 경제 자본, 자연 자원에 해당하는 다양한 요인들을 측정하는 지속가능성 지표를 사용하고 있다. 자연 자본에는 다음을 포함한다.

- 기후와 대기
- 토지
- 생태계
- 야생생물
- 자연자원
- 물
- 하수처리와 재생
- 소비되는 식품의 원산지

다수의 별도 인자들을 건강을 측정하기 위하여 통합하는 것은 건강의 완전한 측면을 제공해 줄 수 있고, 건강증진을 위한 명확한 기초자료와 방향을 제시할 수 있으므로 흥미로운 일이다.

박탈의 측정

가장 불리한 상황에 있는 사람이 질병과 조기사망을 더 많이 겪는다는 증거는 직업적 등급과 건강상태 사이의 관련성으로부터 알게 되었다. 성별, 연령, 민족과 같은 다른 요인이 사회

경제적 수준에 중요한 영향을 주는 것을 알게 되었지만 다른 직업적 등급은 여전히 주요한 사회경제적 수준의 측정지표이다. 직업적 구분을 사용하는 것과 관련한 제한점은 제2장에서 논의하였다. 사회경제적 계급은 고용의 유형에 대한 센서스 조사로부터 유래되었다. 2001년 이후 8개의 사회경제적 계급이 사용되고 있다(더 상세한 것은 제2장 참고).

소득박탈 영역은 하나의 점수를 만들기 위해 별도의 박탈 영역을 지역 수준에서 합쳐 사용한다. 8개의 박탈 영역은 소득, 고용, 건강과 장애, 교육, 기술과 훈련, 서비스의 접근성, 주택과 다른 서비스에 대한 장애요인, 생활환경과 범죄를 포함한다(지역사회와 지방정부, 2011). 각 영역은 몇 개의 다른 지표를 포함한다. 예를 들어 소득 영역은 다음을 포함한다.

- 소득 지원을 받는 가구의 성인과 아동
- 소득 기반의 구직자 수당을 받는 가구의 성인과 아동
- 노동 가족의 세금인정액이 집값을 제외하기 전에 산출한 균등화 소득(주거수당 제외)이 중위의 60% 미만인 가구의 성인과 아동
- 장애인의 세금인정액이 집값을 제외하기 전에 산출한 균등화 소득(주거수당 제외)이 중위의 60% 미만인 가구의 성인과 아동
- 연금 수령 가족에 있는 성인과 아동
- 보조금이나 주거지원(또는 양자 모두)을 수령하고 있는 잉글랜드의 보호시설 신청자

이와 함께 아동과 노인에게 영향을 주는 소득 박탈을 위한 지수도 개발되었다. 박탈지수는 SOAs(super output areas)라고 불리는 잉글랜드의 소지역에서 상대적으로 측정된다. 하부(Lower-layered) SOAs는 약 1500명의 사람을 포함하는데 좀 더 지역을 세분화하여 분석할 수 있게 한다.

주관적 건강 측정

이전 장은 인간, 사회 또는 환경의 객관적 속성이 있어 과학적으로 정밀한 조사를 할 수 있는 것처럼 건강 측정 수단을 소개하였다. 그러나 건강이 그처럼 단순하거나 논란의 여지가 없는 속성이 아니라는 것은 명확하다. 제1장에서는 건강을 주관적으로 해석하는 것이 중요하고 다른 맥락에서는 다수의 의미를 가질 수 있다는 것을 강조하였다. 이런 관점은 일군의 연구자들이 주관적 의미를 표현하는 건강 측정 방법의 개발로 이끌었다. Herzlich(1973)는 사

람들이 건강을 설명하는 다음의 3가지 다른 측면을 확인하였다.

1. 공백(질병이 없음)으로서의 건강
2. (힘과 복원력의) 저장지(reserve)로서의 건강
3. 평형상태(균형과 안녕)로서의 건강

Bowling(2005)은 주관적 건강의 5개 영역을 확인하였다.

1. 기능적 능력
2. 건강상태
3. 심리적 안녕
4. 사회적 연결망과 사회적 지지
5. 삶의 만족과 의욕

이들은 Blaxter의 분류(1990)와도 매우 유사하다. Blaxter는 삶의 만족과 의욕 대신 신체적 적합함과 활력을 마지막 범주에서 확인한 점에서만 차이가 있을 뿐이다.

신체적 안녕, 기능적 능력과 건강상태

대부분의 기능적 능력을 측정값은 사람들이 이동성, 자기 돌봄, 가사 활동과 같은 일상생활 수행 능력의 정도와 같은 신체활동을 자가 보고한 것을 사용한다. 건강을 측정하기 위해 광범위하게 사용되는 수단은 단축형 36문항(SF-36) 건강조사이다(Ware와 Sherbourne, 1992). SF-36은 다음의 8개 건강개념을 평가한 다항목 척도이다.

1. 건강문제로 인한 신체활동 제한
2. 신체적 또는 감정적 문제로 인한 사회적 활동 제한
3. 신체적 건강문제로 인한 일상 역할 활동의 제한
4. 신체 통증
5. 일반적 정신건강
6. 감정적 문제로 인한 일상 역할 활동의 제한
7. 활력
8. 일반적 건강 인지

짧은 형태로는 SF-12 건강조사가 있는데 자가 기입형으로 표준형(4주)과 급성형(1주) 회상 형태로 나와 있다.

> **학습활동 3.9 단축형 건강조사(SF-36) 활용하기**
>
> SF-36 건강조사의 장점과 단점은 무엇인가?

심리적 안녕

심리적 안녕을 측정하기 위한 설문지로 골드버그의 일반 건강 설문(GHQ)을 포함하여 몇 개가 개발되어 있다(Goldberg와 Hill, 1997). 가벼운 심리적 고통과 사회적 기능부전을 측정한 골드버그의 GHQ는 전 세계적으로 활용할 수 있도록 검증되었고, 다음과 같은 항목들을 포함한다.

- 집중할 수 있는 능력
- 정상적 활동을 즐김
- 결정을 하는 역량
- 불행과 우울을 느낌
- 충분히 수면을 취할 수 없음

안녕수준은 흔히 워릭-에딘버러 정신 안녕 척도(WEMWBS)를 사용하여 평가한다. 이 척도는 지난 2주 동안의 정신적 기능 정도와 안녕을 다루는 14문항의 주관적인 안녕 문항으로 구성된다. WEMWBS 점수는 대략적으로 정규분포하므로 바닥 또는 천정효과 없이 긍정적 정신건강의 전체 범위를 포괄할 수 있을 것으로 기대한다. 아울러 경시적 경향을 모니터링하고 정신건강 증진사업이나 중재의 효과를 평가하는 데에도 유용하다.

사회적 자본과 사회적 응집력

건강은 사람들이 지역사회 구성원으로 적절하게 기능할 수 있는 정도로 정의할 수 있는 사회적 건강의 영역을 포함한다. 사회적 건강의 핵심적 특성은 사람들의 연결망과 이들이 적절하다고 인지되는 정도 모두를 포함하는 사회적 지지이다(Antonovsky, 1987). 사회적 지지의 개념은 현재 넓게 사용되고 있는데 사람들의 연결망과 지역사회에서 사람들을 연결시키는 신뢰감을 설명하는 말이다(Wilkinson, 1996). 제10장에서 논의될 내용이다. 더 높은 수준의 사회적 자본은 더 좋은 건강, 더 작은 폭력적 범죄, 더 좋은 학교생활, 더 많은 관용과 더 많은 경제적이고 시민적 평등과 관련성이 있다(Putnam, 2001; Rocco와 Suhrcke, 2012). 사회적 자본을 측정하는 시도는 자발적 기구, 동호회, 위원회의 회원자격과 관련한 자료 및 비공식적 연결망에 대한 자료, 시민적 참여의 정도를 평가하는 신뢰 정도에 대한 질문을 활용하였다(http://www.ons.gov.uk/ons/guide-method/user-guidance/social-capital-guide/the-social-capital-project/guide-to-social-capital.htm 에 나와 있는 사회적 자본에 대한 국립통계국의 지침 참고). 소득 불평등의 증가로 생겨난 사회적 자본의 투자회수 또는 감소는 사망률의 증가로 이어진다고 주장한다(Kawachi 등, 1997).

학습활동 3.10 사회적 자본의 측정

사회적 자본, 사회적 응집력 또는 사회적 연결 정도를 측정하는 것이 왜 중요하고 어떤 맥락에서 중요한 것인가?

삶의 질

건강은 신체적, 사회적, 정신적 영역을 포함하는 다차원적 개념이므로 건강관련 삶의 질이라는 복합지표가 개발되었다. 보건의료 결과를 평가하는데 건강측정을 포함하기 위해 QALYs를 개발하였다. QALYs는 다른 의학적 시술과 관련하여 자원을 할당할지 여부를 결정할 때 지켜진 생명의 연수와 삶의 질을 함께 고려하는 명시적인 노력이다. 삶의 질은 고통과 불편이 없는 상태와 독립적으로 생활할 수 있는 능력을 포함한다. 보건의료전문가와 일반인 모두가 참여하여 삶의 질을 평가한다. QALYs는 기대여명과 얻어진 잔여 생명 기간의 질을 보정한 것의 산술 곱(arithmetic product)이다(Baldwin 등, 1990). 이 두 가지 요인은 아주 별개의 것이다. QALYs는 어떻게 보건의료 자원을 할당할지에 대한 의사결정에서 중요한 수단이다.

긍정적인 건강의 다른 측면을 측정하기 위한 시도와 관련된 이론적 또는 방법론적인 영역에서 혼란이 있고 이를 어떻게 달성할 것인지에 대해서는 합의도 부족하다. 현재 연구가 진행되는 영역으로 적절한 개념화와 건강을 측정하는 것은 틀림없이 중요한 영역이다.

연구 사례 3.1 프레밍햄 심장 연구

프레밍햄 심장 연구는 1948년에 시작되어 미국 매사추세츠 주의 프레밍햄 마을에 있는 5209명을 등록하였다. 5124명의 자식 코호트는 1970년대부터 추적조사를 시행하였고 그들의 자식 3세대 코호트인 4095명은 2002년부터 조사를 시작하였다(https:// www.framinghamheartstudy.org/about-fhs/history.php를 보라). 원래 의도는 심혈관질환의 위험요인을 발견하는 것이었다. 참가자들은 1983~2003년까지 20년 동안 행복 평가를 완료하였다. 행복한 사람과 불행한 사람의 집단 군집이 참가자의 연결망에서 확인되었고, 사람들의 행복은 3단계의 분리수준까지 확장하였다(예를 들면 친구의 친구의 친구까지). 많은 행복한 사람들로 둘러싸여 연결망의 중앙에 위치하고 있는 사람은 현재와 미래에 더 행복한 것으로 나타났다.

결 론

건강을 나타내기 위해 사용하는 지표는 무엇을 나타내고자 하는지와 지역의 사람들과 같은 이해당사자가 얼마나 참여하였는지에 따라 다를 것이다. 그러나 모든 측정치와 마찬가지로 지표는 다음의 특성을 가져야 한다.

- 측정 가능한
- 이해 가능한
- 비교 가능한
- 사용 가능한
- 목표를 정할 수 있는
- 지리적 시간적인

건강을 측정하는 것은 건강증진사업가에게 중요한 활동이고 건강증진 프로그램들을 기획하고 평가하는데 필수적이다. 그러나 건강을 측정하는 최고의 방법에 대한 합의는 아직 이루어지지 않았고, 다양한 방법들이 사용되고 있다. 일부는 연도별 잉글랜드 건강조사와 QALYs와 같이 이미 수집되어 가용한 자료를 활용하여 편의적이다. 이러한 방법을 사용하는 것의 단점은 때때로 행정적인 관리적인 목적으로 수집된 자료를 활용하는 것이다. SF-36과 같은 다른 방법은 '건강을 어떻게 측정할 것인가?'라는 문제를 해결하기 위한 연구로부터 개발되었다. '건강' 개념은 제1장에서 설명한 것과 같이 많은 다른 의미를 가지고 있고, 이로 인해 사용된 방법이 다수인 것에 기여하였다. 일부의 방법은 건강의 한 가지 영역에 집중하지만, 다른 것들은 다른 영역들을 포함하려고 노력하였다. 다른 측정방법은 다른 목적들에 적합할 수 있다. 어느 하나의 방법이 가중치를 포함한 지표 내에서 다른 측정법을 통합한다고 해도 건강을 포괄적으로 측정할 수 있는 것으로 증명될 수는 없을 것이다. 중요한 점은 우선 건강을 측정하려는 이유에 대해 명확히 해야 한다. 그런 다음 가용한 시간과 예산을 고려하여 목적에 맞는 가장 적절한 수단을 선택해야 한다.

학습활동 3.11 건강 기록

7살 스태판의 어머니 수잔은 27세이다. 그녀는 아들과 함께 쇼핑하러 외출 중 기절하여, 구급차를 타고 응급실에 방문하게 되었다. 직원들은 수잔을 가능한 효과적으로 치료하기 위해 주의를 기울였다. 이 과정은 그녀가 이전부터 앓고 있던 질환이나 특정 약품에 대한 과민반응을 알아보기 위해 그녀의 의료기록 확인을 필요로 한다. 직원들은 또한 아들인 스태판을 관찰하고 그에게 불필요한 고통을 주지 않기 위해 많은 배려를 하였다. 수잔과 스태판에 대한 어떤 정보를 직원들이 일상적으로 접근할 수 있어야 할 것인가?

요 약

이 장은 건강을 측정하고자 노력하는 이유를 살펴보고 건강을 측정하기 위해 가장 흔히 사용하는 것이 나쁜 건강, 질병과 조기사망 등을 측정하는 것임을 제시하였다. 최근에는 그 자체로 독립적인 긍정적 변수로 건강을 측정할 수 있는 방법을 발견하기 위해 노력하는 방향으로 더 많은 활동이 있었다. 사람들의 객관적 속성으로 건강을 측정하는 것과 사람들이 직접 경험하고 주관적으로 해석함으로써 건강을 측정하는 것을 통합하는 시도를 포함하여 다른 시도들이 이루어졌다. 이 장에서는 이들 다른 방법들에 대해 확인하고 설명하였다.

추가 토론을 위한 질문

- 당신이 관찰한 사례와 시행한 작업을 고려할 때 건강을 어떻게 개념화하고 측정한다고

생각하는가? 당신은 긍정적(예, 안녕) 또는 부정적(질병이 없음/있음) 지표 중 어느 쪽을 더 많이 사용한다고 생각하는가?

추천문헌 및 자료

역학 입문에 해당하는 교과서는 많이 있다. 다음에 보건 및 사회복지 전문가들이 건강정보를 어떻게 활용할 수 있는지에 대해 짧은 개요와 사례를 볼 수 있는 자료를 소개한다.

Bowling, A., 2005. Measuring Health: A Review of Quality of Life Measurement Scales, third ed. Open University Press. Milton Keynes. A detailed and comprehensive account of the different ways of measuring health and their comparative validity and reliability Health measures include subjective measures of function, health status and psychological health as well as social health, life satisfaction and quality of life.

Carr, S., Unwin, N., Pless–Mulloli, T., 2007. An introduction to Public Health and Epidemiology, second ed. Open University, Buckingham. A basic introduction to epidemiology which explains core concepts in a simple and readable form.

Crichton, N., 2015. Epidemiology. In: Naidoo, J., Wills, J. (Eds.), Health Studies: An Introduction, third ed. Palgrave Macmilian, Basingstoke. A concise and readable introduction to epidemiological theories and methods, including features designed to help readers reflect on the material and relate it to their own concerns.

Harvey, J., Taylor, V. (Eds.), 2013. Measuring Health and Wellbeing. Sage, London. This very useful book provides an introduction to the health surveillance competencies for public health practitioners.

Jones, L., Douglas, J. (Eds.), 2012. Public Health: Building innovative Practice. Sage, London. This book contains a useful section on techniques in statistics and epidemiology that allows the student to use data with confidence, and shows how to use research techniques to identify needs and set priorities.

학습활동에 대한 피드백

3.1 당신은 다음과 같은 것을 포함하려고 할 것이다.

- 지역사회의 건강상태(예를 들면 사망의 수와 주요 사인 ; 질병 기간의 수와 질병의 유형)에 대한 정보
- 건강의 결정요인(예를 들면 사람들의 생활습관, 주거의 질적 수준, 고용의 수준, 보건의료서비스의 적절성과 접근성)에 대한 정보
- 지역사회 자체에 대한 정보(예를 들면 인구집단의 연령별, 성별, 민족별, 사회경제적 구분)

3.2 개발 국가에서 나쁜 식품위생이 질병을 발생시킬 수 있지만, 사망으로 이르게 하지는 않을 것이다. 그러므로 사망률은 나쁜 식품위생을 우선순위 사업으로 만들지 못할 것이다. 나쁜 식품위생은 나쁜 건강 및 소득의 손실과 관련되어 있으므로 사망 자료에서 수치로 나타나지 않더라도 건강증진을 위한 우선순위 사업으로 만들 수 있을 것이다. 개발도상국에서는 나쁜 식품위생은 생명을 위협하는 질병(살모넬라증, 시겔라증, 캄필로박터증 등)과 관련되어 있을 수 있으나, 나쁜 식품위생의 영향과 정도를 측정하고자 할 때 사망률로는 여전히 부적절할 수 있다.

3.3 사인을 구분하는데 의학적 상태, 질병과 질환을 사용하는 것은 나쁜 건강과 조기사망에 생활습관 행태의 중요성을 애매하게 만드는 경향이 있다. 이는 이후에 나쁜 건강과 조기사망을 감소시키는데 건강증진사업에 임상의학보다 낮은 중요성을 가지는 것으로 인식하게 하여 건강증진의 재원에도 영향을 준다. 이는 나쁜 건강과 조기사망의 위험요인에 대한 대중의 인지와 지식에도 연쇄효과를 가져온다. 나쁜 건강과 사망 원인 분류의 의료화의 최종적인 결과는 건강증진 인지도와 재원조달, 이들이 가져올 수 있는 막대한 이익에 낮은 우선순위를 직접 경험하고 주관적으로 지게 한다.

3.4 2011년 시에라리온은 양성 모두에서 47세로 가장 낮은 기대여명을 가졌다. 그 다음은 중앙아프리카 공화국으로 48세, 콩고민주공화국 49세의 순이었다. 일본, 산마리노, 스위스는 양성 모두 83세로 가장 높은 기대여명을 가졌다. 많은 요인이 기대여명에 영향을 주는데, 예를 들면 경제적 요인, 전쟁 수행 여부, 깨끗한 물의 보편적 이용 가능 여부, 질병과 질환에 대한 의학적 도움을 받을 수 있는 등의 기반시설 상태가 그것이다.

2011년 시에라리온은 영아사망률이 119로 가장 높았고, 콩고민주공화국이 111이었다. 가장 높은 사망률은 기본적 위생과 깨끗한 물 부족, 의학적 돌봄과 시설 부족, 사회적 안정성 부족과 같은 요인 때문이다.

2011년 일부 국가들은 가장 낮은 영아사망률 즉, 100명의 출생아 중 1년 이내에 사망할 확률을 보였다. 핀란드, 아이슬란드, 산마리노, 싱가포르, 슬로베니아, 스웨덴, 룩셈부르크와 일본은 모두 영아사망률이 2 수준이었다. 또한 이들도 경제적 기반시설, 국가의 안정성, 필요할 때 의학적 도움을 받을 수 있는 것과 같은 몇 가지 다른 요인들 때문이었다(http://www.who.int/gholpublicationsl/world_health_statistics/EN_WHS2013_Part3.pdf).

3.5 사망 통계가 완전하지 않은 몇 가지 이유가 있다.

- 농촌 지역에서는 기록을 할 수 있는 기반시설이 존재하지 않을 수 있다.
- 특정한 사망 원인은 다른 것에 비해 쉽게 인정받거나 더 낙인으로 인식될 수 있다.
- 사회경제적 수준이 높은 인구집단은 사망 전에 의학적 돌봄을 더 받고 기록된 사인에 대해 세부적인 원인을 알 수 있다.

3.6 병원 이용 통계(Hospital Episode Statistics, HES)는 1987년부터 잉글랜드의 NHS 모든 병원입원과 외래방문, 사고 및 응급실 방문에 대해 월간 자료를 수집하기 위해 만들어진 안정적인 자료관리 체계이다. 이 자료는 병원이 제공한 서비스에 대해 지불보상을 받을 수 있도록 하였다. 아울러 제공자, 연구자, 서비스 사용자가 보건의료분석, 모니터링과 규제, 연구 등 다양한 목적을 위해 사용될 수 있다. HES는 NHS 활동의 모니터링과 같은 활동을 가능하게 하고, 지역단위의 서비스 기획에 도움을 줄 수 있고, 환자의 선택과 공적 책임성을 향상시키며, 건강의 경향을 알 수 있게 한다.

HES를 통해서는 NHS 병원 서비스의 지역별 이용 상황을 알 수 있지만, 지역별 인구집단의 건강상태의 세부적인 내용과 일차 보건의료시설의 이용은 알 수 없다. 이 자료원은 주로 행정적인 목적으로 NHS 기획과 제공된 서비스에 대한 지불을 위해 설계되었다.

3.7 좋은 지표는 인구집단의 건강 측면을 정확하고 신뢰할 수 있게 설명하는 것이다. 대부분의 가용한 지표는 건강보다 나쁜 건강과 사망을 측정한다. 표준화사망비(SMR)는 일반인구집단에서 기대되는 사망자 수에 대한 연구집단에서 관찰된 사망자 수의 비이다. 1.0의 비는 관찰된 사망자 수가 기대되는 사망자 수와 동일함을 의미한다. 1.0보다 큰 SMR 값은 기대되는 사망자 수보다

관찰된 사망자 수가 더 많음을 의미한다. 영아사망률(IMR)과 기대여명은 국제적으로 인구집단을 비교할 때 사용하고 영국에서는 불평등을 감소시키기 위한 목표를 설정하는데 사용한다. GCSE 율은 사회적으로 불리함의 지표로 마모트리뷰(Marmot Review)에서 사용되었다. 아동 비만은 국가 아동 측정프로그램을 통해 측정되었다. 흡연유병률은 국가적 조사에 기반을 두어 추정되었다. 우울증 유병률은 임상의사에 의해 기록되고 확인되는 상황에 의존한다. 건강과 강한 관련성이 있는 요인으로는 잘 개발된 일차보건의료체계(Macinko 등 2003), 재분배적이고 평등한 정책(Navarro 등 2006), 더 평등한 소득 분배(Wilkinson 1996), 높은 수준의 여성 교육과 감소한 민족적 분절과 갈등(Filmer 와 Pritchett, 1999)이 알려져 있다.

3.8 건강한 기대여명(HLE)은 기대여명과 행복지수를 곱하여 산출한다. 행복은 주관적 개념이지만 안전 및 좋은 건강과 같이 다양한 요인과 관련되어 있다. HLE 점수의 통계적 분산의 70%는 부, 자유, 교육, 관용의 4가지 특성으로 설명이 가능하다. 행복은 영국에서 국가안녕측정의 일부로 조사되고 있는데, 여기에는 관계, 직업만족도, 경제적 안정, 교육과 환경 조건, 개인이 스스로 평가한 자신의 안녕평가에 대한 지표를 포함하고 있다.

3.9 SF-36은 사람들이 자신의 신체적, 정신적, 사회적 건강에 대한 주관적 평가를 측정한다. 이것은 질병의 표지자를 선별 검사하는 것과 같은 객관적인 방식으로 신체적 건강을 측정하지 않는다. 이런 측정법에 대한 주된 비판은 사람들이 신체적 기능이 제한된 것에 잘 적응하여 그것을 제한이라고 느끼지 못할 수 있다는 것이다.

3.10 사회적 자본은 건강상태의 기여요인으로 측정되고 있다. 사회적 자본이 높을수록 더 나은 건강, 더 높은 교육상태, 더 나은 고용결과, 낮은 범죄율과 관련성이 있다. 사회적 자본에는 다수의 다른 측면들이 있는데, 이는 지역사회에서 측정을 복잡하게 만든다. 일반적으로 사회적 자본은 다음 항목들에 집중한다.

국가통계국에서는 사회적 자본을 어떻게 측정하는지를 제공하고 있다(http://www.ons.gov.uk/ons/guide-method/user-guidance/social-capital-guide/the-social-capital-project/guide-to-social-capital.html(accessed01.03.15))

- 신뢰수준 - 예를 들면, 개인들이 이웃을 신뢰하여 서로 도울 수 있는 장소로 생각하는 정도를 나타낸다.
- 소속감 - 예를 들면, 얼마나 많은 동호회, 단체에 개인이 속하는지를 나타낸다.
- 연결망과 개인들이 생활에서 얼마나 많은 사회적 접촉을 하는가? - 예를 들면 얼마나 자주 가족과 친구들을 만나는가를 나타낸다.

3.11 수잔은 임신기간 동안 의학적으로 관찰되어 다음과 같은 일상적인 기록을 가지고 있을 것이다.

- 신장과 체중
- 혈압
- 흡연, 음주 여부(그리고 기록이 있다면 일주일에 얼마나), 불법 약물을 복용하고 있는지 또는 복용한 경험이 있는지
- HIV, B형, C형 간염, 매독, 풍진, 겸상적혈구증, 지중해성 빈혈, 태아기형, 혈당수치

수잔의 기록에는 그녀의 사회경제적 상태에 대한 정보 또한 있을 것이다.

- 그녀의 사회경제적 상태를 알려줄 우편번호
- 민족성

- 고용상태(수잔 또는 배우자)
- 결혼상태

직원들은 스태판에 대한 충분한 정보에 접근할 수 있을 것이다. 모든 어린이는 부모의 정보를 통해 시민권 등록 후 NHS 등록번호로 어린이 건강과 GP 체계에 등록되어 있다. 신생아 정보는 혈액검체로 확인된 의학적 질환과 출생 시 기록된 정보(예, 겸상적혈구증, 낭포성 섬유증)와 어린이건강정보체계(CHIS)에 기록된 부가 정보도 있다. 어린이건강정보체계(CHIS)에는 모유수유 여부, 머리둘레와 신체길이, 청각과 시각 검사 결과, 모든 예방접종 정보도 포함되어 있다. 특정한 의학적 질병이 스태판의 의료기록에 기록되어 있을 수도 있다. 학동기에는 스태판의 체중도 국가어린이측정프로그램(National Child Measurement Programme)의 일부로 기록되어 있을 것이다.

모든 사람은 보건당국을 포함한 다른 기관에 의해 유지되는 자료가 있다. 다른 기관들(보건, 교육, 주택, 사회서비스)에 있는 누군가에 의해 유지되는 기록을 연결할 경우 개인의 건강과 삶의 조건, 사회경제적 상태에 대한 개요를 파악할 수 있지만, 이는 시간이 많이 소요되는 일이다. 사생활 침해와 관련해 개인에 대한 정보를 어디까지 보관해야 하는지에 대한 우려도 있다.

참고문헌

Antonovsky, A., 1987. Unravelling the Mystery of Health: How People Manage Stress and Stay Well. Jossey–Bass, San Francisco.

Baldwin, S., Godfrey, C., Propper, C., 1990. Quality of Life: Perspectives and Policies. Routledge, London.

Blaxter, M., 1990. Health and Lifestyles. Routledge, London.

Bowling, A., 2005. Measuring Health: A Review of Quality of Life Measurement Scales, third ed. Open University Press, Buckinghamshire.

Crichton, N., 2015. Epidemiology. In: Naidoo, J., Wills, J. (Eds.), Health Studies: An Introduction, third ed. Palgrave Macmillan, Basingstoke.

Department of Communities and Local Government, 2011. The English Indices of Deprivation 2010. Available online at: http://www.gov.uk/government/uploads/system/uploads/attachment_data/file/6871/1871208.pdf (accessed 21.09.15).

Filmer, D., Pritchett, L., 1999. The impact of public spending on health: does money matter? Social Science and Medicine 49, 1309–1323.

Floud, R., 1989. Measuring European inequality: the use of height data. In: Fox, J. (Ed.), Health Inequalities in European Countries. Gower, Aldershot, pp. 231–249.

Fowler, J., Christakis, N., 2008. Dynamic spread of happiness in a large social network: longitudinal analysis over 20 years in the Framingham Heart Study. BMJ 337, a2338.

Goldberg, D.P., et al 1997. The validity of two versions of the GHQ in the WHO study of mental illness in general health care. Psychological Medicine 27 (1), 191–.197 www.ncbi.nlm.nih.gov/pubmed/9122299.

Health and Social Care Information Centre (HSCIC), 2013. The Health Survey for England, Available online at: http://www.hscic.gov.uk/catalogue/PUB13218 (accessed 21.09.15).

Herzlich, C., 1973. Health and Illness. Academic Press, London.

Kawachi, I., Kennedy, B.P., Lochner, D., et al., 1997. Social capital, income inequality and mortality. American Journal of Public Health 87, 1491–1498.

Macinko, J., Starfield, B., Shi, L., 2003. The contribution of primary care systems to health outcomes within Organization for Economic Cooperation and Development (OECD) countries 1970-1998. Health Services Research 38, 831-865.

Marmot Review, 2010. Healthy Healthy Lives: The Marmot Review. Available online at: http://www.instituteofhealthequity.org/projects/fair-society-healthy-lives-the-marmot-review.

Murray, C.J., Richards, M.A., Newton, J.N., et al., 2013. UK health performance: findings of the Global Burden of Disease Study 2010. The Lancet 381 (9871), 997-.1020. Available online at: http://www.thelancet.com/pdfs/journals/lancet/PIIS0140-6736(13)60355-4.pdf (accessed 21.09.15).

Navarro, V., Muntaner, C., Borrell, C., et al., 2006. Politics and health outcomes. Lancet 368, 1033-.1037. Available online at: www.thelancet.com/pdfs/journals/lancet/PIIS0140-6736(06)69341-0.pdf(accessed 21.09.15).

Putnam, R., 2001. Social capital: measurement and consequences. Isuma, Canadian Journal of Policy Research 2, 41-51.

Rocco, L., Suhrcke, M., 2012. Is Social Capital Good for Health? A European Perspective. WHO Regional Office for Europe, Copenhagen. Available online at: http://www.euro.who.int/__data/assets/pdf_file/0005/170078/Is-Social-Capital-goodfor-your-health.pdf (accessed 06.03.15).

Rose, G., 1981. Strategy of prevention: lessons from cardiovascular disease. British Medical Journal 282, 1847-1851.

Thompson, S., Abdallah, S., Marks, N., et al., 2007. The European Happy Planet Index: An Index of Carbon Efficiency and Well-being in the UK. New Economic Foundation/Friends of the Earth. Available online at: http://www.foe.co.uk/sites/default/files/downloads/euro_happy_planet_index.pdf (accessed 25.02.15).

Ware, J.E., Sherbourne, C.D., 1992. The MOS 36-item shortform health survey (SF-36): 1: conceptual framework and item selection. Medical Care 30, 473-.483.

Wilkinson, R.G., 1996. Unhealthy societies: the afflictions of inequality. Routledge, London.

World Health Organization, 2010. The International Classification of Diseases, Injuries and Causes of Death (ICD-10), tenth ed. WHO, Geneva. Available online at: http://apps.who.int/classifications/icd10/browse/2015/en (accessed 25.02.15).

World Health Organization, 2012. World Health Statistics, Part Three: Mortality. Available online at: http://www.who.int/gho/publications/world_health_statistics/EN_WHS2013_Part3.pdf. (accessed 21.09.15).

제4장

건강증진의 정의

학습 목표

이 장을 마치면
- 건강증진, 보건교육, 공중보건에 대한 정의와 차이점을 파악할 수 있다.
- 건강증진의 역사적 배경에 대해 서술할 수 있다.
- 건강증진 발전에서 세계보건기구의 역할과 기여에 대해 이해할 수 있다.
- 인구집단의 건강에 대한 건강증진의 기여에 대해 비평할 수 있다.
- 옹호, 중재, 지원과 연관하여 스스로의 실천에 대해 평가할 수 있다.

핵심 개념 및 정의

건강증진 사람들이 자신의 건강에 대해 더 큰 통제력을 행사할 수 있도록 하는 일련의 활동과 중재 행위들. 개인, 가족, 지역사회 혹은 전 국민을 대상으로 활동 가능

보건교육 건강과 관련된 학습과 행동 변화를 촉진하는 활동들을 포함

공중보건 건강에 대한 생의학적 이해를 기본으로 하는 활동들, 건강과 관련된 요구도 및 예방접종, 선별검사 등 인구집단 기반의 이행 조치들을 확인하는데 초점을 맞추는 활동들을 포함

질병예방 질병의 발생을 예방하고 질병의 영향을 줄이거나 개선하기 위한 일차, 이차, 삼차 수준의 활동들을 포함

주제의 중요성

건강증진의 과정은 아래와 같이 매우 다양한 영역의 중재활동을 포함한다.
- 건강한 생활습관을 조장하고 가능하게 하는 활동
- 서비스에 대한 접근과 건강을 위한 의사결정 과정에 대한 참여를 촉진하는 활동
- 건강을 위한 선택이 좀 더 쉬운 것이 되도록 환경을 개선하는 활동
- 신체와 건강 유지에 대한 교육 활동

1980년대까지는 이러한 중재활동을 '보건교육'이라 불렀다. 그리고 그 실행은 예방의학 분야에서 전적으로 이루어졌으며, 일부는 교육 분야에서 이루어졌다. 최근 들어 '건강증진'이라는 용어가 널리 사용되고 있지만, 건강증진의 의미와 건강증진사업가들이 건강증진을 위해 어떤 노력을 하고 있는지, 성공적인 결과물이 무엇인지에 대해서는 아직 합의된 것이 없다. 간호를 비롯한 다수의 전문직역에서 건강증진을 직무 기술의 확장된 분야의 하나로 정립해오고 있다. 이 책에는 '보건의료 활동의 기반이 질병이나 질환이 아니라 건강'이라는 논의를 반영하고 있다. 보건의료종사자들은 건강증진이라는 이름으로 놀라울 정도로 다양한 일들을 수행하고 있다. 이 장에서는 건강증진의 역사적 발전 과정에 대해 알아보고, 건강증진 실천의 목적과 성격, 범위에 대한 다양한 관점들을 검토해보고자 한다.

건강증진의 토대

건강증진은 최근에 나온 용어로 1970년대 중반에 처음 사용되었는데(Lalonde, 1974), 건강증진을 주요 의제로 부각시킨 것은 알마아타(Alma Ata) 선언이라고 할 수 있다(세계보건기구, 1978). 건강증진의 토대는 복잡하고 국가와 지역에 따라 서로 다르지만, 일반적으로 다음과 같은 상황에서 비롯되었다고 할 수 있다.

- 건강결정요인들에 대한 인식의 변화 및 건강을 단순히 보건의료 서비스와 동일시하려는 경향으로부터의 탈피
- 감염성 질환으로부터 개인의 생활습관이 주로 영향을 미치는 만성질환으로 이행
- 예방과 치료의 최일선을 감당하는 일차보건의료의 잠재력에 대한 인식

건강증진은 의미에 대한 명료한 정의 없이 다양하게 사용되고 있다. 이 용어가 널리 사용되던 1985년에 Tannahill(1985)은 '건강증진'이 가지각색으로 사용되고 있으므로 의미 없는 개념이라고 기술하였다. 그로부터 십 년 후, Seedhouse(1997)는 건강증진이 혼란스럽고 정연하지 않으며 명쾌한 철학이 결여된 영역이라고 하였다. 건강증진에 대한 이러한 초기의 이해는 건강증진이 발생한 기원을 반영하며, 다음과 같이 다양하게 표현하였다.

- 현란한 건강 상술(Williams, 1984)
- 개인에게 생활습관을 바꾸도록 설득하고 회유하거나 영향을 미치려는 시도들(Gott & OBrien, 1990)
- 건강 성취와 질병예방 촉진을 위한 교육과 관련한 법적, 재정적, 경제적, 환경적, 조직적 중재들의 조합체(Tones, 1990)
- 건강에 영향을 미치고 모든 사람들에게 독립성과 개인의 선택을 중시하도록 장려하

는 다양한 요인들에 대한 인식을 반영하는 돌봄(care)에 대한 접근과 철학(Wilson-Barnett, 1993)

건강증진은 오타와 헌장(세계보건기구, 1986)에 기반을 두어 정의되고 있다. Nutbeam (1998)은 다음과 같이 설명한다.

> 건강증진은 포괄적인 사회적, 정치적 과정을 나타낸다. 건강증진은 개인의 기술과 능력을 강화하는 활동뿐만 아니라 사회적, 환경적, 경제적 조건들을 변화시킴으로써 대중 및 개인의 건강에 미치는 영향을 긍정적으로 증대시키고자 하는 활동들을 포함한다. 건강증진은 사람들이 자신의 건강에 영향을 미치는 요인들에 대한 통제가 가능하도록 하며, 이를 통해 건강을 개선하도록 하는 과정이다.

학습활동 4.1 보건교육과 건강증진의 구분

- 보건교육의 주요 특징은 무엇이라고 생각하는가?
- 건강증진의 주요 특징은 무엇이라고 생각하는가?
- 당신의 주 업무는 보건교육인가? 건강증진인가?

건강증진의 의미와 목적에 대해 하나로 정리된 이해는 찾아보기 어렵다. 다양한 학제적, 이념적 관점과 정책의 변화로 인해 확연하게 상반되는 개념도 공존한다. 따라서 건강증진이라는 개념은 다음과 같이 이해할 수 있다.

- 특정 문제를 이해하기 위해 심리학, 교육학, 사회학 등 서로 다른 학문 영역으로부터 파생된 독립된 학문 영역
- 개인과 집단이 스스로의 필요를 인식하고 자신들의 경험을 존중하도록 함으로써 역량 강화를 추구하는 작업 과정이나 방식
- 사람들의 개인적인 건강 기술 개발을 위한 지지, 공적인 참여를 촉진, 파트너십 구축, 정책과 전략의 조율 등을 포함하는 활동 영역

영국에서 건강증진의 기원

건강증진 발전의 첫 단계는 '사회 위생기'라고 알려져 있고 공중보건과 보건교육 양쪽에 뿌

리를 두고 있다. 이러한 건강증진의 기원이 시작된 19세기에는 유행병으로 인해 과밀 공업 도시에서 위생 개혁 압력이 거세졌다. 공중보건 운동과 더불어 건강을 위해 대중을 교육한다는 사상도 등장했다. 1848년에 제정된 공중보건법에 따라 시 단위로 임명된 의사공무원들이 '감염'에 대응하기 위한 조치들을 매일 배포하곤 했다. 런던 통계협회(1839), 도시 보건협회(1842), 위생연구소(1876) 등을 포함한 민간단체들도 생겨났다. 금주 운동으로 희망의 띠(Band of Hope)라는 대중 집회를 개최하였고, 학교와 교회에서는 청소년들을 상대로 금주의 미덕에 대한 강의가 이루어졌다. 1920년대의 보건교육은 설사, 먼지, 침 뱉기, 성병 등에 대한 것이었다. 1차 세계대전 중 군인들의 10~20%가 성병에 감염되었다는 증거로 인해 이에 대한 홍보물의 배포나 일회성 강연이 이루어지게 되었다. 여기서는 군인들이 성관계를 하지 않도록 설득하기 위해 성병에 감염된 생식기를 찍은 끔찍한 사진을 보여주는 '충격-공포' 기법이 최초로 사용되었다(Blythe 1986; Welshman, 1997).

건강증진 발달의 두 번째 단계는 '개인적 서비스' 시기라고 알려져 있다. 유병률과 사망률 양상의 변화는 사람들의 관심을 질병보다 개인적 행태로 전환시켰다. 1927년에 보건교육 중앙협의회가 설립되었는데 지방 정부의 보건부처에서 운영비를 부담하고 그 회원의 대부분은 공중보건 의사들로 이루어졌다. 보건교육 중앙협의회는 개인의 습관과 행태의 변화를 실현하기 위한 정보와 교육을 중요하게 여겼다.

- 양질의 저렴한 포스터와 전단지 제공
- 전시회를 위한 전시물 제공
- 가독성 있는 월간 정기간행물 발간
- 강연을 할 수 있고 청중을 동원할 만한 강사진 제공

보건교육 중앙협의회의 주된 관심사는 캠페인과 지도였다. 2차 세계대전 중 보건교육 중앙협의회는 성교육과 성병을 주제로 3,799회의 강의를 하였고 34만 명이 참여하였다(Amos 1993).

학습활동 4.2 보건교육 슬로건들 비교

20세기에는 사람들이 건강한 생활을 하도록 설득하고자 슬로건과 인상적인 이미지들을 이용하여 보건교육에 캠페인 접근법들을 널리 활용했다. 1920년대의 보험 카드와 동시대 아프리카의 슬로건들을 비교해 보자.

1920년대 잉글랜드

- 최소 주 1회 온욕을 하자.

- 모든 일에 중용을 지키자. 음식물을 소화시키는 데 충분한 시간을 쓰지 않으면 소화불량에 걸리게 된다.
- 침을 뱉지 말자. - 뱉은 침이 건조해지면, 다른 사람들이 들이마시게 된다.

동시대 아프리카

- 살아서 와라.
- 섹스하지 마라. 처녀성의 힘
- SAFE : 수술(Surgery), 항생제(Antibiotics), 얼굴 청결(Facial cleanliness), 환경 개선(Environmental Improvement).

보건교육협의회(Health Education Council, HEC)는 1968년에 준정부조직의 특수법인으로 설립되었으며, 보건사회안전부(Department of Health and Social Security)의 건강에 대한 의과학적 모형을 반영하고 있다. 구성원들은 공중보건, 의학과 치과 전문가들이었고, 광고와 소비자 문제 대표들도 포함되었다. 보건교육협의회의 업무지침은 '보건교육에 유리한 여론 풍토를 조성하고, 포괄적인 교육 프로그램 개발과 우선순위 높은 주제들을 선정하는 것'이었다(Cohen Committee, 1964). 웨일즈, 스코틀랜드, 북아일랜드에도 그와 유사한 보건교육 기관들이 설립되었다.

보건교육협의회는 1978년에 시작된 '자신을 보살펴라(Look After Yourself, LAY).' 등 공공광고 캠페인에 관여하였다. LAY는 사람들이 자신의 건강에 도움이 되는 생활습관을 받아들이도록 격려할 수 있다는 관점을 반영하였다. 잉글랜드의 보건교육 주무기관으로서 보건교육협의회는 대중 캠페인과 단기성 행사들을 지속적으로 강조하였다. 보건교육협의회 교육훈련 부서의 초대 국장이었던 Sutherland는 농업과 담배 등 기득권들과의 대결에서 보건교육협의회가 밀려 대중매체 캠페인의 효과가 제한되어 있다는 것을 알면서도 거기에만 의존해야 했던 압박과 로비 상황에 대해 생생하게 기술한 바 있다(Sutherland 1987).

1970년대에 이르러 보건정책이 임상 및 의약 서비스에만 제한되어서는 안 된다는 인식이 확산되었다. 그런 식의 보건정책은 비용이 많이 들었고 국민건강을 개선하는 효과도 없었기 때문이다. 이에 따라 비용 삭감 전략 및 건강 책임을 개인에게 돌리는 이념으로 보건교육과 질병예방을 도입했다.

학습활동 4.3 질병예방에 대한 관점 변화

예방과 건강 : 모든 이들의 과업(보건사회안전부, 1976)이라는 정부 문건에서 발췌한 아래 내용을 통해 예방, 위험, 개인 행동에 대한 관점 변화에 대해 알 수 있는 점은 무엇인가?

> 자신의 건강에 대한 책임을 대체로 개인이 부담하고 있다는 것은 분명하다. 흡연 관련 질환들, 알코올중독, 그 외 약물 의존, 비만 및 그에 따른 결과와 성병은 이 시대에 예방 가능한 문제에 속하며, 이런 모든 문제점과 관련해 개인은 스스로 결정해야만 한다.
>
> 보건사회안전부(1976)

영국의 모든 정부 백서를 보면 생활습관 질환들을 피하기 위해서는 개인의 생활방식의 변화를 통해 건강을 개선해야 한다는 관점이 만연했다(보건부, 1987). 그러한 전략에서는 다음에 제시한 행동에 우선순위의 초점을 맞추었다.

- 흡연자 수를 감소시킨다.
- 비만을 다룬다.
- 성 건강을 개선한다.
- 정신건강과 웰빙을 향상시킨다.
- 알코올 관련 유해성을 줄이고 분별 있는 음주를 장려한다.

그러나 정부의 이러한 대응이 진행되는 가운데, 다른 한편에서는 불건강이 빈곤과 관련 있다는 인식도 생겨났다. 정부의 의뢰로 작성된 1980년 블랙보고서(Black Report)는 사회경제적 하위 집단에 해당되는 국민들이 상위 집단에 비해 조기사망 위험이 훨씬 더 높음(Townsend & Davidson, 1982)을 보고했다. 보건교육협의회는 불평등에 대한 심층연구 보고서 '건강에서의 불평등 : 블랙 레포트와 건강격차'도 의뢰했다(Townsend 등, 1992). 이 보고서는 매스컴의 관심을 피하기 위해 8월 국경일에 발표되었지만 빈곤과 박탈 수준에 대한 아주 강력한 증거를 보여주었다.

지난 30년 동안 공중보건 조치들이 재등장했고 건강을 결정하는 사회적, 경제적, 환경적 요인들에 관심을 가져야 한다는 필요성도 인식하게 되었다. 새로 당선된 노동당 정부가 의뢰한 Acheson 보고서(HM 정부, 1998)에서는 건강영향평가의 일환으로써 건강에 영향을 미칠 가능성 있는 모든 정책들을 수립할 때는 빈곤층을 더 많이 고려해야 한다고 권고하였다. 최근에는 Marmot 논평(Marmot, 2010)에서 지속적인 건강 불평등 문제를 노출시켰고, 2011년에 설립된 건강형평성 연구소에서는 건강을 결정하는 사회적 요인들에 대한 조치를 통해 건강

형평성을 강화하고자 모색하고 있다(www.instituteofhealthequity.org). 모든 나라에서 건강을 결정하는 사회적 요인들과 건강증진 정책 및 이행 조치를 연계시키는 일은 큰 과업이다. 이에 대해서는 사회적 건강결정요인에 대한 국제위원회(International Commission on the Social Determinants of Health)에서 논한 바 있다. 하지만 많은 나라들은 건강증진의 대부분이 '하류(downstream)'에 머물러 있는 상태이며, 제2장에서 정리한 물질적 요인들과 사회구조적 조건들보다 흡연 등 불건강을 결정하는 행동요인들에 집중하고 있다. 또한 대부분의 정부가 담배, 알코올, 군비확충 등 불건강을 초래하는 산업에 이의를 제기하지 못하고 그런 산업들을 축소하지도 못하고 있다. 이는 신자유주의 이데올로기를 보여주는 현상이다. 이런 나라에서는 건강증진을 사회마케팅 및 개인적 행동 변화와 동일시하려 한다.

마찬가지로 아프리카에서도 '건강증진'은 신자유주의 세계화를 반영한다고 평가받고 있다. Sanders 등(2008)은 수질 위생에 대한 아프리카식 해법들을 분석하면서 관련 지역사회들의 사회적 과정에 대한 투자보다 민간부문의 엔지니어링 업체들을 동원하여 취수시설을 설치하는 예를 제시한다.

공중보건(public health)

예일대학교 공중보건학 교수였던 Winslow는 1920년에 공중보건을 다음과 같이 정의했다.

다음을 위해 조직화 된 지역사회의 노력을 통해 질병을 예방하고, 생명을 연장하며, 건강과 효율을 증진시키는 과학이자 기술이다.

- 환경 위생 개선
- 감염성 질환의 통제
- 질병의 조기진단과 예방 및 치료를 위한 의학과 간호서비스 조직
- 모든 사람이 건강 유지에 적합한 삶의 기준을 누릴 수 있는 사회적 장치를 마련하고, 모든 시민이 자신의 타고난 권리인 건강과 장수를 누릴 수 있도록 이런 혜택들을 조직적으로 추진한다.

(http:/www.yale.edu/printer/bulletin/htmifiles/publichealth/history-of-yale-school-of-public-health.html)

영국에서 건강증진과 공중보건은 자주 혼용되는 용어이다. 건강증진은 공중보건을 확보하

는 과정 중 하나라고 정의하는 경우도 간혹 있다. 하지만 공중보건과 건강증진을 확실하게 구분짓는 나라들이 많다. 즉, 공중보건은 공중보건 의학을 실천하는 것이며 질병예방과 통제를 강조한다. 이런 구분에 대해서는 저자들의 또 다른 저서인 '공중보건과 건강증진 : 실제적인 시행론의 개발(Naidoo and Wills, 2010)'에서 자세하게 논의하고 있다.

역사적으로, 의학만큼이나 사회정책도 공중보건을 이끌어 왔다. 19세기 영국의 초기 공중보건 운동에서는 의과학적 모형을 이용해 질병과정을 설명하였다. 의사결정은 정보수집과 정량적으로 자료를 해석하는 역학을 근거로 하였다. 공중을 보호하고 질병을 예방하기 위해 사회적 정책적 중재방법들이 사용되었다(제11장 참조).

영국 공중보건협회에서는 공중보건 실천의 3가지 영역을 정립했다. 건강개선, 서비스개선, 건강보호가 그 영역들이다. 건강증진이라는 용어는 이 3가지 영역에 포함되지 않는다. 대조적으로 뉴질랜드에서는 공중보건 네트워크에서 건강증진이 5대 핵심 공중보건 기능들 중 하나라고 본다.

공중보건과 건강증진과의 연관성에 대해 많은 논쟁이 있었으며 환경적, 사회적, 개인적 건강 차원들을 포함하는 건강증진의 다학제적 성격에 대해서도 초점을 맞춰 왔다. 저자들의 또 다른 저서(Naidoo & Wills, 2010)에서는 공중보건과 건강증진의 유사점과 차이점을 좀 더 자세하게 논의하고 있다. 전문가들과 주류 건강증진사업가의 구별에 대해서도 많은 논의가 있어 왔다. 건강증진은 스포츠센터나 사업장 등 다양한 세팅 내에서 업무 중 한 부분일 수 있다. 건강증진이 주류화하는 것은 종종 전통적인 개인적 공중보건 담론으로 흡수되는 결과를 가져오곤 했다. 그러나 건강증진의 창시자들은 여전히 이를 도덕적이고 정치적인 가치에 기반을 둔 프로젝트로 여기고 있다(Wills and Douglas 2008).

사례 학습 4.1 공중보건에 대한 조산원의 기여도

- 한층 더 광범위한 건강결정 요인들 개선
  - 가정폭력
  - 사회적 유대감
- 건강증진
  - 만기저체중아
  - 모유수유
  - 출산 시 흡연 유무
  - 18세 미만 여성의 임신
  - 식이요법

- 성인 과체중
- 신체적으로 활발한 성인과 신체적으로 활발하지 않은 성인의 비율
- 흡연율
- 암검진 프로그램에 대한 접근성
- 자기보고식 웰빙

• 보건
- 클라미디어 진단
- 인구집단에서의 예방접종

• 사망률 감소
- 영아사망률
- 예방가능하다고 판단되는 원인에 의한 사망률
- 자살

학습활동 4.4 비판적 건강증진

Green 등(2015)은 건강증진이 공중보건에 대한 비판적 의식이라고 말한다. 이 말의 의미가 무엇이라고 생각하는가? 여기에 동의하는가?

세계보건기구와 건강증진

세계보건기구는 건강증진을 위해 한층 더 광범위한 아젠다를 제안하는데 핵심 역할을 해왔다. 1977년에 알마아타(Alma Ata)에서 열린 세계보건총회는 모든 회원국들에게 건강 2000 (Health for All 2000, HFA 2000 : 세계보건기구, 1977)을 권고하였다. '모든 사람들이 사회적, 경제적으로 생산적인 삶을 누리는 것이 가능한 건강수준이 2000년까지는 달성되어야 한다.'는 것을 명시하였다. 세계보건기구는 코펜하겐 문서라는 토론보고서에서 건강증진을 위한 5대 원칙을 다음과 같이 명시하였다.

1. 건강증진은 특정 질병 위험을 안고 있는 고위험인구집단에 초점을 맞추기 보다 모든 사람이 그들의 일상생활에서 건강을 증진하는 것과 관련 있다.
2. 건강증진은 개인들의 통제범위를 넘어서는 전체 환경이 건강에 유리하도록 건강의 원인이나 결정요인들에 대한 이행조치를 추구하는 방향으로 진행된다.
3. 건강증진은 커뮤니케이션, 교육, 입법, 재정조치, 조직변화, 지역사회 개발, 건강 위해 요

인들에 대한 지역의 자발적 활동 등 다각적이고 상보적인 방법들이나 접근법들을 조합한다.

4. 건강증진은 자조적 운동의 원칙을 지지하고, 특히 국민들이 지역사회의 건강을 관리하는 나름의 방법을 찾아내도록 장려하는 효과적인 공공참여를 겨냥한다.
5. 건강증진은 기본적으로 건강과 사회 분야 활동이며 의료서비스는 아니지만, 보건의료전문가들(특히 일차보건의료 종사자들)은 건강증진을 육성하고 실현하는데 중요한 역할을 한다(세계보건기구, 1984).

따라서 광범위한 건강 전략 개발을 위한 맥락은 형평성, 지역사회 참여, 부문 간 공조를 기반으로 형성되어야 한다. 세계보건기구에서도 특정한 근본 조건이 충족되지 않는다면 생활습관, 환경 조건, 의료 개선 효과는 미미하다고 언급한 바 있다. 세계보건기구가 말한 특정한 근본 조건이란 다음과 같다.

- 평화와 전쟁에 대한 두려움으로부터 해방
- 만인에게 형평한 기회와 사회 정의
- 식량과 소득, 안전한 물과 위생, 주택, 직업 안정성과 만족스러운 사회적 역할 등 기본적 요구의 충족
- 정치적 공약과 공공 지원(세계보건기구, 1985)

세계보건기구는 1984년에 건강증진 프로그램을 출범시켰고 오타와(1986), 아들레이드(1988), 선즈볼(1991), 자카르타(1997), 멕시코(2000), 방콕(2003), 나이로비(2009), 헬싱키(2013)에서 개최된 국제회의에서 건강증진을 위한 행동 영역을 더 명확하게 제시하였다. 오타와 헌장(세계보건기구, 1986)에서 개발된 실행계획과 원칙이 실천을 위한 틀을 제공하는데 여전히 널리 쓰이고 있다.

1. 건강지향적인 공공정책 수립
2. 지원적인 환경 조성
3. 정보 및 대처 전략을 포함하는 개인의 건강기술 개발
4. 사회적 지지와 네트워크를 포함한 지역사회 활동 강화
5. 치료 중심이 아니라 보건서비스에 대한 접근성을 개선하도록 하는 보건의료서비스 방향 재설정

이 책의 제2부에서는 각각의 건강증진 이행 조치를 별도의 장에서 주제로 다룬다.

> **학습활동 4.5 오타와 헌장 이행 영역 구현**
>
> 식이요법 및 영양과 관련하여 각 이행 영역에 어떤 활동들을 포함시킬 수 있는가?

건강증진의 정의

질병예방

제1장에서 건강이라는 개념에 연계된 의미가 다양하다는 점에 대해 살펴보았다. 하지만, '건강이란, 병이 없는 상태'라는 개념이 우세하다. 건강의 본질과 건강에 기여하는 요인의 다양한 인식을 바탕으로 건강증진에 대한 해석이 이루어지고 있다. 20세기에 감염성 질환에서 만성질환으로 건강 방향이 전환되면서 질병의 인과관계에서 생활습관의 역할이 강조되어 예방을 한층 더 중시하게 되었다. 여기서 예방은 주로 특정 질병에 걸릴 확률이 높은 고위험군을 표적으로 하는 것이었다. 건강증진은 흔히 일차, 이차, 혹은 삼차예방과 관련시켜 범주화된다.

- 일차예방은 고위험군을 찾아내고 이들에게 조언과 상담을 제공해 불건강의 발생을 예방하는 것을 추구한다.
  일차예방의 예로는 예방접종, 자궁경부암 검진, 학교 및 사업장 보건교육 등이 있다.
- 이차예방은 질환 기간을 감소시키기 위한 위험 행태의 변화, 불건강의 진행을 예방하는 것을 추구한다.
  이차예방의 예로는 투약 교육, 당뇨환자에 대한 식이요법 교육, 심질환 환자들의 긴장 완화 등이 있다.
- 삼차예방은 만성 또는 불가역적 상태로 인한 장애와 합병증을 줄이고 삶의 질을 향상시키는 것을 추구한다.
  삼차예방의 예로는 보장구 사용에 대한 교육, 재활치료 등이 있다.

생명을 위협하는 병을 가지고 살아가는 사람들에게는 의료 지원과 증상 조절이 중요하지만, 삶의 질 향상도 그에 못지 않게 중요하다. 이는 임상 현장에서 일하는 이들의 건강증진에 대한 일반적인 해석으로 이것은 보건서비스를 필요로 하는 환자들에 대해 교육하는 것과 거의 다르지 않다. 건강증진의 목표는 환자들이 치료순응 향상이나 생활습관의 변화를 통해 재발 방지를 돕고, 만성질환자들의 삶의 질을 높여주는 것이다. 그러나 질병예방에서는 위험요인이나 위험군 범위 내에서만 불건강의 발단이 되는 원인들을 찾는다.

학습활동 4.6 건강을 증진시키는 완화치료 : 용어 모순?

건강을 증진시키는 완화치료는 어떤 양상을 띠는가?

보건교육

사람들에게 그들의 건강에 대해 교육하는 것은 흔히 볼 수 있으나, '보건교육'이 하나의 공식적인 활동으로서 등장한 것은 1980년대에 이르러서였다. 그러나 불결과 음주의 신체적, 도덕적 해악에 대한 정보를 확산시켜야 한다는 인식이 등장한 것은 19세기 중반이라 할 수 있다. 질병 발생에 기여하는 조건들을 사람들이 선택한다는 생각은 질병예방에 대한 정보를 제공하고, 설득과 매스컴 기법들을 통해 사람들이 자신의 행동을 변화시키도록 동기를 부여하고 교육을 통해 이들이 건강한 생활습관을 갖추도록 할 수 있다는 관점으로 이어졌다.

전통적인 보건교육은 지식과 행동 간의 단순한 인과관계에 대한 가정에 근거하여 정보제공에만 초점을 맞춘다는 비난을 받았다. 건강은 개인의 책임임을 강조하면서 피해자에게 책임을 전가한다는 비난도 받게 되었다. 가난, 사회요인, 환경요인 등 개인이 변화시킬 수 없는 개인의 통제 범위를 넘어서는 요인들이 원인일 수 있음에도 불구하고, 피해자를 탓하면 개인들이 죄책감을 느끼게 된다.

학습활동 4.7 상류에 다시 초점 맞추기

McKinlay(1979)는 상류로 초점을 다시 맞추어야 하는 필요성에 대해 설득하면서 다음과 같은 이야기를 들려준다.

> 급류가 흐르는 강변에 서 있는데 물에 빠진 사람의 외침이 들린다. 그래서 강물 속에 뛰어들어 그 사람을 강변으로 구출해 인공호흡을 한다. 그 사람의 호흡이 돌아오자마자, 또 다른 사람이 살려달라고 외치는 소리가 들린다. 그래서 강물로 뛰어들어 그 사람을 잡고 강변으로 끌어내 인공호흡을 한다. 이 사람의 호흡이 돌아오자마자, 또 다른 사람이 살려달라고 소리 지른다. 그래서 다시 강물로 뛰어든다. 이런 일이 끝없이 이어진다. 뛰어들고, 구출하고, 인공호흡하느라 정신없어서 상류에서 이들을 밀어 버린 자가 누구인지 살펴볼 여유가 없다.

- 당신의 업무에서 단기적 문제 중심 활동의 예는 어떤 것이 있는가?
- 상류에 대한 재조명과 관련 있는 양상은 어떤 것인가?
- 누가, 무엇이 사람들을 강물 속으로 밀어 넣는 것인가?

보건교육은 사람들이 건강에 대해 학습하고 행동을 변화시키도록 기획된 기회라고 정의할 수 있다. 이렇게 정의할 때 보건교육에는 다음 요소들이 포함된다.

- 건강문제와 불건강에 영향을 미치는 요인들에 대한 인식의 증대
- 정보제공
- 사람들이 건강을 위해 생활습관을 변화하도록 동기부여 및 설득
- 변화를 실현하도록 사람들에게 스킬과 확신 부여

이는 제9장에서 논의한 바와 같이 건강증진의 역할을 정보, 교육 및 의사소통이라는 한정된 활동으로 축소 해석하는 것처럼 보일 수도 있다.

학습활동 4.8 건강은 개인의 책임인가?

당신의 건강은 당신의 손에 달려있는가?

보건교육의 역설들 중 하나이자, 만연한 전문가적 딜레마는 자발성과 자유선택의 정도에 대한 것이다. 보건교육은 의학과 교육학에서 비롯된 전문가 – 권위 모형에 기반을 두고 있다. 건강상의 필요가 있는지, 개인의 생활습관이 적절한지, 중재의 성격과 가장 효과적인 의사소통 수단이 무엇인지, 지시에 잘 따르고 있는지, 중재가 제대로 기능하고 있는지를 결정하는 것도 보건교육자나 의사이다. 보건교육 실무를 살펴보면, 보건교육은 정보를 제공하는 것이며 의뢰자가 조언을 따를 때 건강증진이 성공한 것이라고 믿게 된다.

교육이 질질 끌기의 수단이라고 보는 보건교육자들도 있다. 의뢰자들은 관련 정보, 조언 혹은 안내를 받으며 자신들의 행동을 합리적으로 변화시키는 빈 용기가 아니다. 흡연으로 인한 건강 위험에 대한 정보는 1963년부터 접할 수 있었고, 인간면역결핍바이러스(HIV) 감염에 대한 정보는 1986년부터 접할 수 있었다. 하지만 사람들은 여전히 흡연하며, 콘돔을 사용하지 않는다. 이런 보건교육자들은 강압적이거나 설득적이지도 않다. 그래봐야 효과가 없을 것이고, 비윤리적이기 때문이다. 보건교육자는 전문가라기보다 촉진자이자 조장자이다. 보건교육자는 의뢰자들에게 어떻게 하라고 지시하기보다 의뢰자와 같이 협력하면서 그들의 필요를 찾아내고 정보에 입각한 선택을 내리도록 한다. 이것이 건강을 해치는 행동으로 이어질 수 있는 경우에도 그렇다. 그 목표는 개인들이 건강정보 이해능력, 자기효능감, 자존감, 대처

기술을 발달시킴으로써, 건강 관련 의사결정을 내릴 수 있도록 개인에게 임파워먼트를 부여하는 것이다(Nutbeam 2000).

학습활동 4.9 건강정보 이해능력

건강정보 이해능력이란 개인이 건강을 증진시키는 기본적인 건강정보와 서비스를 얻고, 해석하고, 이해할 수 있는 능력이라고 정의할 수 있다.

미국 건강과 보건서비스부 (2000)

이러한 정의가 건강 불평등을 자각하는데 도움이 되는가?

많은 일선 활동가들에게는 보건교육을 할 때 긴장이 존재한다.

- 보건교육은 사람들에게 그들을 위해 가장 좋은 것이 무엇인지 알려주어야 하는가?
- 건강에 손상을 주는 의뢰자들의 행태를 수용한다면 보건교육가들은 그들의 역할에서 실패한 것인가?
- 건강한 삶을 구성하는 것이 무엇인지 누가 결정해야 하는가? 보건의료종사자인가? 의뢰자인가?
- 건강행태와 그에 따른 결과는 개인의 선택의 문제로 봐야 하는가?

학습활동 4.10 보건교육 접근법

중년의 육체노동자에 대한 아래 사례와 적절한 보건교육 접근법을 검토해보자.

존은 도로에서 일하는 육체노동자이다. 47세 독신인 그의 사회생활은 주로 선술집을 중심으로 이루어진다. 그는 점심시간에 샌드위치를 먹으면서 몇 잔의 술을 곁들여 마시고, 집에 가는 길에 보통 4잔을 마신다. 그는 요통으로 의사를 찾아갔다. 의사는 그의 혈압을 재고 위험할 정도로 높다는 것을 확인하였다.

당신은 다음 중 어떤 조치를 하고 있는가?

1. 존에게 성인 남성의 권장 음주 상한선이 주당 28잔임을 알려준다. 술은 심장과 간에 해롭다는 점을 강조하고, 이미 존에게 심장발작 위험이 있다는 것을 말해 준다.
2. 존의 음주 행태 원인과 자신의 음주가 문제를 일으킬 것임을 이해하는지에 대해 의논한다.
3. 혈압강하제를 처방해주고 혈압의 변화를 확인하기 위해 2주 내에 전문간호사를 방문하도록 한다.

이런 문제들에 대해서는 제6장 건강증진의 윤리적 문제와 제11장 건강한 공공정책의 개발에서 서술한다.

전문가들과 사회과학자들은 보건교육이 정보나 설득을 통해 행동변화를 실현하도록 모색할 수 있거나 모색해야 한다는 기본 가정에 이의를 제기하였다. 그리고 예방의학이라는 주류에 도전하면서 자유주의와 권위주의는 보건교육의 역사적 발전을 반영하는 두 가지 가닥이 되었다. 따라서 자기 임파워먼트라는 원칙이 등장했는데, 이는 보건교육 실무의 중심이다(Green 등 2015). 임파워먼트 접근법은 사람들이 원하는 경우 행동을 변화시키는 등의 방법으로 삶에 대해 책임질 수 있도록 만들어주는 접근방식이다. Tones(1986)는 보건교육의 본질적인 요소가 '비판적 의식 함양'이고, 이를 통해 불건강의 근본 원인들에 대한 인식을 제고하는 것이라고 주장한다. 이 관념은 브라질의 성직자인 Paulo Freire가 처음 채택했다. 이 과정을 통해서만이 건강에 대한 구조적 영향들을 처리할 수 있고(Tones의 건강증진 모델에 대한 논의는 제5장 참조), 정책 변화를 추구하고 수용할 수 있다.

학습활동 4.11 건강증진과 정보에 기반을 둔 선택

건강증진의 목표는 사람들이 자신의 건강에 대한 정보에 기반을 둔 선택을 하도록 하는 것이다. 당신은 동의하는가?

보건교육 접근법의 범위는 제5장에서 논의한다. 그 접근법들은 건강감시와 행태변화의 달성에 초점을 맞추는 의료적 모형에서부터 태도와 가치 탐구에 기반을 둔 교육적 모형에 이르기까지 다양하다. 이런 접근법들 외에 지역사회 개발과 같이 건강을 위한 집단적 참여를 강조하는 건강증진과 가까운 접근법들, 지방 및 국가 수준에서 의사결정자들에게 영향력을 행사할 필요성을 강조하는 사회적 모형들도 있다.

그림 4.1은 문제를 유발한 건강행동을 바꾸려는 하류접근법(downstream interventions)과 그런 행동의 원인을 교정하려는 상류접근법(upstream intervention)의 구체적 예를 보여주고 있다.

건강증진

세계보건기구는 건강증진을 특정한 질환의 예방이나 위험 집단의 발견으로부터 전체 인구집단의 건강과 안녕이라 정의하였다. 문제점을 진단하는 전문가 대신 주민 스스로가 자신이 속한 지역사회에 적합한 건강문제들을 규정한다. 교사, 일차보건의료종사자, 사업장 관리자,

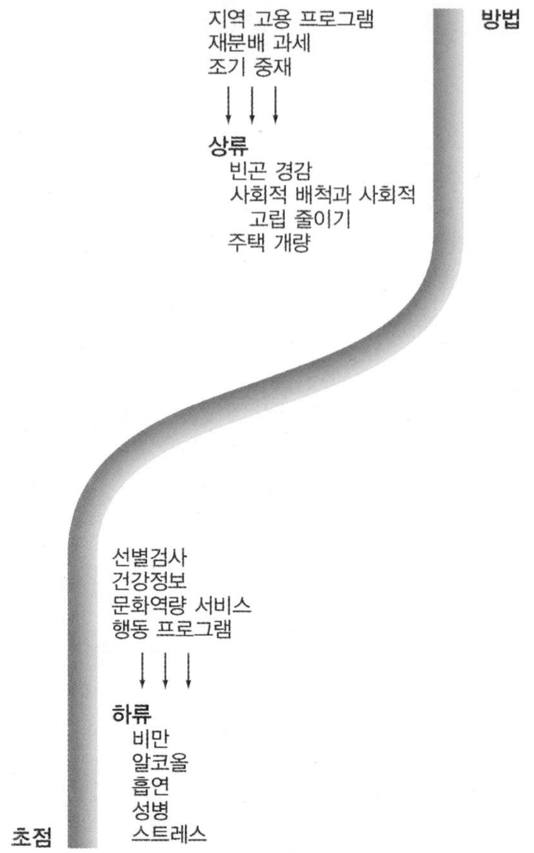

그림 4.1 건강증진을 위한 하류접근법과 상류접근법
(Ipsos MOR/King's College London: Global trends survey)

사회사업가와 사회복지사들이 모두 건강증진사업에 참여할 수 있다. 건강을 개인의 책임이라고 보는 대신 건강을 결정하는 사회적인 요인들을 고려하게 되며 건강을 사회 전체의 집단적 책임으로 보게 된다. 이는 의사결정 과정에서 기관과 정부가 이 문제에 우선순위를 둘 필요가 있음을 의미한다.

학습활동 4.12 건강증진 접근법

급성기 병동에 근무하는 간호사와 청소년들을 상대하는 지역사회 복지사의 업무에 대한 다음 설명을 살펴보자. 보건교육이나 건강증진을 수행하고 있다고 생각하는가? 이런 판단을 위해 어떤 기준을 사용하는가?

- 관상동맥 질환자를 위한 환자교육은 교육용 유인물을 사용하여 일대일로 진행된다. 교육목적은 불안을 경감시키고 회복을 촉진하며 발작의 원인에 대해 교육함으로써 환자가 정상적이거나 전보다 더 건강한 생활로 복귀할 수 있도록 하는 것이다. 심장 운동에 대한 실제적인 지식이 제공되며 환자들에게 이완 기법에 대해 지도하고, 심장 발작 이후 성생활 등 관심 사항들에 대해 이야기 하도록 장려한다. 환자들에게 복용하는 약, 건강한 식습관, 체중 조절, 콜레스테롤 섭취 감소 및 신체활동을 증가시키는 방법 등에 대해서도 교육한다.
- 성 건강 등의 주제에 대한 보건교육은 지식을 전달하고 토론을 통한 이해를 도모한다. 보건교육은 청소년들에게 이런 주제에 대한 선택과 결정의 자유를 부여함과 동시에 다른 사람들의 선택에 대한 이해와 존중도 강조한다. 보건교육의 최종 결과는 청소년에게 건강하고 질병 없는 상태를 유지하면서 긍정적인 즐거움을 누리도록 할 수 있어야 한다.

'보건교육'과 '건강증진'을 혼용하는 경우가 자주 있으나 건강증진은 보건교육을 포용하는 포괄적 용어이며, 보건교육에 비해 훨씬 더 범위가 넓은 개념이다.

> 건강증진은 건강을 증진하고 질병을 취급하기 위해 의도적으로 설계한 모든 조치들을 통합하는 개념이다. 건강증진의 주요 특징은 의심할 여지없이 '건강한 공공 정책'의 중요성이며 입법, 재정, 경제 그 외 '환경 공학'을 통해 사회 변화를 달성할 수 있는 잠재력을 갖는다.
>
> Tones (1990)

제2장에서 보았듯이, 사람들의 건강에 영향을 미치는 요인들은 다양하다. 물질적-구조적 요인들도 있고, 행동요인들도 있다. 이런 요인들은 다른 것보다도 교육에서 온전히 다뤄져야 한다. 그러므로 공공정책 변화 및 지역사회 이행조치를 통해 국민들이 생활을 변화시킬 수 있게 만드는 것이 건강증진이다. Milo(1986)가 처음 만든 '건강한 선택을 더 쉬운 선택으로 만드는 것'이라는 문구는 건강증진을 요약해 주는 것이 되었고, 이는 잉글랜드의 공중보건 전략의 표제로 채택되었다(Department of Health, 2004). 살펴본 바와 같이, 보건의료종사자들은 자신들이 맡은 건강증진 역할을 더 건강한 생활습관의 채택 방법에 대한 정보와 조언 제공에만 한정시키기 쉽다. 하지만 사람들의 생활을 변화시키려면, 건강하지 않은 행동을 채택하게 만들었던 요인과 상황을 다루어야 한다. 사람들은 흡연이 건강에 나쁘다는 점을 알면서도 스트레스를 받으면 흡연을 한다. 또래집단이 불법약물을 사용하고 있고 사회생활을 하다 보면 불법약물을 해야 하는 경우로 인해 이를 피하지 못하는 사람들도 있다. 반대로 남들보다 건강한 선택을 더 수월하게 하는 사람들도 있다. 슈퍼마켓이나 고급 번화가 쇼핑에 접근하기 쉬운 고소득자들은 신선한 과일과 야채가 들어간 식사를 더 쉽게 할 수 있다. 개인의

건강에 영향을 미치는 일부 요인들이 개인의 통제권 밖에 있는 경우가 있다. 예를 들면 부적절한 주택, 복잡한 도로, 보육서비스 부족 등이 그런 요소들이다.

학습활동 4.13 건강한 선택을 더 쉬운 것이 되도록 만들기

보건교사들은 많은 아이들의 점심 도시락에 탄산음료, 잼 샌드위치, 과자와 초코바가 포함되어 있다는 점에 대해 우려했다. 어떻게 해야 건강한 선택이 더 쉬운 것이 되도록 만들 수 있겠는가?

사회 규범까지 변화시키는 규제 없이 건강 행동을 변화시키는 것은 언제나 어렵다. 하지만 개인의 행동을 규제하다 보면 정부는 과보호하려는 보모국가가 될 소지가 있다. Sparks(2011)는 뉴요커지에 실린 만화에 대해 언급한다. 이 만화에서는 현대 맨해튼 길거리 풍경을 묘사하고 있는데, 중세 시대에 공개적으로 망신을 주고 처벌하던 방식인 목에 칼이 씌워진 세 사람이 등장한다. 이들에게는 각각 죄목을 표시하는 단어 '흡연, 소금, 탄수화물'이 붙어있다. 칼의 밑 부분에는 아이러니하게 뉴욕 도덕지도부(NY Dept of Moral Guidance)의 재산이라는 꼬리표가 붙어있다.

영국 정부는 저중재(low-intervention) 전략을 채택했다. 이는 '책임계약(responsibility deals)'와 식품 제조 등 산업계를 조합하여 가공식품 내 소금, 설탕, 지방을 줄이고 타인의 선택을 유도하는 부드러운 개입인 '넛지(nudge)' 전략이다. 그 목적은 '선택 설계자(choice architecture)'를 변화시키는 것으로, 개인들이 슈퍼마켓 계산대 주변에서 사탕류 카운터를 없애는 결정을 하도록 하는 것이다.

연구 사례 4.1 '넛지(nudge)'는 효과가 있는가?

영국 정부는 자유론적 온정주의(libertarian paternalistic) 접근법을 채택하여 행동변화를 추구했다. 이 방법은 Thaler와 Sunstein(2009)의 저서 제목을 따라 '넛지'로 알려졌다. 보건 분야에서 넛지를 이용하게 된 계기는 잠재의식적 단서를 이용해 사람들이 건강한 선택을 하도록 '넛지'하거나, 환경을 조작해 사람들이 더 건강하게 활동하는 기회를 늘림으로써 강압 없이 행동에 영향을 준다는 발상 때문이었다.

Ipsos Mori의 연구에 의하면, 대부분의 사람들이 자신의 건강을 개선하는 데 있어서 개인적 역할에 대해 인정했다. 일부는 치료를 받기에 앞서 자신의 건강을 개선해야 하는 경우에도 정부가 해야 할 역할이 있다고 생각한다. 하지만 그들은 자신의 개인적 건강 선택에 정부의 간섭을 원하지 않는다(Duffy 등, 2010).

당신 자신의 의견에 가장 근접한 것은...

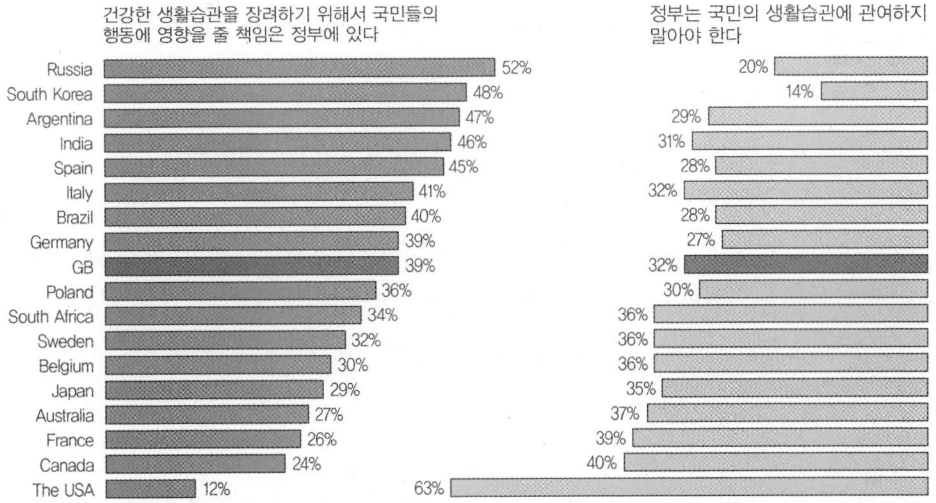

Base: c. 500–1000 adults 15+ in each country (1004 aged 16–75 in GB), 2013/14.

'넛지'를 통해 사람들은 개인적으로 직접 선택했다고 생각할 수 있고, 정부는 더 수월하게 국민들이 '바른 선택'을 하도록 만들 수 있다.

넛지가 효과 있다는 증거도 있다(Marteau 등, 2011). 인센티브가 체중감소에 영향을 주는 것으로 보고되고 있다. 돈을 맡기고 목표 달성에 실패하면 돈을 압류하는 방법에 참여한 사람들은 단기간 체중감량에 성공하였다. 또 다른 연구에서는 적립 프로그램에 참여한 흡연자들의 금연을 증명하면 적립액을 주는 방법을 채택했을 때 금연 확률이 더 높았다.

건강증진에 대한 비평

정치적 관점에 따라 건강증진에 대한 여러 가지 비평이 있다. 가장 흔한 것은 사회적 규제와 그 효과에 대한 증거 부족을 지적하는 우파적 비평이다. 개인의 행동 변화에 건강증진의 초점을 맞추는 것에 대해 우파에 비해 좌파적 비평은 드물다.

- 보건교육은 단순히 '음주운전 금지, 콘돔 사용 권장' 등의 경고를 홍보하면 된다. 이는 보모국가의 양상이다.
- 건강증진은 효과가 없다. 한정된 자원을 아픈 사람들에게 사용하는 것이 더 좋다.
- 불건강을 유발하는 조건들에 대한 관심이 부족하다. 건강증진이 빈곤을 처리하지는 못한다.

- 건강증진은 사람들이 특정한 방식으로 행동하도록 훈계하는 사회적 통제 수단이다.

건강증진을 지지하는 주장

건강증진은 건강 개선을 위한 국가적 노력의 한 부분이지만, 질병 중심의 병리학적 모형에 대한 거부로 인해 의학적 접근과는 구별된다. 건강증진의 목적은 건강과 웰빙에 대한 긍정적이고 건강의 기원(salutogenic) 개념에서 파생되었다(제1장에서 논의). 건강증진 방법은 임파워먼트 즉, 개인과 집단이 스스로의 건강을 증진하는 방법을 찾고 자신의 관점을 존중하도록 하는 것, 사람들이 자신의 건강에 대해 더 많은 관리를 할 수 있게 기술과 자신감을 획득하도록 지원하는 것이다. 따라서 단기적 성공은 없다.

실제로 건강증진은 다양한 정치적 지향점들을 포괄하고 있는데, 이는 개인적 접근 대 구조적 접근으로 특징을 구분할 수 있다. 어떤 이들에게 건강증진은 개인의 생활습관과 관련지어 건강 상태를 설명할 수 있는 좁은 영역을 의미하며, 그 과정은 주로 편익을 위한 변화를 조언해주는 전문가들에 의해 결정된다. 개인의 책임을 강조하므로 국가의 책임은 최소화되며, 결과적으로 보수주의적 견해와 이어진다. 세계보건기구를 포함하는 다른 한 편에서는 건강증진은 건강과 부를 떼려야 뗄 수 없는 관계로 인식하고, 급진적이고 도전적인 접근법들을 이용해 불평등 문제와 불건강의 근원들을 해결하려 모색한다(www.who.int/social_determinants/en/). 어느 한 접근법이 다른 쪽보다 더 낫다 못하다 논쟁하는 것은 득이 되지 않으며, 양쪽 모두 필요하다. 건강증진은 로비와 정치적 옹호를 포함할 수 있지만, 건강에 영향을 미치는 요인에 대한 지식과 이해를 향상시키도록 개인 및 집단과 함께 작업하는 것도 포함한다.

보건교육은 행태를 통제하려는 설득적 시도와 동일시되어 왔지만, 이것은 협의의 해석이며 건강증진의 핵심요인에 대한 중요성을 무시하는 것이다. Green 등(2015)은 개인과 지역사회가 그들의 건강에 대해 더 많은 통제권을 획득하도록 하는 이해와 활동에 교육의 초점을 맞춘 '새로운 보건교육'을 제안했다.

다수의 보건의료종사자들은 건강불평등을 없애기 위한 사회적 변화와 사회적 지지를 제공하는데 필요한 지역사회 변화 달성에 자신들의 역할이 제한적이라고 믿는다. 하지만 정보제공, 조언과 경청을 넘어 개별 활동가들이 건강을 증진할 수 있는 방법들이 있다. 세계보건기구에서는 활동가들이 그들의 업무를 통해 건강을 증진할 수 있는 세 가지 방식을 제안하였다. 옹호(advocacy), 지원(enablement), 중재(mediation)가 그것이다.

옹호

건강증진에서 옹호란, 특정한 원인을 변호하거나 장려해주는 과정을 말한다. 그리고 옹호는 소외층의 이익을 대변하고 이들 대신 목소리를 내주거나 정책에 영향을 주기 위해 로비하는 것을 의미한다. 또한 옹호는 특정 목적이나 동기를 위한 정치적 공약, 정책 지원, 사회적 수용과 지지 시스템을 확보하는 활동들을 의미하기도 한다. 예를 들어 호주, 뉴질랜드, 미국, 캐나다의 건강증진 네트워크는 오랫동안 원주민들의 건강에 초점을 맞추기 위해 옹호 활동을 해오고 있다.

학습활동 4.14 옹호와 실천

- 당신은 의뢰자나 대중을 '대표'하여 어느 정도까지 일할 수 있는가?
- 당신은 옹호를 당신의 건강증진 업무의 한 부분으로 생각하는가?

지원

지원이란, 건강증진 실무자들이 다른 사람들과 파트너십을 통해 지역사회의 필요를 찾아내고 네트워크와 자원을 개발함으로써 건강증진 행동을 하는 것을 의미한다. 일반인들이 지식과 기술을 개발하도록 도와주는 것, 스스로의 건강을 결정하는 요인들을 파악하고 처리하도록 도와주는 것 등도 의미할 수 있다. 지원은 건강증진사업가들에게 필수적인 기술이라고 할 수 있는데, 이는 지원을 하려면 건강증진사업가들이 촉매자 역할을 한 후 한 발짝 물러서서 지역사회에 통제권을 넘겨주어야 하기 때문이다(지역사회와의 함께 일하는 것에 대한 진전된 논의는 제10장 참조).

중재

건강증진사업가들은 다양한 이해관계 사이에서 조정자 역할을 하며, 이를 위해 지역의 여러 집단에게 증거와 조언을 제공하고 로비, 대중매체를 통한 캠페인과 사업집단 참여 등을 통해 지역 및 국가 정책에 영향력을 행사한다.

지금까지 건강증진은 개인 및 지역사회의 건강을 개선하는 과정이라고 정의되어 왔다. 또한 건강증진은 일련의 가치나 원칙들로 볼 수도 있다. 세계보건기구는 이런 가치나 원칙이 역량강화, 형평성, 협조, 참여라고 규정한다. 건강증진을 달성하기 위해서는 이런 가치들이 모든 보건 및 복지 업무에 통합되어야 한다(Naidoo and Wills 2010).

학습활동 4.15 실천 참여 가능

당신은 의뢰자들이 자신들의 건강에 대한 통제권을 갖도록 어느 정도까지의 범위와 어떤 방법으로 격려하고 지원해 주고 있는가?

건강증진은 보건업무를 인식하고 수행하기 위한 통합적인 접근이다. Cribb와 Dines(1993)는 '핵심 질문은 건강증진의 영역이 무엇인가가 아니라, 어떤 일들이 건강증진 방식으로 실행되고 있는가이다. 이 문제는 질병예방이나 보건교육을 목적으로 하는 활동에만 국한된 것이 아니라, 모든 활동 영역에서 물을 수 있는 질문이다.'라고 주장한다. 이 정의를 수용한다면, 건강증진에 경계가 없다는 의미가 될 수도 있는데 의뢰자와 활동가 간의 어떤 상황이나 사건도 건강증진과 관련될 잠재력이 있기 때문이다.

학습활동 4.16 건강증진 실무

당신이 의뢰자와 접촉할 때 무엇을 건강증진 측면의 활동으로 정의하겠는가?

결 론

다수의 보건의료종사자들이 보건교육과 건강증진에 열심히 참여하고 있다. 그러나 이러한 업무가 주로 정보 제공에 국한된 일대일 프로그램으로만 나타나고 있다. 많은 이들이 건강증진의 광범위한 정의에 부담을 느끼고, 이런 광범위한 접근법은 자신들의 전문 영역을 넘어서는 것이라고 생각하는 경우가 많다. 사실, 어떤 한 사람이나 단체가 건강증진 사회를 위해 필요한 변화를 모두 일으킨다는 것은 가능하지 않을 것이다. 우리 스스로가 세계보건기구가 제시하는 바와 같이 건강증진을 단순히 정치적인 변화만이 아닌 다자간 협동과정으로, 사람들로 하여금 자신의 건강에 대해 더 많은 통제권을 행사하고 안녕을 위한 수단을 갖추는 과정으로 이해하는 관점을 상기하는 것이 중요하다.

따라서 건강증진에는 인체의 기능과 질병의 예방법에 대한 개인적인 이해를 높이는 것, 보건의료 체계의 활용에 대한 능력을 키우는 것, 건강에 영향을 미치는 정치적, 환경적 요인들에 대한 자각을 높이고 지역사회 활동을 강화하는 것 등이 포함된다.

요 약

이 장에서는 건강증진의 다양한 기원에 대해 이해하고, 서로 다른 기원에 따라 해석이 어떻게 달라지는지 살펴보았다. 건강증진은 보건의료종사자에게 부여된 역할, 목적과 목표가 다른 여러 가지 중재방법들을 포괄하는 광범위한 용어이다.

건강증진은 질병과 불건강을 예방하고자 하는 명확한 의도를 가진 일련의 활동들, 사람들에게 건강한 생활습관을 갖도록 교육하는 활동들, 건강에 영향을 미치는 사회적, 환경적 요인들을 찾아내고자 하는 활동들을 의미하기도 한다. 또한 건강증진은 불평등을 해소하고 협조와 참여를 촉진하는 방향으로 보건업무의 방향을 정하는 일련의 원칙으로 볼 수도 있다. 따라서 건강증진사업 전문가는 건강의 정의에 대한 명확한 이해를 가져야 하고, 건강의 어떤 측면이 증진되어야 하는지, 개인의 행태보다 더 넓은 범위의 영향으로 인해 건강에 영향을 받는 방식에 대해서도 이해할 필요가 있다.

학습활동 4.17 10대 임신 전략의 목표

영국에서 18세 이하의 임신율은 15~17세에서 1천 명당 27.9명으로 1969년 이래 가장 낮다. 그러나 서유럽에서는 여전히 가장 높은 수준이다. 2012년에는 16세 미만 소녀 5,432명이 임신을 했고, 이들 중 60%는 합법적인 중절 수술을 받았다(영국 통계청, 2012). 당신이 지역 내 성관련 건강서비스 담당자라면, 10대 임신과 관련된 목표는 무엇이어야 하는가?

1. 10대 임신율을 감소시킨다.
2. 청소년들에게 조기 성경험의 위험에 대해서 교육한다.
3. 어린 어머니들을 지원하고 조언을 제공한다.
4. 피임 서비스와 조언에 대한 접근성을 향상시킨다.
5. 10대들의 성 건강에 대한 인식을 높인다.
6. 청소년들이 자신의 성 건강에 관한 정보를 제공받고, 자신있는 선택을 할 수 있게 해 준다.

다음 활동들 중 건강증진 개입에서 우선순위가 높다고 생각하는 것은 무엇인가? 그 이유는 무엇인가?

7. 청소년을 위한 방문서비스를 운영한다.
8. 교사와 협력하여 성교육 교육과정을 개발한다.

9. 미성년기 성행위의 위험에 대해 지역 학교에서 강연한다.
10. 가족계획 클리닉에서 청소년을 위한 세션을 연다.
11. 청소년용 피임 안내책자를 제작한다.
12. 지역 내 10대 임신 유형과 경향을 조사한다.
13. 10대 어머니 모임을 만든다.
14. 지역 시장에 정보제공용 전시대를 만든다.
15. 청소년의 요구를 논의하기 위한 고용주, 주거, 교육 및 여가 서비스 제공자들이 참여하는 기관 간 협력모임을 만든다.
16. 모든 동아리와 여가 활동 센터에 무료로 콘돔을 배포하도록 보건당국에 영향력을 행사한다.
17. 의사들을 위한 청소년 상담 프로그램을 운영한다.

추가 토론을 위한 질문

- 사람들의 건강개선을 위한 건강증진, 보건교육, 건강개선, 공중보건 또는 다른 용어 중 당신의 활동을 기술하기 위해 사용하는 용어는 무엇인가? 해당 용어를 사용하는 이유는 무엇인가?
- 현재 의료 직무 소관에서 건강증진을 강조하는 것에 대해 어떻게 설명할 것인가?

추천문헌 및 자료

Cragg, L., Davies, M., Macdowall, W. (Eds.), 2013. Health Promotion Theory, second ed. McGraw Hill/Open University Press, Maidenhead. Section 1 contains interesting accounts of the history and development of health promotion.

Green, J., Tones, K., Cross, R., Woodall, J., 2015. Health Promotion planning and Strategies, third ed. Sage, London. A useful textbook which includes thoughtful and provocative discussion on health promotion goals and methods.

Keleher, H., MacDougall, C., 2010. Understanding Health, second ed. Oxford University Press, Melbourne. An interesting Australian textbook that applies equity approaches to health promotion.

Nutbeam, D., 1998. A Health Promotion Glossary. Available at: http://www.who.int/healthpromotion/abaut/HPR%20Glossary%201998.pdf (accessed 22.09.15).

Scriven, A., Garman, S. (Eds.), 2005. Promoting Health Global Perspectives. Palgrave Macmillan, Basingstoke. A collection of views on the challenges facing the promotion of health around the globe.

Seedhouse, D., 1997. Health Promotion: Philosophy, Prejudice and Practice. Wiley, Chichester. A stimulating personal analysis of the conceptual roots of health promotion.

National health promotion agencies or associations can provide useful insights Into health promotion work. See for example the following.

Australia: Australian Health Promotion Association at www.healthpromotion.org.au and Victorian Health Promotion Foundation at www.vichealth.vic.gov.au.
Canada: public Health Agency of Canada at http://www.phacaspc.gc.ca/index-eng.php.
New Zealand: Health Promotion Agency at http://www.hpa.org.nz.
Northern Ireland: Public Health Agency for Northern Ireland at www.publichealth.hscni.net. See health and social well-being improvement.
Scotland: NHS Health Scotland at www.healthscotland.com.
Thai Health and Information at thaihealth.org.
USA: Office of Disease Prevention and Health Promotion at health.gov.
Wales: Health in Wales at www.wales.nhs.uk includes Health Challenge Wales.

다음의 학술지를 보는 것도 도움이 될 것이다.
American Journal of Health Promotion
Critical Public Health
Health Education Research
Health Promotion international
Health Promotion Journal of Australia
Scandinavian Journal of Health Promotion

오타와 헌장은 다음의 세계보건기구 웹사이트에서 다운로드 받을 수 있다.
WHO website at: www.who.int/healthpromotion/conferences/previous/Ottawa/en/.

학습활동에 대한 피드백

4.1 보건교육과 건강증진은 크게 겹치지만, 일반적으로 보건교육은 건강 관련 학습(흡연의 영향 등)에 초점을 둔다. 반면 건강증진은 범위가 더 넓고 건강개선을 위해 설계된 이행조치들(담배 광고 불법화 입법과 공공장소 흡연 제한)에 초점을 맞춘다. 대부분의 보건담당자들은 자신의 역할이 반드시 건강증진은 아니며, 보건교육이 자신의 역할에 포함된다고 본다.

4.2 1920년대 유럽 보험사들의 슬로건을 보면 이들이 특정한 이행조치를 옹호하는 이유를 알 수 있다. 동시대 서아프리카의 슬로건들은 상대적으로 더 설교적이고 짧고 분명하며, 기억에 남고 이행을 촉발하도록 설계되었다.

4.3 1970년대에 건강증진 슬로건에서는 개인의 선택 문제라 보았던 행동들을 옹호했다. 당시에는 건강하지 않은 행동을 채택하라는 단체나 마케팅 압박에 대한 인식이 없었다. 요즘에는 건강하지 않은 행동을 채택하도록 개인에게 많은 압박이 가해지고 있다는 인식이 높아졌고, 건강증진의 방향도 개인의 변화를 장려하는 것은 물론 이런 압박들을 변화시키는데 맞춰지고 있다.

4.4. 비판적 의식은 Freire가 만든 개념으로 세상에 존재하는 사회적, 정치적 모순을 파악하고, 개인의 삶에서 억압적 세력들에 대항하여 행동을 취하는 것에 초점을 맞춘다. 공공보건에 대한 비판적 의식으로서 건강증진에서는 건강이 의료적 개념이라기보다 사회경제적 개념이라는 더 광의의 관점을 채택한다. 따라서 건강증진에서는 예방접종 등의 의료적 중재보다 건강한 환경 구축 등 건강을 더욱 증진하기 위한 광범위한 이행조치들을 추구한다.

4.5

- 식이요법과 영양에 대한 건강한 공공정책을 수립하려면 건강한 학교급식(과일과 야채 등)에 대한 요건들도 포함시킨다.
- 지원적인 환경을 조성하려면 신선한 과일과 야채를 구할 수 있는 적절한 매장을 갖추고, 패스트푸드 매장 수를 통제하며, 학령기 아동들에게 '매일 5인분의 과일과 야채'를 섭취했을 때의 장점에 대해 교육한다.
- 개인의 건강기술을 개발하려면 식사할 때 신선 야채를 조리하는 법을 익히게 한다.
- 지역사회 이행조치를 강화하려면 패스트푸드 매장 수를 제한하고 지역민들이 직접 과일과 야채를 재배할 수 있도록 더 많은 분할 농지를 조성하도록 지역 관청에 로비한다.
- 보건의료서비스의 방향을 재설정하려면 사람들이 보건서비스를 접촉할 때 이들의 신장과 체중을 꾸준히 모니터링하고, 비만자들의 체중감량을 돕는 서비스를 지원하는 방안을 마련한다.

4.6 건강증진 완화치료는 희망과 지지의 육성, 우울증 예방, 가정 내 도움과 죽음에 대한 교육 등을 포함할 수 있다(Kellehear and O'Connor, 2008).

4.7 근원적인 문제인 상류접근법으로 재조정한다는 것은 건강증진을 옹호하는 강력하고 설득력 있는 주장이다. 이 개념은 의학적 치료가 대부분의 건강문제를 해결하거나 해결 가능할 것이라는 믿음에서 벗어나 예방 쪽으로 사고방식을 전환하는데 유용하다.

4.8 행동이 건강에 제한적인 영향을 미칠 수는 있지만, 건강에 영향을 주는 많은 요인들이 우리의 통제권 범위 밖에 있다. 예를 들면, 환경오염과 사회경제적 불평등 등이 그런 요인들이다. 그 외에 직접 통제 가능한 요인의 예를 들면, 성병 노출과 건강한 식단 등이 있다.

4.9 건강정보 이해능력이라는 개념은 새롭거나 급진적인 것이 아니며, 임파워먼트에 대한 다수 정의에서 찾아볼 수 있다. 하지만, 건강정보 이해능력이라는 개념에 포함된 중심 메시지는 지식만으로 변화를 달성하기에 부족하다는 것이다. 또한 건강을 결정하는 조건들에 대해 파악하지 못하거나 그런 조건들을 변화시키는 방법에 대해 알지 못하면 임파워먼트를 상실하게 된다는 것이다(Abel 2007). 우리가 사회에서는 식량과 제품에 대한 선택권이 증가하였고, 다수 출처들로부터 더 많은 건강정보가 나오며, 환자 치료 시 선택이 많아졌고, 의료서비스 제공자에 대한 선택도 확대되었다. Kickbusch(2009)는 이런 소비자 사회에서 능동적 건강시민권이 결정적으로 중요한 임파워먼트 전략이며, 이 전략을 통해 사람들은 그런 선택들에 대해 알게 되고, 그것이 식별가능하게 된다고 말했다.

4.10 첫 번째 접근법은 보건교육이다. 보건교육이란 음주 습관으로 인해 환자가 직면한 건강위험들이 무엇인지 환자에게 알려주는 것이다. 두 번째 접근법은 보건교육과 건강증진이다. 즉, 한층 더 기능화되고 환자 중심적이며 환자의 관점을 이해하고자 모색하는 접근법이다. 세 번째 접근법은 의료적 접근방법으로 환자의 적극적 관여가 거의 없이 혈압 강하 등 결과를 추구하는 접근법이다.

4.11 보건교육의 근간이 되는 원칙은 사람들이 건강행동을 직접 선택하도록 촉진하는 일이다. 불건강의 근원이 사회적 구조에 있다고 생각하는 사람들에게는 이러한 선택을 강조하는 것이 단순히 환상이다. 제6장에서 선택의 자유가 지닌 한계에 대해 심층 탐구하고, 자율 증진 등 윤리적 원칙이 보건교육자들의 실천을 어느 정도까지 지배할 수 있는지에 대해 알아본다.

4.12 이 두 가지 중재법의 주된 차이점은 각 방법의 목표에 있다. 관상동맥질환 관리 병동에서는 간호사가 질병 예방에 적극 관여해 더 이상의 심장발작을 예방한다. 지역사회 청소년 담당 복지사는 청소년들에게 건강한 생활습관을 위한 정보와 기술을 가지도록 해주는 것이 목표이다. 두 경우 모두 건강증진 담당자는 행동 변화를 목표로 추구하는데, 이는 관상동맥질환 관리 병동에서 더욱 확연하다. 두 방식에서 모두 정보를 제공하고, 의뢰자에게 스스로의 태도와 경험에 대해 성찰하도록 장려하고, 기술을 실천할 기회를 제공하는 등 비슷한 교육 방법들을 이용한다.

4.13 학교는 학부모들에게 조언하는 것에 대해 조심한다. 간섭으로 비치는 것을 원하지 않기 때문이다. 조언은 안내책자로 제공할 수 있으며, 아동들에게 요리-식사 시간에 음식을 만들도록 장려할 수 있다. 개인의 사회와 보건교육 시간에 건강한 점심의 요소들과 건강한 점심이 중요한 이유에 대해 토론한다. 잉글랜드는 2015년에 학교급식 영양기준을 개정했고, 자판기에서 '정크 푸드'를 배제하였고, 학교 내 음료는 물만 허용하였다(www.childrensfoodtrust.org.uk). 따라서 '건강한 선택'이 필수가 되었다. 이러한 정책적 조치들의 강압성 여부에 대한 딜레마에 대해 제6장에서 논한다.

4.14 당신의 역할은 다양할 수 있는데, 옹호 요소들이 역할에 포함될 수도 있고, 의뢰자나 대중을 대변하는 것이 당신의 역할에 포함될 수도 있다. 가용 서비스들을 통해 환자들이 방안을 찾도록 도와주는 것도 당신의 역할에 포함될 수 있다. 공중보건 옹호는 공중보건 정책이나 이니셔티브들을 홍보하기 위해 계획을 수립하거나 대중매체를 이용하는 것이다.

4.15 환자나 의뢰자의 참여를 장려하는 범위도 당신의 역할에 따라 가변적이다. 건강한 식사에 대한 정보 등 정보를 제공하거나 지역 내 간병인 지원 단체에 대한 정보를 환자에게 제공하는 등의 네트워킹 장려는 보건의료전문가들이 개인별 케이스를 다룰 때 타당한 방법이다. 전략이나 관리 담당자는 환자 참여를 전문가의 목표에 포함시키고, 스태프들이 이 목표를 달성하도록 지원해주고, 미디어를 이용해서 이 목표를 홍보하는 등의 업무를 자신의 영역에 포함시킨다.

4.16 당신역할에 포함시킬 만한 내용들은 다음과 같다.

- 의뢰자의 견해를 개방적으로 경청하고, 의뢰자의 지식, 태도, 신념을 시발점으로 활용한다.
- 의뢰자의 상황과 지역사회 내 다른 사람들의 상황을 연결한다.
- 지역사회 내의 가용할 수 있는 비공식 지원에 대한 정보를 제공한다.
- 의뢰자와 향후 이행조치에 대해 협상하여, 그 이행조치가 합리적이고 적절하며 현실적인 조치가 되게 한다.

4.17 그 목표는 1번에서와 같이 10대 임신율 낮추는 것이다. 이 목표와 관련해 다양한 기여 전략들이 있으며, 전략마다 다양한 이유에 따른 우선순위를 정할 수 있다. 당신의 역할(서비스 제공자의 경우나 연구자로서 교육기관이나 보건기관에 고용된 경우)도 어떤 이니셔티브가 적절하다고 판단할 때 영향을 미칠 것이다. 예를 들면, 교육과 상담을 통해 10대 임신을 예방하는 것(2, 5, 6번 교육 목표)을 건강증진의 우선순위로 삼을 수 있으며, 이 경우에는 7, 8, 9, 11번 중재가 적절할 수 있다. 한층 더 효과 있는 피임과 조기 낙태 서비스를 제공하는 것도 전략일 수 있으며 이는 4번 목표, 10, 16번 중재와 연관 있다. 유형과 경향을 평가하여 중재의 파급효과를 판단하는 것이 중요하다. 또한 다학제적 전략을 취할 수 있다. 다학제적 전략을 통해 이해관계자들이 제휴할 필요도 있다. 이는 15번 중재와 관련 있다. 10대 부모를 위한 전용 서비스 제공도 타당한 방법이라고 볼 수 있다. 이는 3번 목표, 13번 중재와 관련 있다. 8, 9번 중재와 같이 교육부문에

속하는 이니셔티브와 16, 17번 중재와 같이 보건부문에 해당되는 이니셔티브들을 나눌 수도 있다. 마지막으로, 교육부문과 건강부문에서 역량 구축을 장기적 비전 및 우선순위로 삼을 수 있다. 이는 15, 17번 중재와 관련 있다.

참고문헌

Abel, T., 2007. Cultural capital in health promotion. In: McQueen, D.V., Kickbush, I. (Eds.), Health and Modernity: The Role of Theory in Health Promotion. Springer, New York, pp. 43-73.

Amos, A., 1993. In her own best interests: women and health education, a review of the last 50 years. Health Education Journal 52, 3.

Blythe, M., 1986, A century of health education. Health and Hygiene 7, 105-115.

Cohen Committee, 1964. Health Education, Report of a Joint Committee of the Central and Scottish Health Services Councils. HMSO, London.

Cribb, A., Dines, A., 1993. What is health promotion? In: Dines, A., Cribb, A. (Eds.), Health Promotion: Concepts and Practice. Blackwell Scientific, Oxford.

Department of Health, 1987. Promoting Better Health. HMSO, London.

Department of Health, 1992. The Health of the Nation. HMSO, London.

Department of Health, 1999. Saving Lives: Our Healthier Nation (White Paper). Stationery Office, London. Available online at: https://www.gov.uk/government/publications/saving-lives-our-healthier-nation (accessed 25.02.15).

Department of Health, 2004. Choosing Health: Making Healthier Choice Easier. Stationery Office, London. Available online at: http://webarchive.nationalarchives.gov.uk/+/dh.gov.uk/en/publicationspolicyandguidance/dh_4094550 (accessed 25.02.15).

Department of Health, 2010. Healthy Lives, Healthy People. Stationery Office, london. Available online at: https://gov.uk/government/uploads/system/uploads/attachment_data/file/216096/dh_127424.pdf (accessed 25.02.15).

Department of Health and Social Security, 1976. Prevention and Health: Everybody's Business. HMSO, London.

Duffy, B., Quigley, A., Duxbury, K., 2010. National health? In: Citizens' Views of Health Services around the World. Ipsos Social Research Institute. Available online at: http://www.ipsos-mori.com/DownloadPublication/1395_sri-national-health-citizens-views-of-health-services-december-2010.pdf (accessed 09.08.14).

Gott, M., O'Brien, M., 1990. Attitudes and beliefs in health promotion. Nursing Standard 5, 30-32.

HM Government, 1998. Independent Inquiry into inequalities in Health (Acheson Report). Stationery Office, London.

Kellehear, A., O'Connor, D., 2008. Health promoting palliative care. Critical Public Health 18, 111-115.

Kickbusch, I., 2001. Health literacy: addressing the health and education divide. Health Promotion International 16, 289-297.

Kickbusch, I., 2006. Health literacy: engaging in a political debate. Editorial. International Journal of Public Health 54, 1-2. Available online at: http://heapro.oxfordjournals.org/content/16/3/289.full.pdf+html (accessed 22.09.15).

Lalonde, M., 1974. A New Perspective on the Health of Canadians. Government of Canada, Ottawa.

Marmot, M., 2010. Fair Society, Healthy Lives. DH, London. Available online at: http://www.instituteofhealthequity.org/projects/fair-society-healthy-lives-the-marmot-review (accessed 10.08.14).

Marteau, T., Ogilvie, D., Roland, M., Suhrcke, M., Kelly, M. P., 2011. Judging nudging: can nudging improve population health? BMJ 342, 263-265.

McKinlay, J.B., 1979. A case for refocussing upstream: the political economy of health. In: Jaco, E.G. (Ed.), Patients, Physicians and Illness. Macmillan, Basingstoke.

Milio, N., 1986. Promoting Health through Public Policy. Canadian Public Health Association, Ottawa.

Naidoo, J., Wills, J., 2010. Public Health and Health Promotion: Developing Practice, second ed. Bailliere Tindall, London.

Nutbeam, D., 1998. Health Promotion Glossary. World Health Organization, Geneva. Available online at: http://heapro.oxfordjournals.org/content/13/4/349.full.pdf (accessed 25.02.15).

Nutbeam, D., 2000. Health literacy as a public health goal: a challenge for contemporary health education and communication strategies into the 21st century. Health Promotion International 15, 259-267.

Office for National Statistics, 2012. Conceptions in England and Wales. Stationery Office, London. Available online at: http://www.ons.gov.uk/ons/dcp171778_353922.pdf (accessed 10.02.15).

Raphael, D., 2008. Grasping at straws: a recent history of health promotion in Canada. Critical Public Health 18 (4), 483-495.

Sanders, D., Stern, R., Struthers, P., Thabale, J., Ngulube, Onya, H., 2008. What is needed for health promotion in Africa: band-aid, live aid or real change? Critical Public Health 18 (4), 509-519.

Seedhouse, D., 1997. Health Promotion: Philosophy, Prejudice and Practice. Wiley, Chichester,

Sparks, M., 2011. Building healthy public policy: don't believe the misdirection. Health Promotion International 26 (3), 259-262. Available online at: http://heapro.oxfordjournals.org/content/26/3/259.full.pdf+html (accessed 22.09.15).

Sutherland, I., 1987. Health Education: Half a Policy. National Extension College, Cambridge.

Tannahill, A., 1985. What is health pronotion? Health Education Journal 44, 4.

Thaler, R., Sunstein, C., 2009. Nudge: Improving Decisions about Health, Wealth and Happiness. Yale University Press, New Haven, CT.

Tones, B.K., 1986. Health education and the ideology of health promotion: a review of alternative approaches. Health Education Research 1, 3-12.

Tones, K., 1990. Why theorise: ideology In health education. Health Education Journal 49, 1.

Townsend, P., Davidson, N., 1982. Inequalities in Health: The Black Report. Penguin, Harmondsworth.

Townsend, P., Whitehead, M., Davidson, N. (Eds.), 1992. Inequalities in Health: The Black Report and the Health Divide, second ed. Penguin, London.

US Department of Health and Human Services, 2000. Healthy People 2010. Available at: http://www.healthypeople.gov/default.htm (accessed 27.02.15)

Welshman, J., 1997. Bringing beauty and brightness to the back streets: health education and public health in England end Wales 1890-1940. Health Education journal 56, 199-209.

Williams, G., 1984. Health promotion-caring concern or slick salesmanship. Journal of Medical Ethics 10, 191-195.

Wills, J., Douglas, J., 2008. Health promotion still going strong? Critical Public Health 18 (4),

431–434.

Wilson–Barnett, J., 1993. The meaning of health promotion: a personal view. In: Wilson–Barnett, J., Macleod Clark, K. (Eds.), Research in Health Promotion and Nursing. Macmillan, Basingstoke.

Winslow, C.E.A., 1920. The untilled field of public health. Modern Medicine 2, 183–191.

World Health Organization, 1977. Health for All by the year 2000. World Health Organization, Geneva.

World Health Organization, September 6–12, 1978. Declaration of Alma Ata, International Conference on Primary Health Care, Alma Ata. World Health Organization, Geneva. Available online at: http://www.who.int/publications/almaata_declaration_en.pdf (accessed 25.02.15).

World Health Organization, 1984, Health Promotion: A Discussion Document on Concepts and Principles. World Health Organization, Geneva. Available online at: http://apps.who.int/iris/bitstream/10665/107835/1/E90607.pdf (accessed 22.09.15).

World Health Organization, 1985. Targets for Health for All. World Health Organization, Geneva.

World Health Organization, 1986. Ottawa Charter for Health Promotion. World Health Organization, Geneva. Available online at: http://www.who.int/healthpromotion/conferences/previous/ottawa/en/ (accessed 25.02.15).

제5장 건강증진에 대한 모델과 접근법

학습 목표

이 장을 마치면
- 건강증진의 여러 가지 다양한 접근법으로 분석할 수 있다.
- 건강증진의 여러 가지 개념적·분석적 모형 및 적용 방법을 이해할 수 있다.
- 건강증진 기획에 대한 이론-근거 접근법의 중요성을 평가할 수 있다.

핵심 개념 및 정의

모델(Model) 사실의 간소화된 묘사 또는 그래픽 표현(과정, 조직, 실재). 모델은 특정한 투입 또는 과정의 결과를 가정하는 데 종종 사용된다.

이론(Theory) 아이디어 또는 제의로 종종 일반적 원칙 하에 어떤 것을 명확하게 설명하기 위해 사용된다.

의학적 모델(Medical Model) 이 모델은 계량화할 수 있는 신체적 또는 정신적 변화에 기초하여 건강과 질병(sickness)을 정의하는 의학적 개념을 사용한다.

사회적 모델(Social model) 이 모델은 건강과 질환(illness)에 대한 이론을 제시하기 위해 사회적 개념을 사용한다. 건강은 정상적인 사회적 기능인 반면, 질환은 사회적, 신체적, 정신적 기능의 장애이다.

역량강화(Empowerment) 자신의 삶에 대해 통제하고 결정을 내리는 능력과 힘을 획득하는 행위이다.

주제의 중요성

건강에 대한 개념, 결정요인, 측정방법에서의 다양성은 자연스럽게 건강증진에 대한 여러 가지 접근법으로 귀결된다. 만일 건강을 질병이 없는 상태로 본다면 임상적 중재가 적합할 것이고, 만일 건강을 개인과 환경 사이의 상호작용과 상호의존의 결과물로 본다면 법적·규제적 중재가 적합할 것이다. 제4장에서는 보건교육과 건강증진에 대한 개념을 살펴보았다. 이 장에서는 다섯 가지의 다른 접근법을 다루고자 한다.

- 의학적 혹은 예방적
- 행태 변화
- 교육적
- 역량강화
- 사회 변화

이러한 접근법은 각각의 목적, 방법, 평가방법의 관점에서 검토될 것이고 다음과 같은 다양한 목표를 가지고 있다.

- 질병 예방
- 사람들에게 건강한 행태를 채택하도록 장려
- 충분한 정보 제공을 통해 사람들의 건강한 선택 장려
- 사람들의 건강관리 능력 향상 및 자신감 회복
- 건강한 선택 촉진을 위한 정책과 환경 변화

상기 접근법은 사업의 다양한 측면을 반영한다. 여러 접근법 중 어떤 것인지 파악하려면 기본적으로 해당 접근법을 기술하는 과정이 필요하다. 그것은 어떤 접근법이 가장 좋다는 것을 나타내는 것이 아니며, 또한 실무자가 다른 접근법 대신 특정 접근법을 채택해야 한다는 것을 의미하지도 않는다. 이 장의 후반부에서 건강증진에 대한 여러 이론적 틀 또는 모델이 소개되고, 토의 및 평가된다.

실무자는 흔히 건강증진에서 이론은 설 자리가 없고, 건강증진 활동은 가치나 이상보다 업무의 역할과 조직의 목표에 의해 결정된다고 생각하기 쉽다. 우리는 실무자 스스로가 채택하는 접근법에 함축된 가치를 알아야 한다고 주장해왔다. 즉 가치는 세상을 보는 방식, 활동과 우선순위의 선정, 전략을 도입하는 방식을 결정한다(Nabisco & Wills 2010: p.13).

건강증진 모델은 활동에 대한 지침이 아니라 활동의 경쟁분야를 묘사하고 다양한 우선순위와 전략이 여러 가지 기저 가치를 어떻게 반영하는지 보여주려는 노력이다. 이는 실무자가 다음의 내용을 생각해 볼 수 있도록 돕는데 유용하다.

- 목적
- 다양한 전략의 함의
- 무엇을 성공으로 볼 것인가?
- 실무자의 역할

의학적 접근

목 적

이 접근법은 이환과 조기사망의 감소를 목적으로 하는 활동에 초점을 맞춘다. 활동은 전체 인구집단이나 고위험군을 대상으로 한다. 이러한 부류의 건강증진은 불건강과 조기사망의 예

방이 가능한 보건의료사업의 수를 늘리는 것을 추구한다. 이 접근법은 주로 다음과 같은 세 가지 수준의 사업으로 묘사된다.

1. **1차 예방** – 위험요인에 대한 교육을 통한 질병 발생의 예방
   예 : 예방접종이나 위험요인에 대한 폭로 감소
   예 : 혈중 콜레스테롤을 감소시키는 스타틴(콜레스테롤 저하제) 사용
2. **2차 예방** – 조기진단을 통한 질병의 진행 예방
   예 : 검진
3. **3차 예방** – 이미 병을 앓고 있는 환자의 추가적인 장애와 고통을 줄이고, 질병의 재발 방지
   예 : 재활, 환자 교육과 완화의료

건강증진에 대한 의학적 접근은 다음과 같은 몇 가지 이유에서 일반화된 접근법이다.

1. 역학(인구집단의 질병 양상에 관한 학문)과 같은 과학적 방법을 사용하기 때문에 높은 지위를 가진다.
2. 단기적 관점에서는 질병의 예방과 조기발견이 환자가 되어 치료하고 돌보는 것보다 훨씬 경제적이다. 물론, 장기적으로는 사람들이 더 오래 살게 되면서 만성퇴행성 상태를 경험하고, 오랜 기간 동안 연금을 필요로 하면 경제적이지 않을 수도 있다.
3. 이 접근법은 전문가 주도 또는 상의하달식의 사업이다. 이러한 방식의 활동은 의도한 결과를 달성하기 위해 필요한 전문적 지식을 지닌 의료와 보건의료전문가의 권위를 강화시킨다.
4. 이 접근법을 사용한 결과 공중보건에서 커다란 성공이 있었는데, 예방접종 프로그램의 결과에 의한 천연두의 전 세계적인 박멸이 그 예이다.

제1장에서 보았듯이 의학적 접근은 질병 유무를 중심으로 한 개념이다. 이것은 적극적 건강의 증진을 추구하지 않으며 건강의 사회적·환경적 차원을 무시한다는 점에서 비판 받을 수 있다. 게다가, 의학적 접근은 의료지식에 대한 의존성을 높이고 대상 주민이 자신의 건강을 결정하는 것을 막고 있다. 보건의료종사자들은 환자가 치료에 협조하고 순응하도록 설득하는 일에 나서고 있다.

공중보건의료는 예방을 전문으로 하는 의료의 한 갈래로, 대부분의 일상 예방활동이 지역사회 보건전문 간호사나 지역간호사가 포함된 지역사회 보건서비스에 의해 수행된다.

방 법

예방접종 및 검진과 같은 예방서비스의 원칙은 특정 상황의 위험에 처한 집단을 목표로 한다는 점이다. 예방접종은 효과를 발휘할만한 적정 수준의 접종률을 필요로 하는 반면 검진은 특정 집단에게 제공된다. 예를 들어 영국에서는 3~5년 주기의 자궁경부암 검진을 25~64세 모든 여성에게 제공한다.

어떤 상태나 질병에 검진이 효과적이기 위해 다음의 요건들이 충족되어야 한다.

- 검진 검사가 질병 소견을 놓치지 않을 만큼 질병의 임상 전 단계가 길어야 한다.
- 조기치료가 임상결과를 향상시킬 수 있어야 한다.
- 검사의 민감도가 높아야 한다. 즉, 검사가 질병을 지닌 모든 사람을 발견할 수 있어야 한다.
- 검사의 특이도가 높아야 한다. 즉, 검사가 질병을 지닌 사람만을 발견해내야 한다.
- 비용-효과적이어야 한다. 즉, 수행된 검사 수에 비례하여 많은 양성 환자를 찾아내어 경제적이어야 한다.

영국 국가검진위원회(UK National Screening Committee)는 검진 정책을 감독하고 이용 가능한 근거에 기초하여 권고를 제공한다(보다 자세한 내용은 www.screening.nhs.uk에서 찾을 수 있다).

예방서비스는 역학적 증거에 기반한 확고한 논리를 필요로 한다. 더불어 의학적 접근은 검진이나 예방접종프로그램을 수행할 수 있는 하부구조를 필요로 한다. 이러한 하부구조에는 훈련된 인력, 장비, 검사실 등과 서비스 대상군을 결정하고 수진율을 기록하는 정보체계가 포함되고, 예방접종사업의 경우에는 효과적이고 안전한 백신 등이 포함된다. 건강증진에 대한 의학적 접근은 복잡한 과정이 될 수 있으며, 국가 프로그램이나 지침서 확립이 필요하다.

학습활동 5.1 검진을 위한 기준

우울증을 위한 국가검진프로그램의 제공이 적절한가?

검진이나 예방접종 시설의 구축은 주민이 그것을 기꺼이 이용하려 할 때에만 효과적이다.

학습활동 5.2 검진 수검률 높이기

예방적 검진서비스 수검률을 높이기 위해 어떠한 방법을 사용할 수 있는가?

최근 백신으로 예방 가능한 질병(예: 러시아의 폴리오과 웨일즈 지역의 홍역)의 유행은 공중보건당국이 최상 수준의 예방접종을 획득하는데 있어 도전으로 작용한다. 핵심 요소는 예방접종의 필요성, 안전성과 효능성에 대한 인구집단의 인식을 알리는 대중매체 캠페인, 면대면 소통, 근거자료를 통해 대중의 신뢰를 얻는 것이다.

평 가

예방적 시술의 평가는 궁극적으로 유병률과 관련된 사망률의 감소에 바탕을 두고 있다. 이것은 장기과정에 해당하며 단기과정 평가에 속하는 좀 더 일반적인 측정의 예는 목표인구집단의 검진율 또는 예방접종률의 증가이다.

사례 학습 5.1 스완지(Swansea)에서의 홍역 발발

의학적 접근법이 항상 성공적이지는 않다. 1994년부터 영국 아동예방접종 캠페인이 시행되어 10~18세 17,440명이 처음으로 예방접종을 받았음에도 불구하고, 2012년 11월 700건의 홍역 유행이 웨일즈의 스완지에서 발생했다. 웨일즈 국회의 유행조사로 후에 허위로 드러난(Godlee 등, 2011) 홍역, 이하선염, 풍진(MMR)과 자폐증을 연관시킨 Andrew Wakefield의 연구(1998)가 MMR 접종에 대한 부모의 동의 의사에 영향을 미쳤다는 결론을 내렸다. 지역 대중매체는 1998년 예방접종에 대해 명확하게 부정적인 캠페인을 벌였다. 웨일즈에서 2세 아동의 MMR 접종률은 1996년 91%에서 2003년 80%로 떨어졌다. 이와 같은 시기에 정기 예방접종을 받지 않은 아동은 지금 중학교 연령이 되었고 상기 감염병에 대해 보호되지 않고 있다.

학습활동 5.3 건강증진의 의학적 접근법

의학적 접근법에 대한 비판의 내용은 무엇인가?

행태 변화

목 적

이 접근법은 건강 향상에 열쇠로 생각되는 건강행태를 개인들이 받아들이도록 독려하는 것을 목적으로 한다. 제8장에서는 건강 관련 결정이 복잡한 과정이며, 개인이 행동을 취할 준비가 되어 있지 않다면 효과적이지 않다는 것을 보여준다. 앞의 장에서 살펴본 것처럼 건강 행태에 영향을 주거나 변화를 추구하는 것은 오랜 동안 보건교육의 일부분이 되어왔다.

이러한 접근은 건강을 개인의 소유물로 본다는 점에서 대중적이다. 사람들이 생활양식의 변화를 선택함으로써 자신의 건강에 진정한 향상을 가져올 수 있다는 점을 가정할 수 있다. 또한 자신을 돌보기 위해 책임감 있게 행동하지 않는다면 그 결과에 대해 비난 받을 수 있음을 가정한다.

학습활동 5.4 행태 변화의 장애물

사람들이 건강한 식생활을 실천에 옮기지 못하는 이유는 무엇인가?

개인 행태와 사회적·환경적 요인 간에 복잡한 관계가 있다는 것은 명백하다. 행태는 사람들이 살고 있는 여건에 대한 반응이며, 그 여건(예 : 실업, 빈곤)의 원인은 개인의 통제범위 바깥에 있다.

방 법

행태 변화 접근법은 건강증진 주요 기관에 의해 수행되는 활동의 근간을 이룬다. 캠페인은 사람들이 흡연을 중지하고, 건강한 식습관을 채택하고, 규칙적인 운동을 하도록 설득한다. 이 접근법은 비록 집단 의사소통 방법을 사용하기는 하지만 개인을 목표로 한 것이다. 이것은 거의 대부분 전문가 주도, 상의하달식 접근법으로 건강증진에 관한 방법을 아는 전문가와 교육 및 상담을 필요로 하는 일반 대중 사이의 괴리를 조장한다. 그렇지만, 이것이 불가피하지만은 않다. 건강증진 대상자의 요구가 파악된 후에 이를 지향하는 개입이 이루어질 수 있다. 예를 들면, 사회마케팅 기법(제12장 참조)은 소비자가 원하고 필요로 하는 것을 발견하여 제공하는

데 초점을 둔다. 국립보전기록관 공보영화(http://www.nationalarchives.gov.uk/films/)는 대중이 수년간에 걸쳐 자신들의 건강행태를 변화시킬 수 있도록 촉진하는 몇 가지 방법의 사례를 제공한다.

많은 보건의료종사자들은 자신의 사업대상자에게 정보 제공과 일대일 상담을 통해 건강에 대한 교육을 진행한다. 질병상태와 치료에 관한 환자교육은 치료순응-다른 말로 표현하자면 행태 변화를 추구하는 것이다. 또는 이것은 고객지향의 접근이며 교육적 접근법을 적용하게 된다(제9장 참조).

평 가

행태 변화를 위해 계획된 건강증진사업의 평가는 단순하게 보일 수도 있다. 건강행태가 사업 실시 후 변화하였는가? 그러나 이와 관련하여 두 가지 문제가 있다. 변화는 장기간에 걸쳐서만 명확할 수 있고, 어떤 변화가 건강증진사업으로 인해 생긴 것인지 분리해 내기 어려울 수 있다.

연구 사례 5.1 체중 관리에 대한 행태 변화 접근법의 효과

체중 증가를 예방하기 위해 행태 변화 방법을 사용한 사업에 대한 최근의 체계적 문헌고찰은 상반된 결과를 보여주었다(Hardeman 등, 2000). 통신 프로그램, 목적 설정, 자가 모니터링과 우발 사태 대비 등을 포함한 무작위 대조시험만이 유의한 긍정적 결과를 보고하였다. 이 문헌은 이 분야에서의 진전이 다음에 의해 촉진될 것이라고 결론을 내렸다.

- 다른 환경에서 성공적이었던 행태 변화 방법의 명확한 사용(예 : 개인별 목적 설정, 인센티브 사용, 행태 변화에 대한 피드백)
- 사업의 명확한 기술
- 형성된 변화가 장기간에 걸쳐 지속되는지 평가하기 위한 목표 행동의 장기 추적관찰

다른 체계적 문헌은 건강한 식생활과 신체활동을 조장하는 블로그와 같은 사회적 매체의 사용에 대한 근거를 조사하였다(Williams 등, 2014). 이 문헌은 높은 수준의 참여를 보여주지 못했지만, 맞춤형 피드백을 하는 일대일 개입과 개인적 지지의 제공에 도움이 된다는 결론을 내렸다.

위의 연구 사례에서 제시되었듯이, 행태 변화 접근법은 정치가와 정책결정자에게는 인기가 있지만 종종 성공적이지 못하였다. 행태는 사람들이 살고 있는 사회적 상황에 대한 반응이다. 따라서 그저 단순하게 건강 행태를 변화시키고자 하는 시도는 피해자 책임전가가 될 수

있다. 대중매체 캠페인과 같은 인구집단 근거 행태 변화 접근법은 건강증진 메시지를 받아들이는 사람들에게 존재하지 않을 수도 있는 동질성을 가정한다.

교육적 접근

목 적

이 접근법의 목적은 개인이 자신의 건강행태 관련 정보에 근거한 선택을 할 수 있도록 지식과 정보를 제공하고 필요한 기술을 개발하는 것이다. 교육적 접근은 특정한 방향으로 설득하거나 변화를 자극하지 않는다는 점에서 행태 변화 접근법과는 구별되어야 한다. 하지만 교육은 성과를 내도록 의도되어 있다. 교육은 대상자의 자발적 선택이 되어야 하며 건강증진사업가가 택하는 것은 아니다.

교육적 접근은 지식과 행태의 관계에 대한 다음과 같은 일련의 가정에 근거를 둔다. 지식을 향상시킴으로써 행태 실천으로 이어질 태도의 변화가 있을 것이다. 대상자가 정보를 가지고 선택할 수 있게 한다는 목적은 동의할 만하다. 그렇지만, 이것은 사회적·경제적 요인이 자발적 행태 변화에 영향을 주는 실질적 제약뿐만 아니라 건강과 관련된 의사결정의 복잡성도 간과하고 있다(제9장 참조).

방 법

심리학적 이론에 따르면 학습은 다음과 같은 세 가지 측면을 포함한다.

- 인지적(정보와 이해)
- 정서적(태도와 감정)
- 행동적(기술)

건강증진에 대한 교육적 접근은 대상자 자신이 건강행태에 대한 내용을 선택할 수 있도록 정보를 제공할 것이다. 이는 전단(leaflet), 소책자, 영상화면 또는 일대일 상담을 통해 이루어진다. 또한 대상자들이 건강에 대한 태도를 공유하고 탐색할 기회를 제공하기도 하는데, 이는 집단토의나 일대일 상담을 통해 이루어지게 된다. 또한 교육프로그램은 선택권을 갖도록 고안된 역할극이나 행동을 통해 참가자의 의사결정기술을 발전시킬 수 있다. 건강증진 대상자들은 실생활과 같은 상황에서 역할을 맡거나 다양한 반응을 연습할 수 있다. 예를 들어, 알코올 프로그램에 참가하는 대상자들은 술을 제공받는 상황의 역할을 할 수 있다. 비록 토의 이슈는 교육 참가자에 의해 결정될 수 있지만 교육적 접근 프로그램은 대개 교육자나 진행자에 의해 이끌어진다. 교육적 접근 개입은 성인교육의 원칙과 학습을 돕거나 방해하는 요인을 이해하고 있는 전문가를 필요로 한다.

사례 학습 5.2 아프리카에서의 물 교육(water education)

프로젝트웻(projectwet)은 아프리카에서 수인성 감염의 확산을 줄이기 위해 USAID(미국 국제개발처)가 재정 지원하는 교육자를 위한 프로그램이다. 교육자료는 교육과정에 결합되도록 개발되어, 물 문제를 해결하기 위한 (환경) 보호, 수질관리, 지하수 사용과 같은 지역사회 활동을 할 수 있게 한다(www.projetwet.org).

평 가

지식의 향상은 상대적으로 측정하기 쉽다. 대중매체 캠페인을 이용한 보건교육 프로그램, 일대일 교육, 교실 수업은 건강문제에 대한 정보 증가나 질병의 위험요인에 대한 인식 개선에 성공적으로 평가되었다. 그러나 정보 자체만으로는 행태를 변화시키기에 불충분하다. 제8장에 제시한 바와 같이, 행태를 변화시키고자 하는 바람이나 능력 조차도 실제 개인의 행태 변화를 보증하지는 못한다.

역량강화

목 적

세계보건기구(1986)는 건강증진을 사람들이 자신의 삶에 대한 통제력의 획득을 가능하게 하는 활동으로 정의했다. 이 접근법은 사람들이 자신의 관심사를 확인하고 기술을 익히며 자신의 관심사대로 행동할 신념을 얻도록 돕는다. 이러한 접근은 '하의상달식' 전략에 근거한다는 점에서 독특하며 건강증진사업가에게 다양한 기술을 요구한다. 건강증진사업가들은 촉매제처럼 일을 진행시키고 여건을 활성화한 후 그 상황에서 빠져나오는 역할을 하는 조력자가 되어야 한다.

학습활동 5.5 역량강화 정의하기

• 여러분은 '역량강화'라는 용어를 어떻게 이해하고 있는가요?
• 사업가는 고객의 역량을 강화시킬 수 있을까요?
• 누군가의 역량을 저하시키는 건강증진 활동들이 있는 것은 아닌가요?

우리가 역량강화에 대해 언급할 때 자기역량강화(self-empowerment)와 지역사회역량강화(community empowerment)를 구별할 필요가 있다. 자기역량강화는 개인 상담에 기초하고 자신의 삶에 대한 통제력 향상을 목적으로 하는 비지시적(직접 지시하지 않고 자발적으로 극복하도록 유도하는)이며 고객 중심적 방법을 이용하는 건강증진 접근법을 설명하는데 사용된다. 역량강화를 위해 다음 내용의 인지가 필요하다.

- 자신의 무력함을 인식하고 이해한다.
- 변화시키고자 하는 상황에 대해 충분히 강하게 느낀다.
- 정보, 지원, 삶의 기술 획득을 통해 상황을 변화시킬 수 있음을 느낀다.

역량강화는 사람들 스스로 '사회적 현실'을 변화시킬 능력 배양에 관한 활동방법의 설명에도 이용된다. 제10장은 역량강화를 통해 주민들이 활발히 참여하는 지역사회와 그것을 둘러싼 환경에 도전하고 변화시키며 창조하는 방식의 지역사회 개발에 대해 다루고 있다. 이 접근법은 급진적 교육자인 Paulo Freire(1972)에 의해 옹호된 정치적 자각 고취를 포함할 수도 있고 그렇지 않을 수도 있다.

방 법

많은 보건・교육・사회사업가들은 역량강화 전략들을 사용하는데 고객중심 접근, 옹호, 자기 돌봄 등이 이에 해당한다. Laverack(2005)은 보건사업가의 도전 과제는 고객의 역량 획득(power from within)을 돕기 위해 자신의 역량을 어떻게 사용(power over)하는가에 있다고 강조한다.

지역사회 개발은 사람들이 자신의 관심사를 확인하고 이를 다룬 활동 프로그램을 계획하는데 함께 협력함으로써 그들의 역량을 배양하는 활동과 유사한 방법이다. 일부 건강증진사업가들은 지역사회 개발업무를 처리하기 위해 구체적인 소관을 갖기도 하지만 대부분은 그렇지 않다. 지역사회 개발활동은 시간이 요구되는 작업이며 대부분의 건강증진사업가들에게는 시

사례 학습 5.3 회상(reminiscence)을 통한 역량강화

회상은 노인들이 자신의 사정을 말하고 과거 일들을 떠올리도록 격려하는 의사소통 전략의 한 예이다. 이것은 노인들이 어떤 종류의 돌봄을 원하는지 이야기할 기회를 제공한다. 그리고 관계의 균형점을 고객 또는 환자에게로 옮겨 신뢰와 이해를 형성하도록 돕는다. 치매진료에서, 노인들이 스스로 과거를 상기하여 자신의 개인적 특성을 유지하도록 용기를 북돋을 수 있다. 강한 구전 전통을 가진 민족들은 자신의 문화적 정체성을 보전하기 위해 회상을 사용한다(Coleman과 O'Hanlon 2004).

간 전부를 할애해야 하는 명확하게 정의된 우선 과제들에 속한다. 지역사회 개발과 같은 업무에 대한 재정 지원은 항상 불안정하고 단기적이다. 그리고 이러한 접근에 필요한 의사소통, 기획, 조직적 기술들은 전문적 훈련과정에 포함되지 않을 수 있다. 많은 건강증진사업가들에게는 전문가 역할의 포기가 힘들고 불만스러울 것이다. 지역사회와 함께 일하는 방법에 대해서는 제10장에서 더 자세히 다루게 된다.

건강증진과 역량강화 접근법을 이용하는 건강활동가에 대한 여러 사회운동 사례가 있다. Laverack(2013)은 다음을 추구하는 사례들을 소개하고 있다.

- 건강한 공공정책을 개발한다(예 : 성산업 종사자 단체).
- 건강의 사회적 결정요인을 다룬다(예 : 이웃에 사는 노인을 방문하는 지역사회 구성원).
- 대중매체를 이용한다(예 : BUGA UP 캠페인)[1].
- 연합과 네트워크를 이용한다(예 : 노숙자를 위해).

평 가

일반적으로 역량강화와 네트워킹 과정은 장기 과제이므로 역량강화 활동 평가는 문제점을 안고 있다. 이러한 점은 파악된 어떤 변화들이 다른 요인이 아닌 해당 사업에 의한 결과라고 확신하기 어렵게 한다. 게다가 계량화가 가능한 행태의 목표 또는 변화와 같이 다른 접근법에 의해 활용되는 결과와 비교할 때, 역량강화 접근법의 긍정적 결과들은 애매모호하게 보이며 구체화하기 어렵다. 평가는 특정 목적의 충족 정도(결과 평가), 사업의 결과로서 조직의 강화 및 역량강화가 이루어지는 정도(과정평가)를 포함한다. 그러므로 평가는 행태 변화와 같이 결과를 입증하는 양적 방법뿐만 아니라 사람들의 인지와 믿음을 드러내 보이는 질적 방법

1) Billboard Utilizing Graffitists Against Unhealthy Promotions

을 포함할 필요가 있다.

사회 변화

목 적

급진적 건강증진으로 일컬어지는 이 접근법은 건강을 결정할 때 사회경제적 환경의 중요성을 인정하기도 한다. 이 접근법의 초점은 정책이나 환경 수준에 맞추어져 있으며, 그 목적은 건강증진 효과를 가져다줄 물리적·사회적·경제적 환경의 변화를 야기하는 것이다. 이는 "건강한 선택을 좀 더 쉬운 선택으로 만들기 위해"라는 구절로 요약할 수 있다. 건강한 선택은 존재하지만 대부분의 사람들에게 현실적인 선택이 되기 위해 비용, 유용성 또는 접근성의 변화가 요구된다. 제11장은 건강한 공공정책을 만들어 내는 과정을 다룬다.

학습활동 5.6 사회 변화 접근법과 건강한 식사

몇몇 연구들을 보면 과일과 채소를 포함하는 건강식은 저소득 가정의 전형적인 식사보다 더 많은 비용이 든다(Cade 등, 1999). 건강한 식사를 위한 건강증진사업의 초점은 어디에 두어야 하는가?

방 법

사회 변화 또는 급진적 접근법은 단체나 인구집단에 목표를 맞추며 '상의하달식'의 활동방식을 가진다. 조직(예 : 학교급식을 위한 영양 표준), 지역사회(예 : 고령친화도시), 정책과 법률(예 : 금연법)에서 변화가 있을 수 있다. 광범위한 협의가 있을지라도 변화는 가장 높은 수준에서의 확약을 요구한다. 제11장에서는 건강한 공공정책의 개발과 법 제정이 어떻게 국민의 건강에 막대한 영향을 끼쳤는지에 대해 다룬다. 정책과 법의 성공적인 실행은 교육, 로비, 사회마케팅 등을 통해 얻어진 대중의 지지가 있어야 한다. 제9장에서 사회마케팅에 대해 더 자세히 다룬다.

대부분의 건강증진사업가들에게 이러한 종류의 활동 범위는 전통적인 의학적 접근 또는 행태 변화 접근보다 더 제한적일 수 있다. 이러한 접근방식으로 일하기 위해 필요한 기술, 즉 로비, 정책 기획, 협상, 실행의 기술은 전문적 훈련과정에 포함되지 않을 수 있다. 이러한 방식의 일은 업무의 영역을 넘어 지나치게 정치적이거나 개인적인 소관으로 해석될 수 있을 것이다. 그렇지만 사회 변화과정에서 이해당사자로 참여하는 전문가단체의 영역이 있다. 예를 들면 보건사업전문가 단체들은 ASH(Action on Smoking and Health)와 같은 압력단체들과 함께 공공장소에서의 흡연금지를 위한 로비에 참여하였다.

평 가

사회 변화 접근법의 평가는 건강증진의 입법적·조직적·규제적 변화 같은 결과들을 포함하는데, 음식성분 표시, 담배회사의 후원과 광고 금지, 공공장소에서의 흡연 금지 규제 등이 그 예이다.

협력 작업의 정도와 공통 어젠다에 대한 건강 이슈 관심은 건강을 위한 사회 변화의 더 큰 이행 정도를 보여주는데 사용될 수 있다. 이러한 결과들은 전형적으로 장기적이고 복잡한 과정으로 특정 건강증진사업과의 연계성을 증명하기 어렵게 만든다.

학습활동 5.7 사회 변화 접근법 실행

당신의 사업 중 사회 변화를 목적으로 한 부분이 있는가? 당신은 건강과 관련된 정책과 실천에 영향을 주려는 노력을 기울였는가?

학습활동 5.8 건강한 식습관 접근법

표 5.1은 건강증진의 다양한 여러 가지 접근법이 어떻게 다른 목적을 가지거나 다른 방법을 사용할 것인가를 보여주기 위해 건강 식습관의 예를 들었다. 당면한 공중보건의 우선순위를 선택하시오(비만 감소, 합리적인 음주 또는 정신건강과 웰빙 개선). 이 영역에서의 건강증진사업들이 5가지 건강증진 접근방식, 즉 의학적 접근, 행태 변화, 교육적 접근, 역량강화, 사회 변화 접근법으로 진행될 때 어떠한 영향을 받을 것인지를 생각해 보자.

- 각각의 접근법에 의한 사업이 다음 각 부분에서 무슨 내용을 담겠는가?
  - 목적이나 초점은 무엇인가?
  - 어떤 방법이 있는가?
  - 활동가와 고객의 관계는 어떠한가?
- 당신은 각 접근법을 사용할 때 성공을 어떻게 평가하겠는가?
- 어떤 접근법이 가장 편하게 느껴지는가?

건강증진 모델

표 5.1에 제시한 건강증진의 여러 접근법에 관한 개요는 주로 설명 중심의 내용이라고 할 수 있다. 이는 건강증진사업가의 역할을 보여주고, 건강증진사업가는 상황에 따라 여러 접근법을 적용하기도 하고 철회할 수도 있을 것이다. 건강증진의 유형을 파악하기 위한 보다 분석적인 방법은 실천모델을 개발하는 것이다. 건축모형, 개요도, 이론적 모델 등의 모델들이 어떤 면에서는 현실을 보여주며, 여러 요소의 연결 관계를 단순한 형태로 보여주기도 한다. 모델 사용의 의의는 모델 내 요소들이 어떻게, 왜 상호 연관되어 있는지 설명하는 이론적 틀이라는 데 있다. 주제, 개념도, 모델 등은 문제에 대한 우리의 생각과 행동을 구조화하고 접근법 개발 또는 수행을 위한 근거를 제공한다. 건강증진 모델들은 다음과 같은 작업에 도움이 된다(Naidoo와 Wills, 2010).

표 5.1 건강증진 접근법 : 건강한 식습관의 예

접근	목적	방법	활동가/고객 관계
의학적	질병 위험의 대상 파악	집단검진, 개인건강위험 평가 예) 체질량지수 측정	전문가 주도 수동적, 순응하는 고객
행태 변화	자신의 건강에 대한 책임과 더 건강한 생활양식 선택의 장려	일대일 상담과 정보 제공을 통한 설득, 대중매체 캠페인 예) 하루 채소 5인분 섭취 캠페인(5-a-day dietary messages)	전문가 주도 의존적 고객 피해자에게 책임전가하는 이데올로기(victim blaming ideology)
교육적	건강한 생활방식에 대한 지식과 기술 증가	개인 또는 소그룹 활동을 통한 정보 제공과 태도 개선 기술교육 예) 건강식 요리	전문가 주도 토론을 위한 주제 선정에 고객의 참여 가능
역량강화	고객 또는 지역사회가 인지한 필요를 충족시키고자 파트너와 함께 일하기	옹호, 협상, 네트워킹, 장려 등 예) 지역사회 원예활동사업	건강증진사업가는 장려자 역량강화된 고객
사회 변화	인구집단의 관점에서 계층, 인종, 성, 지역 등에 따른 건강불평등 설명	조직적 정책 개발 예) 병원음식 공급정책 공중보건을 위한 법안 제정 예) 식품성분 표시 압력행사 재정적 조절 예) 기름기 적은 육류 생산을 위한 목축업자 보조	사회적 조정이 따르며 상의하달식 진행

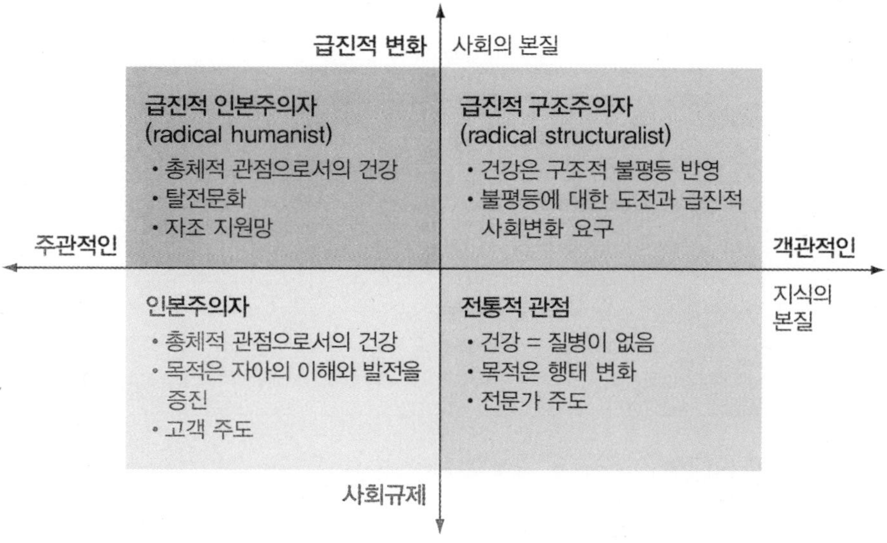

그림 5.1 건강증진의 4가지 이론적 패러다임 혹은 관점(Adapted from Caplan, R., Holland, R., 1990. Rethinking health education theory. Health Education Journal 49, 10–12.)

- 건강증진 분야의 개념화 및 도식화
- 기존 사업의 평가와 분석
- 사업 가능성의 계획 및 도표화

모델의 이용은 논리적 사고와 새로운 전략 및 활동방식을 반영할 수 있기 때문에 도움이 될 수 있다. 모델의 이용은 사업양식에 대한 우선순위와 어떤 것이 더 바람직하고 덜 바람직한지를 정하도록 도와줄 수 있다.

건강증진에 관한 문헌에는 다양한 건강증진 모델들이 제시되어 왔는데, 용어나 범주 측면에서 중복되는 면이 많은 반면, 이에 대한 합의는 없었다. Caplan과 Holland(1990)는 '지식의 원리(theories of knowledge)'와 '사회의 원리(theories of society)'의 범주 개념을 사용하였다(그림 5.1 참조). Beattie(1991)는 '사업방식(mode of intervention)(권위적인-타협적인)'과 '사업의 초점(focus of intervention)(개인적인-공동체적인)'을 기준으로 4가지 패러다임을 제시하였다(그림 5.2 참조). 건강증진 모델에 사용된 용어 또한 다양하다. 예를 들어, French(1990)는 사회변화 접근법을 '건강의 정치학'으로 부른 반면, Caplan과 Holland (1990)는 이를 '급진적 모델과 마르크스주의 모델'로 구분하였다. 이러한 점은 독자들에게 큰

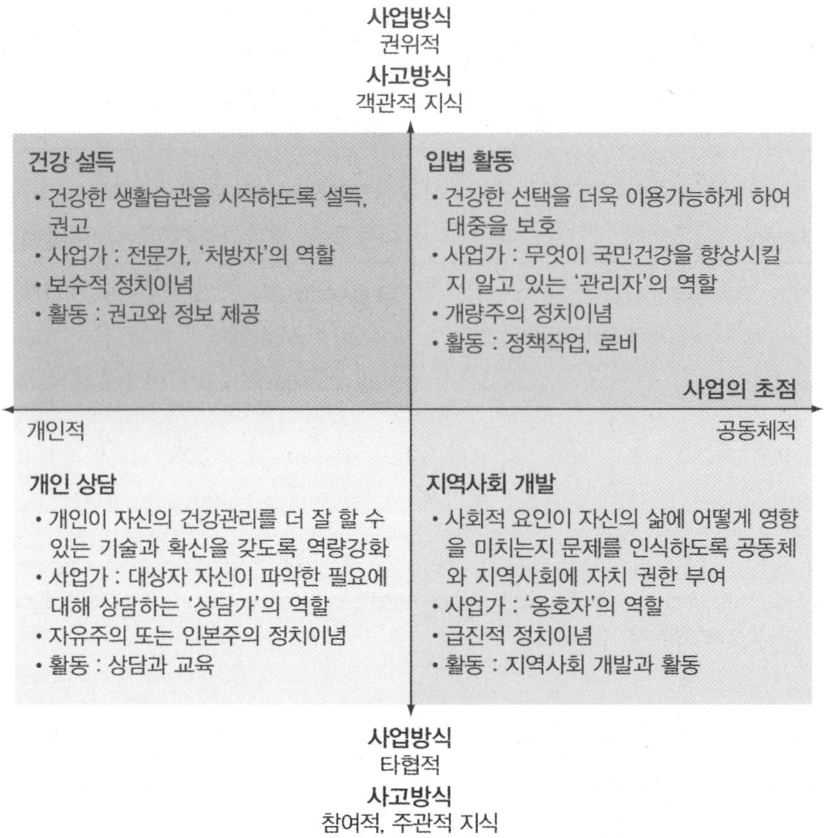

그림 5.2 Beattie의 모형을 이용한 사업 분석(Based on Beattie, A., 1993. The changing boundaries of health. In: Beattie, A., Gott, M., Jones, L., Sidell, M. (Eds.), Health and Wellbeing: A Reader. Macmillan/ Open University, Basingstoke)

혼란을 줄 수 있다.

다음 두 모델은 사회학적·사회정책적 틀로부터 유래하였다. 이들은 건강에 대한 물질적·사회적 영향인자와 건강불평등에 기여하는 사회적 구조에 주목하여 구조적 분석을 수행한다. 그리고 건강증진 접근법이 정치이념과 권력, 책임, 자율성 등에 대한 여러 가치 매김에 의해 어떠한 영향을 받는지 보여준다.

Caplan과 Holland(1990)의 분석적 모델

이 모델은 건강증진을 바라보는 4가지 패러다임(paradigm) 혹은 관점을 제시해 준다. 이러한 패러다임은 두 가지 차원에서 생성될 수 있다(그림 5.1). 첫째, 지식의 본질에 관한 것이다. 지식은 이해에 대한 주관적 접근에서 객관적 접근에 이르기까지 연속선상에 있는 것으로 간주된다. 과학으로부터 도출된 객관적 설명(예: 건강은 질병이 없는 상태이다)은 그림의 일부분에 불과하다. 제삼자의 평가와 건강의 의미에 대한 자신의 독특한 해석 등이 중요시될 수도 있다.

둘째, 사회의 본질에 대한 가정들과 관련된 것으로 급진적인 변화 원리에서부터 사회규제의 원리에까지 영역을 망라한다. 이러한 두 가지 차원을 조합하면 그림 5.1에서처럼 건강증진의 4가지 패러다임과 전망을 제시할 수 있다.

각각의 네 영역은 건강에 대한 이해와 건강증진의 실행을 위한 주요 접근법을 나타낸다. 이들은 서로 배타적이지 않지만, 단일한 위치와 접근을 유지하기 위해 다른 접근방식의 채택을 배제해야 하는 상황도 있다. 각 영역은 사회, 건강개념과 건강문제의 주요 원천에 대한 다양한 이론적・철학적 가정을 통합시키고 있다.

1. **전통적 관점**은 앞서 설명했던 의학적 접근 및 행동변화 접근과 관련이 있다. 지식은 전문가들에게 있고, 행태 변화를 일으키는 지식 정보가 강조된다.
2. **인본주의 관점**은 교육적 접근과 관련이 있다. 건강한 생활양식이라고 생각하는 개인의 개발 기회를 최대화하기 위해 자신의 개인적 자원과 기술을 사용하도록 능력을 부여받았다.
3. **급진적 인본주의 관점**은 역량강화 접근법과 관련이 있다. 건강증진은 자각을 일깨우며, 건강 이슈에 대한 개인적 반응의 탐색을 강조한다. 이것에 따라 개인들은 사회적・조직적・경제적 지원망을 형성하도록 장려된다.
4. **급진적 구조주의 관점**은 구조적 불평등이 많은 건강문제의 원인이 되며, 건강과 사회적 불평등 사이의 관계를 나타내는 점이 건강증진의 역할이라고 주장한다.

이 모델은 실천이 더 깊은 사회적 갈등과 가치기준의 결과라는 것을 보여주는데 유용하다.

Beattie(1991)의 분석적 모델

Beattie는 건강증진 접근법의 전 종류를 구조적으로 분석한다. 그는 건강증진에 대한 4가지 패러다임이 존재한다는 점을 제시한다(그림 5.2). 이것은 권위적인 측면(상의하달식, 전문가 주도)에서 타협적인 측면(하의상달식, 개인의 자율성에 가치를 둠)에 이르는 사업양식의 차원에서 만들어진다. 권고 및 정보 제공과 관련된 많은 건강증진 업무는 실무자에 의해 결정되고 이끌어진다. 동일한 방식으로 정책업무는 전문가에 의해 주도되며 우선순위는 역학적 자료에 의해 결정된다. 또 하나의 차원은 개인에서부터 공동체(단체)와 불건강의 근원에 초점을 두는 것에 이르기까지 사업의 초점에 관한 것이다.

Beattie의 표는 건강증진을 위한 4가지 전략들을 제시한다.

1. **건강 설득.** 이것은 개인을 대상으로 전문가가 주도하는 사업들이다. 예를 들어, 일차보건의료요원이 임산부의 금연을 유도하는 경우이다.
2. **입법 활동.** 이것은 전문가에 의해 주도되지만 지역사회를 보호하고자 하는 사업들이다. 예를 들어, 담배광고 금지를 위한 압력행사가 해당된다.
3. **개인 상담.** 이 사업은 고객이 주도하며 개인 개발에 초점을 둔다. 건강증진사업가는 전문가라기보다는 장려자이다. 예를 들어, 젊은 층이 자신들의 보건요구를 깨닫도록 돕고, 자신감과 기술 향상을 위해 단체 활동을 통하거나 일대일로 만나 일하는 청소년 상담사, 일차의료 현장에서 광범위하게 사용되는 동기유발 인터뷰가 속한다.
4. **지역사회 개발.** 이러한 사업은 개인 상담과 유사한 방식으로 공동체 및 단체나 지역사회의 역량을 강화하거나 기술을 높이고자 한다. 예를 들어, 지역주민의 교육과 활발한 여가활동의 기회를 향상시키기 위해 주민들과 일하는 지역사회활동가들이 있다. 지역사회 개발 과정은 사회 정의의 원칙에 근거를 두기 때문에 건강증진에 대한 급진적 접근방식으로 간주될 수 있다.

그림 5.2는 Beattie 모델이 다음 측면을 어떻게 강조하는지에 대해 보여준다.

- 목적과 활동
- 고객-사업가의 관계
- 정치이념

4가지 전략은 아래에 제시된 다양한 정치적 관점에 상응한다. 보수적 개량주의 관점에서는 건강증진을 보수적 관점에서 결점(예 : 정보의 결여)으로 보이는 부분과 개량주의 관점에서 모자라는 측면(예 : 낮은 접근성)으로 보이는 부분을 수정하거나 보수하려는 시도로 본다. 이러한 관점은 권위적이고 규범적인 접근을 불러온다. 자유주의 및 급진주의 관점 모두 건강증진을 개인의 역량을 배양하거나 자치 권한을 주는 것으로 본다. 게다가 급진주의적 관점은 지역사회를 움직이고 해방하는 데까지 추구한다. 각각의 관점은 고객과 관련하여 사업가의 역할을 다르게 상정한다.

Beattie 모델은 전략을 결정하는 명백한 틀을 제시하고 있고, 건강증진사업의 선택이 사회적·정치적 관점에 의해 영향을 받는다는 점을 일깨워주므로 건강증진사업가에게는 유용한 모델이 된다.

학습활동 5.9 Beattie의 모델 적용하기

다음 프로그램의 목표 중 하나를 택한 후 Beattie 모델을 사용하여 이를 개선하기 위한 다양한 전략을 그려보시오.

- 임산부의 흡연
- 청년의 음주
- 노인의 사고

Tannahill의 기술적 모델(Downie 등, 1996)

이 모델은 보건의료종사자들이 널리 사용한 모델이다. Tannahill은 보건교육, 예방, 건강보호 등 3가지 중복되는 활동영역을 제시하였다.

1. **보건교육** – 지식과 태도에 영향을 주어 웰빙을 증진하고 불건강을 예방하기 위한 의사소통
2. **예방** – 의학적 개입을 통해 질병의 위험과 불건강을 줄이고 회피
3. **건강보호** – 법적 조치, 재정적 수단, 사회적 방법 등을 통한 인구집단의 건강을 보호

Tannahill이 제시한 도표(그림 5.3)는 다양한 접근법들이 건강증진이라고 하는 포괄적인 과정에서 서로 어떻게 연관되는지를 보여준다.

이 모델은 현장에서의 실행을 중심으로 기술하고 있다. 이 모델은 건강증진사업가가 다른 영역에서의 가능성을 통해 건강증진의 범위를 파악하는데 유용하다. 하지만 사업가가 다른 접근법보다 특정 접근법을 선택하는 이유에 대한 통찰력을 주지 못한다. 이는 앞서 살펴본 바와 같이, 모든 접근법들이 서로 연관되어 있지만 각각의 고유한 방식으로 건강문제를 바라본다는 점을 시사한다.

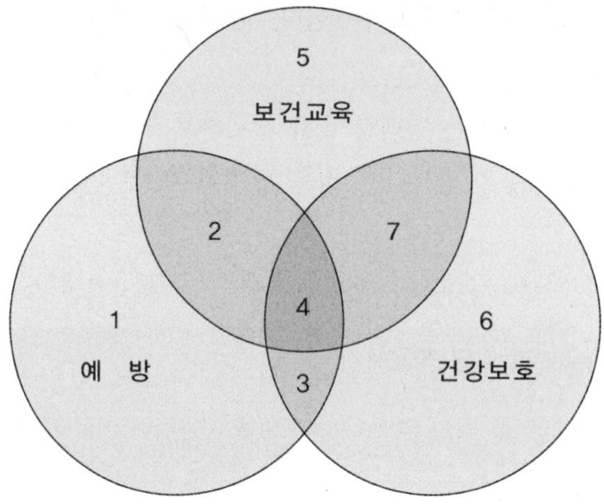

그림 5.3 Tannahill 건강증진 모델(From Downie, R.S., Tannahill, C., Tannahill, A. 1996. Health Promotion: Models and Values, second ed. Oxford Medical Publications, Oxford.)

1. 예방서비스. 예 : 예방접종, 자궁암검진, 고혈압 사례 발견, 감시체계 개발, 금연을 위한 니코틴 츄잉껌 사용
2. 예방적 보건교육. 예 : 금연권고와 정보 제공
3. 예방적 건강보호. 예 : 수돗물 불소 첨가
4. 예방적 건강보호를 위한 보건교육. 예 : 안전벨트 의무사용 입법을 위한 로비활동
5. 긍정적 보건교육. 예 : 청소년 대상 삶의 기술교육
6. 긍정적 건강보호. 예 : 작업장 금연정책
7. 긍정적 건강보호에 목적을 둔 보건교육. 예 : 담배광고 금지를 위한 로비활동

Tones의 역량강화 모델(Tones와 Tilford, 2001)

다음 모델은 기본적으로 자신의 건강에 대한 통제력을 얻기 위한 역량강화를 주장한다. 이것은 역량강화에 우선순위를 두어 건강증진활동을 지지하고 명확히 하는 핵심가치와 핵심전략으로 본다.

Tones는 '건강증진은 건강을 위한 공공정책×보건교육의 전체적인 과정이다'는 간단한 방정식을 만들었다(그림 5.4). Tones는 보건교육이 보건문제에 대한 의식을 고취시켜 주민과 전문가 모두를 역량강화의 핵심이 될 것으로 보았다. 이렇게 되면 사람들은 더 나은 선택을 할 수 있게 되고, 건강한 공공정책을 위한 압력을 형성할 수 있게 된다. 우리는 자기 역량강화와 지역사회 역량강화가 어떻게 구분되는지 살펴본 바 있다. Tones는 둘 사이에 상호작용의 관계가 있다고 주장했다. 건강한 공공정책을 통한 사회적 환경의 변화는 개인의 자기 역량강화를 촉진할 것이다. 의사결정에 효과적으로 참여하는 기술을 가진 사람들은 자신의 요

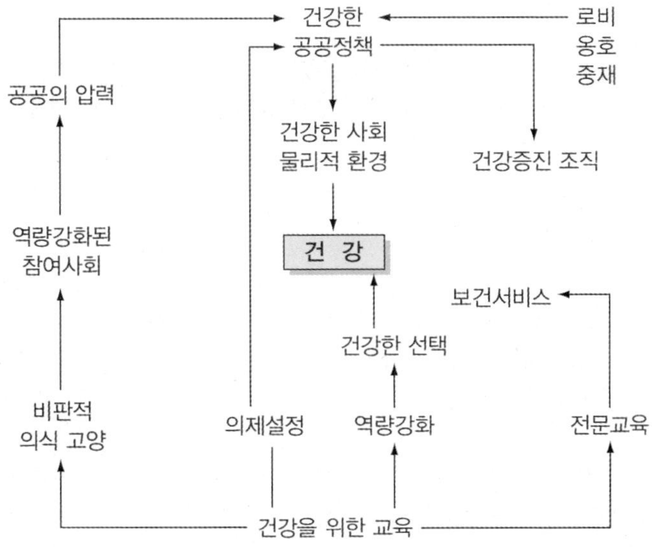

그림 5.4 건강증진에 대한 교육의 기여(Adapted from Tones, K., Tilford, S., 2001. Health education: Effectiveness, Efficiency, Equity, third ed. Nelson Thornes, Cheltenham.)

구에 맞는 자원에 쉽게 접근할 수 있고 정책입안을 더 잘할 수 있다. 변화를 이끌어 내기 위해서는 개인에 대한 지원 또한 필요하다. 예방적 접근이나 급진적·정치적 접근과 대치되는 개념인 역량강화는 Tones 모델에서 건강증진의 주요 목적이 된다. 역량강화를 위한 활동은 개인의 자율성을 고취시키고 개인, 공동체, 지역사회가 자신들의 삶을 좀 더 잘 조절할 수 있도록 한다.

건강증진 이론

건강증진 모델은 건강증진에 대한 사고와 실천의 새로운 영역을 설명하고자 하는 시각적 표현이라고 할 수 있다. 지금까지 이 장에서는 이러한 관점으로 건강증진 모델을 살펴보았다. 이론과 모델이라는 용어는 종종 같은 의미로 사용되며, 이론은 다양한 상황에 적용 가능한 체계적인 지식 집합이다. 대부분의 학문 분야에서 이론을 구축하고 현상을 이해하려는 방향으로의 절차가 연구과정에서 받아들여지고 있다. 이론은 특정 현상과 발생 원인을 분석, 설명, 예측하고자 하며 개인, 공동체, 조직 또는 사회 내에서 변화가 일어나는 방식을 분석,

표 5.2 건강증진 활동 분야 관련 이론

활동 수준	변화를 위한 핵심 영역	이론 또는 모델	장
개인	개인은 어떠한 동기 유발을 통해 변화가 가능한가? 개인은 어떻게 학습하는가? 사회적 규범의 영향력은 무엇인가? 어떤 개인은 왜 재발하는가? 또는 따르지 않는 이유는 무엇인가?	건강믿음 모형 변화의 단계 모형 사회학습 이론 계획된 행동 이론 합리적 행동 이론	9
지역사회	어떤 주민들은 새로운 아이디어를 빨리 받아들이는 반면, 어떤 주민들은 왜 좀 더 보수적인가?	혁신의 확산 이론 지역사회 동원 (community mobilization)	10
조직의 변화	어느 조직이 변화에 저항하는 이유는 무엇인가? 생활터에서 건강을 이끌어내는 요인은 무엇인가?	조직변화 이론 생활터 이론: 사회생태학적 접근	13~17
인구집단	일반 대중과의 효과적인 의사소통을 어떻게 설계할 것인가?	사회마케팅 이론	12

설명, 예측하고자 한다. 따라서 이론은 우리가 하려는 일을 상기시켜 주고, 활동이 어떻게 이루어져야 하는지, 이론이 현장에서 작동하기 위해 무엇이 필요한지에 대해 알려주므로 건강증진사업을 계획, 실행, 평가하는 데 사용되는 과정의 근간이 된다. 건강증진은 다음과 같이 여러 학문 분야의 이론에 바탕을 두고 있다(Naidoo and Wills, 2015).

- **교육 및 학습 이론** : 사회학습 이론은 보건교육 캠페인의 개발에 도움이 된다.
- **커뮤니케이션 이론** : 건강증진의 일부 분야에서 사회마케팅 이론이 사용된다.
- **사회학적 이론** : 성, 인종, 사회적 차별 및 사회적 변화와 관련된 이슈를 이해하는 데 도움이 된다.
- **심리학 이론** : 자아 존중감, 자기 효능감, 통제력(locus of control), 인생주기의 여러 단계 등과 같은 개인 단위 특성을 이해하는 데 도움이 된다.
- **조직변화 이론** : 공공정책의 개발과 실행을 설명하는 데 도움이 된다.

건강증진은 본질적으로 다양한 수준에서 변화를 가능하게 하는 것이므로 이론 중심 접근방식은 활동에 대한 방향과 정당성을 제시한다. 표 5.2(Nutbeam et al, 2010)는 해당 수준에서 변화과정을 설명하고자 사업의 초점을 이론이나 모델에 맞춘 것이다. 이는 전통 또는 반사적 반응보다 이론에 근거한 행동을 촉진한다.

본 번역서와 연관된 저서인 '공중보건과 건강증진: 실천사례 개발(Public Health and Health Promotion: Developing Practice)(Naidoo and Wills, 2010)'의 제1장에서 이론의 역할에 대해 보다 자세히 다루었다.

사례 학습 5.4 건강증진 기획에서 이론 적용하기

성 건강증진의 우선순위 사업으로 '파트너에게 알림'의 예를 생각해 보자. 사람들은 꾸준한 관계에 있는 파트너에게 정보를 제공할 확률이 훨씬 높지만, 성병이 있으면 관계에 갈등을 초래할 수 있다는 우려로 파트너에게 이후 고지를 꺼린다고 알려져 있다. 연구결과에 의하면 문제 제기에 대한 불안과 파트너에게 검사 및 가능한 치료를 하도록 설득하는 방법에 대한 불안을 보였다. 또한 여러 사례를 통해 파트너에게 알림이 흔하게 이루어지지는 않는 것을 알 수 있다(National AIDS Trust, 2012).

심리사회적 행동 이론에 의해 다음을 예측할 수 있다.

- 통보하려는 의도가 커질수록 자기 효능감이 높아지고 모든 파트너에게 통보할 확률이 높아진다.

조직 이론에 의해 다음을 예측할 수 있다.

- '파트너에게 알림' 사례의 부족은 조직의 구조 및 과정 측면의 문제를 보여주는 것일 수 있다.

결 론

다양한 활동들이 '건강증진'이라는 전제 하에 합쳐졌다. 예를 들면, 10대 임신과 같은 이슈를 다루는 경우 다음과 같은 여러 가지 접근법이 있을 수 있다.

- 의학적 접근 : 피임약 제공
- 행태 변화 접근 : 피임 권고
- 교육적 접근 : 성교육
- 역량강화 접근 : 타협, 자기주장, 의사소통 등 삶의 기술
- 사회 변화 접근 : 젊은 여성이 이용할만한 서비스와 혜택(교육훈련, 경제적 지원, 주거)의 검토

이러한 활동들을 여러 범주로 분류해내려는 시도로 인해 모델과 유형이 과다하게 생성되었다. 가장 명백한 출발점은 최근의 다양한 실천 사례를 설명하는데 있으며 이것이 이 장의 시

작 부분에서 취한 접근법이다.

그렇지만 이러한 방법에는 제한이 있으며 충분한 분석 작업을 하지 못한 것으로 평가될 수 있다. 이러한 과정을 취했던 이론가들은 다양한 실천 형식—현재 존재하거나 잠재적인—을 정리할 핵심적 범주를 파악했다. 좀 더 분석적인 접근법을 적용하면 실천 형식이 어느 정도의 가치를 지니는지 판단할 수 있게 하며 이러한 판단을 공개적으로 논쟁할 수 있게 한다. 건강증진이 그 자체의 목적에 맞는 운영과 활동으로 진행되려면 강력한 패러다임이 필요하다.

실천 모델과 유형들을 명확히 하는 작업은 학술적 활동이어서 '직면한' 건강증진을 위한 활동과는 무관한 것으로 보일 수 있다. 그렇지만 건강증진사업가는 다른 사람들의 요구에 단순히 대답하는 수준을 넘어서 적용 가능한 모든 옵션을 생각하고 자신의 신념과 가치에 가장 적합한 방법을 반영할 필요가 있다. 무엇이 가능하고 무엇이 바람직한지에 대해 판단을 내릴 수 있는 것은 건강을 증진시킬 다양한 방법을 생각해낼 수 있을 때에만 가능하다. '무엇이 가능한지와 무엇이 바람직한지' 이 두 가지가 항상 동의어는 아니라는 점의 인식이 단기적으로 의미가 없겠지만 장기적으로 볼 때 건강증진의 효과와 효율성에 크게 기여할 것이다.

학습활동 5.10 건강증진 모델을 전략 수립에 활용하기

저소득층 여성 흡연율은 다음의 경우에 증가한다.

- 사회경제적으로 취약한 경우
- 돌봐야 할 자녀가 많은 경우
- 자녀의 건강상태가 불량한 경우
- 혼자 돌봐야 하는 경우
- 가족 구성원을 추가로 책임져야 하는 경우

이 장에서 다루었던 모델 중 하나를 사용하여 건강증진사업을 도식화해 보시오. 다음을 고려하여 그려본다.

- 저소득층 여성 흡연자에 가장 적합한 사업
- 채택될 가능성이 가장 높은 사업
- 여러분이 이용하게 될 사업

만약 상기 3가지 범주에 대한 해답이 서로 다르다면 그 이유는 무엇인가?

요 약

이 장은 의학적 접근 혹은 예방적 접근, 행태 변화 혹은 생활양식 접근, 교육적 접근, 역량강화와 지역사회 개발 접근, 사회 변화 혹은 개혁적 접근 등 건강증진의 5가지 다른 접근법을 검토하였다. 실제 이러한 접근 사이의 경계는 모호하다고 할 수 있다. 그러나 이러한 접근들은 주요한 방법면에서 차이가 있다. 이들 접근법을 건강사회와 변화의 본질에 대한 다양한 가정을 내포하고 있으며 사업방법, 필요한 기술, 평가방법 등이 모두 다르다. 많은 건강증진 사업가들은 그들이 채택하는 접근법이 적어도 부분적으로 자신의 업무 역할과 기능에 의해 좌우된다는 점을 알게 될 것이다. 이 장은 건강증진사업에 대한 자신의 접근법을 점검하고 자신이 원하는 변화를 파악하는 것이 중요함을 강조하고 있다.

추가 토론을 위한 질문

- 어떤 건강증진 접근법을 선호하는가?
- 여러분의 사업에서는 어떤 건강증진 접근법을 선택하겠는가? 그 접근법을 채택한 가장 중요한 이유는 무엇인가?

추천문헌 및 자료

Cragg, L., Davies, M., Macdowall, W., 2013. Health Promotion Theory. McGraw Hill, London. A useful synthesis of theory and its application.

Laverack, G., 2005. Public Health: Power, Empowerment and Professional Practice. Palgrave Macmillan, Hampshire. This book explores the concept of power and discusses the potential and dilemmas for professional practitioners seeking to empower their clients, in both individual and community settings.

Naidoo, J., Wills, J., 2010. Public Health and Health Promotion: Developing Practice, third ed. Bailliere Tindall, London. Chapter 1 examines the body of health promotion theory, the key principles which inform practice and why their application may be difficult.

Tones, K., Tilford, S., 2001. Health Education: Effectiveness, Efficiency and Equity, third ed. Nelson Thornes, Cheltenham. Chapter 1 explores the values underpinning three different models of health promotion: radical-.political, self-empowerment and preventive.

Wills, J., 2012. Understanding and using theory and models. In: Jones, L., Douglas, J. (Eds.), Public Health: Building Innovative Practice. Open University, Buckingham. A brief summary of health promotion models and theories.

학습 활동에 대한 피드백

5.1 우울증에 대해 타당성이 검증된 검사나 평가가 없으므로 우울증 항목은 국가 검진 프로그램으로 권장되지 않는다. 영국 국립보건임상연구소(National Institute for Health and Clinical Excellence: NICE) 지침(2009)은 경증 내지 중등도 우울증에 대한 일차중재로서 항우울제를 권장하지 않으므로 조기 발견된 우울증에 대한 특별한 치료법은 없다.

5.2 지역사회기반 중재는 대중이 검진의 의미와 본인과의 관련성을 이해할 수 있게 해준다. 다른 방법으로는 대상자에게 전화를 통한 검진 안내시스템(call-recall system)이 있다. 접근성 불량과 같은 수검의 장애요인은 이동검진을 통해 해결되어 왔다. 유년기 예방접종에 관한 의사소통을 개선하기 위한 일련의 중재에 대해서는 www.commvac.com을 참조한다.

5.3 문제에 대한 의학적 접근
- 건강의 사회적 결정요인과 관련이 있는 근본적인 원인을 이해하거나 해결하려고 하지 않는다.
- 긍정적인 건강증진을 추구하지 않는다.
- 기술 및 의약품을 포함한 의료 솔루션에 대한 의존도가 높다.
- 대개 일반인의 의사결정 참여를 배제한다.

5.4 사람들이 건강한 식단을 달성하지 못하는 이유
- 비용(예 : 과일과 야채, 살코기와 생선)
- 부정적인 인식(예 : 건강에 좋은 음식은 맛이 없다.)
- 신념(예 : 지금 하고 있는 식사는 건강식이다.)
- 지식 부족(예 : 일인분 식사량이나 식품군에 대한 지식 부족)
- 요리기술 부족
- 건강한 식품을 구입할 장소의 부족
- 가족이나 동료의 압력(예 : 본인과 마찬가지로 건강에 해로운 음식을 먹는 친구와 가족)

5.5 역량강화는 복잡한 개념이지만 일반적으로 사용되는 개념이다. 통제 권한을 부여하는 것이며 개인, 단체 또는 공동체 수준에서 발생할 수 있다. 역량강화는 건강증진의 과정이자 결과이다. 실무자는 정보와 기술을 제공하여 고객의 역량을 강화한다. 건강증진 활동이 더 나은 건강상태로 이끌어 줄 의도였을지라도, 아무런 자문 없이 의사결정을 내리면 역량을 약화시킬 수 있다. Woodall et al. (2010)의 역량강화와 웰빙에 관한 근거 고찰 문헌을 참조한다.

5.6 다음 중 일부를 포함했을 수 있다.
- 흰 빵에 비해 통밀 빵 가격의 인하와 가격 책정 구조의 변화
- 식품제조업체 및 유통업체와 협력하여 식품 표시를 홍보함으로써 고객이 저지방 저설탕 식품을 쉽게 식별 가능
- 살코기의 생산을 장려하는 농업 보조금
- 직장과 병원에서 건강식 제공
- 과일과 채소를 포함한 건강식품을 장려하는 학교급식 영양기준이 유지되도록 질 관리

5.7 주거, 교육 또는 서비스 제공 등에 대한 조직 개발, 환경보건 조치, 경제 또는 입법 활동, 공공정책은 모두 사회 변화를 목표로 한 건강증진의 사례일 수 있다.

다른 기관과 파트너십을 통해 건강의 사회경제적 및 환경적 결정인자의 변화에 초점을 둘 수 있

다. 예를 들어 보건, 교육 및 환경 전문가는 안전한 야외활동 영역을 제공하기 위해 함께 노력할 수 있다.

실무자는 건강 프로파일을 개발하고 건강형평성 감사를 수행하며 다른 기관, 사회적 논평기구, 연구자 등과 협력함으로써 불건강의 근본 원인의 규명을 추구할 수 있다.

5.8 보건의료종사자라 가정하고 담당 환자의 비만을 줄이기 위해 행태 변화를 선택했다면, 이는 체중 감량을 목표로 개인이나 소그룹과의 협력을 포함한다. 방법은 여러 음식의 칼로리에 관한 교육과 행태 변화(간식을 피하고 운동하는 것)를 포함할 수 있다. 환자가 당신의 전문성과 지식을 인정하기를 원하겠지만, 환자 본인 스스로의 지식 향상을 통해 역량이 강화되었다고 느끼기를 바랄 것이다. 담당 환자들의 체중 감량을 기록함으로써 성공 여부를 평가할 것이다.

5.9 기존의 전략들은 그림 5.2의 사분면 중 한 곳에 치우쳤다. 가장 많이 사용되던 방식은 건강에 대한 설득이었지만 점점 더 국가 주도의 입법 중재에 대한 사례가 늘어나고 있다.

5.10 보건의료전문가가 채택하고자 하는 모델과 저소득층의 여성에게 가장 효과적이거나 받아들일 수 있는 모델 사이에 불일치가 있을 수 있다. 보건의료전문가로서 젊은 엄마에게 정보나 니코렛(Nicorette)을 제공하는 건강교육 및 예방모델을 가장 편안하게 느낄 수 있다. 이러한 접근방식은 권위와 전문성을 정당화시킨다. 그러나 젊은 엄마는 공공장소에서의 흡연을 제한하지만 가정 내 행동에 제약을 두지 않는 건강보호 모델을 더 편하게 느낄 수도 있다. 보건의료전문가는 업무량과 예산에 제약을 받으며, 그들의 주된 역할은 건강행태와 관련된 사회적 변화(공공장소에서의 흡연 금지와 같은)를 위한 로비보다 개별 환자를 돌보는 것이다.

참고문헌

Beattie, A., 1991. Knowledge and control in health promotion: a test case for social policy and social theory. In: Gabe, J., Calnan, M., Bury, M. (Eds.), The Sociology of the Health Service. Routledge, London.

Beattie, A., 1993. The changing boundaries of health. In: Beattie, A., Gott, M., Jones, L., Sidell, M. (Eds.), Health and Wellbeing: A Reader. Macmillan/Open University, Basingstoke.

Cade, J., Upmeier, H., Calvert, C., Greenwood, D., 1999. Costs of a healthy diet: analysis from the UK women's cohort study. Public Health Nutrition 2, 505-512.

Caplan, R., Holland, R., 1990. Rethinking health education theory. Health Education Journal 49, 10-12.

Coleman, P.G., O'Hanlon, A., 2004. Ageing and Development. Arnold, London.

Cragg, L., Davies, M., Macdowall, W., 2013. Health Promotion Theory. McGraw Hill, London,.

Downie, R.S., Tannahill, C., Tannahill, A., 1996. Health Promotion: Models and Values, second ed. Oxford Medical Publications, Oxford.

Freire, P., 1972. Pedagogy of the Oppressed. Penguin, Harmondsworth. French, J., 1990. Boundaries and horizons, the role of health education within health promotion. Health Education Journal 49(1), 7-10.

Godlee F., Smith, J., Marcovitch, H., 2011. Wakefield's article linking MMR vaccine and autism was fraudulent. British Medical Journal 342, c7452. doi: 10.1136/bmj.c7452.

Hardeman, W., Griffin, S., Johnston, M., Kinmonth, A.L., Wareham, N.J., 2000. Interventions to prevent weight gain: a systematic review of psychological models and behaviour change

methods. International Journal of Obesity 24 (2), 131-143.
Laverack, G., 2005. Public Health: Power, Empowerment and Professional Practice. Palgrave Macmillan, Hampshire.
Laverack, G., 2013. Health Activism: Foundations and Strategies. Sage, London.
Naidoo, J., Wills, J., 2010. Public Health and Health Promotion: Developing Practice, third ed. Bailliere Tindall, London.
Naidoo, J., Wills, J., 2015. In: Health Studies: An Introduction. Palgrave Macmillan, Basingstoke.
National AIDS Trust, 2012. HIV Partner Notification: A Missed Opportunity? NAT, London. Available online at: http://www.nat.org.uk/media/Files/Policy/2012/May-2012-HIV-Partner-Notification.pdf (accessed 24.10.13).
Nutbeam, D., Harris, E., Wise, M., 2010. Theory in a Nutshell. McGraw Hill, Sydney.
Tones, K., Tilford, S., 1994. Health Promotion; Theory Models and Approaches, 2nd Edition. Nelson Thornes, Cheltenham.
Wakefield, A.J., Murch, S.H., Anthony, A., Linnell, Casson, D.M., Malik, M., et al., 1998. Ileal lymphoid nodular hyperplasia, nonspecific colitis, and pervasive developmental disorder in children [retracted]. Lancet 351,637-41.
Williams, G., Hamm, M., Shulhan, J., Vandermeer, B., Hartling, L., 2014. Social media interventions for diet and exercise behaviours: a systematic review and meta-analysis of randomised controlled trials. British Medical Journal Open 4 (2).
Woodall, J., Raine, G., South, J., Warwick-Booth, L., 2010. Empowerment and Health and Wellbeing: Evidence Review. Available online at: www.apho.org.uk/resource/view.aspx?RID=96495 (accessed 24.02.15).
World Health Organization, 1986. Ottawa Charter for Health Promotion. WHO, Geneva. Available online at: http://www.who.int/healthpromotion/conferences/previous/ottawa/en/ (accessed 28.02.15).

제 6 장

건강증진의 윤리적 문제

학습 목표

이 장을 마치면

- 건강증진을 지지하는 윤리적 가치와 원칙을 비판적으로 분석할 수 있다.
- 건강증진 과정에서 발생하는 몇 가지 윤리적 문제를 논의할 수 있다.
- 윤리적으로 바람직한 활동으로서의 건강증진을 옹호할 수 있다.

핵심 개념 및 정의

윤리학: 도덕적 원칙을 정의하고, 도덕적으로 옳고 그른 개념과 행동을 분별하는 철학의 한 분야
도덕: 옳고 그름 또는 좋고 나쁜 행동에 대한 원칙 또는 믿음(신념)
자율성: 개인이 자유롭고 독립적으로 의사결정하는 능력
사회정의: 한 사회 내에서 부의 기회, 특권, 분배에 대한 정의 혹은 공정성
선행의 원칙(beneficence): 타인을 돕거나 이롭게 하기 위한 행동
해악 금지의 원칙(non-maleficence): 다른 사람을 해치려는 의도가 없는 행동

주제의 중요성

건강증진은 사람의 건강을 향상시키기 위한 활동이다. 이것은 다음과 같은 일련의 가치판단을 요구한다. 즉, 보다 나은 건강이 개인과 사회에 어떤 의미를 지니는가?, 건강증진 개입(health promotion intervention)을 해야 할 것인가?, 그렇다면 언제, 어떻게 할 것인가? 등에 관한 것들이다. 이 책은 사회과학 관점에서 건강증진에서의 자신의 역할과 목표가 무엇인가를 탐구하는데 도움을 줄 것이다. 본 장에서는 건강증진사업가(health promoter)가 흔히 부딪치는 몇 가지 문제점들을 철학적 관점에서 살펴보려 한다.

- 개인은 자신의 건강에 대해 어느 정도까지 책임이 있는가?
- 충분히 평가되지 않은 건강증진 개입의 시행은 정당화될 수 있는가?
- 건강에 이롭다고 여겨지는 선택에 건강증진이 미치는 영향력은 어느 정도인가?
- 건강한 행동을 장려하는데 필요한 환경 조성을 위해 국가가 영향력을 행사하는 것은 적법한가?

특히 본 장은 개인의 자유 제한, 개인의 자유 및 지역사회의 건강이 어떻게 균형을 이루는가에 대해 초점을 맞춘다. 선행의 원칙, 해악 금지의 원칙(해악을 저지르지 않음), 정의의 원칙, 진실 말하기, 인간 및 인간의 자율성 존중과 같은 주요 윤리 원칙들을 조명한다.

건강증진 철학의 필요성

건강증진에 관한 토론은 이론적 근거를 발전시키기 위한 실행과 시도의 논의에 집중되어 왔다. 그러나 우리가 세상을 이해하는데 꼭 필요한 건강의 철학적 측면에 대해서는 지금까지 그 논의가 미미했다.

건강증진에는 다른 사람들에게 영향을 미치는 결정과 선택이 포함되고, 이 때 특정 행동방침(courses of action)이 옳고 그르냐에 대한 판단을 요구한다. 확고하게 정해진 행동방침은 없다. Seedhouse(1988)에 의하면 건강증진은 '도덕적 노력(moral endeavour)'이다. 철학적 토론은 자신이 믿고 있는 신념과 자신의 삶을 꾸려나가는 방식을 분명히 아는데 도움이 된다. 철학적 토론은 일선 건강증진활동가들로 하여금 실천원칙을 다시 한 번 돌이켜 보게 하여 개입할 것인가의 여부, 개입한다면 어떤 전략을 택할 것인가 하는 실질적 판단을 내리는데 도움이 된다.

철학에는 세 개의 주요 계파가 있다.

1. **논리학** – 이성적 논의의 전개
2. **인식론** – 지식과 의미의 본질과 근거에 대한 탐구
3. **윤리학** – 우리가 어떻게 행동하고 처신해야 하는가에 대한 탐구

도덕은 '사람이라면 어떻게 행동해야 마땅한가에 대한 신념'을 말한다. 옳고 그름, 좋고 나쁨, 의무 등에 대한 토론은 일상적 담화의 일부이다. 거짓말은 나쁜가? 살인을 정당화할 수 있는가? 연로하신 부모님을 보살피는 것은 우리의 의무인가? 이런 행동들의 도덕성에 대한 판단은 종교, 문화, 이념, 직업윤리, 사회규범 또는 법이나 삶의 경험 등에서 기인되는 각자의 개인적 가치관이나 도덕적 신념에서 나온다. 윤리학의 기능은 해답을 제시하는 것이 아니라, 이런 판단을 알려주어 사람들이 자신이 실행하는 행동방침이 옳고 그른지, 그런 행동이 도리에 맞는지 결정하는데 도움을 주는 것이다.

서양철학은 두 가지 윤리론–의무론과 결과론에 의해 형성되어 왔다. 의무론(deontology)

은 의무를 뜻하는 그리스어 'deonto'에서 나왔다. 의무론자들은 우리가 어떤 보편타당한 도덕규칙에 의거해 행동할 의무가 있다고 주장한다. 결과론적 윤리론은 행동의 옳고 그름이 그 마지막 결과에 달려 있다는 전제에 입각한다.

의무와 실천규약(codes of practice)

의무론자는 보편타당한 도덕률이 있고, 우리는 그것을 따라야 할 의무가 있다고 주장한다. 의무의 본질에 대한 많은 철학적 토론은 Immanuel Kant의 이론에 근거를 두고 있다. 칸트 사상의 핵심은 정언명령(categorical imperative)으로 요약될 수 있다. 우리가 이성을 통해 규칙이나 도덕적 원칙이 존재하는가를 발견할 수 있도록 도와주는 것이 이 정언명령이다(Kant, 1909).

칸트 이론의 주요한 특징은 다음과 같다.

1. 매 순간 여러분의 행동이 여러분을 포함한 모든 사람에게 미래의 법칙이 된다는 전제하에 행동하라. 바꿔 말하면, 모든 사람이 언제나 이런 식으로 행동한다면 총체적 효과는 선이 될까? 만일 그렇다면, 이것은 모든 유사한 상황에 적용할 수 있는 규칙이 된다. '다른 사람이 당신에게 해주기 바라듯이 그들에게 해주라'는 성경 구절은 보편타당한 도덕률(moral imperative)이 된다.
2. 언제나 인간을 '목적 그 자체'로 대하고, 결코 단순한 '수단'으로 여겨서는 안 된다. 여기서의 도덕률은 모든 사람을 존중하라는 것이다.

규칙을 준수하는 한 결과와 상관없이 옳은 일을 하는 것이 틀림없기 때문에 의무론에서는 결정을 내리기가 확실히 쉽다.

학습활동 6.1 산전검진의 윤리

산전검진은 얼마나 윤리적인가?

많은 보건의료종사자들은 의무수행의 지침이 되는 실천규약을 가지고 있다. 예를 들면, 의사들이 하는 히포크라테스 선서의 첫째 원칙이 위해행위를 피하라는 것이다. 영국의 간호사

• 조산사협의회(The Nursing and Midwifery Council, www.nmcuk.org)는 생명존중의 의무, 보살핌의 의무, 위해를 가하지 않을 의무 등을 명기하고 있다. 칸트(1909)가 살았다면 '모든 진술에서 진실해야 하는 의무는 신성하고도 무조건적인 이성의 명령이며, 어떠한 편의에 의해서도 제한받지 않아야 한다'는 내용을 추가했을 것이다.

Sindall(2002)이 주장하듯이, 건강증진 업무를 위해 공동합의가 필요한 원칙, 의무, 책임 등에 관해 건강증진사업가들이 합의를 도출하기 위한 토론을 해 본 적이 없다. 실천규약이란 단순히 실천할 틀을 제공하는 장치에 불과할 뿐, 복잡하고 골치 아픈 보건의료종사자의 일상 업무에는 도움이 되지 못한다(Duncan, 2015). 예를 들어, 간호규약 제3조에는 등록된 간호사, 조산사, 공중보건전문간호사(specialist community public health nurse)는 의료행위나 처치 전에 환자의 동의를 받아야 하는데 고지에 의한 동의(informed consent)의 개념은 복잡하다.

학습활동 6.2 고지에 의한 동의의 정의

'고지에 의한 동의'에 대해 여러분은 무엇을 알고 있는가? 실천규약의 측면에서 어떤 어려움이 있는가?

결과주의(consequentialism)와 공리주의(utilitarianism): 개인의 이익과 공동선

또 하나의 고전적 윤리학파는 결과주의로, 공리주의는 결과주의의 널리 알려진 하나의 분파이다. 결과주의는 수단뿐만 아니라 결과도 중시한다는 점에서 의무론과 다르다. 공리주의 원칙은 사람은 언제나 손실보다 선이나 이익이 생기도록 행동해야 한다는 것이다. John Stuart Mill과 Jeremy Bentham 같은 공리주의자들은 최대 다수의 최대 행복을 목적으로 한다. 그러므로 공리주의자는 사실을 검토하고 가능한 여러 가지 행동방침의 결과를 저울질함으로써 모든 도덕적 딜레마에 대응할 수 있다. 이것은 물론 쉽지 않은 작업이다. 좋은 결과란 정확히 무엇을 말하는가? 결과가 좋을지 어떻게 예견할 수 있는가? 공리주의의 주된 문제점의 하나는 모든 행위의 목적이 최대 선을 달성하는 것이라면, 전체 사회의 이득을 위해 소수에 가해지는 위해나 불공정은 정당화될 수 있는가 하는 점이다. 담배규제법이 그 한 예로, 사회 전체의 건강이 개인의 흡연권에 우선한다.

건강증진의 목적과 수단에 대해 많은 문제점이 제기되고 있다.

- 좋은 건강이란 상대적 개념인 만큼, 누구의 정의를 우선할 수 있는가? 의료종사자가 건강한 생활방식을 하도록 상대방을 설득하는 것은 윤리적인가?
- 인구집단의 건강증진을 위해 정당화될 수 있는 수단에는 어떤 것이 있는가? 다수의 이익이 언제나 우선인가?
- 대부분의 불건강은 피할 수 있기 때문에 알면서 불건강한 행동을 취하는 사람에게 처치를 거부해야 하는가?

제11장에서는 건강증진을 위한 공공정책과 정부 개입이 정부간섭(intrusion)이 되느냐와 관련하여 건강증진에서의 사회공학(social engineering)에 대한 주제가 다루어진다. 많은 개입들이 '건강한 사회'의 이익을 위한 것으로 정당화되고 있지만 그런 개입이 요구된 적이 있는지, 과연 바람직한 것인지 의심스럽다.

학습활동 6.3 건강지향적인 공공정책(healthy public policy)의 윤리

다음의 건강한 공공정책의 사례가 여러분의 관점에서는 윤리적인가?

- 수돗물의 불소화
- 무연휘발유 보조금
- 공공장소에서의 금연(예 : 공원, 운동장, 해변 등)
- 음주운전 전면 금지
- 모든 영국 방문객에 대한 강제 HIV 감염 검사
- 차량 내 휴대전화 사용 금지
- 보육시설에 대한 정부보조금
- 모든 학교급식의 영양섭취기준 도입
- 모든 취학아동의 강제 예방접종

윤리원칙

윤리원칙은 건강증진 활동에 필요한 명확한 결정을 내리는데 도움이 된다. 최대 다수를 위한 최대 선이라는 원칙에 따라 결정을 내릴 때가 있는가 하면, 자신의 삶을 결정하는 개인의 권리를 우선하는 결정이 있을 수 있다. 때로는 그 외의 다른 윤리원칙이나 직업적 행동강령에 따라 결정되기도 한다.

널리 알려진 네 가지 윤리원칙이 있다(Beauchamp & Childress, 2013).

1. 자율성 존중의 원칙(개인의 권리와 자신의 삶을 결정할 권리의 존중)
2. 선행의 원칙(선한 행동을 하겠다는 책무)
3. 악행금지(다른 사람에게 위해를 가하지 않을 의무, 그럴 의심의 여지가 있으면 예방조치를 우선으로 함)
4. 정의의 원칙(자원이나 권리에 대한 경쟁적인 요구를 공정하게 다루는 의무)

이들 원칙은 일관된 도덕적 의사결정을 위한 틀을 제공한다. 한 가지 원칙에 따르는 경우는 드물고, 복합적으로 원칙을 적용해야 할 경우가 늘어나는 추세이며, 원칙 간 상충되는 경우도 있다. Seedhouse(2009)가 이들 원칙을 발전시켜 만든 윤리도표는 건강증진사업가가 도덕적 원칙과 관련된 일을 할 때 쉽게 사용할 수 있는 길잡이다(그림 6.1).

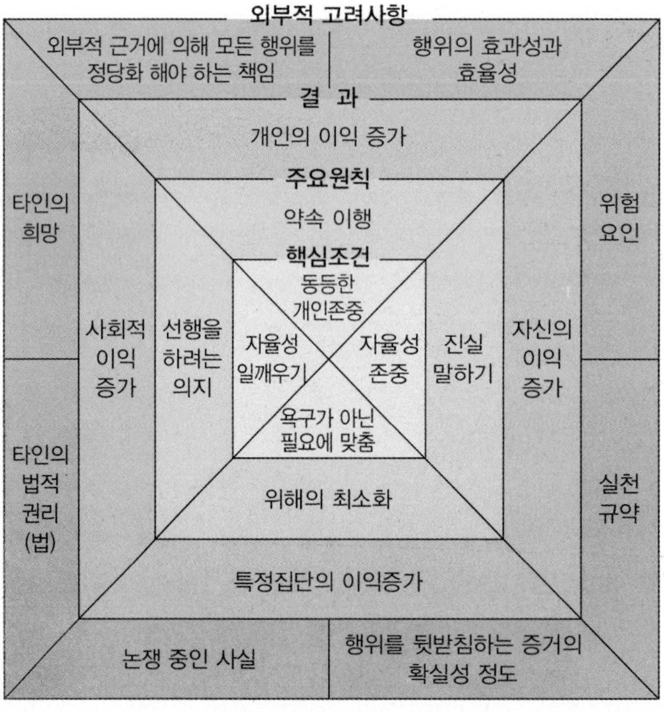

그림 6.1 윤리도표. 이 도표는 사람의 잠재능력을 향상시키려는 노력에만 정직하게 사용되어야 한다(Seedhouse, 1988. Ethics: The Heart of Health Care, Wiley, Chichester.).

윤리도표

이 도표는 건강증진사업가가 기본원칙과 가치에 대해 자문할 때, 자신의 행위가 갖는 의미와 의도에 대해 명확히 인식하고자 할 때 도움이 된다. 제안된 행위에 대해 의료종사자가 어떻게 대처해야 할지 그 방법을 제시한다. 어떠한 상황에서든 우리는 스스로에게 다음과 같이 물어 보아야 한다.

1. 보건활동의 핵심 조건
   a. 나는 대상자(개인)의 자율성을 일깨워 그의 삶을 꾸려나갈 수 있도록 해 주는가?
   b. 대상자(개인)가 선택한 방향에 대한 나의 동의 여부에 상관없이 그의 자율성을 존중하는가?
   c. 나는 모든 사람을 동등하게 존중하는가?
   d. 사람들과의 관계에서 필요(needs)를 최우선시 하는가?
2. 보건활동의 주요 원칙
   a. 나는 선을 행하고 위해를 피하고 있는가?
   b. 나는 진실을 말하며 약속을 지키는가?
3. 보건활동 방식의 결과
   a. 내 행위로 개인의 이익이 향상될 수 있는가?
   b. 내 행위로 특정집단의 이익이 향상될 수 있는가?
   c. 내 행위로 사회의 이익이 향상될 수 있는가?
   d. 내 행위가 내 자신의 이익을 위한 것인가?
4. 보건활동의 외부효과 고려사항
   a. 법적 영향이 조금이라도 있는가?
   b. 개입에 위험이 따르는가?
   c. 이 개입이 가장 효과적이고 효율적인 행위인가?
   d. 이 개입의 근거가 되는 증거가 얼마나 확실한가?
   e. 관련된 사람들의 견해와 희망사항은 무엇인가?
   f. 이 모든 증거에 입각해 나의 행위는 정당화될 수 있는가?

건강증진은 사람의 건강을 향상시키는 일이다. 이것은 개인과 사회에 건강이 어떤 의미를 지니는가?, 개입을 해야 할 것인가?, 그렇다면 언제 어떻게 개입할 것인가? 등에 관한 일련의 가치 판단을 요구한다.

학습활동 6.4 변화를 장려하는 윤리

미국의 한 자선기관은 헤로인이나 코카인 중독 상태의 임신으로 잦은 유산, 사산 또는 중독된 신생아 출생을 초래하는 젊은 여성들에게 불임시술 비용을 제공해 왔다. Seedhouse의 윤리도표(그림 6.1)를 이용해 그런 행위가 도덕적으로 정당화될 수 있는지 살펴보자.

학습활동 6.5 윤리적 딜레마

다음 시나리오에 관련된 윤리적 문제는 무엇이며, 여러분이 취할 행동과 그에 따른 이유는 무엇인지 생각해 보자.

1. 여러분이 간호하고 있는 50세 환자가 만성폐쇄성 폐질환을 앓고 있다. 17세부터 하루에 담배 40개비를 피우고 있는 그는 담배를 끊으라는 충고에 고민하고 있다.
2. 최근 중학교에서 본드 흡입으로 한 아이가 죽었다. 경찰은 그 지역 모든 학교를 방문해 본드 흡입 학생들이 겪는 문제점을 묘사한 비디오를 보여주고 싶어 한다.
3. 지역 정신보건사업 전략의 일환으로 그 지역 모든 개인 병원에서 정신건강 문제를 가진 사람의 조기발견을 위한 설문조사를 했다. 정기적으로 당뇨클리닉을 찾는 한 독신 실직 중년남자의 설문조사에서 수면장애와 고도의 불안장애를 볼 수 있다.

자율성

자율성(autonomy)은 자치(self-rule)를 뜻하는 그리스어 'autonomous'에서 유래한다. 자율성은 자신을 위해 자유롭게 선택하고 자신의 삶을 꾸려 나갈 수 있는 사람의 능력을 말한다. 사람은 고립되어 존재할 수 없기 때문에 개인의 자율성에는 제약이 따르고, 자율적인 사람은 책임의식을 가진다. 사람은 자신의 뜻대로만 할 수 없는 만큼, 완전한 선택의 자유가 없다. 개인의 행위가 다른 사람에게 부정적인 영향을 미칠 때 개인의 자율성은 제한된다. 자유주의적 개인주의(liberal individualism)의 전통적 개념은 자율성이 인간 모두에게 필수불가결하므로, 다음에 의해서만 제한될 수 있다는 것이다.

- 합리적 선택을 할 수 있는 능력과 이성
- 자신의 환경에 대한 이해력
- 자신의 환경에 대해 행동할 수 있는 능력

또한 인간은 공포와 결핍의 압박으로부터 자유로워야 하며, 선택한 행위를 할 수 있는 개인적・사회적 환경이 주어져야 한다.

그러므로 자율성은 다소 차이는 있지만 절대적인 것이 아니라 획득할 수 있다고 간주되어야 한다. 모든 사람에게 자율성이 있다고 할 수는 없다. 어떤 식으로든 합리적 사고 능력에 장애가 있는 경우 '자신에게 무엇이 최선인지 모른다.'는 전제 하에 그 사람 대신 결정을 내리는 일이 종종 있다. 그리하여 학습장애자나 정신질환자, 정신이상 어린이나 노인들은 합리적인 선택을 할 수 없다고 간주된다. 여성이 민주적 투표에서 합리적 선택을 할 수 있다라는 인정도 20세기에 와서이다. 자신의 양육에 대해 어린이가 발언할 권리와 능력을 최초로 인정한 것이 1989년 아동법(Children Act)이다.

학습활동 6.6 윤리적 딜레마: 학습장애자의 성적 권리(sexual rights)

심각한 학습장애가 있는 젊은이의 성건강(sexual health) 결정권은 논쟁거리다.
- 심각한 학습장애가 있는 젊은이가 성관계를 해도 좋은가?
- 그들은 피임약 사용 여부에 대해 결정해야 하는가?
- 그들은 자녀를 가질 것인가를 결정해야 하는가?

자율성이란 무엇을 의미하는가? 부분적으로 자율성은 우리 대상자(개인)를 인간으로 존중하고, 자신의 선택결과에 대처할 수 있도록 도와주는 것이다. Seedhouse(2009)는 자율성 일깨우기와 존중을 구별하며, 이 두 가지를 보건활동의 핵심조건으로 본다.

자율성 일깨우기는 개인능력 향상의 노력을 통해 개인 자율성의 질을 개선하려는 노력이다. 건강증진 활동에서 이것은 역량강화(empowerment)로 불리기도 한다. 이것은 대상자(개인)의 선택을 돕기 위한 정보를 제공하는 행위나, 대상자(개인)의 자각과 자신감을 증진시킴으로써 상황을 분석하고 결정하는 기술을 발전시키는 행위를 포함한다. 이 책 어디에선가 말했듯이 개인의 자율성에는 한계가 있고, 사회적・경제적 환경이 개인의 건강문제 선택에 제한을 가할 수 있다는 인식이 건강증진 활동에서는 가장 중요하다. 대상자(개인)에게 흡연이 건강에 미치는 해독을 설명하고 그로 하여금 금연을 선택하도록 만들었다고 해서 건강증진 사업가는 대상자(개인)의 자율성을 일깨웠다고 주장할지 모른다. 그러나 흡연자의 자율성이 담배 중독성뿐 아니라 '위안의 약'으로 담배가 필요한 사회적 환경 혹은 광고나 또래친구의 압력 등으로 제약당하고 있을 수 있다.

임신 여성의 흡연 자율성을 존중하는 것처럼, 자율성 존중이란 개인이 선택한 방향을 여러분의 동의 여부와는 상관없이 존중해 주는 것이다. 자율성 일깨우기와 자율성 존중은 긴밀하게 연결되어 있다. 사람은 자신에게 일어날 수 있는 가능성을 알지 못한다면 자신의 자유 의지를 표출할 수 없다. 따라서 때로는 대상자(개인)의 자유 의지에 반응하기보다 다른 선택의 가능성을 제시하는 것이 윤리적으로 바람직하다.

학습활동 6.7 자기결정(self-determination)과 건강증진

자기결정과 건강증진사업가의 건강증진 추구 목표는 양립할 수 있는가?

학습활동 6.8 자율성 일깨우기(creating autonomy)

대상자(개인)가 자신의 희망이나 요구를 표현할 수 있도록 그의 자율성을 일깨우려는 시도를 한 경험을 생각해 보자.
대상자(개인)가 자율적으로 변하여 그의 자유 의지를 존중하겠다고 결정한 것은 어느 시점인가?

제10장에서는 지역사회 주민들이 건강 의제(health agenda)에 대한 스스로의 역량강화를 목표로 하는 지역사회 개발방법을 살펴볼 것이다. 통제와 자율성 간 딜레마와 지역 개발 종사자들이 지역사회의 보건요구를 일방적으로 강요하는지, 협조하는지, 순수하게 도와주는지 살펴볼 것이다. 제9장에서는 건강증진사업가들이 개인의 변화를 돕는 방식과 그런 접근방식이 개인의 역량강화에 초점을 두고 있는지, 단지 변화만을 꾀한 것은 아닌지 등을 살펴본다.

자율성 존중에 관련된 윤리적 문제가 가장 첨예하게 드러나는 예는 자신에게 이롭다고 여겨지는 충고나 치료법을 따르지 않으려는 환자나 대상자(개인)를 대하는 보건의료종사자의 입장이다. 대상자(개인)가 적절한 정보를 가지고 있어 관련된 위험을 숙지하고 있다면 그런 결정은 환자의 권리이고, 보건의료종사자는 그 결정을 선택한 대상자(개인)의 자율성을 존중해야 하는 것이 타당하다. 그러나 '선을 행한다'는 선서를 한 보건의료종사자는 대상자(개인)를 설득하는 것이 자신의 의무라고 느낄 것이다. 특히 대상자(개인)의 결정이 타인에게 영향을 미칠 경우 더 하다. 확실히 이것은 가부장주의적이며, 대상자(개인)의 자율성보다 선을 행하려는 보건의료종사자의 필요를 우선하는 행위다. 그렇다고 대상자(개인)를 설득하거나 동기부여 하려는 노력을 포기한다면 이 또한 태만으로 인한 위해행위를 하는 셈이다.

자율성 존중이란 타인이 인간으로서 최대의 충족감을 느낄 수 있을 정도로 그의 권리와 존엄성을 존중하는 것이다. 건강증진과 보건의료의 맥락에서 보면 환자나 대상자(개인)와의 관계에서 그들을 인간 및 개별적 인권으로서 존중해야 한다는 의미이다. 그렇다면 우리는 그들을 기본적으로 평등한 유일무이한 개인으로 보는 동시에 신체적·사회적·정서적·정신적 욕구를 지닌, '온전한 인간(whole people)'으로 보아야 한다는 것이다.

학습활동 6.9 윤리적 딜레마: 치료 거부 행위

심장혈관 이식수술을 받은 환자가 수술 후 계속 담배를 피운다.
- 더 이상 환자 치료를 거부하는 행위는 정당한가?
- 이런 판단을 할 때 여러분이 고려하는 요인은 무엇인가?

보건의료와 관련된 권리는 종종 다음을 포함하고 있다.

- 정보에 대한 권리
- 사생활 및 비밀보장 권리
- 적절한 보살핌과 치료를 받을 권리

보건의료종사자는 가끔 환자나 그 가족에게 좋지 않은 예후를 알릴지 여부를 결정해야 할 입장에 놓이게 된다. 대개는 환자의 알 권리가 최우선으로 간주되지만, 보건의료종사자의 선을 행하고 위해를 피한다는 선행의 의무가 그보다 앞설 수 있다.

선행의 원칙과 해악 금지의 원칙

선행의 원칙이란 선한 행동을 하거나 촉진할 뿐만 아니라 위해를 예방하고 이를 제거 또는 회피하는 것을 의미한다. 공동선은 종종 개인의 이익에 우선한다. 안전벨트 착용은 운전자 사망의 위험을 절반 정도로 줄일 수 있지만 도로에서 차 사고로 죽는 사람은 매우 소수에 불과하여 개인 차원에서 이러한 행동으로부터 이익을 얻게 될 가능성은 그렇게 크지 않을 수 있다. Rose(1981)는 이를 예방의 역설(prevention paradox)이라고 하였는데 지역사회에 큰 이득이 되는 조치가 각 개인에게는 별로 이득이 되지 못할 수도 있다는 것이다. 집단적 접근법에 대한 대안으로 위험인구집단에 초점을 두는 것도 있지만 이는 특정 인구집단에게는 오명을 줄 수도 있다(Naidoo & Wills, 2010).

학습활동 6.10 윤리적 딜레마: 예방접종

- 개인의 선택에 의해 예방접종이 행해지고 있는가?
- 집단면역이라는 공동이익을 위해 개인에게 예방접종 프로그램 참여를 요구하는 것은 옳은 일인가?
- 예방접종이 위험하다고 믿는 사람들은 예방접종을 거부할 수 있는가?
- 국가는 예방접종을 강요할 수 있는가?

이러한 상황을 고려했을 경우, 대상자 관리는 고지된 동의 개념까지 포함하는 것으로 확장되어야 한다. 대상자(개인)는 이익을 줄 수 있는 그 어떤 조치에 대한 정보를 제공받아야 하며, 그 정보의 의미와 결과에 대해 이해해야 한다. 보건의료종사자가 이렇게 할 경우에 위해를 회피하였다고 할 수 있을 것이다.

마약 약물교육을 위해 채택한 방법 중 하나가 위해감소 원칙이다. 이러한 방법은 전혀 해를 끼치지 않아야 한다는 포괄적 원칙보다 더 현실적일 것이다. 보건의료종사자는 대상자(개인)가 자신들의 행동을 바꿀 생각이 없을 수도 있다는 것을 이해하고 보다 안전한 삶의 방식과 위해를 줄이도록 격려해 주는 것을 선택할 수 있다. 마약 약물 관련 보건의료종사자는 HIV 감염이나 감염사고의 위험을 줄이기 위해 대상자들에게 일회용 주사기나 콘돔을 제공하거나 응급조치에 대한 정보를 제공할 수도 있을 것이다.

사례 학습 6.1 흡연과 위해 감소

영국 국립보건임상연구소(National Institute for Health and Clinical Excellence : NICE)의 공중보건 가이드에서는 니코틴에 매우 의존적이어서 한 번에 담배를 끊을 수 없는 사람들을 위한 위해 저감 접근법을 권고하고 있다. 니코틴은 높은 중독성도 있지만, 담배 속에 가장 해로운 독성물질과 발암물질도 있다. 위해 감소 접근법에는 아래와 같은 예들이 있다.

- 허가된 니코틴 제품의 사용
- 흡연량을 줄임
- 일시적 금연

학습활동 6.11 윤리적 딜레마: 감옥에서의 콘돔

감옥에서 콘돔을 제공하여야 하는가?

선별검사(건강검진)는 윤리적 의사결정이 얼마나 복잡하며, 선을 행하고 위해를 피한다는 중요한 윤리적 원칙이 간단하지 않음을 보여주는 좋은 사례이다. 대부분의 예방서비스들은 어느 정도 유익이 될 것이라는 명백한 전제와 해가 없을 것이라는 암묵적인 이해 속에서 제공되고 있다. 그런데 선행의 본질은 무엇인가? 선별검사를 예로 들면 대상자들에게 단지 오늘 현재는 건강하다는 것을 얘기해 줄 뿐이다. 결과가 음성이라고 해서 내년에 질병이 발생하지 않는다는 것을 의미하지는 않는다. 선별검사는 미래의 좋은 건강결과를 약속해 주는 것이 아니다. 질병의 조기발견이 일부에서는 좀 더 효과적이고 덜 위험한 치료를 받는 것을 의미하기도 하지만 의료적 이익이나 적용 가용한 치료가 없는 경우도 있을 수 있다. 이러한 예로 에이즈 바이러스 감염을 들기도 하는데 항바이러스 치료가 어떤 에이즈 감염인들에게는 질병을 예방하거나 발병을 지연시켜줄 수도 있을 것이다.

학습활동 6.12 윤리적 딜레마: 선별검사

여러분이 익숙한 선별검사 과정을 생각해 보자. 선별검사가 유익한 방법이라고 생각하는가? 선별검사는 어떤 면에서 위해하다고 생각하는가?

윤리적으로 선별검사는 선행의 원칙과 해악 금지의 원칙 사이의 어려움을 보여주는 예가 된다. 위양성(false-positive) 결과와 같이 잘못 수행된 선별검사는 정신적 위해를 줄 수도 있다. 안타깝게도 적절한 수검률을 확보하거나 서비스의 성공을 과시하려는 중압감은 종종 선별검사를 국민에게 팔기도 하고 거부가 불가능한 것처럼 느껴지도록 동의를 유도하기도 한다.

정의의 원칙

철학자들은 정의의 원칙을 세 가지 차원에서 제시하고 있다.

1. 희소 자원의 공정한 배분
2. 개인과 집단의 권리 존중
3. 도덕적으로 받아들일 수 있는 법을 따르기

따라서 정의의 원칙은 사람들을 동등(균등)하게 대우하도록 요구하고 있다. 여기에서의 '동등 또는 균등(equal)'이라는 것은 무엇을 의미하는가? 같은 요구, 공로, 동등한 기여, 비차별적 제공 보장 등에 따른다는 의미인가?

예를 들어 자원의 균등한 분배는 여러 다른 의미를 가질 수 있다. 자원이 산술적 개념에서 똑같이 배분되어야 한다는 것을 의미할 수도 있고, 가장 많이 가지고 있어 가장 많이 기여한 사람이 가장 많은 혜택을 받아야 한다는 것과 같이 얼마나 기여했는가에 따라 배분될 수도 있다. 또는 막스주의자의 슬로건처럼 "개인의 능력에 따라 일하고, 각 개인의 필요에 따라 배분한다"라는 원칙을 적용해야 하는 것인가? 제7장에서는 건강증진에서의 정치학에 대해 논의한다.

국가보건의료서비스(National Health Service)는 필요로 하는 모든 사람들에게 의료서비스를 무상으로 제공한다는 취지로 설립되었다. 자원이 부족한 시대에서는 수요(demand)가 공급(supply)을 많이 초과하게 된다. 필요(need)는 의료분배의 확실한 기준이나 충분조건은 아니다. 제2장에서 의료필요량과 제공량의 반비례법칙(inverse-care law)을 제시한 Tudor Hart(1971)는 보건의료를 가장 필요로 하는 사람들이 가장 적은 서비스를 제공받는 것을 발견하였다. 제18장에서의 기술처럼 자기돌봄 능력이나 특정 업무 수행 능력과 같은 개인의 건강 필요를 객관적으로 평가할 수 있는 도구를 사용하기도 하지만 그렇다 하더라도 의사결정에 개입되는 주관적 가치판단을 배제하기는 어렵다. 최근 보건경제전문가들은 제3장에서 기술한 상대적 치료비용이나 질보정 수명(QALYs)과 같은 상호경쟁적 문제들을 비교하기 위한 객관적이고 측정 가능한 기준을 만들려는 노력을 기울여 오고 있다.

사회적 공정성에 대한 이슈는 특히 건강증진 분야에서 분명하게 드러나고 있다. 우리는 앞에서 한 사회속의 서로 다른 집단 간 건강수준이 많이 다르다는 사실을 앞에서 살펴보았다. 비록 건강증진사업가가 사회의 불평등을 변화시킬 수 없다고 하더라도 건강을 달성할 수 있는 사람들의 능력은 서로 다르다는 것을 인식시키고, 피해자 책임전가(victim-blaming)를 피하고 차별적 행동에 맞서 싸우는 프로그램 활동을 할 수 있을 것이다.

만인에게 공정해진다는 점은 자원이나 보건의료 또는 환경의 질에 있어서의 차이를 완화할 수 있는 공중보건정책을 채택하도록 제안하는 것일 수 있다. 어떤 종류든 정부의 개입은 개인의 권리 대 공동선이라는 이슈를 다루고 있다는 의미를 가지고 있다. 예를 들어, 최고 소득자가 보건이나 복지에 소요되는 공적 재원 조달을 위해 50%의 소득세를 지불한다면 이는 공정한 것인가? 제7장에서는 건강증진에 대한 다양한 정치적 견해와 건강과 복지에 대한 좌부터 우까지의 정책적 스펙트럼에 대한 기본적인 차이에 대해 살펴볼 것이다.

진실을 말하기

건강증진은 건강교육과 정보 제공과정 및 복잡한 윤리적 결정을 포함하고 있다. Seedhouse (2009)는 건강증진사업가가 실행과정을 검토할 때 고수해야 할 원칙으로 진실 말하기와 약속 지키기를 제시하였다. 앞에서 보았듯이 개인의 알 권리와 진실을 말해야 하는 건강증진사업가의 의무는 선행의 의무와 충돌을 일으킬 수 있다.

건강증진사업가는 사람들이 건강한 선택을 할 수 있기를 바란다. 자신의 행동이 선을 행하는 것이라는 확신이 들 경우, 사업가들은 대상자들의 불안을 증가시키거나 정보 및 근거를 선별적으로 선택하여 설득하려고 할 것이다. 건강증진에서의 윤리성은 자율성을 강화하는 책임까지 포함하고 있다. 제4장에서 보았듯이 건강증진의 본질은 자율성의 원칙에 기반을 두고 있다는 점이다. 즉, 건강증진은 강요나 설득이 아니라 충분한 정보에 의한 선택(고지된 선택)을 촉진하는 것이어야 한다.

학습활동 6.13 윤리적 딜레마: 기회 이용 건강증진

일차보건의료사업에서 기회 이용을 통한 건강교육은 윤리적인가? 예를 들어 환자가 요통으로 그녀의 주치의를 방문한다. 의사는 이를 건강교육의 기회로 생각하고 혈압을 재거나 가족력을 확인한다.

모든 교육에는 어느 정도의 설득이 포함될 수 있다. 자율성을 강화하고 창조하겠다는 열망으로 교육에서 설득이 배제될 것이라는 가정은 너무 단순한 생각이다. 그러나 이것은 건강증진사업가는 대상자들이 조언이나 도움을 요구하도록 도와주어야 하며, 그들의 의사에 반한 설득은 하지 않는다는 것을 의미한다. 많은 건강증진사업가들은 "스스로의 역량 강화와 건강한 선택을 가능케 하도록 균형을 맞추는 유일한 방법은 이를 가능케 하는 정책결정과 정책체계를 통해 가능해진다"고 주장하고 있다(제11장 참조). 여기서 우리는 건강한 공중보건정책의 개발 자체가 개인이 지닌 선택의 자유보다 공공의 이익을 우선하며, 공중의 의견에 의해 강요되어서도 안 된다는 주장을 떠올리게 한다.

또한 건강증진의 법적·강제적 조치를 정당화하기 위해 이용된 정보 수준에 대해서도 논란이 있을 수 있다. 살균처리하지 않은 녹색 뚜껑 우유에 대한 영국 정부의 금지와 토마토케첩에 대한 프랑스의 금지는 정부 개입이 고용과 경제활동에 선택을 제한하고 부정적 영향을 가져온다는 비판이 있어왔던 사례들이다. 식품에 대한 규제나 식품내용 표시제도 분야에서 국가의 비간섭(inaction)은 정보에 기반을 두어 결정할 수 있도록 하는 사람들의 권리를 박탈하고 있다는 비판을 받아 왔다. 제7장에서 건강한 것이라고 간주되는 정보가 정치적 결정이나 관련 이해 속에서 흔히 어떻게 영향을 받는지를 살펴볼 예정이다.

학습활동 6.14 윤리적 딜레마: 후원과 건강증진

건강증진 활동에 대한 후원이 증가하는 경향이 있다. 이러한 후원에는 담배회사에 의한 연구 후원부터 제약회사, 위생용품제조사, 콘돔제조사, 지역 건강식품점까지 다양하다. 이러한 후원은 건강증진과 적합한가?

건강증진 지식 기반은 변화되기 때문에 사실 기반으로 만들어질 수 있는 권고 분야는 매우 제한적이다. 최근에 특정 행동의 위험성이나 이익에 대한 정보가 변화되어 온 많은 예들을 생각해 볼 수 있다.

- 매일 30분 동안 운동해야 하며, 하루 동안 여러 번에 나누어서 이러한 시간을 채워도 된다는 권고는 미국의 새로운 신체활동 지침에 의하면 의문시되고 있다.
- 정상 콜레스테롤 수치를 보이는 사람들이 포화지방을 감소시켜야 한다는 것은 논쟁의 소지가 있다.
- 감자는 이제 더 이상 살찌는 음식이 아니라 훌륭한 섬유질 원이며 포만감을 주는 식품으로 생각되고 있다.
- 적정한 알코올은 심장에 유익한 영향을 주는 것으로 생각되고 있다.

학습활동 6.15 윤리와 근거

사람들이 건강증진 권고의 근거에 대한 논쟁이 있음을 알아야 되는가?
개입효과에 대한 근거가 의심스러운 개입도 적용되어야 하는가?

결 론

건강증진사업가들은 다른 사람들의 삶에 영향을 미칠 수 있는 결정을 하는 일에서 최선의 행동방침이 무엇인가라는 도덕적 사고에 참여하는가? 대부분의 경우는 공리주의와 의무론적 특성을 혼합하여 사용한다. 그들은 자율성을 존중하고, 정직 및 공정하려고 노력하며 피해자에게 책임전가하지 않는다. 동시에 그들은 주어진 상황에 대한 최상의 포괄적 해결책을 내기 위해 노력하고 있다. 아직까지도 현실 상황은 많은 윤리적 딜레마를 낳을 수 있는 의사결정의 복잡성을 가지고 있다. 예를 들어 선별검사는 흔히 건강증진에서 의심의 여지없는 핵심적 역할을 한다. 하지만 개인의 이익 대 공공의 이익 증가 및 선별검사를 진솔하게 설명해 주고 있는가에 대한 이슈도 제기되고 있다. 우리는 어떤 윤리적 결정을 하기 전에 행위의 근거가 되는 가치와 원칙에 대해 명확히 해야 한다. 이 장의 초반부에서 가졌던 질문에 대해 돌이켜 생각해보면 다음과 같다. 우리가 선을 행하고 악행을 금지하는 것은 무엇을 의미하는 것인가? 자율성을 일깨우는 단계에서 존중하는 단계로의 전환 시기는 언제가 적절한가? 건강증진 실천에서 공정성과 형평성은 무엇을 의미하는가?

실천규약이나 Seedhouse(2009)의 윤리도표와 같이 윤리적 이슈에 대한 명백한 사고를 가능하게 해주는 도구들은 의사결정을 확실히 할 수 있는 방법을 제공해 줄 뿐만 아니라, 그러한 과정을 투명하게 만들어 줄 수도 있을 것이다. 그러나 윤리적 딜레마는 여전히 남아 있으며, 다양한 원칙(건전하고 바람직한 원칙)을 따르다 보면 서로 모순되는 행동방침으로 이어질 수 있다. 윤리적 결정에 있어 절대적인 해답은 없을 것이다. 하지만 발전적인 방법이란 여러분이 가장 가치가 있다고 생각하는 원칙과 의무에 대해 명확히 하고, 윤리적 원칙과 이를 어떻게 건강증진 실천으로의 활용에 대해 공개적 토론을 장려하는 것이다.

요 약

건강증진사업가는 좋은 건강과 좋은 건강증진이 무엇인지, 어떤 가치와 원칙이 영향을 끼치고 있는지에 대해 명확히 할 필요가 있다. 선행의 원칙, 공정성, 존중과 자율성은 건강증진의 윤리적 원칙을 이루는 근간이다. 그러나 실무에 적용하다보면 빈번히 문제가 발생한다. 모든 상황이나 개입은 효과성뿐만 아니라 그것의 옳고 그름에 관계없이 윤리성과 같은 판단을 수반하게 된다. 우리는 이 장에서 우리는 주요 윤리원칙에 대해 정의해 보았으며, 건강증진사업가들이 흔히 접하게 되는 딜레마를 어떻게 드러내야 하는지에 대해 생각해 보았다.

추가 토론을 위한 질문

- 건강을 설득하는 행위와 판매행위는 윤리적인가? 환자나 일반 대중과 함께 하는 여러분의 활동도 이러한가?
- 여러분은 어떻게 증거(예를 들면 강제 예방접종)에 반하여 윤리적 균형(자발성과 자율성)을 유지할 수 있는가?

추천문헌 및 자료

Cribb, A., Duncan, P., 2002 Health promotion and professional ethics. Blackwell, Oxford. An exploration of ethical issues and their impact on practice. Case studies explore value conflicts and issues such as codes of practice.

Duncan, P., 2015 Ethics and law. In: Naidoo, J., Wills, J.. (Eds) Health studies: An introduction, third ed. Palgrave Macmillan, Basingstoke, pp 401–431. An introduction to the key principles of ethics and law as applied to health. The chapter includes a detailed analysis of the ethics of banning junk food advertising.

Hollan, S., 2007. Public health ethics. Polity, Cambridge. An interesting and useful introduction to the ethical dilemmas involved in protecting and promoting public health. The book introduces aspects of moral and political philosophies and debates key issues such as screening and immunization.

학습활동에 대한 피드백

6.1 산전검진 프로그램은 염색체 이상 태아의 출산을 억제하기 위한 것이다. 다운증후군 여부를 가려내기 위한 선별검사의 이면에는 양성반응이 나타난 부모가 임신중절을 결정할 것이라는 가정이 깔려 있다. 임신중절을 선택하지 않는 양성반응 부모도 출생한 자녀의 상태에 보다 잘 적응할 수 있다는 간접적 편익이 발생할 것이라는 점이다.
이에 반대하는 칸트론자의 입장은 선별검사를 통해 이상이 있는 아이의 선별과정은 염색체 이상(chromosomal disorders) 감소라는 공중보건 목표를 달성하기 위한 하나의 수단에 불과하다는 것이다.
Holland(2007, p.182)가 지적한 바와 같이, 장애인에게 긍정적인 사회적 입장을 견지하는 동시에 임신중절의 허용에는 모순이 있다.

6.2 처치나 개입의 성격에 대한 이해력은 환자마다 큰 차이가 있다. 환자가 어떤 의료행위를 거절할 경우, 자신에 대한 불리한 판단이 이뤄지지 않을지, 다른 의료행위를 받지 못하는 것은 아닐지에 대한 불안을 느낄 수 있다. 예를 들면, 많은 경우 선별검사나 여타 검사에 대한 '권유'에서 보듯이 동의의 전제를 확연히 느낄 수 있기 때문에 거절하기가 대단히 힘들 수 있다. 의료종사자 또한 위험에 대해 환자와 명확한 이야기를 나누지 않아, 그 위험을 충분히 인지하지 못한 채 환자

가 동의할 수도 있다.

6.3 이들 행위 중 일부는 발생 가능한 위해로부터 국민을 보호하기 위한 것이다. 예를 들면 수돗물의 불소화는 공중보건을 위한 전략이다. 특정 조치로 인한 대중의 이익이 입증될 경우 개인의 선택권이 제한될 수 있다. 조치의 보편적 적용으로 일부 사람들의 행위가 제한받더라도 근거에 기반을 둔 건강 개입을 장려한다. 흡연 금지는 개인의 선택권을 제한하지만 전체 인구집단에게는 이익이 된다.

6.4 아마도 여러분은 돈으로 불임을 유도하는 정책이 개인의 자율성을 존중하지 않는 강압적 조치라고 생각할 것이다. 이것으로 여성은 자신의 출산을 조절할 수 있지만, 돈이 생김으로써 마약 사용을 늘릴 수도 있다. 불임시술은 돌이킬 수 없는 것으로, 여성은 이에 대한 충분한 정보를 손쉽게 제공받아야 한다. 그리고 이 행위는 도덕성을 향상시키는 것이 아니며, 약물중독의 근본적 원인을 해결하지 못한 임시변통에 불과하다.

6.5 1. 당신의 환자가 금연 권고로 인해 고민할지라도, 금연 권고가 필요하다고 제안하는 것이 진실을 말하고 선한 일을 하는 당신의 의무에 해당한다. 그가 고민하는 이유를 묻고 도움을 주는 것이 윤리적으로 올바른 행동이다.

2. 비디오를 시청하여 발생할 수 있는 긍정적 · 부정적 결과를 알맞게 조절해야 한다. 부정적인 결과는 약물 복용을 극적으로 보이게 하거나 이로 인해 사망하는 학생들을 비난할 수 있다는 점이다. 긍정적인 효과는 학생들의 약물복용을 예방하는 것이다. 외부인에 의한 정보 전달보다 정상적인 교육과정에서 약물복용에 대한 통합교육이 더욱 효과적이고 바람직할 것이다.

3. 불안과 수면장애를 동반한 환자에 대한 개입과 도움은 선한 일을 하는 당신의 의무일 것이다. 그의 자율성을 인정하는 방법을 사용한다면, 당신의 개입은 윤리적으로 바람직할 것이다.

6.6 최근 법정에서 학습장애가 있는 젊은 여성은 임신과 출생에서 발생할지 모를 손상이나 유산을 피하기 위해 불임수술을 받아야 한다는 결정이 났다. 그녀가 아직 준비되어 있지 않다는 이유에서였다. 또한 이 결정은 그 젊은 여성이 양육할 수 없는 아이에 대한 최선책으로 간주되었다. 성관계를 갖고 친밀한 관계를 가질지, 그렇다면 어떻게, 누구와 가질지를 결정하는, 학습장애가 있는 사람의 권리에 대한 캠페인은 오랫동안 지속되어 왔다. 정신능력법(Mental Capacity Act) 제1조에 따르면, 의사결정이 불가능하다는 판정을 받기 전까지는 의사능력이 있는 것으로 간주되어야 한다.

6.7 대상자(개인)의 자율성 존중은 건강증진사업가에게 힘든 일일 수도 있다. 그들에게는 대상자(개인)에게 충고나 올바른 결정을 위한 압력을 행사하고, 대상자(개인)의 행동을 바꾸도록 설득하려는 경향이 있는데, 전문가나 지시자라기보다 파트너와 보조자로서의 역할을 할 수 있도록 애써야 한다. 이것은 다음의 내용들을 의미한다.

1. 대상자(개인)의 문제에 건강증진사업가 자신의 해결책을 강요하지 않는다.
2. 대상자(개인)가 자신의 문제를 스스로 해결하려면 시간이 너무 걸린다는 이유로 할 일을 대상자(개인)에게 알려주는 것을 금지한다.
3. 대상자(개인)의 생각에 대해 적절한 설명도 없이, 시도할 기회도 주지 않은 채 묵살하는 것을 금지한다.

6.8 어린이나 젊은이가 성장하면서 자신의 소원을 표현하도록 권장한다. 정신건강에 문제가 있는 사람에게 자신의 소원을 표현하도록 권장한다. 일반적으로 자율성은 잠재능력을 가진 18세 이상 성인에게서 완전한 기능을 갖추는 것으로 여겨진다.

6.9 의사의 실천규약을 따르는 의사라면, 환자가 치료를 원하고 환자에게 실익이 되는 치료법이 있

을 경우 그를 치료해 주어야 한다. 생활양식의 개선이 건강을 되찾고 유지하는 가장 효과적인 방법이라면 생활양식에 대한 권고가 의사의 의무일 수도 있다. 그러나 일반적으로 강요는 사람의 자율성을 존중하라는 요구와 위배되며, 자신의 권고를 거절한다고 치료하지 않는다면 의사의 개인적·직업적 보살핌의 의무 및 선을 행할 의무에 위배된다.

6.10 사람들은 다른 사람을 전염시키지 않을 의무, 집단면역의 이익을 단순히 얻지 않아야 하는 의무를 가지고 있다는 것에 대한 논란이 있지만, 예방접종의 위험성에 대해 논쟁이 되고 있다. 그러므로 강요는 불공정하다.

6.11 잉글랜드와 웨일즈에서 콘돔은 HIV 전파 위험이 있는 지역의 교도소 의무관들에 의해 처방되고 있으나, 북부 아일랜드 교도소에서는 처방되고 있지 않다.
교도소에서 콘돔 접근을 가능하게 할 것인가에 대한 논쟁은 위험의 감소에 근거하고 있다: 재소자들은 HIV와 C형 간염과 같은 혈액매개 바이러스에 상대적으로 높게 감염되어 있다. 콘돔은 예방과 위험 감소를 위한 도구이다. 주사바늘 교환과 위생적인 주사바늘 제공은 유럽의 재소자들에게 가능하나 영국에서는 불가능하다.

6.12 선별검사는 암 검진처럼 치료가 비용효과적인 질병의 조기발견이 가능할 때 이익이 있는 것으로 간주되고 있다. 하지만 선별검사는 다음과 같은 부정적인 측면도 존재한다.

- 선별검사는 결코 천편일률적이거나 모두를 대상으로 하지 않는다. 선별검사는 위험군을 대상으로 하기 때문에 통상 연령을 기준으로 특정 영역의 사람들을 제외시킨다.
- 선별검사는 경제적인 이유로 검사 간격을 두기 때문에 개입 기간 중 질병이 발생할 수도 있다. 선별검사는 다음과 같은 위해를 초래할 수도 있다.
- 선별검사과정은 불안을 야기할 수 있고 불편감이나 통증을 유발할 수도 있다.
- 검진결과 통보과정이 잘 정교화 되지 않으면 결과 통보에 시간이 소요될 수 있다.
- 실험실 검사과정이 충분히 엄밀하지 많으면 재검사를 초래할 수 있다.
- 선별검사는 감수성이 높은 방법을 사용하기 때문에 높은 위양성 결과를 초래할 수 있다. 이러한 대상자들은 불필요한 걱정이나 스트레스를 받기 쉬우며 일부는 치료를 받을 수도 있다.
- 선별검사는 100% 특이성을 보이지는 않기 때문에 일부 사람들은 안심하지 못하게 할 수 있다.

6.13 환자는 건강검진을 스스로 결정하지도 않으며 혈압이 높다는 상태의 의미를 이해하지 못할 수도 있다. 환자는 이런 방식으로 자신의 혈압을 측정하는 것을 스스로 선택하지 않는다. 비록 환자가 동의를 했다하더라도 충분히 정보를 제공했다고 보기는 어렵다.

6.14 후원은 건강증진의 원칙과 실천에 부합되는 기업으로부터 지원되었을 때, 후원금을 받는 것이 건강증진사업가로 하여금 건강요구를 달성하지 못하도록 하지 않는다면 받아들여질 수 있을 것이다.

6.15 이러한 질문에 명확한 답은 없다. 예를 들어, 근거는 지속적으로 변화하고 있는데 2015년에 많은 언론이 완성도 높지 않은 연구 근거를 바탕으로 대중에 대한 건강 권고로서 포화지방산을 줄이도록 할 것을 제시하였다(http://openheart.bmj.com/content/2/1/e000196.full). 보건의료종사자에 대한 강제접종과 같은 공중보건학적 개입을 지지하는 근거의 강도가 그렇게 높지 않으며, 만약 논의 주제가 불충분한 근거에 기반을 둔 강제적인 정책이나 핵심 메시지라면, 공중보건의 신망은 훼손될 것이다. 대중매체는 대중이 충분한 정보를 가지고 결정할 수 있도록 위험에 대해 책임 있고 지식적인 기사를 제공할 역할을 가지고 있다.

참고문헌

Beauchamp, T.L., Childress, J.F., 2013. Principles of Biomedical Ethics, seventh ed. Oxford University Press, Oxford

Duncan, P., 2015 Ethics and law. In: Naidoo, J., Wills, J.. (Eds) Health Studies: An Introduction, third ed. Palgrave Macmillan, Basingstoke, pp 401–431.

Holland S 2007 Public Health Ethics. Polity, Cambridge.

Kant, I., 1909. On the Supposed Right to Tell Lies from Benevolent Motives. Cited in: Rumbold G1991 Ethics in nursing and midwifery practice. Distance Learning Centre, South Bank University, London.

Naidoo, J., Wills, J., 2010. Public Health and Health Promotion: Developing Practice. Bailliere Tindall, London.

Rose, G., 1981. Strategy of prevention: lessons from cardiovascular disease. British Medical Journal 282, 1847–1851.

Seedhouse, D., 2009. Ethics: The Heart of Health Care, third ed. Wiley, Chichester.

Sindall, C., 2002 Does health promotion need a code of ethics? Health Promotion International 17 : 201–203. Available online at: http://heapro.oxfordjournals.org/content/17/3/201.full.pdf+html (accessed 23.09. 15).

Tudor Hart, J., 1971. The inverse care law. Lancet 1, 405.

제 7 장

건강증진의 정치학

학습 목표

이 장을 마치면
- 건강증진 정책과 사업에 대한 권력과 정치 문제를 비판적으로 분석할 수 있다.
- 건강증진과 관련하여 서로 다른 이데올로기적 입장을 이해할 수 있다.

핵심 개념 및 정의

정치는 인구집단(예 : 국가)을 대상으로 권력을 획득하고 행사하는 것이다.
정부는 국가를 통치할 권한을 가진 사람들의 집단이다.
이데올로기는 정부, 기업이나 종교집단의 활동을 정당화 및 쇠퇴시키는 바탕이 되는 사상이나 신념을 말한다.
권력은 사람이나 물건을 지배하는 능력 또는 권리를 말한다.
신자유주의는 자유시장과 탈규제를 선호하는 경제적 또는 정치적 접근법을 말한다.
사회정책은 사회를 규제하기 위한 정부의 계획된 활동을 말한다.

주제의 중요성

정치와 건강증진은 종종 별도의 활동으로 간주된다. 그러나 건강증진에 대한 다양한 접근 방식은 서로 다른 정치적 입장을 반영한다. 이 장에서는 20세기 후반과 21세기의 사회적·정치적 맥락에서 건강증진이 어떻게 발전되어 왔는지를 이해하는데 도움이 되는 사회 및 정치 철학의 다양성에 대해 설명한다. 우리 자신의 가치관을 이해하게 되면 건강증진의 논리적 귀결도 더 잘 알 수 있을 것이다. 건강증진의 조직화와 그 방법, 활동 내용과 관련된 정치적 차원을 탐색해 보고자 한다.

정치란 무엇인가?

Heywood(2007)는 정치를 네 가지로 분류하였다.

1. **정부로서의 정치** – 정당 정치와 국가 활동으로서의 정치
2. **공적인 삶으로서의 정치** – 공동체 문제의 관리
3. **갈등 해결로서의 정치** – 협상, 타협 및 화해 전략
4. **권력으로서의 정치** – 희소 자원의 생산, 분배 및 사용

이들은 별개의 개념이지만 이 장의 주요 초점이 되는 네 번째 정의인 권력으로서의 정치로 통합된다. 민주국가에서는 국민은 자신이 선택한 정당에 권한을 부여하기 위해 투표를 한다. 선출된 정당은 국민의 삶을 지배하며, 국민을 대신하여 권력을 행사한다. 권력은 물질적·물리적 자원뿐만 아니라 심리적·문화적 측면을 포함하며, 이는 사람들을 제한하거나 연결하는 데 효과적일 수 있다.

권력은 전 세계적으로 불균등하게 분배되며, 세계화는 고소득 지역인 유럽, 미국, 캐나다와 저소득 지역인 사하라 사막 이남 아프리카와 같은 지역 간의 분열을 증가시키는데 기여했다. 예를 들어, 5세 이하 어린이 630만 명이 매년 사망하는데, 이는 거의 모든 빈곤국가 또는 중간 소득 국가의 빈곤지역(World Health Organization, 2014)에서 발생한다. 이런 사망의 절반 이상이 영양실조, 안전한 물과 위생의 부족(Labonte and Schrecker, 2007) 때문에 생겨난다.

학습활동 7.1 아리스토텔레스가 제기한 질문

A가 플루트를 만들고 B가 연주를 가장 잘 하고 C는 플루트 없이는 죽게 된다면 누가 플루트를 가져야 할까?

정치 이데올로기

권력관계가 나타나는 영역 중 하나는 사회정책으로, 이는 사회를 유지·통합 및 규제하기 위한 정부의 계획적 활동으로 정의될 수 있다. 여기에는 복지와 경제정책이 모두 포함되며,

지방 당국 내의 규정에서부터 지역정책 개발에 이르기까지 다양하다(건강한 공공정책 개발에 대한 논의는 제11장을 참조하라).

정부 정책은 그 신념, 사상 및 이데올로기적 입장에 따라 결정된다. 서로 다른 정치적 입장은 특정 유형의 정책 개입을 야기한다. 분석가들은 서로 다른 많은 정책적 틀을 확인하여 1960년대 이후 이념의 변화를 지적했다(Bambra et al., 2015). 강경파 좌익(마르크스주의)에서 우익(보수주의)에 이르는 20세기 중반의 정치적 스펙트럼은 더 이상 국가와 정당의 정치적 신념과 이데올로기를 정확하게 기술하지 못하게 되었다. 세계화, 동유럽에 대한 소비에트 통치의 종식과 국제무역을 통한 국경을 넘은 침투는 특히 신자유주의와 신보수주의의 등장과 같은 새로운 정치적 신념을 불러 일으켰다. 이데올로기와 복지제도 간의 관계는 표 7.1에 요약되어 있다.

표 7.1 건강과 복지 이데올로기의 유형론

정치적 이데올로기	공산주의	사회 민주주의	신자유주의	신보수주의
정당	마르크스주의자/사회주의자	사회민주당	뉴라이트	보수파
국가의 역할	집단주의, 국가 통제	집단주의	반집단주의	반집단주의
경제적 관점	규제경제	혼합경제	시장규제 완화 및 지방분권화	자유시장경제
사회적 관점	기회 평등과 경제적·정치적 자유는 국가에 의해 보호된다. 국가는 재분배를 통해 개인의 자아 실현과 사회 정의를 가능하게 해야 한다.	국가는 안전망을 제공해야 하지만 사람들이 스스로를 지키도록 격려해야 한다.	개인이 중심이다; 경제에 대한 국가 개입은 줄어들고 시장경제는 압도적이어야 한다.	사회는 자기 본위의 개인들로 구성되어 있다. 부의 불평등은 혁신과 성공을 자극하기 때문에 필연적이며 바람직하다. 시장의 힘은 사람들의 요구가 만족스러운 방식으로 충족되도록 보장한다. 국가 개입은 최소한도여야 한다.
보건의료적 관점	사회적 결속과 재분배를 촉진시키는 보편적 무료 공급. 필요시 개인적 해결	취약계층 보호를 위한 국가적 공급, 개인적 선택 및 사적공급의 병행	온정주의 국가는 개인의 책임과 함께 보건의료 안전망을 제공해야 한다.	개인의 책임과 선택의 자유; 자유시장 소비주의를 통해 가장 필요한 것이 충족된다.
중심 가치	평등; 공동 책임; 인도주의; 사회적 조화	개인주의; 사회적 정의; 집단주의	개인주의; 사회적 정의; 자유; 책임; 권위; 민족주의	전통; 개인주의; 자유; 자기 훈련; 선택; 경쟁

건강과 건강증진에 대한 관점은 복합적 가치관과 신념을 반영하고, 또 상이한 정치적 이데올로기를 반영한다. 이 장의 핵심 명제는 건강과 건강증진이 정치적이라는 것이다. 건강증진은 정책 영역에서 일어나고 이데올로기적 가치를 구현한다. Bambra 등(2005)은 이데올로기를 특정 사회 집단의 정치적·경제적·문화적 가치와 이해를 반영하고 확산시키는 상호 연관된 사상과 개념의 체계로 기술한다. 따라서 1970년대와 1980년대에는 페미니스트 운동, 흑인들과 개발주의적 관점이 주요한 사조였다면, 1990년대에는 환경, 종교 및 장애의 관점이 두드러졌다. 서로 다른 정당의 이데올로기적 관점은 매우 다양하다. 사람에 따라 다르게 나타날 수 있는 건강증진 관련 주요 관심사는 다음과 같다 :

- 개인적 책임의 범위
- 정부 입법과 개입의 역할
- 경제의 역할 및 정부의 규제가 필요한지 여부
- 선택과 결정을 장려하는 합법적 수단
- 사회의 성격과 사람들 간의 연계 정도
- 불평등을 어느 정도 줄여야 하는지

정치 스펙트럼의 오른쪽(우파)은 개인의 자기결정권에 대한 믿음과 자유를 제한할 뿐만 아니라 기업을 억제하는 정부 개입을 반대한다. 보수주의는 불평등이 불가피하고 그 차이가 사람들의 성공을 자극하여 혁신과 생산성을 창출하므로 유익하다고 생각한다. 신보수주의는 전통적인 가치관과 문화를 회복해야 할 필요성을 강조한다.

신자유주의는 사회정의와 경제성장이라는 두 가지 목표를 결합하려는 시도로 1960년대부터 진화해왔다. 신자유주의는 국가의 경제 개입을 막기 위해 노력하고, 경제성장과 사회복지의 수단으로 시장규제 완화를 옹호하고 있다. 이러한 견해는 '사회와 같은 것은 없으며 오직 개인과 그 가족만 존재한다'고 주장한 마거릿 대처의 견고한 개인주의와 관련이 있다.

사회주의는 평등, 친교 및 공동체에 대한 신념, 다른 사람들에 대한 책임 의식에 바탕을 둔다. 정부는 모든 사람들의 기본적 필요를 충족시키고, 물질적 재원을 재분배하며, 사회 안정과 결속을 증진시키는데 중요한 역할을 담당한다. 사회 민주주의는 동일한 핵심 신념을 구현하면서도 자유시장 내에서 개인의 선택이라는 개념을 포용한다.

사례 학습 7.1 지속가능한 개발 및 건강증진

1980년대 이후 환경 문제를 정치적 의제로 전환하려는 녹색당이 대부분의 선진국에서 등장했다. 대부분의 정당은 환경에 관심을 가지고 있다고 주장하지만 그들의 행동은 그렇지 않았으며, 환경 보호를 위한 급진적 변화에 대한 지원은 거의 없었다. 또한 사회적·경제적·환경적 요구를 충족시키는 통합적 정책 결정이 부족하다. 경제성장은 공평한 부의 분배나 환경적 우선순위를 다루지 못했지만, 건강에 대해서는 다양한 진전이 있었다(Haines et al., 2012).

건강증진과 지속가능한 개발은 빈곤과 관련된 질병의 감소와 함께 오염과 같은 물리적 환경 및 사회 환경 등의 상호작용을 통해 연결된다(Haines et al., 2012). 건강은 발달에 기여하며 사람들의 잠재력을 최대한 발휘할 수 있는 전제 조건이다. 세계의 생태계는 인구건강을 위한 기초를 제공한다.

세계화

세계화는 세계적 시장을 지지하는 경제적 자유무역화 과정으로 정의된다. 세계화에 대한 정당별 입장은 변하고 있으며 어떠한 정당도 국가적·지역적 경계를 무시하고 전 세계에 퍼져가고 있는 세계 자본주의의 커다란 힘을 무시할 수 없게 되었다. 맥도널드, 마이크로소프트 및 필립모리스는 각각 정크푸드, 인터넷 통신 및 담배로 전 세계적으로 유명하다. 세계화 옹호론자들은 세계화가 보다 효율적이며 빈곤국이 선진국의 기술 진보로부터 이익을 얻을 수 있다고 주장한다. 비판가들은 세계화가 국가 경제를 불안정하게 만들고, 모든 것을 시장 가치화하며, 부와 건강의 불공평을 증가시킨다고 주장한다. 건강의 사회경제적 결정요인이 세계화됨에 따라 국가 간, 뿐만 아니라 국가 내 불평등이 증가하게 되었다(Labonte and Schrecker, 2007). 어떤 입장을 취하더라도 건강증진은 점차 세계화되는 경제와 세상 속에서 발전하고 기능해야 할 것이다.

학습활동 7.2 자유무역의 정치학

세계화는 자유무역에 기반을 두고 있다. 자유무역은 건강에 긍정적인가?

정치의 세계화는 건강의 세계화에 반영된다. 건강 위험은 이제 사람들의 이동(전쟁과 자연재해를 통한), 세계무역 및 사람과 제품의 이동에 힘입어 그 범위와 확산 측면에서 점차 세계화되어 왔다. 예를 들어, 인간면역결핍 바이러스/후천성면역결핍증후군(HIV/AIDS), 중증급성 호흡기증후군(SARS) 및 에볼라 바이러스의 전파는 국가와 국제기구의 감시와 지속적 협조를 요구한다. 제11장에서는 환경 악화, 직업안전보건 기준을 낮추는 노동시장의 파편화와 같은 쟁점과 관련된 세계적 공중보건정책을 개발하기 위한 몇 가지 과제에 대해 논의한다. 건강증진을 위한 정치적 도전은 가치 있는 목표이자 전 세계 공공선의 핵심 구성요소로서 건강을 전진시키는 것이다.

21세기에 들어서면서 전 세계적 공중보건에 상당한 투자가 있었다. 예를 들어, 유엔이 공포한 8개 새천년 개발목표(2015년까지 극빈 빈곤율을 절반으로 줄이고 HIV/AIDS 확산 방지)와 세계보건기구(WHO)의 건강의 사회적 결정요인 위원회(CSDH)가 있다. 2005년에 시작되어 마이클 마못이 이끄는 CSDH는 불량한 건강과 피할 수 있는 건강불평등의 사회적 원인을 다루는 데 목표를 둔 정책 입안자, 연구자 및 시민 사회 단체의 그룹이었다. 그러나 국제보건사업에서는 위험요소 감소가 지배적인 주제였고 건강은 단지 2014년 에볼라 발생에서와 같이 서구사회로의 에볼라 유입을 차단한 뒤 치료제 개발과 같은, 인구에 대한 위협을 예방하는 것으로 축소되었다. 적극적 건강증진, 빈곤 및 질병 예방은 정치적으로 높은 순위에 있지 않다. 그러나 규칙에는 예외가 있듯이, 2005년에 처음 비준된 담배규제기본협약은 긍정적인 세계적 공중보건 성과의 한 사례이다(제11장 참조).

정치로서의 건강

세계보건기구의 알마아타 선언(World Health Organization 1978)에서 건강은 인권과 세계적 사회적 이슈로 인식되었다. 1948년에 UN이 채택한 세계인권선언은 '모든 사람은 식량, 의류, 주택 및 의료를 포함하여 자신과 가족의 건강 및 복지에 적합한 생활수준에 대한 권리가 있음'을 선언했다. 생식적 선택을 포함한 보건의료권은 인권헌장이 포함된 남아프리카 헌법에 들어 있다. 경제적 세계화는 이러한 인권으로서의 건강에 대한 견해를 위협했다. 인간건강운동(www.phmovement.org)은 세계화에 반대하는 정치운동가들과 옹호자들의 단체이다. 이 단체는 경제가 아니라 건강이 우선되어야 한다고 주장한다.

국가 내 정치적 맥락은 직·간접적으로 건강에 영향을 미치는 정부 정책의 모든 영역에 영향을 미친다. Bambra 등(2015)은 권력이 건강과 그 상관요인(예 : 시민권과 조직화)을 통해 행사되기 때문에 건강은 정치적이라고 주장한다. 미국의 국민 건강증진 및 질병예방 프로그램인 Healthy People 2020(www.healthypeople.gov)에서는 다음 내용을 건강의 사회적 결정요인의 일부로 제시하였다.

- 일상적 필요를 충족시킬 수 있는 자원의 가용성
- 의료서비스 이용
- 교육 및 직업훈련
- 교통수단
- 공공 안전
- 범죄 발생률, 폭력 및 무질서
- 사회경제적 조건
- 언어 / 문해력
- 새로운 기술에 대한 접근

이러한 사회적 건강결정요인이 개인 및 국민건강을 예측하는 가장 좋은 지표이며, 생활습관 선택을 구조화하고 건강을 생성하기 위해 상호작용한다는 것에 대한 근거가 있다.

그리하여 건강은 정치적 · 국가적 · 국제적 정책 결정의 결과라는 개념으로 이어진다. 사람들에게 건강의 사회적 결정요인에 대한 접근을 제공하는 강력한 복지국가는 건강증진을 위한 최선의 수단일 것이다.

학습활동 7.3 정치와 건강

건강과 정치를 분리할 수 있는가? 왜 이런 말을 하는 것인가?

건강증진 구조와 조직의 정치학

건강증진은 국제적 · 국가적으로 20세기와 21세기에 걸쳐 다양한 수준의 지지를 얻어왔다. 1986년에 최초로 개최된 건강증진 국제회의에서 건강증진을 위한 오타와 헌장(세계보건기구, 1986)이 채택되었는데, '건강지향적인 공공정책 수립, 지원적인 환경 조성, 개인의 건강기술 개발, 지역사회 활동 강화 및 보건의료서비스 방향 재설정'은 여전히 널리 사용되고 있다. 아델라이드(1988), 선즈빌(1991), 자카르타(1997), 멕시코(2000), 방콕(2005), 나이로비(2009), 헬싱키(2013)에서는 추가적 활동 영역을 찾아냈었다. 방콕헌장(세계보건기구, 2005)에서는 다음과 같이 네 가지 핵심 약속을 제시하였다.

1. 건강증진을 위한 강력한 정부 간 합의
2. 건강결정요인이 정부에 의해 다루어질 필요
3. 권한이 부여된 공동체 및 시민사회
4. 직장, 지역사회 및 전 세계에서 건강증진을 위한 훌륭한 기업의 관행

영국에서의 건강증진 발전에 대한 정치 이데올로기의 짧은 역사와 그 영향은 사례 학습 7.2에 나와 있다.

사례 학습 7.2 영국에서의 건강증진에 대한 간략한 역사

1800~1900년대 : 공중보건운동

- 공중보건운동은 집단주의의 보수적 전통에서 비롯되었다. 국가는 국가 효율성, 경제적 이점 및 사회적 안정성을 보장하기 위해 개입해야 했다.

1900~1940년대 : 건강교육

- 자유주의적 자유방임 의제로 자발적인 단체가 예방적 건강교육을 제공하는 것을 허용하였다.

1940~1970년대 : 예방의 발흥

- 광범위한 보수적 이데올로기 : 보건의료전문가가 제공하는 정보와 조언을 통해 개인의 건강에 대한 책임이 강조되었다. 이것은 가장 취약한 사람들을 위한 안전망을 제공하기 위해 국가 개입과 결부되었다.

1980년대 : 개인의 부상

- 만연한 불평등에 대처하기 위해 일관된 국가 프로그램에 대한 요구와 WHO의 오타와 건강증진헌장에도 불구하고 뉴라이트 이데올로기가 보건서비스를 지배하고 개인의 자유가 강조된다.

1990년대 : 시장의 부상

- 서비스의 소비자에 대한 공공의 책임감과 시민 의견 청취의 필요성이 강조된다.
- 협업은 효율성의 도구 및 보건서비스 요구를 줄이는 수단으로 옹호된다.
- 환경 의식에도 불구하고, 정부의 행동 의제로 되지는 못한 듯하다.

1997~2011년 : 공동체, 책임 및 평등

- 건강에서 사회경제적 요인의 역할의 인정
- 진료와 서비스에 대한 공공 참여 강조
- 지역사회 응집력 증진

• 안전망 욕구에 대한 자유시장, 개인의 선택과 상품화에 중점

2011년 이후 : 시민, 책임 및 선택

• 건강에 대한 지방정부의 광범위한 영향이 인정되어 공중보건기능이 지방정부로 확대 이전되었다.
• 지역주의는 스스로 우선순위를 결정하도록 이끌었다.
• 지방자치로 스스로의 우선순위를 결정하게 되어 흡연, 비만, 음주와 같은 주요 우선순위에 대해 수행목표를 넘어선 중장기 목표가 설정되었다.
• 국가는 건강생활에 대한 노골적 개입보다 권장 조치를 취하게 되었다.
• 웰빙에 중점을 둔다.

일부 학자는 영국의 건강증진이 공중보건에 포함되어 있다고 주장해 왔다(Orme et al., 2007; Scott-Samuel and Springett, 2007). 건강증진은 가시적 존재감 확보를 위해 노력해 왔고, 국가보건서비스 내에서의 위치는 의료를 공급하는 '신데렐라(Cinderella) 서비스'에 종속된 것처럼 간주되어 왔다. 1997년부터 신노동당(New Labor) 정부의 집권 후 건강증진은 위축되어 관련 인력과 기관들마저 사라진 것처럼 보였다(Scott-Samuel and Wills, 2007). 건강증진은 이제 '건강 개선(health improvement)'으로 불리고 있으며, 공중보건인력, NICE, 보건교육과 지역개발 단체를 포함한 다양한 기관과 인력의 일부처럼 되었다. 여러 다른 나라들에서도 신자유주의와 전통적인 생의학적 접근법은 오타와 헌장의 건강증진 원칙의 전면적 수용을 방해하였다(Raphael, 2008; Wills et al., 2008). 예를 들어, 캐나다에서도 국민건강에 대한 역학적 초점이 건강증진을 대신하게 되었다. 그러나 '건강증진'이라는 용어는 아직도 세계적으로 사용되고 있다.

학습활동 7.4 악성 문제들

건강에 있어서의 '악성 문제들'의 뜻이 흔히 언급된다. 당신에게는 어떤 뜻인가?

건강증진 활동은 그 사회의 주도적 정치적 틀에 의해 구조화되어 특정한 접근법을 정당화하고 다른 접근법을 배제시키는 효과를 보이게 된다. 1997년까지 영국에서는 자유시장경제와 권위주의로 인해 개인의 생활습관에 초점을 두는 의학적 예방이 선호되었다. 건강증진은 단지 특정 질병으로 인한 유병률과 사망률을 방지하는 수단으로 간주되면서 주된 전략이 교육과 충고였다. 일차진료 의사들은 군집 자료에서 단지 고위험군을 찾아내어 생활습관 개선

조치만을 수행하곤 하였다.

자유시장경제도 그러하지만 신자유주의는 정부의 간섭을 더 많이 줄이고 소비자 선택을 강조하여 자유시장경제 관계가 서비스 분야에 반영되도록 하였다. 그러나 국가의 지원과 개인이 사회경제적 불평등으로 인한 건강불평등을 완화하기 위해 필요하다는 인식도 있었다(Bambra and Scott-Samuel, 2005). 건강을 개인의 손에만 맡겨 두는 생애주기 담론에 이러한 인식이 병행되었다(건강의 사회경제적 불평등에 대한 더 많은 논의는 제2장을 참조하십시오).

건강증진 수단의 정치학

건강증진에 사용되는 방법은 종종 기술적 선택으로 보인다. 건강증진 전문가는 상황에 따라 어떤 방법이 가장 효과적 방법을 결정하는 전문기술을 보유하고 있는 것으로 보인다. 그러나 다양한 방법들 그 자체가 정치적 관점을 암시하며, 어떤 방법을 사용할 것인지는 정치적으로 중립적 결정은 아니다.

학습활동 7.5 정치적 철학

아래 문장은 특정한 정치적 철학을 반영하고 있다. 이들에서 정치적 철학을 찾아낼 수 있겠는가? 어느 문장에 동의하는가?

1. 개인의 필요에 대한 경제적·사회적 지원의 안전망이 있어야 한다.
2. 기업가 정신은 장려되어야 하며 높은 세금으로 위축되어서는 안 된다.
3. 사회의 모든 사람들은 타인에 대한 책임과 의무를 지닌다.
4. 불평등은 불가피하며 개발과 성장에 필수적이다.
5. 과다한 복지 혜택은 사람들을 지원에 의존하게 한다.
6. 특정 보건의료서비스는 필수재로 국가에서 운영해야 한다.
7. 거시정치는 지역사회에 영향을 미치는 이슈보다 덜 중요하다.
8. 사람들은 똑같을 수 없지만 모두가 똑같은 기회를 가져야 한다.
9. 공유된 가치관과 문화는 사회통합을 위해 필수적이다.
10. 개인의 운명은 행운과 출생에 의해 좌우된다.

건강증진은 다양한 수단을 활용할 수 있는데 이 책의 제2부에서 상세히 설명하고 있다. 그림 7.1에서는 다양한 정치적 철학이 어떻게 다른 수단과 접근법을 낳게 되는지 보여주고 있다.

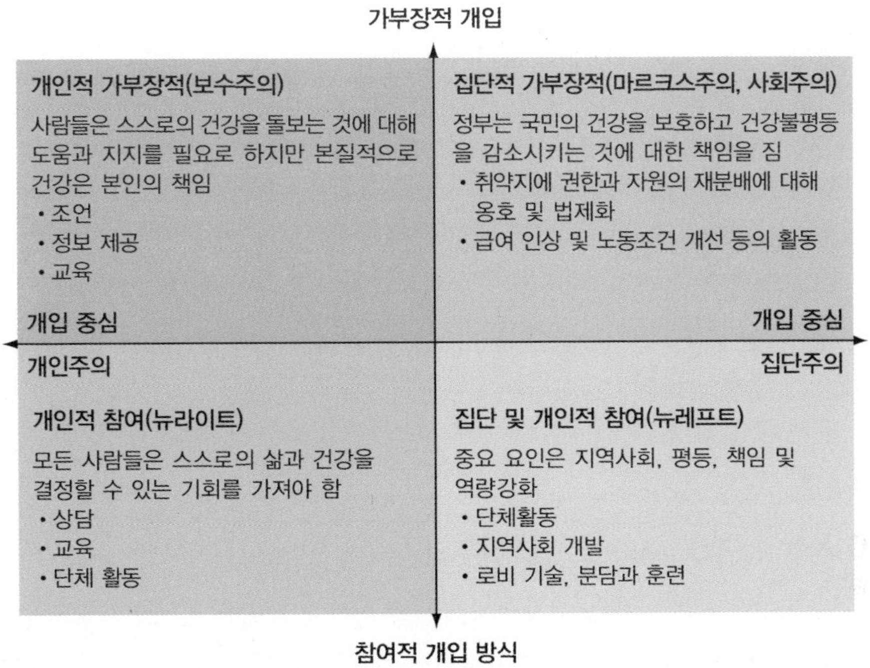

그림 7.1 정치철학과 건강증진의 수단(Beattie, A., 1993.)

개인적 가부장적 접근법(보수주의)

이것은 전문가의 주도와 개인중심의 접근방법으로 오랜 역사와 지속적인 관심을 받고 있다. 전문적 훈련은 환자인 고객에게 명확히 정의된 역할에 대한 신뢰성을 부여한다. 개인에 초점을 둔 수단은 건강의 개인적 책임에 대해 명확한 정보를 제공한다. 이러한 방법들은 개인이 자신의 생활양식이나 환경에 현저한 변화를 이끌 수 있다고 믿는다. 또한 개인에 대한 초점은 모든 사람에게 건강증진이 가능한 동등한 자원과 수단을 가졌다는 것을 전제로 하고 있다. 이러한 접근법은 비효과적이거나 오류가 있어 '피해자 책임전가(victim blaming)'와 오해를 초래한다는 비판을 받아 왔다(Naidoo, 1986). 그러나 이러한 관점은 정치적으로 해석된 것으로 상당기간 지속될 것이다.

다른 집단 간 삶의 기회와 인식에 영향을 미치는 구조적 요인이 무시됨으로써 개인 특성이 집단적 신분과 연계된다는 사실은 은폐된다. 또한 사회경제적 상태에 연계된 건강상태의 구조적 불평등을 무시할 수 있으며 개인은 전문가의 충고에 따라야 한다고 함으로써 전문가의 권력을 강화시킨다. 개인의 자유로운 선택 개념은 자유시장경제의 핵심적 견해이다. 경제학

용어로 개인주의는 소비자주의 혹은 상품구매권으로 나타난다. 개인적 가부장적 접근은 건강의 상품화와 연계되어 있어 구입 가능한 가시적 자산으로 광고된다. 예를 들어, 영국에서는 유기농 음식과 헬스클럽 회원권이 건강과 복지에 이르는 길로 광고되는데 힘입어 큰 인기를 끌어왔다. 이는 부자만이 더 건강한 생활양식을 감당할 수 있게 하여 건강불평등을 더욱 악화시켰다.

학습활동 7.6 건강한 선택이 존재하는가?

당신은 건강한 선택이 존재한다고 생각하는가?
건강한 선택에 대한 정보를 환자와 고객에게 제공하는 업무가 당신의 역할인가?

개인적 참여 접근법(뉴라이트, 신자유주의)

신자유주의는 스스로의 선택을 결정하는 개인의 역할을 강조한다. 개인적 참여 접근법이 개인적 가부장적 접근법과 다른 점은 건강증진사업가와 의뢰인 간에 더욱 평등한 관계를 전제한다는 점이다. 개인의 신념, 태도 및 지식을 고려하는 전문상담, 교육과 집단 작업 수행을 선호한다. 의뢰인은 이러한 과정의 적극적 파트너로 최종 목적은 의뢰인의 자율성 강화에 있다. 최근 많은 건강증진사업가는 그들의 업무태도를 더욱 의뢰인 지향적으로 바꾸려고 노력해 왔다. 많은 건강증진사업가들은 이러한 방법을 이용하는 것을 선호하고 있다.

환자 또는 대중의 참여는 '나를 제외하고 나에 대한 어떠한 결정도 하지 말아야 한다.'는 것을 근본원리로 삼고 있다. 이것은 시민과 시민 사이의 관계 및 정치적 변화의 맥락에서 볼 필요가 있는데, 시민은 단지 소비자일 뿐만 아니라 공동 제작자이기 때문이다.

학습활동 7.7 건강증진에 대한 신자유주의적 접근에 대한 비판

국가의 건강증진 측면에서 개인적 참여(신자유주의) 접근법에 대해 비판할 수 있는 것은 무엇인가?

집단적 및 개인적 참여 접근법(뉴레프트)

집단주의에 초점을 맞추는 접근법은 사회민주적 혹은 사회정치적 이데올로기에 가깝다. 건강 관련 성과를 산출하는 과정을 이해하고 국민들이 건강증진과 관련 문제를 해결하는 기술을 체득하도록 돕는 것을 강조한다. 뉴레프트 정치 이데올로기는 자유시장 지상주의에 대한 신념이 강해 개인주의와 소비자주의를 강조한다. 지역사회나 개인의 참여뿐만 아니라 적극적 개입도 일관되게 강조한다. 집단적 참여나 사회적 자본은 자아존중감과 더불어 건강의 독립적인 자원으로 인식되고 있다.

정부는 마을재생 혹은 보수사업 등을 통해 사회적 통합과 집단적 참여를 추구한다. 일례로 영국에서는 정치인들로부터 국민에게 권력을 양도하는 '큰 사회'와 같은 사회적 연대를 발전시키기 위한 보수주의적 시도가 있었다.

집단적 가부장적 접근법(마르크스주의, 사회주의)

집단적 가부장적 접근법은 마르크스주의 및 사회주의적 정치 신념과 관련되어 있다. 이러한 신념에는 사회적 지위와 문화와 삶의 기회를 예측하는데 사회계급이 가장 중요하며 이는 사회경제적 수준에 의해 결정된다. 사회주의는 개인의 정체성이 사회적 상호작용과 사회 단체에의 소속을 통해 형성되는 것으로 이해한다. 생산수단의 소유자(중산계급)와 노동력 밖에 팔 것이 없는 노동계급은 이윤 및 임금을 극대화하려는 상충된 경제적 목표를 가지므로 계급 간 갈등이 불가피하다고 본다.

칼 마르크스(1875)의 '능력에 따라 일하고 필요에 따라 분배한다'는 명문장은 사회주의자의 평등에 대한 목표와 사회적 연대를 잘 요약해 준다. 취약계층에 유리한 권력의 적극적 재분배와 같은 방법을 적절한 활동으로 간주하여 하향식 방식(예: 낮은 사회경제적 계층을 대신한 옹호활동 혹은 불평등을 드러내는 형평성 감사)이나 상향식 방식(예: 임금인상과 작업조건 개선을 위한 노조활동 등)으로 실행한다. 지역사회 개발을 통한 사회적 통합방법 등은 제10장에서 자세히 볼 수 있다. 윌킨슨과 피켓(Wilkinson과 Pickett, 2009)은 부유한 자본주의 사회보다 빈곤할지라도 평등한 사회는 더 건강한 인구를 가지고 있다고 주장하는 강력한 근거를 제시한다.

특정 이슈에 대해 실무자들이 사용하는 방법에는 정치적 가치관이 반영되어 있다:

- **인도주의적 관점** – 인권 옹호
- **책임소재적 관점** – 건강이 개인의 소관이거나 특정 사회정책에 의해 재생산되고 유지되는 사회적 패턴의 결과라고 인식
- **실무자의 역할** – 실무자에게 전문가적 전문성의 형태로 권력이 있는지 혹은 지식 자체가 대중에 의해 규정되고 공유되는지

- **시민의 역할** – 시민들이 자유 선택을 행사할 자율성과 자원을 가지고 있는지 혹은 사회적 국가적 규범과 전문적 권력의 행사에 의해 제약을 받는지
- **행정의 역할** – 행정부가 시민의 건강보호에 적극적 책임을 가져야 하는지 혹은 건강에 대한 책임이 개인에게 있는 것인지
- **경제의 역할** – 자유시장경제와 경쟁이 있는지 혹은 정부에 의해 감독되는 규제경제인지

학습활동 7.8 HIV 예방프로그램의 바탕에 깔린 정치적 가치

아래와 같이 취약한 젊은이 대상의 HIV와 성병예방프로그램에서 채택될 수 있는 방법에 대해 생각해 보자.

1. 자존감 강화
2. 동료에 의한 교육
3. 교육적 매체 캠페인
4. 간호사에 의해 운영되는 젊은이 대상 성건강 클리닉
5. 자발적인 자조그룹이 운영하는 도움 전화에 자금 제공
6. 콘돔을 더 쉽고 개방적으로 구할 수 있게 하기
7. 더 많은 젊은이들이 직업기술과 경험에 접할 기회 주기
8. 노숙 젊은이들에게 쉼터와 숙소 제공하기

각 접근법에 어떤 정치적 가치가 반영되고 있는가?

지금까지의 논의는 건강증진 방법들이 정치적으로 중립적이지 않다는 시각을 제시하였다. 특정 건강증진 수단은 특정 정치 이데올로기에 맞춰져 이데올로기를 유지하고 재생산한다. 그러나 너무 과장되게 인식할 필요는 없다. 건강증진 수단과 정치 이데올로기가 인과적 관계로 결정되어 있는 것은 아니다. 앞에서 살펴본 네 가지 이데올로기를 넘나드는 다양한 건강증진 방법들이 특정 정치적 견해를 가진 보건의료종사자에 의해 사용된다. 하나의 입장에 얽매이지 않는 절충적 방법을 선택하는데도 상당한 이유가 있을 것이다. 다만 건강증진 방법이 정치적으로 중립적이라는 것은 잘못된 인식이다.

건강증진 컨텐츠의 정치학

앞장에서 건강증진의 구조, 조직과 방법에는 정치적 차원이 있다는 견해를 살펴보았다. 가끔 건강증진 과정은 정치적이라도 그 내용이 가치중립적이라는 주장이 있다. 저자들의 입장

은 건강증진 내용이 불가피하게 정치적이라는 것이다. 의제를 만들어내고 그에 걸맞은 정보의 구성 과정은 가치중립적 활동이 아니라 특정 정치적 가치를 내포하고 있다.

학습활동 7.9 21세기 건강증진

21세기 건강증진의 우선순위는 무엇이 될 것인가?

건강증진의 정치적 성격을 가장 명백하게 보여주는 예는 아마도 건강의 사회적 결정요소에 대한 계속적 논의일 것이다. 제2장에서 개괄적으로 설명한 바와 같이, 1980년대의 풍부한 연구를 통해 제시된 근거는 빈곤과 질병으로 인한 불이익을 연결시켰지만, 각각의 정부들은 다양하게 대응했다.

거의 20년(1979~1997)에 걸쳐 영국 보수당 정부는 사회적 불평등과 건강에 대한 관련 근거의 인정을 거부하는 대신 인구집단 내 다른 사회경제적 집단 간의 건강변이라고 해왔다(Department of Health, 1992, p.121). 근거를 부인함으로써 자유시장이 건강욕구를 충족시키는 최상의 방법이라는 무개입 정책이 채택되었다. 반대로 1997년에 당선된 영국 노동당 정부는 사회적 불평등과 열악한 조건의 건강과의 관련성을 인정하고 보고서를 작성하여 건강불평등 완화 목표를 수립하였다(Department of Health, 2003). 마모트에 의한 문헌고찰(공정 사회, 건강한 삶)(Marmot, 2010)에서 정치적 입장을 분명하게 '건강불평등을 줄이는 것은 공정과 정의의 문제입니다' 그리고 '경제 성장은 국가 번영의 가장 중요한 척도가 아닙니다'라고 표명하였다.

여러 연구를 통해 강력한 복지상태, 평등적 이데올로기와 재분배 정책을 갖춘 사회민주국가가 낮은 영아사망률과 저체중 출생률, 연장된 수명 등으로 가장 건강함이 입증되었다(Navarro & Shi, 2001; Chung & Muntaner, 2006, 2007; Navarro et al, 2006).

사례 학습 7.3 비만에 대한 정치적 담론

비만에 대한 담론으로 사회적 공황과 부도덕한 행동 결과로서의 비만을 우려하여 긴급한 행동적 대처의 필요성을 강조한다(Campos et al., 2006). 비만을 생활방식 선택으로 규정하면(공중보건 담론에서 가장 일반적인 이슈처럼) 그것은 개인적인 책임의 문제가 된다. 이는 비만인구가 많은 빈곤층과 빈곤층에 대한 낙인을 불러올 수 있다. 푸코(Foucault)는 지식의 구성을 통해 정부가 국민들에게 어떤 방식으로 행동해야 하는지 방법을 설명한다(Coveney, 1998). 따라서 비만은 위협이나 위험으로 간주되며 시민들은 책임감 있는 적극적인 소비자가 될 것으로 기대된다.

실무자들은 점차 근거에 기반을 둔 사업 수행을 요구받고 있다. 근거 기반 사업의 대두는 실무자의 책임과 소비자를 위한 서비스를 강조하는 뉴라이트 사상과 관련지을 수 있다. 또한 사회주의 가부장적 집단주의 사상의 최선의 대책 찾기 및 계획안 작성하기와도 관련이 있다. 근거 기반 사업이라고 하면 흔히 최선의 근거를 제공하는 무작위 확률 대조시험과 같은 과학적 개념의 근거를 말한다(제3장 참조). 그러나 이러한 입장은 서비스 이용자와 그들의 가치, 필요, 욕구를 무시한다는 비판을 받는다. 또한 이러한 의사결정모형으로 해결하기에는 너무나 복잡한 정치사회적 이슈를 등한시할 수 있다는 비판도 받는다. 근거는 추상적인 건강과 질병 개념만 추구하기 보다 국민의 의견과 신념도 포함해야 한다.

모네한 등(2003, p.37)은 '정치 이데올로기는 여전히 정부에 지침이 되는 가치를 알려주고 있는데, 국민의 건강과 복지에 대한 관심과 같은 것이다. 그러나 이제는 이데올로기적 접근보다 근거 기반의 정책 형성이 가장 적절한 방법으로 여겨지는 시대에 살고 있다'고 주장했다. 10년 이상의 기간 동안, 이데올로기, 객관적 과학과 건강증진에 대한 이들의 기여는 여전히 동일한 긴장감으로 남아 있다.

근거 기반 사업은 또한 과학을 가치중립적으로 보는 순진한 견해를 채택했다는 비판을 받는다. 사회과학자들(Bauchspies et al, 2005 ; David, 2005)은 다른 것과 마찬가지로 과학도 사회적 활동이어서 유사한 제약을 받는다고 지적하였다. 건강 관련 연구는 상아탑에서 이뤄지는 것은 아니다. 연구자들은 기금을 신청해야 하고 기금제공자와 학계에서 수용할 만한 결과를 제공해야 한다. 연구과정도 정치적 고려에서 자유로울 수 없다. 건강 이슈에 대한 과학적 합의로 걸러진 근거가 일반대중에게 전달되는 과정도 정치적 과정이다. 과학적 합의라는 그 자체가 사회과학에서는 논쟁거리이다. 왜냐하면 '과학적 사실'이 100% 일치되는 이슈는 없기 때문이다. 예를 들면 건강에 유리한 집단에서 건강상태의 개선이 사회적 자본에 의해서인지 혹은 소득 때문인지에 대한 논의가 계속 진행 중이다.

정치적이 된다는 입장

지금까지 건강증진이 정치적 가치와 신념에서 도래하여 이들을 강화하는 등 정치적 맥락에서 진행된다는 것을 보았다. 건강증진사업가도 정해진 정치적 사상과 이데올로기에 기반을 둔 가치와 신념을 가지고 있다. 많은 건강증진사업가들이 다소 차이는 있지만 그들의 개인적 가치에 맞는 실행방법으로 참여하고 있다. 건강의 의학적 모형은 실무자의 전문성을 인정하고 그에 따라 명확한 역할을 부여한다. 이는 각 개인들도 스스로의 건강을 지켜야 한다는 명확한 역할을 부여한다. 어떤 건강증진사업가는 그들의 전문가적 역할이 때때로 그들의 정치적 신념 및 가치와 상충되는 것을 발견하곤 한다.

집단적 건강목표에 대한 신념과 대중의 역량강화 필요성은 건강증진 전문가가 소속된 기관과의 계약에 의해 부여된 목표를 달성하는 입장에서 미묘한 차이가 나타날 수 있다.

학습활동 7.10 근본적 건강증진

다음은 근본적 건강증진 실행 만들기에 대한 제안이다. 귀하에게 실행 가능한 것은 몇 개인가? 스스로의 정치적 입장을 냉철하고 솔직하게 판단해 보시오.

- 고객과의 평등한 관계를 만들어 나간다. 고객의 신념과 가치를 존중하고 정보를 공유한다.
- 진정한 지역사회 참여가 정책과 의사결정과정에서 구현되도록 한다.
- 건강을 집단적 이슈로 다루도록 하고 건강불평등에 대한 사실을 명백히 하고 건강문제에 대한 집단적 활동을 지원한다.
- 건강교육자료를 잘 조정하여 성, 계층, 민족, 장애, 연령이나 성에 대한 판에 박힌 내용이나 가정을 하지 않도록 한다.
- 연구자와 연구대상자가 파트너로 함께하는 공동활동연구를 도입한다.
- 관점이 비슷한 보건의료종사자와 지원망을 형성하여 관점을 공유하고 이슈를 공동 논의한다.
- 사업 시 스스로가 지닌 역할의 한계에 대해 자신을 비롯한 모든 국민에게 명백히 한다.

Adams and Slavin (1985); O'Neill (1989).

결 론

정치 혹은 사회에서 권력 분배의 연구와 과정은 건강증진을 포함한 모든 인간 활동의 배경이 된다. 정치적 상황은 늘 변화하여 21세기 초에는 신자유주의 이데올로기와 세계화가 도래하고 있다. 이러한 과정과 가치는 건강증진사업가가 사업을 수행하는 맥락에도 영향을 미치고 있다. 따라서 정치를 이해하고 활용하며 건강증진사업가 개인의 가치와 신념의 조정이 건강증진사업 실행에 있어서 필요하다.

건강증진이 정치적 활동이라는 생각에는 거부감과 저항이 흔하게 있을 수 있다. 건강증진에 정치를 개입시키면 물을 흐리고, 상대적으로 확실한 상황을 불확실하게 한다는 점을 받아들인다 하더라도 효과적인 건강증진을 위해 전문적 훈련에만 의존하는 것에는 한계가 있다.

광범위한 다른 요소들이 고려될 필요가 있고 이들 중 일부는 전문가의 전문성을 위협하거나 불신하게 만들기도 한다.

그 과정이 불편하더라도 건강증진의 정치적 성격을 자각하는 것이 효과적 사업을 위해 필수적이다(O'Neill, 1989). 현재 상태의 수용은 비정치적인 것이 아니라 매우 정치적인 일이다. 존재하는 것은 필연적이지 않고 복잡한 영향력과 역사적 과정의 결과이다. 건강증진의 중심에는 모두를 위한 더 나은 건강이라는 비전이 있다. 이러한 비전은 과학적 지식과 기술적 노하우 외에 개인적 가치와 신념들에 의해 전반적 모습이 결정된다. 건강증진사업가의 임무 중 하나는 이들의 가치와 신념을 알아내고 지원하는 것이다. 이 장과 제6장을 통해 건강증진사업가의 이러한 임무를 도울 것이다.

요 약

이 장에서는 건강증진의 구조, 조직, 방법과 내용의 정치적 의미를 살펴보았다. 핵심 명제는 건강증진이 정치적 활동이며 이를 부정하려는 의도는 효과적인 실행에 대한 이해와 가능성을 감소시킨다는 것이다. 대부분의 건강증진 활동은 특정 정치적 가치에 의해 예측된다고 알려져 있다. 20세기 말과 21세기 초 영국을 위시한 많은 국가에서 건강증진 실행을 지지하는 정치적 가치의 변환이 있었으며 이는 신자유주의 이데올로기와 세계화 과정에 의해 촉발되었다.

건강증진전문가의 기능을 국내외 네트워킹과 각 분야 및 경계를 넘어선 협력을 더욱 강조하여 고객 옹호와 고객의 권한을 확대해야 한다고 주장되고 있지만 건강증진 전문가의 전통적 역할은 여전히 중요하다. 이러한 개념 확대의 변화는 현재 증가하는 보건의료서비스 요구를 고려하면 쉬운 일은 아니다. 많은 건강증진 실무자들은 광범위한 정치적 틀이 건강증진을 더욱 지지하고 있다고 느끼고 있다. 그러나 개인의 정치적 신념에 맞춘 건강증진 실행은 여전히 도전할 과제이다.

추가 토론을 위한 질문

- 건강증진은 어느 정도까지가 정치적 활동이라고 말해지고 있는가?

- 정치에 대한 이해는 건강증진전문가가 효과적 실행을 개발하도록 어떻게 도울 수 있겠는가?
- 당신의 정치적 가치와 신념은 건강증진 실행에 영향을 미쳐왔는가?

추천문헌 및 자료

Bambra, C., Smith, K., Kennedy, L., 2015. Politics. In: Naidoo, J., Wills, J. (Eds.), Health Studies, third ed. Palgrave, Basingstoke, pp. 265–293. Chapter 7 provides a clear overview of politics as a discipline, and applies its methodology and concepts to health issues.

Baggott, R., 2010. Public Health Policy and Politics, second ed. Wiley Blackwell, Oxford. This book explores the UK political environment and addresses health promotion and public health issues.

학습활동에 대한 피드백

7.1. 아리스토텔레스는 '정의는 사람들에게 가치와 임무를 제공한다'고 생각했다. 플루트의 목적은 잘 연주되어야 하는 것이므로 아리스토텔레스는 B가 플루트를 소유해야 한다고 생각했다. 그러나 다른 견해는 다른 대답을 제시하고 있다. 사람들의 행복이 최우선이라면, C가 플루트를 소유해야 한다고 생각했다. 상품의 물질적 소유권이 우선순위인 경우(자본주의 국가에서와 마찬가지로), A가 플루트를 소유해야 한다.

7.2 유럽연합과 미국 간에 제안된 대서양 횡단 무역투자파트너십(TTIP)과 같은 자유무역이나 무역자유화는 식품안전에 대한 기준을 낮출 수 있다. 무역정책은 먹이사슬에 영향을 미치며 TTIP는 현지 생산 식품을 감소시키고 식품 수입은 증가시킨다.
이것은 환경뿐만 아니라 음식의 질에도 영향을 미친다. TTIP 비판자들은 TTIP가 기업의 권력은 증대시키고 정부가 시장이나 환경보호의 규제를 통한 건강증진 능력을 감소시킬 것이라고 주장한다.

7.3 건강은 정치와 밀접하게 관련되어 있다. 예를 들어, 의료서비스에 대한 접근은 자금 및 접근 기준과 같은 정치적 결정에 달려 있다. 1948년에 NHS는 제2차 세계대전 이후 영국에서 창립되었는데, 이는 재산이나 수입보다 필요에 근거하여 제공되는 최초의 전국적인 의료시스템이었다.
현재 영국은 노동당 정부가 집권하고 있다. 정치적 결정은 사회・경제적 건강불평등이 영국에서 지속되고 있음에도 정치로부터 건강관리를 자유롭게 하는 효과가 있다. 대조적으로, 많은 나라에서 의료서비스에 대한 접근은 부의 수준에 따라 다르게 나타나고 있다.
남아프리카 등의 일부 국가에서는 의료 수준이 주로 민족적 지위에 달려 있다. 국민들은 필요에 따라 제공되는 의료서비스를 원하기 때문에 정치와 건강이 분리되기를 원할 수 있다.

7.4 '악성 문제들'은 정의하기 어렵거나, 다원적이거나, 명확한 해결책이 없거나, 하나 이상의 정부부처(세계보건기구, 2008)의 책임일 수 있기 때문에 문제 해결에 저항이 많다. 1997년 영국의 토니 블레어 총리는 연합정부의 필요성에 대해 언급했다. '모든 정책에서의 건강'은 글로벌 전략이 되고 교통 및 주택과 마찬가지로 건강에 영향을 미치는 모든 영역의 정책 결정에 건강 고려사항을

통합하는 것을 목표로 하고 있다(제8장 참조).

7.5

1. 대부분의 사회 민주주의자들은 복지제도를 지지한다.
2. 보수당은 세금 감면을 신뢰한다.
3. 뉴레프트는 공동체주의를 장려하려고 노력했다.
4. 신자유주의는 자유시장에 대한 지지에서 불평등을 필연적인 것으로 간주한다.
5. 신자유주의자들과 보수주의자들은 의존성을 부분적으로 줄이기 위해 국가가 과거로 회귀하기를 원한다.
6. 사회주의의 원칙은 필수 서비스, 즉 철도 및 전기는 국가가 운영해야 한다는 것이다.
7. 특히 자유주의자들은 지역주의에 대한 아이디어를 지지한다.
8. 평등한 기회는 자유주의의 핵심 원칙이다.
9. 보수당은 높은 수준의 이민이 국가의 안정을 위협한다고 생각하고 민족국가를 지지한다.
10. 보수당은 모든 사람은 성공할 기회를 갖는다고 믿는다.

정치적 지향점과 정치적 위치는 www.politicalcompass.org/test에서 확인할 수 있다.

7.6 유기농 과일 및 야채와 같은 건강 선택과 일상적인 신체활동은 비용과 시간이 많이 소요되는 경향이 있다. 그러나 모든 사람들이 이러한 선택을 할 수 있느냐에 대해서는 논쟁이 있을 수 있다. 건강 선택을 지지하는 것은 건강 관련 활동가의 역할일 수 있으나 고객이 이 비용을 감당할 수 없다면 비윤리적일 수 있다. 고객이 건강 선택이라고 생각하는 것을 찾아내는 일이 더 효과적일 수 있다. 그런 다음 이들이 진정한 건강 선택인지, 그렇다면 실제로 건강관련 활동에 어떻게 적용될 수 있는지 토론해야 한다.

7.7 개별적으로 협상된 방법이 상대적인 특권과 건강 및 명확한 사회 영역에서 가장 많이 사용되고 가치가 있다는 것에 대해 논쟁이 될 수 있다. 필요성이 가장 큰 사람들은 이런 종류의 건강증진 개입에 접근할 가능성이 가장 낮다. 개인에 대한 관심은 이 장에서 비판된 자유시장주의자들의 정신을 유지한다.

7.8 이러한 계획안은 성병이나 청소년기 임신에 영향을 미치는 요인에 대한 다양한 견해, 개인 및 젊은이들이 사는 사회적 맥락과의 관련 여부, 개인이 자신의 건강을 책임지는 범위에 대한 견해 등을 반영한다.

목표를 달성하기 위해 전문가에게 의존하는 계획안(예 : 4) 또는 개별 선택을 가능하게 하는 정보제공(예 : 3)은 보수적 정치 가치를 반영한다.

목표를 달성하기 위한 환경(예 : 5~8)에 의존하는 계획안은 좌파의 정치적 가치와 더 일치한다. 국민들에게 권한을 부여하려는 계획안(예 : 1과 2)은 진보적인 정치적 가치와 더 일치한다.

7.9 자카르타 회의(세계보건기구, 1997)는 세계 보건에 있어 다음과 같은 우선순위를 확정했다.

- 도시화
- 인구통계(인구고령화 및 인구 증가)
- 만성질환
- 좌식 생활방식
- 항생제 내성
- 약물 오용

- 폭력(국내, 내전 및 국제 전쟁)
- 감염병
- 환경 파괴
- 세계화

건강의 사회적 결정요인 위원회의 공중보건 우선순위 지식 네트워크(The Priority Public Health Conditions Knowledge Network of the Commission on the Social Determinants of Health)(Http://whqlibdoc.who.int/publications/2010/9789241563970_eng.pdf)에서 루더(Rudaw)는 특정 건강상태에 대한 사회적 결정요인의 영향을 분석하고 건강의 사회적 결정요인에 대처하여 건강 평등을 개선하기 위한 가능한 개입을 탐구했다. 확인된 건강상태는 알코올 관련 장애, 심혈관질환, 아동건강, 당뇨병, 식품안전, HIV/AIDS, 모성건강, 말라리아, 정신건강, 소외열대질환, 영양, 구강건강, 성 및 생식건강, 흡연 관련 건강, 결핵, 폭력 및 상해 등이다.

7.10 이러한 근본적 건강증진 실천을 위한 제안은 30년이 되었지만 여전히 건강증진의 핵심 원칙을 반영하고 있다. 그것은 사회정의를 위해 노력하고, 파트너십을 통해 공동 작업하고, 환자, 고객, 지역사회와 공동 제작에 참여하는 것 등이다.

자신의 역할에 따라 근본적 건강증진을 위한 제안의 전부 또는 일부를 포함할 수 있다. 어떤 제안(예 : 고객과 동등한 관계 개발)은 일상적인 관행에 해당하는 반면, 일부 제안(예: 실천 연구에서의 참여)은 일상적인 업무와 관련된 활동을 의미한다. 건강증진 실무자는 긍정적인 실천을 보장하기 위해 실천 자체가 정치 활동이고 거시정치 맥락에서 일한다는 것을 인식할 필요가 있다.

참고문헌

Adams, L., Slavin, H., 1985. Checklist for personal action. Radical Health Promotion 2, 47.

Bambra, C., Scott-Samuel, A., 2005. The Twin Giants: Addressing Patriarchy and Capitalism. Politics of Health Group, UK. Available online at: http://www.pohg.org.uk/.

Bambra, C., Fox, D., Scott Samuel, A., 2005. Towards a new politics of health. Health Promotion International 20 (2). Available online at: http://heapro.oxfordjournals.org/content/20/2/187.full.pdf+html (accessed 25.02.15).

Bambra, C., Smith, K., Kennedy, L., 2015. Politics. In: Naidoo, J., Wills, J. (Eds.), Health Studies, third ed. Palgrave, Basingstoke, pp. 265-93.

Bauchspies, W., Croissant, J., Restivo, S., 2005. Science, Technology and Society: A Sociological Approach. Wiley-Blackwell, Oxford.

Beattie, A., 1991. Knowledge and control in health promotion: a test case for social policy and social theory. In: Gabe, J., Calnan, M., Bury, M. (Eds.), The Sociology of the Health Service. Routledge, London, pp. 162-01.

Beattie, A., 1993. The changing boundaries of health. In: Beattie, A., Gott, M., Jones, L., et al. (Eds.), Health and Wellbeing: A Reader. Macmillan/Open University, Basingstoke.

Campos, P., Saguy, A., Ernsberger, P., Oliver, E., Gaesser, G., 2006. The epidemiology of overweight and obesity: public health crisis or moral panic? International Journal of Epidemiology 35 (1), 55-0. Available online at: http://ije.oxfordjournals.org/content/35/1/55.full.pdf+html (accessed 23.09.15).

Chung, H., Muntaner, C., 2006. Political and welfare determinants of infant and child health indicators: an analysis of wealthy countries. Social Science and Medicine 63, 829-42.

Chung, H., Muntaner, C., 2007. Welfare state matters: a typological multilevel analysis of wealthy countries. Health Policy 80, 328-39.

Coveney, J., 1998. The government and ethics of health promotion: the importance of Foucault. Health Education Research 13 (3), 459-68.

David, M., 2005. Science in Society. Palgrave Macmillan, Houndsmill.

Department of Health, 1992. The Health of the Nation. HMSO, London.

Department of Health, 2003. Tackling Health Inequalities: A Programme for Action. Stationery Office, London. Available online at: http://webarchive.nationalarchives.gov.uk/20130107105354/http:/www.dh.gov.uk/en/Publicationsandstatistics/Publications/PublicationsPolicyAndGuidance/DH_4008268 (accessed 28.02.15).

Haines, A., Alleyne, G., Kickbusch, I., Dora, C., 2012. From the earth summit to Rio +20: integration of health and sustainable development. Lancet 379 (9832), 2189-197.

Heywood, A., 2007. Key Concepts in Politics, third ed. Palgrave, Hampshire.

Labonte, R., Schrecker, T., 2007. Globalization and social determinants of health: introduction and methodological background (part One of Three). Globalization and Health 3, 5.

Marmot, M., 2010. Fair Society, Healthy Lives. Institute of Health Equity, London. Available online at: http://www.instituteofhealthequity.org/projects/fair-society-healthy-lives-the-marmotreview (accessed 27.02.15).

Marx, K., 1875. Critique of Gotha. International Publishers, NYC, US.

Monaghan, S., Huws, D., Navano, M., 2003. The Case for a New UK Health of the People Act. Nuffield Trust, London. Available online at: http://orca.cf.ac.uk/67412/1/the-casefor-a-new-uk-health-of-the-people-act-apr03.pdf (accessed 28.02.15).

Naidoo, J., 1986. Limits to individualism. In: Rodmell, S., Watt, A. (Eds.), The Politics of Health Education. Routledge and Kegan Paul, London, pp. 17-7.

Navarro, V., Shi, L., 2001. The political context of social inequalities and health. Social Science and Medicine 52, 481-91. Available online at: http://www.jhsph.edu/research/centers-and-institutes/johns-hopkins-primary-care-policy-center/Publications_PDFs/2001%20SSM%202.pdf (accessed 23.09.15).

Navarro, V., Muntaner, C., Borrell, C., et al., 2006. Politics and health outcomes. Lancet 368, 1033-037.

O'Neill, M., 1989. The political dimension of health promotion work. In: Martin, C.J., McQueen, D.V. (Eds.), Readings for a New Public Health. Edinburgh University Press, Edinburgh, pp. 222-34.

Orme, J., de Viggiani, N., Naidoo, J., et al., 2007. Missed opportunities? Locating health promotion within multi-disciplinary public health. Public Health 121, 414-19.

Raphael, D., 2008. Grasping at straws: a recent history of health promotion in Canada. Critical Public Health 18 (4), 483-95.

Scott-Samuel, A., Springett, J., 2007. Hegemony or health promotion: prospects for reviving England's lost discipline. Journal of the Royal Society of Health 127, 210-13.

Scott-Samuel, A., Wills, J., 2007. Health promotion in England: sleeping beauty or corpse? Health Education Journal 66, 115-19. Available online at: http://hej.sagepub.com/content/66/2/115.full.pdf+html (accessed 23.09.15).

Universal Declaration of Human Rights, 1948. UN Department of Public Information, Geneva. Available online at: http://www.un.org/en/documents/udhr/ (accessed 28.02.15).

Wilkinson, R.G., Pickett, K., 2009. The Spirit Level: Why More Equal Societies Almost Always Do Better. Penguin, London.

Wills, J., Evans, D., Scott-Samuel, A., 2008. Hungry for change: politics and prospects for health

promotion in England. Critical Public Health 18 (4), 521–31.
World Health Organization, 1978. In: Declaration of Alma–Ata.International Conference on Primary Health Care, Alma–Ata, USSR. WHO, Geneva. Available online at: http://www.who.int/publications/almaata_declaration_en.pdf (accessed 25.02.15).
World Health Organization, 1986. Ottawa Charter for Health Promotion. WHO, Geneva. Available online at: http://www.who.int/healthpromotion/conferences/previous/ottawa/en/(accessed 25.02.15).
World Health Organization, 1997. New players for a new era: leading health promotion into the 21st century. In: 4th International Conference on Health Promotion, Jakarta, Indonesia 21–5 July 1997. Conference report. World Health Organization, Geneva/Ministry of Health, Indonesia Available online at: http://www.who.int/healthpromotion/conferences/previous/jakarta/declaration/en/ (accessed 28.02.15).
World Health Organization, 2005. The Bangkok Charter for Health Promotion in a Globalized World. WHO, Geneva. Available online at: http://www.who.int/healthpromotion/conferences/6gchp/bangkok_charter/en/ (accessed 28.02.15).
World Health Organization, 2008. Closing the Gap in a Generation: Health Equity through Action on the Social Determinants of Health. Final report of the Commission on Social Determinants of Health. WHO, Geneva. Available online at: http://whqlibdoc.who.int/publications/2008/9789241563703_eng.pdf (accessed 29.02.15).
World Health Organization, 2014. Children: Reducing Mortality. Fact sheet No. 178. Available online at: http://www.who.int/mediacentre/factsheets/fs178/en/ (accessed 28.02.15).

제2부
전략과 방법

건강증진을 위한 오타와 헌장(세계보건기구, 1986)은 건강증진의 역사에서 가장 영향력 있는 정책 문서 중의 하나로 남아있다. 이 선언은 건강증진에 대한 근본적인 기준이 되는 원칙과 가치를 확립하였으며, 5개의 주요 행동 분야를 서술하였다.

1. 건강지향적인 공공정책 수립
2. 지원적인 환경 조성
3. 지역사회 활동 강화
4. 개인의 건강기술 개발
5. 보건의료서비스 방향 재정립

이 다섯 분야들 각각은 제2부에서 각 장의 주요 주제이며, 또한 건강증진의 목표를 포괄하고 있다. 여기에서 제시된 건강증진의 목표는 상향식(upstream) 접근법으로서 건강의 사회경제적 및 환경적 결정요인에 영향을 미치는 것, 인구집단의 건강에 초점을 두는 것, 치료보다 예방을 강조하는 것, 지역사회와 개인의 역량을 구축하는 것 등이다. 건강의 사회적, 물리적 결정요소들이 오타와 헌장에서 강조되었던 반면에, 세계적, 환경적 그리고 경제적 문제들은 상대적으로 눈에 띄지 않았다. 이것은 1980년대의 현실성을 반영하는데, 이 시기에 그런 문제들은 의제에 있지 않았다(Hill & McQueen, 2007). 그러나 이러한 문제 중 많은 부분은 오타와 헌장에서 윤곽이 그려진 전략들을 사용하면서 다룰 수 있다.

인구집단의 건강을 개선하는 것은 많은 요소들에 달려 있다. 가장 중요한 것은:

- 건강 측면에서 사회경제적인 불평등을 다루는 것이며,
- 건강을 모든 사람들의 업무로 만드는 것이며,
- 건강한 선택을 쉬운 선택으로 만드는 것이다.

이러한 원칙들과 그것들이 포함하고 있는 가치는 오타와 헌장의 전략들을 뒷받침한다. 건강에 있어서 사회경제적 불평등을 다루는 것은 환경을 형성하는 정책을 다룰 때 개인을 비난하기보다 형평성을 개선하고, 상향식으로 접근하도록 한다.

오타와 헌장은 정보 제공, 건강에 대한 교육, 삶의 기술 강화 등을 통해 개인과 사회 개발을 지원하도록 촉구했다. 이를 통해 건강증진은 사람들에게 이용 가능한 선택지를 증가시켜 그들 자신의 건강과 환경에 보다 많은 통제력을 가질 수 있게 하며, 그러한 선택들이 건강에 도움이 되도록 한다. 이러한 맥락 하에 개인 기술은 건강문제에 대한 지식뿐만 아니라 협상, 현실적으로 성취 가능한 목표 설정, 자아 존중감 형성과 같은 실용적인 삶의 기술도 포함한다. 그리고 이 모든 것이 지속적인 행동변화를 만드는 능력에 영향을 미친다.

비록 오타와 헌장에서 구체적으로 언급되지 않았을지라도, 매체를 사용하는 것은 핵심 건강증진 전략이며, 다양한 용도로 사용될 수 있다. 개인 생활습관 개선을 위한 캠페인, 정책변화를 위한 로비활동, 건강의 사회경제적 결정요소들의 중요성 강조 등을 위해 매체보도가 이용될 수 있다. 그러므로 매체를 사용하는 것은 다른 모든 전략들에 기여하고, 제12장의 주제이기도 하다.

지역사회 개발은 건강증진의 개념과 원칙의 발전을 알렸던 가장 근본적인 전략들 중의 하나이며, 오타와 헌장의 전략으로서 특징지어졌다. 그것은 기존의 인적, 물적 자원을 활용하여 자조 및 사회적 지원을 강화하고 건강문제 내에서 혹은 건강문제에 대해 대중의 참여를 강화할 수 있도록 유연한 시스템을 발전시키는 과정으로 인식되고 있다. 지역사회에 관심을 갖는 것은 건강의 사회적 건강결정요인에 대처하는 경로를 제공하는데, 예를 들면 교육, 고용, 주택공급에 대한 접근성 개선과 같은 것이다. 그러므로 지역사회를 강화시키는 것은 근본적인 건강문제를 다루는 중요한 전략이다. 지역사회 활동에 대한 이론 및 정책 기반은 지역사회 역량강화 및 사회적 자본과 같은 개념 연구에 의해 비교적 최근에 알려졌다.

건강한 공공정책을 만들고 모든 정책에 건강을 보장하는 것은 건강증진에서 점점 더 중요한 전략인데, 현재 흡연 통제, 건강한 교통 체계, 식품성분표기 등과 같이 확대되고 있는 많은 문제들에 관련되어 활용되고 있다. 이는 법률, 재정, 조세, 조직 변화와 같이 다양하지만 보완될 수 있는 접근방식을 결합하는 것이다. 정부의 중재자로서의 역할, 실무자의 옹호, 여러 분야의 조정되고 결합된 활동을 필요로 한다. 세계화는 국제적인 활동에 대한 새로운 도전을 나타낸다.

치료에서 예방으로 보건의료서비스의 방향 재설정은 제8장의 주제이다. 몇몇 관점에서 이런 전략은 가장 힘이 들고, 변화시키기 어렵다는 것이 증명되었다. 보건서비스 공급을 초과하는 수요는 항상 존재한다. 그러므로 즉각적인 치료 중심 서비스에서 장기간의 예방으로 보건서비스를 전환하는 것은 극히 힘들다. 치료는 많은 관심을 받으며, 매체 우호적이고, 정치적으로 인기 있다. 예방은 관심을 받지 못하며, 결과가 나타나기까지 장기간의 시간이 걸리므로 정치적으로 인기가 없다.

지원적인 환경 조성은 제3부의 주제이다. 제3부에서는 다양한 환경들이 구분된 챕터로 다루어진다.

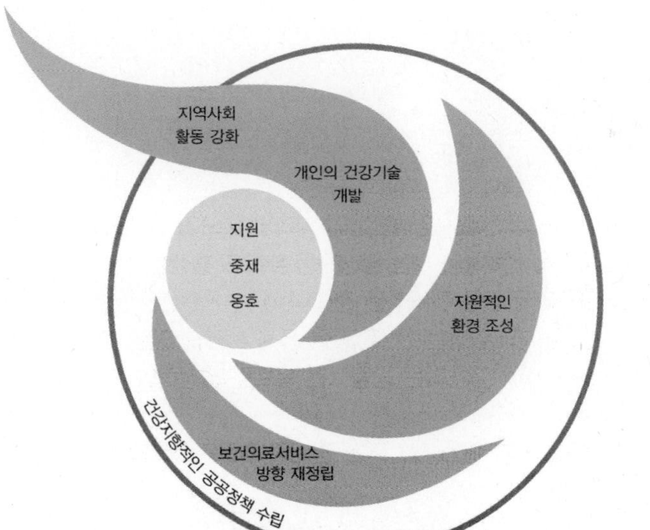

그림 1. 주요 건강증진 활동 영역과 전략(세계보건기구: 1986 오타와 헌장. 이용 허가: http://www.who.int/about/licensing/copyright_form/en/. 오타와 건강증진 헌장의 상징으로 언급됨: http://www.who.int/healthpromotion/conferences/previous/ottawa/en/index4.html.)

오타와 헌장은 이런 모든 조치들이 건강을 증진시키기 위해 요구된다고 말했고, 나선(spiral) 이미지로 이것을 형상화했다(그림 1). 지원, 중재, 옹호의 기술이 중심에 있다. 건강증진 활동들은 점점 더 그런 전략들을 조합해서 이용하는 포괄적인 접근방식으로, 다양한 수준(국가적, 지역적, 공동체)에서 함께 수행된다.

참고문헌

Hills M., McQueen Q.V., 2007. At issue: two decades of the Ottawa Charter Promotion and Education (Suppl. 2): 5.

World Health Organization, 1986. Ottawa Charter for Health Promotion. WHO, Geneva.

제 8 장

보건의료서비스의 방향 재정립

학습 목표

이 장을 마치면

- 보건의료서비스의 방향 재정립이 건강증진의 핵심 활동 영역인 이유를 이해할 수 있다.
- 보건의료서비스의 방향 재정립과 관련된 문제점에 대해 토의할 수 있다.
- 돌봄, 치료, 예방, 건강증진 사이의 균형이 무엇인지에 대해 토론할 수 있다.

핵심 개념 및 정의

건강 체계(Health system) : 건강을 유지, 향상, 회복하는데 필요한 모든 공공 및 민간단체와 기관, 자원

예방(Prevention) : 어떤 일이 일어나는 것을 멈추기 위한 행동. 질병예방은 질병의 발생 및 악화를 방지하기 위한 1차, 2차, 3차 예방을 위한 활동

일차의료(Primary care) : 지역사회에서 보건의료종사자에 의해 이뤄지는 일상 속에서의 관리. 1차 의료 인력은 대개 환자가 첫 번째로 만나는 접점이며 필요에 따라 다른 전문가들과 협력하여 연속성 있는 의료를 제공

통합적 케어(Integrated care) : 보건과 사회서비스의 경계를 넘어 결합된 돌봄 서비스

주제의 중요성

많은 기관에서 제공되는 서비스와 활동하는 전문가들은 건강증진에 기여한다. 이번 장에서는 이러한 이해당사자들과 다른 영역 전문가들의 역할에 대해 기술한다. 예방을 위한 보건서비스 재정립은 오타와 선언(세계보건기구, 1986)의 핵심 영역들 가운데 하나이다. 그러나 이 원칙은 아직 성공적으로 적용되지 않고 있다. 건강증진은 보건의료 부문에 대해 몇 가지 야심찬 도전 과제를 제시한다. 그것은 임상 결과가 아닌 삶의 질로 보건서비스의 중심 영역을 확장시키는 것, 환자와 보호자가 아닌 관련 종사자 및 보다 넓은 지역사회로 초점을 확대하는 것, 예방을 돌봄 및 치료서비스에 통합시키는 것 등이다. 이러한 과제의 달성은 조직과 예산의 변화에 의해서만 가능하다. 이번 장에서는 이런 도전 과제들 즉, 건강증진과 관련이 있는 전문가와 기관들에 대해 토의하며, 건강증진에 대한 그

들의 기여가 어떻게 주류가 될 수 있으며, 효과를 발휘하게 되는지를 알아본다. 보건의료제도 및 사회환경은 국가마다 큰 차이점을 가지고 있어 이번 장에서는 영국의 경험에 초점을 두었다.

서 론

역사적으로 질병치료는 질병예방 혹은 건강증진보다 선행되었다. 대부분의 사람들은 병원 및 가정의의 보건의료서비스에 대해 생각할 때 치료에 초점을 두어 수술기법의 발달, 신치료 기술 및 신약에 대해 관심을 갖는다. 예방이 치료보다 더 낫고, 그것이 공중보건 향상을 위해 유일한 합리적 방법이라는 것이 널리 받아들여지고 있지만 최근 리뷰를 통해 매년 1천 5백만 파운드가 아직도 예방과 건강증진에 사용되고 있다는 것을 알 수 있다. 그런데 이 액수는 겨우 하루하고 반나절 동안 국가보건서비스(NHS)에 지출된 비용의 합계에 불과하다(Wanless 등, 2007). 예방에 투자하기 꺼려하는 일부 이유는 혜택을 보기까지 시간이 많이 들기 때문이다. 따라서 자원 부족과 가시적인 결과를 보여주라는 요구 때문에 보건의료서비스의 초점은 점차 치료 쪽으로 치우치게 된다.

보건의료서비스가 수명 연장에 기여하는 것이 분명한 반면, 제2장에서 살펴본 것처럼 보건서비스와 관계없는 여러 요인들도 건강에 심대한 영향을 미친다. 많은 건강증진전문가들의 견해에 따르면, 건강 결정요인들 중 보건의료서비스의 기여 정도는 일정한 한계가 있다(Wise & Nutbeam, 2007). 그렇지만 보건의료서비스는 인구집단의 건강에 특별하고 중요한 기여를 해온 것도 사실이다. 이번 장에서는 '건강을 증진하고, 회복하고, 유지하는 것을 일차적 목표로 하는 모든 활동(WHO, 2000)'으로 정의되는 보건의료서비스가 건강과 인류발전을 진전시키는데 매우 중요하다는 것에 대해 논의한다.

학습활동 8.1 건강체계와 형평성

건강의 사회적 결정요인들에 대한 위원회(WHO, 2007)는 건강체계의 형평성에 대한 기여를 고려하였다. 당신은 아래 진술에 동의하는가?

'건강체계는 건강의 사회적 결정요인을 다루기 위해 전문가적 지식을 적용하지 못한다. 즉, 건강 형평성에 관한 사회적 관심 강화를 이끌어내지 못하며, 사회적 불이익 집단에 경제적 및 지리적 장벽을 만드는 보건의료 제공을 제도화한다. 또한 문화적으로 무시하고 때로는 보건의료종사자 및 보건의료기관의 불친절한 태도를 통해서 이들 사회적 불이익 집단을 소외시킨다. 또한 부자들이 보다 높은 수준의 공중보건 혜택을 누리도록 하지만, 빈자들을 더욱 가난하게 한다.'

제4장에서는 1986년 오타와 헌장에서 밝힌 건강증진 정의를 통해 보건의료가 전통적인 보건교육, 질병예방, 재활서비스뿐만 아니라, '환자와 보호자 및 노동자의 역량을 통한 건강 강화'도 포함해야 한다고 설명했다. 이것은 건강 부문과 보다 넓은 사회적, 정치적, 경제적, 물리적 환경 구성요소들 사이의 채널을 여는 것뿐만 아니라, 총체적 인간으로서 개인의 전체 요구에 다시 주목하는 보건서비스의 태도와 조직의 변화를 요구하고 있다.

학습활동 8.2 보건서비스의 방향 재설정

보건의료서비스를 재정립하는 것은 오타와 헌장의 핵심 영역들 중에서 가장 성공적이지 못하다(Wise and Nutbeam, 2007). 이런 이유는 무엇인가?

질환에 대한 치료서비스에서 벗어나 국가적 보건서비스를 향해 나아가야 한다는 필요성의 인식과 변화의 증거가 일부 나타나고 있다. 급성질환에 대한 치료에서 만성질환에 대한 관리와 최적 건강유지로 관심이 이동하고 있으며 최근 '자기 관리', '협력 의료', '환자와의 의사결정 공유', '전문가적 지식을 가진 환자' 같은 용어들이 당뇨병 등 만성질환 관리에 통합되고 있다. 자매서적인 '공중보건과 건강증진(Public Health and Health Promotion : Developing Practice, Naidoo& Wills, 2010)'은 보건의료계획에 환자들이 관여하고 보건의료서비스 제공과정에 대중이 참여하는 이러한 움직임을 제6장에서 자세히 설명하고 있다.

보건의료서비스의 재정립을 위한 주요 동기는 경제적 요인이다. 증가된 수명과 국민의료비 상승이 동반되고 있어 보건의료서비스의 비용-효과성에 대한 관심이 높아지고 있다. 또한, 경제적 관심의 방향이 치료에서 건강증진으로 변화하고 있음을 보여주는 증거가 점차 늘어나고 있다. 보건의료서비스의 예산 투자 필요성을 조사한 주요 영국의 리뷰 문헌(Wanless, 2002)에서는 사람들이 스스로 건강을 관리하고 NHS(국가보건서비스)가 예방서비스를 제공하는 '완전한 참여 모델'이 가장 비용-효과적이라고 결론지었다. 하지만 많은 국가에서 보건예산의 4% 미만 정도만이 공중보건과 1차의료에 사용되고 있다.

보건 시스템을 재정립하는 목적은 다음과 같다.

- 예방과 치료사이의 보다 나은 균형을 성취하는 것
- 개인과 인구집단의 건강 모두에 초점을 두는 것
- 전체로서 인구의 보다 나은 건강상태를 성취하는 것
- 보다 비용 효율적인 서비스를 성취하는 것

- 전체 업무 인력의 기여를 최대화하는 통합된 서비스를 제공하는 것

보건의료체계를 통해 건강 증진하기

보건의료서비스를 제공하는 분명한 역할 외에도 NHS는 건강을 증진하는 데 중요한 역할을 한다.

- NHS는 중요한 고용주이다. NHS는 영국에서 약 130만 명을 고용한다(NHS 연합, www.nhsconfed.org/resources/key-statistics-on-the-nhs).
- 광범위한 종류의 상품을 구매하며 지역 경제의 잠재적인 지지자이다. 구매력은 매년 1백 70억 파운드(음식, 가구, 약품 및 의료장비, 청소, 사무장비, 자동차, 건축자재 등)로 추정된다(Coute, 2002).
- 에너지의 주요 사용자이자 쓰레기와 탄소를 방출하는 생산자. 물과 산소를 제외하고 약 2천 4백만 톤의 자원이 NHS에서 소비된다. 이 중 약 15%가 쓰레기로 버려지고, 1%가 재고로 남는다. NHS의 이산화탄소 배출량은 매년 2천 5백만 톤이며, 이는 조달, 건축, 에너지 및 여행 분야와 비슷하다.
- 건강증진 서비스의 직접적인 제공자이다.
- 다수의 사람, 즉 환자, 가족 구성원, 돌보는 사람, 종업원, 정책 만드는 사람, 공급자, 보건의료전문가 등이 상호 의사소통하는 통로이다.
- 국가 전체적으로 사회적 연대를 제공하는 매우 가치 있는 사회단체이다.

학습활동 8.3 건강증진을 위한 잠재력

건강증진을 위한 잠재력을 고려할 때, 보건의료체계는 어떤 접근방법으로 서비스를 제공하고 있는가?
- 선택의 기회를 주고 있는가?
- 고른 접근성을 제공하고 있는가?
- 서비스의 신뢰성이 있는가?
- 서비스의 경쟁력이 있는가?

보건의료서비스는 건강증진을 위한 중요한 환경이다. 왜냐하면 그것은 보건의료전문가들에게 건강증진을 그들의 업무에 통합할 수 있는 기회를 제공하여, 포괄적이고 건강증진에 도

움되는 보건의료서비스 제공이라는 약속 달성을 가능하게 하기 때문이다.

건강증진 업무를 이상적으로 시행할 수 있게 하는 보건의료서비스에는 몇 가지 독특한 특징들이 있다. 보건의료서비스의 이용은 보편적이어서, 살면서 누구나가 보건의료서비스 제공자와 접촉하게 된다. 오랜 시간 동안 장애를 앓고 있는 사람들처럼 취약계층에게 보건의료서비스 제공자와의 접촉은 보다 장기적이고 빈번하다. 영국 인구의 97%는 일반의(GP)에게 등록되어 있고, 70%는 적어도 일 년에 한 번씩 자신의 일반의와 상담한다. 보건의료전문가들은 일반적으로 주민들에게 높은 수준의 신뢰를 받고 있다. 따라서 그들은 주민들의 지식, 태도, 믿음에 영향을 미칠 수 있다. NHS는 국가의 가장 큰 단일 고용주이다. 그러므로 직장 내 건강증진 활동은 그들 피고용자와 가족들에 상당한 영향을 미친다. 이런 모든 요소들이 건강증진을 위한 환경으로서 보건의료서비스를 높은 우선순위에 두도록 하는 좋은 이유가 된다. 제16장에서는 건강증진 환경으로서의 병원에 대해 논의한다.

일차보건의료와 건강증진

1978년 알마아타 선언(세계보건기구, 1978)은 일차보건의료(primary care)를 정의하였다.

> 일차보건의료는 질병 치료에서 건강증진으로 보건의료체계의 첫 번째 단계를 확장하는 것을 모색하고 있다. 이는 초기단계에서 건강문제들을 보호하고 예방하고자 하는 노력을 반영하고 있다. 일차보건의료 서비스는 치료의 지속성, 건강증진 및 보건교육, 질병치료와 예방의 통합, 개인의 건강처럼 인구집단의 건강을 고려하는 것, 지역사회 참여, 적절한 기술의 활용을 권장한다.

일차의료(primary care)는 일차진료(primary medical care)와 상호 교환되어 자주 사용되는데, 이때는 일반의에 주로 제공되는 임상서비스(임상간호사, 지역사회간호사, 영유아 간호사, 지역사회 약사도 일부 제공함)에 초점을 두고 있다.

일차보건의료(Primary healthcare, PHC)는 일차의료를 포함하고 있다. 하지만 일반의와 간호사 뿐만 아니라, 다른 보건의료전문가 및 보건의료종사자들이 참여하는 다학제적 팀에 의한 광범위 포괄적 서비스를 제공하는 보다 넓은 영역을 가지고 있다. 일차보건의료 서비스는 또한 지역사회단위에서도 운영된다. 일반의사 왕립대학(The Royal College of General Practitioners ; www.rcgp.org.uk)은 일차보건의료팀의 기능을 다음과 같이 정의하였다.

- 필요시 환자의 집에서 급성 및 만성 질환에 대한 진단과 관리, 응급상태에서는 치료 시행
- 출생 전과 출생 후의 관리, 피임에 대한 조언 및 피임도구 제공
- 질병과 장애의 예방
- 만성 혹은 재발하는 질병의 추적관찰 및 지속적인 관리
- 재활서비스
- 말기 질환자에 대한 돌봄
- 고위험군 즉, 어린이, 정신질환자, 사별한 사람들, 노인, 장애인, 그들을 돌보는 사람들을 위한 통합 서비스의 제공
- 환자 및 보호자가 치료나 지지를 받기 위해 병원에 근무하는 전문의를 포함하여 타 기관 전문인력의 도움을 받을 수 있도록 돕는 것

학습활동 8.4 건강증진을 위한 잠재력

프랑스에서는 약 1천 명당 1.7명꼴로, 총 6만 명의 일차의료 의사가 있는데, 이는 영국의 두 배이다. 반면에 프랑스에서는 의사 한 명당 두 명 정도의 일차의료 간호사들(방문 건강상담사 포함)이 있는데, 이 비율은 영국의 절반에 불과하다. 이것은 건강증진에 어떤 영향을 주는가?

일차보건의료 원칙

일차보건의료 접근법은 다음의 원칙들을 특징으로 가지고 있다.

- 질병의 부재보다 오히려 안녕(웰빙)으로서 건강의 전체적 이해
- 양호한 건강상태 여부는 다양한 결정인자에 달려 있다는 인식: 보건의료서비스도 중요하지만 주택공급, 교육, 농업 등 다른 서비스들 또한 중요하다.
- 보건의료서비스는 지역의 보건의료 필요를 반영하고, 모든 단계의 보건의료서비스 계획과 공급에서 공동체 및 개인을 참여시킨다.
- 모든 보건의료서비스와 기술은 지역주민들에게 비용이 적당해야 하고 접근할 수 있어야 하며 문화적으로 받아들일 수 있어야 한다.
- 보건의료서비스는 건강형평성에 기여하고 가장 필요한 부분을 위한 서비스 우선순위를 정하는데 노력해야 한다.

일차보건의료 : 전략

일차보건의료 전략은 건강증진의 근본 철학과 일치되는 것이 필요하다. 우리는 제5장에서 건강증진의 다양한 접근법에 대해 토론하였다. 그 중 교육이 한 가지 접근방법이다. 교육을 통해서 공동체와 개인들은 그들의 건강에 영향을 미치는 요소들을 이해하게 되고, 건강문제를 통제하기 위한 능력을 갖추게 된다. 역량강화(empowerment)라는 용어는 주로 대상자 중심의 환자 교육이나 환자와의 의사소통을 설명하는데 자주 사용된다. 그렇기는 하지만 역량강화를 위한 접근법은 조직과 환경의 변화도 필요로 한다. 그림 8.1은 역량강화와 건강향상이 간호사-환자 만남에서 어떻게 이뤄질 수 있는지를 보여준다.

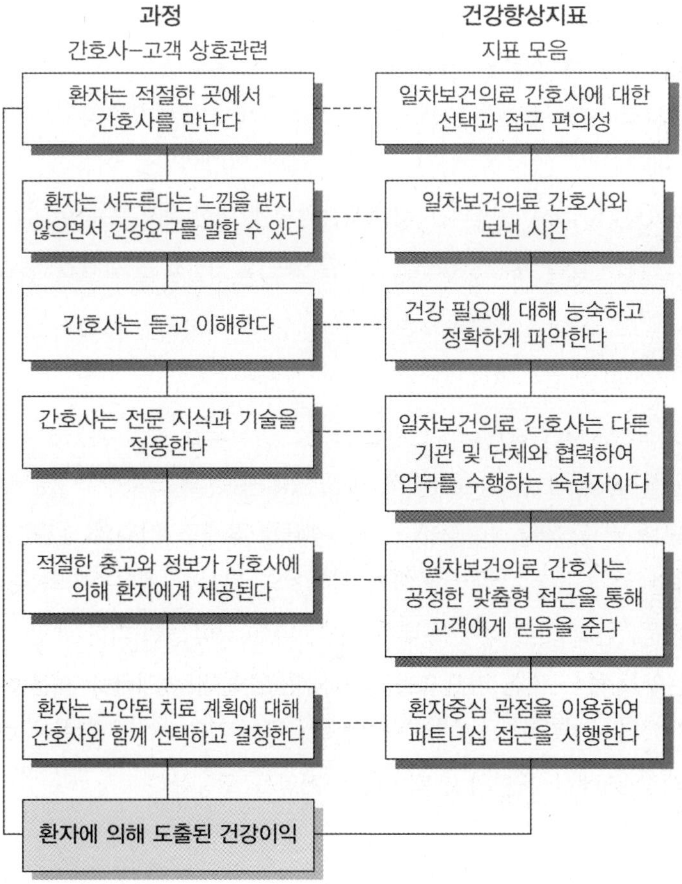

그림 8.1 건강증진 간호사-고객 접촉(Health Education Authority, 1998)

일차보건의료 환경에서 시행되는 많은 건강증진 활동은 간호사들에 의해 이루어진다. 대부분의 경우 이러한 활동은 우연한 기회로 이루어진다. 환자는 상담을 받거나 일차보건의료팀의 다른 팀원에게 의뢰되며, 이 단계에서 '고위험군' 여부가 파악된다. 이때 담당자는 상담과 정보제공의 기회를 갖게 되고 필요시 건강관련 이슈에 대해 다시 전문가에게 의뢰하기도 한다. 어떤 경우에는 담당자가 환자의 행태변화 준비 정도를 파악하기 위해 동기강화상담 기법을 사용하여 단기중재를 시작할 수 있다(제9장 참고).

학습활동 8.5 우연한 기회의 비계획적 건강증진 활동

우연한 기회의 비계획적 건강증진 활동의 장점과 단점은 무엇인가?

최근의 정책은 더욱 계획적이고 미래지향적인 건강증진 활동 개발을 강조하고 있다. 위험도 평가는 일차보건의료 수행자들이 목표로 하는 건강증진 활동을 더욱 잘 선정하기 위해 꼭 필요한 기술이 되고 있다. 예를 들면 성매개감염 고위험자 중 소수만이 비뇨기과 전문 병의원에 내원하는 반면 대다수의 성인 고위험자들은 1년 내에 일반의원을 이용할 것이다. Matthews와 Fletcher(2001)는 따라서 일반의는 성매개감염병에 대한 위험 수준이 다양한 환자들을 만나기 때문에 모든 환자들과 성 건강위험 문제를 의논할 수 있는 계획된 방법을 개발해야 한다고 제안했다.

사례 학습 8.1 NHS 건강검진

공중보건 정책은 부적절한 식이, 흡연, 고혈압, 비만, 신체활동 부족, 음주, 고콜레스테롤 혈증 등 몇 가지 위험인자를 제시하고 있다. 이 문제들은 치료, 행동적 및 구조적 중재를 통해 다루어진다. 첫 번째 단계는 고위험 인자를 가진 이들을 찾아내고 관리하는 것이다. NHS 건강검진(NHS Health Check)은 2009년에 도입된 인구집단 접근방식으로, 2014년 지방정부 공중보건 기능의 일부가 되었다. 이 건강검진에서는 대상자가 방문하여 심혈관질환, 뇌졸중, 제2형 당뇨병에 대해 위험 평가를 받게 된다. 이 건강검진의 목적은 위험을 가진 이들을 찾아내기 위해 대상자가 쉽게 이용할 수 있는 스크리닝 수단이 되고자 하는 것이었지만, 사업은 계획대로 진행되지는 않았다. 시행 3년째에는 건강검진 대상자의 절반만이 수검을 하였다. 공중보건 전략으로서 일반 건강검진의 근거 기반은 명확하지 않다(Krogsboll 등, 2012; MacAuley, 2012).

일차보건의료 : 서비스 제공

일차보건의료는 개인과 지역사회가 직접 접근할 수 있는 보건의료체계의 첫 단계이다. 이것은 효과적인 일차보건의료가 지역에 기반을 두어야 하며, 사람들이 사는 곳과 일하는 곳에서 가까우며, 접근이 쉽고, 서비스 제공 시점에 무료로 제공되어야 함을 의미한다. 보건의료서비스 제공의 첫 단계인 일차보건의료 서비스는 보건의료 영역의 2번째, 3번째 단계와 잘 통합되는 것을 필요로 한다. 이것은 보건의료체계의 모든 단계에 걸쳐 모든 사람들에게 신속한 평가와 반응, 후송 및 치료의 지속성을 제공하기 위함이다. 노쇠한 노인을 포함한 만성질환 및 복합질환을 가진 사람들의 비중이 증가하고 있는데, 이는 지역사회에서의 돌봄 서비스를 필요로 할 것이다.

일차보건의료의 다음 사례들은 1930년대의 Peckham 지역의 실험과 최근 London의 종합외래진료소(polyclinic)를 중심으로 한 보건의료체계 재조직화 방안을 살펴본다.

학습활동 8.6 일차보건의료의 종류

다음 일차보건의료의 두 가지 형태 기술에서 어떤 공통점을 찾을 수 있는가?

Peckham 지역실험

최초의 개척보건센터는 1930년대 남부 런던에 사는 가난한 사람들의 건강에 관심이 있는 두 명의 의사에 의해 시작되었다. 보건센터는 건강을 총체적인 관점에서 다루었고 헬스클럽, 극장, 체육관, 수영장, 당구장, 탁아소, 위생적이고 싼 음식을 파는 식당, 도서관, 건강상담실을 통합적으로 갖추었다. 가족당 1주일에 1실링이면 보건센터의 모든 시설을 이용할 수 있었다. 1938년 당시 600여 가족들이 등록해 있었다. 이곳은 2차 세계대전 동안 문을 닫았다가 보육원, 청소년회관, 결혼 안내서비스, 시민안내사무소와 소아 안내소 등이 생기면서 1946년에 다시 열었다. 하지만 새롭게 출현한 국가보건서비스(NHS) 구조와 맞지 않아 1950년에 다시 문을 닫았다. 보건센터는 복권기금 3.2백만 파운드를 기반으로 Southwark 의회와 Lembeth, Lewisham 및 Southwark 보건당국 사이의 협력을 통해 Pulse Health & Leisure 센터로 다시 태어났다. 이것의 목표는 그 지방 사람들이 그들 자신의 건강과 복지를 위해 투자할 수 있도록 격려하는 지역사회의 고유한 레저, 건강, 운동 자원을 제공하는 것이다. 그래서 새로운 파트너십은 개인에게 건강에 대한 책임을 가지도록 한다.

종합외래진료소(Polyclinics)

2007년 Darzi의 보건의료서비스에 대한 고찰 문헌에서 제안된 종합외래진료소는 일반의 서비스만을 제공하는 것이 아니고 산전 및 산후관리, 건강정보 및 서비스, 지역사회 정신보건 서비스, 지역사회 돌봄 서비스, 사회복지서비스와 전문가 자문 등 모든 것을 한 장소에서 서비스한다. 이 시설은 외래 환자들을 위한 진단실과 상담실 같은 구조를 갖추어 병원환경에서 벗어나 보건의료서비스가 제공되도록 하고 있다. 이 시설은 대부분 긴급치료센터(urgent care center)가 있는 곳에 위치하게 된다. 또한 이 시설은 만성질환이 있는 사람들을 위해 통합된 원스톱서비스를 제공하고자 한다(Darzi, 2007, p.11, para. 22). 각 센터는 일반의, 상담전문가, 간호사, 치과의사, 안경사, 물리치료사, 응급구조사, 정신보건상담사, 조산사, 방문보건담당자 및 사회복지사들을 직원으로 두고 있다(Darzi, 2007, p.92, 표). 많은 보건의료서비스가 병원환경에서 벗어난다는 것은 미래에 '많은 보건의료 활동이 종합외래진료소에서 일어날 것'이라는 점을 의미한다.

한가지 공통적인 주장은 적절한 일차보건의료 서비스의 공급은 더욱 특수화된 병원기반 서비스를 불필요하게 만들 것이라는 점이다. 예를 들면 당뇨나 천식과 같은 만성질병의 적절한 관리와 모니터링은 입원을 요하는 위독한 상태의 발생을 예방한다. 병원에서의 입원 기간이 짧을수록 일차보건의료팀의 역할은 더욱 중요하게 된다. Lord Darzi(2007)의 보건의료에 대한 검토는 병원 치료의 많은 부분을 일반의 서비스로 옮길 것을 제안하였다. 그러나 이 제안은 서비스의 의뢰 권한을 일반의에 양도하는 것으로 대체되었다.

한편 가정의가 시간을 두고 환자에 대한 상세한 정보를 구축하고 그들의 집을 방문하는 형태의 전통적인 일차보건의료 모델이 변하고 있다. 이 전통모델은 유동인구가 많고 다양한 문화적 배경을 가진 인구집단에게는 적절하지 않을 수 있다. 영국에서 일반의사의 상담에 소요되는 시간은(8~9분) 다른 나라와 비교해 보았을 때 짧은 경향이 있는데, 소외계층 인구집단이 경험하는 심리사회적 문제를 포함한 광범위한 상담을 적절히 제공하기에는 부족한 시간이라고 할 수 있다. Stockport 지역에서 있었던 것처럼 일반의가 환자를 예술, 정원사 훈련, 학습 혹은 자조 도서관 같은 곳에 의뢰할 수 있는 혁신적인 '사회적 처방' 프로젝트가 있다 할지라도 일반의는 지역에서 의뢰가 가능한 곳을 제한적으로만 알고 있다(Popay 등, 2007).

참여, 협력, 역량강화, 형평성은 건강증진의 핵심 원칙이지만 이들을 보건서비스에 통합하는 것은 하나의 도전과제이다.

참 여

이제는 시민이 진료과정에서 상담을 받을 권리가 있으며 정책수립과정에 대해서도 참여할 권리가 있다고 인정되고 있다(환자와 대중의 참여 원동력은 자매서적 제6장에 잘 나와 있다,

Naidoo & Wills, 2010). 그러나 대중의 참여 방법은 공식적인 것에서부터 비공식적인 것까지, 일회성 이벤트에서 계속 진행되는 활동까지, 사후 참여에서 사전 참여까지 범위가 다양하다. 대중의 참여를 증가시키기 위해 수행되는 다음의 활동들은 바로 공중보건활동이라고 말할 수 있다.

- 일차 진료에서 환자의 참여활동을 도와주는 것과 지역사회 건강 지표에 일반인의 관점을 포함하는 것
- 서비스 제공에 대한 지역사회의 의견을 반영하고 이것을 이용해 서비스 제공 방식을 바꾸는 것
- 지역사회에서 자조활동 모임을 도와주는 것
- 보건문제에 관해 지역사회 단체들과 함께 일하는 것

형평성

제2장에서 본 것처럼 건강증진 수단으로서 더 큰 사회적 및 경제적 형평성이 필요하다는 강한 주장이 있다. 이것은 물질적 자원과 권력(원하는 것을 달성할 수 있는 능력) 모두의 형평성에 관계된 것이다. 형평성, 혹은 공정함과 정의, 이것은 평등과 다른 의미이다. 평등은 달성하기 거의 불가능한 반면 같은 필요를 가진 사람들에게 똑같은 서비스를 제공하는 것과 보건분야에서 이미 알려진 불평등을 감소시키기 위해 일하는 것은 현실적인 목표라고 할 수 있다.

학습활동 8.7 형평성 증진하기

여러분이 참여하는 건강증진사업에서 형평성을 증진하기 위해 무슨 역할을 할 수 있는가?

협 력

협력 혹은 파트너십은 건강증진의 세 번째 원리이다. 협력은 공동의 프로젝트에서 함께 일하는 것을 의미한다. 협력은 공중보건에 많은 다양한 요소들이 영향을 미치기 때문에 필수적

이다. 그리고 이는 어떤 한 기관이나 단체의 활동만으로는 건강에 미치는 효과에 한계가 있다는 의미를 가지고 있다. 함께 일함으로써 건강증진을 추진하는 잠재력이 더욱 커지고 동시에 보다 근본적인 변화가 일어날 수 있다. 영국에서는 건강 활동 지역, 지역 전략적 파트너십, 지역사회 예산과 같이 건강증진을 위해 파트너십으로 함께 일한 오랜 역사가 있다.

우리의 자매서적 'Public Health and Health Promotion : Developing Practice(Naidoo & Wills, 2010)'에서는 조직의 경계를 넘어 이루어지는 파트너십에서 제기되는 과제로서 우선순위 차이, 조직의 정서, 예산 분배, 계약에 관한 경쟁, 지리적 경계 등에 대해 다루고 있다. 확인된 협력 촉진 요인으로는 헌신적인 구성원, 예산의 공동사용과 자원의 공유, 교육 및 훈련 경험의 공유, 여러 기관들이 함께 참여하는 프로젝트 경험 등이 있다.

학습활동 8.8 건강증진 업무

서비스 대상자의 건강증진을 위해 본인이 수행한 건강증진 업무에 대해 생각해 보라.

- 본인이 왜 그것을 했는지 생각해 보라.
- 뭔가 다른 것을 할 수 있었는가?
- 다른 건강증진사업가도 본인처럼 일할 것이라고 생각하는가?
- 만약 공중보건 접근법을 본인의 사업에 적용하였다면 사업의 어떤 측면이 변할 것이라고 생각하는가?

당신은 어떻게

- 지역사회의 참여를 증가시킬 수 있는가?
- 형평성을 증진시킬 수 있는가?
- 협력과 파트너십을 촉진할 수 있는가?

NHS Health Scotland는 그림 8.2에서처럼 건강증진 서비스의 개발을 지지하는 틀을 개발해 왔다.

그림에서 나무의 뿌리는 건강을 결정하는 배경 조건을 이해할 필요성을 제시한다.

- 생물학적 유전
- 물리적 환경
- 문화적, 사회적, 정치적, 경제적 환경

누가, 언제, 어디에서 질병에 걸렸는가를 이해하는 것은 가능한 개입을 찾아낼 수 있게 한다. 나무의 기둥은 건강을 향상시키기 위한 조직 활동의 중요성을 묘사한다. 가지들은 건강증진 활동의 핵심영역과 건강에 기여하는 이들의 세부 요소를 묘사하고 있다.

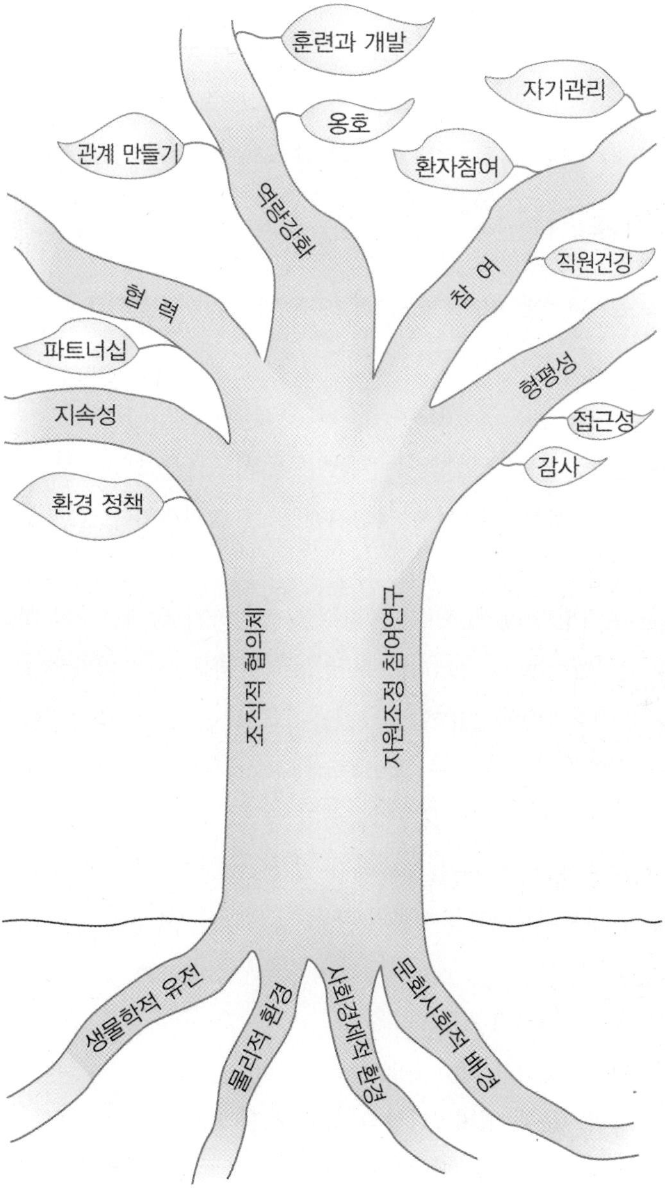

그림 8.2 건강증진 나무

학습활동 8.9 일차의료에서의 예방과 재정적 유인

보건서비스의 재정적 부담을 줄이고자 질병예방을 위한 여러 방안들이 제시되었다.
각각의 장점과 단점에는 무엇이 있겠는가?

- 시급한 공중보건 문제에 초점을 맞춘 캠페인을 전개하는 것, 행동변화를 위해 인구집단 교육에 노력을 기울이는 것
- 지역사회 간호의 핵심 업무로서 보건교육을 포함시키고 이를 문서화하도록 하며 정기적으로 확인하는 것
- 위험 상태에 있는 25~40세의 환자들의 방문요청에 응하는 일차의료 의사들에게 인센티브를 지불하는 것
- 당뇨, 신장 질환, 뇌졸중과 같은 질병에 대해 모든 고위험 환자를 스크리닝하는 일차의료 의사들에게 인센티브를 지불하는 것
- 사람들이 스스로 건강한 삶을 이끌고 있음을 보여줄 때 건강보험 급여를 통해 재정적 인센티브를 주는 것

보건의료체계에 건강증진을 도입하려는 대부분의 시도들을 보면, 보건의료기관들이 건강증진 전략을 채택하도록 장려하기 위해 재정기전 또는 성과관리를 통한 인센티브 부여가 필요하다는 견해를 반영하고 있다.

영국의 공중보건 결과평가 체계(2012)는 과정을 측정하기 위해 4가지 영역에서 60가지 지표에 걸쳐 목표를 설정한다(www.phoutcomes.info). 예를 들어 비만은 공중보건의 주요 문제이다. 일차의료가 건강증진에 기여할 수 있음에도 불구하고 건강증진에 효과적인 영향을 미치기에는 수많은 장애물이 존재한다. Maryon-Davis(2005, p.97)는 비만이 일차의료에서 빈번하게 마주치는 골치 아픈 문제임을 기술하였다. 그 이유는 다음과 같다고 지적했다.

- 진료시 비만 상담에 쓸 시간이 충분하지 않음
- 적절히 훈련된 일차의료 담당 직원의 부족
- 지역사회 영양사의 부족
- 상담이 필요한 비만환자가 너무 많음
- 언어 혹은 문화 장벽
- 환자의 먹는 습관, 운동 행태, 임상적 상태 등을 다루기 힘든 점

누가 건강을 증진하는가?

학습활동 8.10 누가 건강을 증진하는가?

'건강은 단순히 질병이 없거나 허약하지 않다는 것에 그치지 않고, 완전한 신체적, 정신적, 사회적 안녕 상태이다(WHO, 1946).'로 잘 알려진 건강정의를 활용하여 국가의 건강을 증진하고 보호하는데 관여하는 주체의 명단을 만들어 보라.

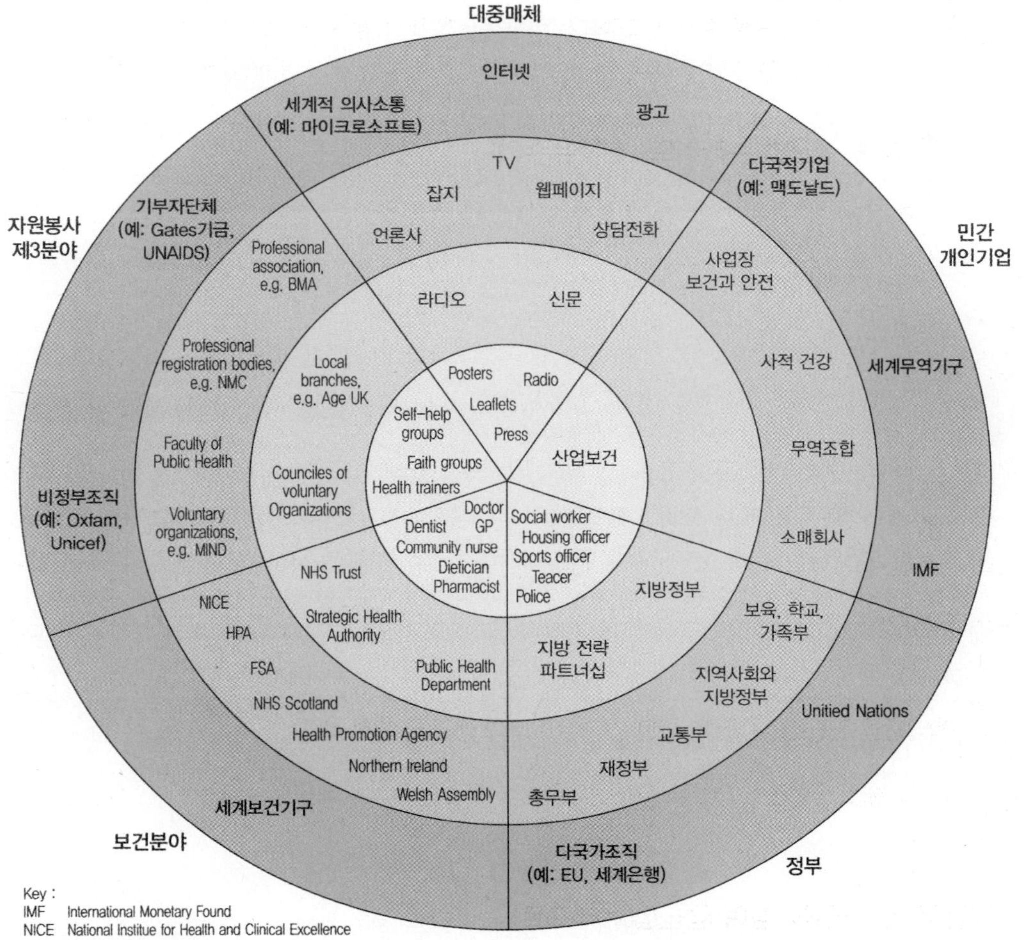

Key :

IMF International Monetary Found
NICE National Institue for Health and Clinical Excellence
FSA Food Standards Agency
NGO Non-governmental organization
BMA Britsh Medical Association
NMC Nursing and Midwifery Council

그림 8.3 영국의 건강증진기구

그림 8.3은 건강증진에 관여하는 분야와 일련의 기관들을 보여주고 있다. 이것은 국제적 및 세계적 관심, 국가와 지방, 소지역 단위를 망라하고 있다. 이러한 많은 기관들은 건강을 그들의 중심 사업으로 보지는 않지만 이들의 활동은 사회의 건강증진에 중요한 기여를 할 수 있다. 이들 기관과 조직체들의 업무를 새로운 방향으로 제시하는 것은 그들의 건강 목표와 영향을 명확히 해주게 된다.

국제

세계보건기구(WHO)와 같은 수많은 국제조직들은 핵심기능으로 건강증진을 포함하고 있다. 국가 간 자유무역, 투자협정을 담당하는 세계무역기구(WTO)와 같은 다른 국제기구는 자원 소비와 환경 위협, 임금 비율에 영향을 주며, 그렇게 함으로써 불평등을 줄이기 위한 국가들의 노력에 영향을 미치고 있다. 세계은행(World Bank)은 저소득 국가에 재정적인 지원을 제공하고 말라리아 예방 프로젝트와 대중 면역 캠페인을 포함하는 보건 프로젝트의 주요 기금원이다.

사례 학습 8.2 전쟁과 공중보건

세계적인 상호 의존성이 커지면서 전쟁은 경제적 파급, 이주 패턴, 심지어 테러리즘과 같은 직접적인 방식 등을 통해 지리적으로 멀리 떨어진 국가에도 그 영향력이 커지고 있다. 2차 세계대전 이후로 거의 모든 전쟁은 개발도상국에서 일어났다. 따라서 서구 사회는 전쟁을 공중보건의 주요 흐름으로서가 아니라 예외적인 사건으로 고려하게 되었다. 1990년에 전쟁은 전 세계적인 질병 부담의 16번째 원인이었지만(Murray and Lopez, 1997), 2020년에는 인간면역결핍바이러스(HIV)/후천성면역결핍증(AIDS)보다 높은 순위로 질병부담의 8번째 원인이 될 것이라는 예측이 있다. 전쟁은 또한 세계 무기의 약 85%를 구매하는 개발도상국의 지출 형태를 극적으로 변형시켰다. 이러한 나라들의 다수는 교육이나 보건보다 무기를 구매하는데 지출을 더욱 많이 했다(Levy & Sidel, 2002). 주요 선진 5개국(중국, 프랑스, 러시아, 미국, 영국)은 세계무기의 90%를 생산하고 있는데, 무기 거래는 분쟁의 영속화에 큰 역할을 한다(Bunton and Wills, 2005).

국가

정부의 각 부서는 보건에 영향을 미치고 있고, 정부는 합동정책을 갈구하고 있다. 1997년 잉글랜드의 공중보건부 장관의 임명은 정부 각 부서의 보건정책 조정을 확실히 하고자 의도되었다. 건강영향평가는 일련의 정책이 건강에 미치는 결과가 개발 단계에 확실히 고려될 수 있도록 하기 위해 도입되었다(제11장 참고).

정부 산하 일련의 기관은 보건 측면 업무가 있다. 예를 들면

- **식품기준청** – 식품 표시의 규제, 식품 안전
- **영국 국립보건임상연구원** – 효과적인 보건사업의 증거 수집
- **건강보호청**(잉글랜드 공중보건부(Public Health England)의 한 부분) – 감염성 질병, 방사능, 화학 및 환경 위험요소를 포함한 건강위험요소의 관리 및 응급 대응

잉글랜드에서 건강증진을 이끄는 기관은 잉글랜드 공중보건부(Public Health England)이다. 다른 영연방 국가에서 이러한 역할을 수행하고 있는 기관으로는 스코틀랜드 보건부(Health Scotland), 북아일랜드 공중보건청(NHS Public Health Agency for Northern Ireland), 웨일즈 공중보건부(Public Health Wales) 등이 있다. 캐나다 공중보건청(Public Health Agency for Canada)과 같은 국가 단위 센터의 경우 연구와 지식을 통합하고 정책개발에 기여하고 공중보건 및 건강증진전문가의 목소리를 대변하는 역할을 하고 있다.

기업 부문이 점차 상품으로서의 건강의 잠재력을 인식하고 있다. 최근 체육관 회원권, 운동 장비, 유기 식품 및 유기농 시장이 거대하게 늘어가고 있다. 슈퍼마켓은 건강에 미치는 영향력을 강조하며 식료품을 홍보하고 있다. 노동시장 정책과 환경오염을 통해 기업 부문이 건강에 미치는 영향에 대한 인식이 점차 확산되고 있다(공공정책이 어떻게 보건을 지향하고 모든 정책에 건강을 고려하도록 하는지에 대해서는 제11장을 보시오).

지방

NHS는 중앙집중식 정책체계 내에서 지방에서 조직된다. 그림 8.4는 2012년 보건사회복지법(Health and Social Care Act 2012)에서의 급격한 재조직에 따라 구성된 NHS의 구조를 보여준다.

현재 잉글랜드 NHS는 211개의 임상 의뢰 집단(clinical commissioning group)으로 구성되어 있으며, 161개의 급성치료기구, 56개의 정신보건기구, 34개의 지역사회 서비스 공급자, 10개의 응급의료기구 등 261개 공급자 조직과 8,000개의 일반의원이 지역사회기반 및 병원 서비스를 의뢰한다.

주거, 교통, 스포츠 및 레저와 같은 건강에 영향을 미치는 주요 기능들은 모두 지방당국 담당이다. 1970년 이전에는 공중보건기능이 지방 정부에 있었는데, 1974년에 NHS로 옮겨졌다

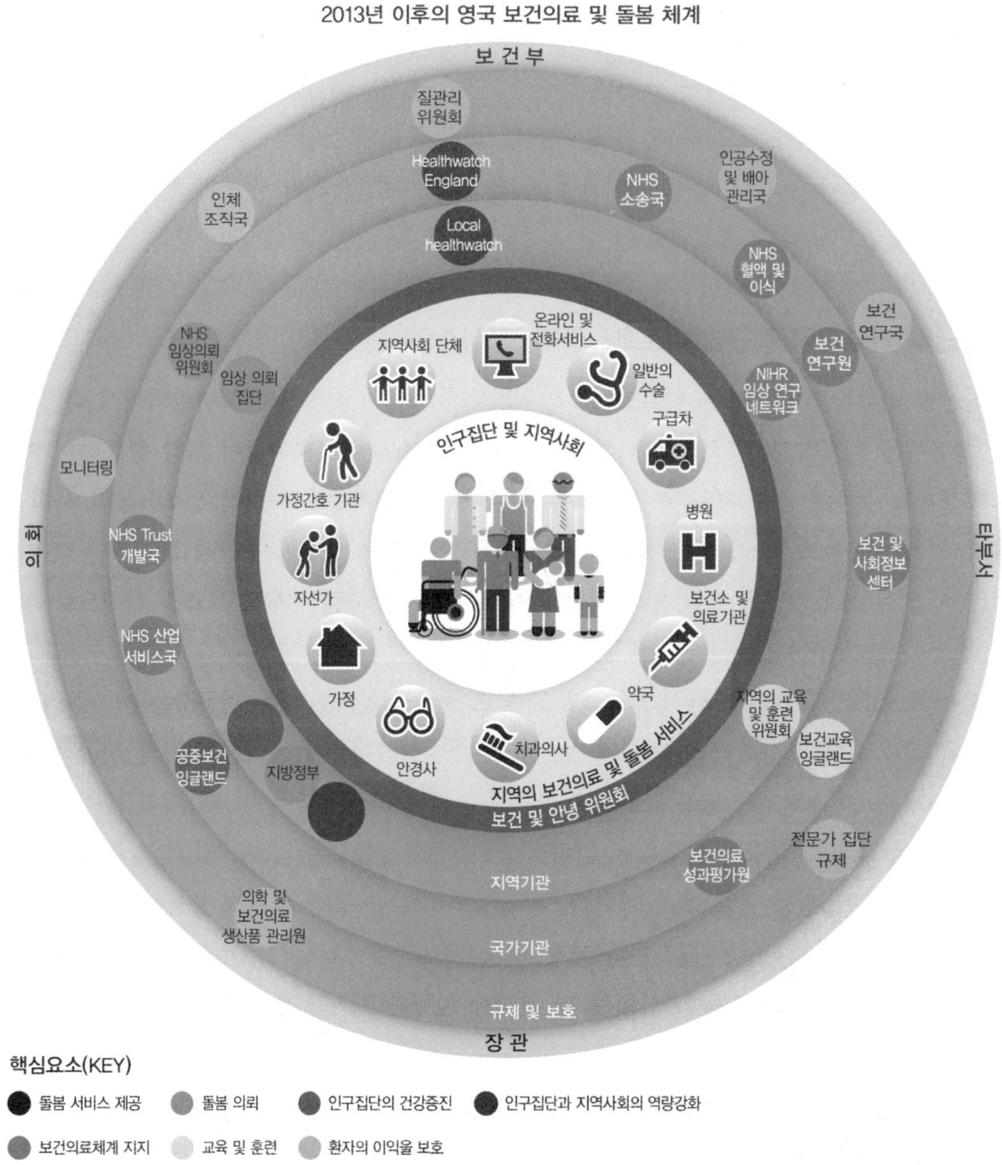

그림 8.4 NHS의 구조
(http://www.myhealth.london.nhs.uk/sites/default/files/u4078/nhs-structure.jpg. Open gov't licence/Crown copyright.)

가 2013년에 다시 지방 정부로 돌아갔다. 지방 정부는 현재 지역 인구집단의 건강증진, 성보건, 마약 및 음주 보건서비스를 포함한 공중보건 서비스를 담당한다. 보건복지위원회는 건강불평등을 줄이고 건강을 개선하기 위해 보건과 복지체계를 연결하는 지방당국의 위원회이다. 2015년 지방 정부는 0–5세 아동에 대한 책임을 맡았고, 학교 간호 및 방문보건서비스는 공중보건의 책임이 되었다.

공중보건과 건강증진 인력

공중보건 서비스는 건강증진, 질병예방 및 치료 사이에 균형을 요구한다. 이는 다양한 팀 접근을 통해 가장 잘 달성될 수 있다. 이때 참여하는 팀은 의사 및 간호사뿐 아니라 지역사회 활동가, 공중보건정보 전문가 및 교육가들이 포함되어 있다.

공중보건기능 강화를 위한 보고서(The Report of the Chief Medical Officer's Project to Strengthen the Public Health Function ; 보건부, 2001)는 공중보건기능에 대한 광범위한 공중보건 인력의 기여를 평가하는 틀을 제공했다. 특별히 이 보고서는 직원들을 세 개의 주요 범주로 구분하였다.

1. 광범위한 공헌자(wider contributors)
2. 실무자(practitioners)
3. 전문가(specialists)

인력의 재정립은 직원들이 건강증진의 호기를 규명하고 사람들로 하여금 스스로 건강문제에 대한 통제가 가능하도록 역량을 강화하는 업무방식을 고취함을 의미한다.

광범위한 공헌자

광범위한 공헌자는 학교 선생님과 사회복지서비스 제공자처럼 스스로 인식하지 못하지만 그들 업무의 일환으로 공중보건에 영향을 미치는 사람들이다. 이 분야에 종사하는 사람들은 특히 중요한데 이는 보건서비스를 접하지 않은 사람들에까지 그 역할이 미칠 수 있고, 때로는 그들을 상담 및 지지를 위해 보건서비스에 의뢰할 수 있기 때문이다. 그들의 기여를 최대화하기 위해 그들 업무에서의 공중보건 측면을 인식시키고 중요시할 필요가 있다. 공중보건 및 증진의 중요성을 인식시키는데 실패하는 사례가 학교 선생님들에게서 나타난다. 학교는 많은 나라에서 건강증진의 핵심 생활터로 보고 있으며 학생과 교직원의 사회적 정서적 안녕을 강화하기 위한 국가적 표준과 주요 역할이 있지만, 건강증진은 학교 선생님에 대한 초기 교육과정의 일부분으로 들어가 있지 않았다(제13장 참고).

건강증진에 기여하는 또 하나의 거대한 비공식 인력집단이 있다. 자원봉사조직 혹은 비정부기구(NGOs)는 서비스 종사자, 자조 그룹, 압력단체, 교육과 정보의 원천으로서 활동하고 있다. 그들은 지역 전략 파트너십(LSP)과 같은 법적인 방식으로 참여하기도 하고, 지역사회 계획 같은 기획 및 자문활동에 관련되기도 한다. 자원봉사단체들은 특별한 정보를 제공하고 지역주민 및 소외된 취약계층에 가깝기 때문에 중요하다. 그들은 사람들의 서비스 경험을 반영할 수 있고 다른 미충족 필요성을 제시할 수 있으며 변화의 촉매제 역할을 할 수 있다. 하지만 많은 자원봉사조직들의 불확실한 예산은 그들이 기부와 기금 확보에 많은 시간과 노력을 기울여야 함을 의미하기도 한다. 또한 장기간의 계획을 어렵게 하며 낮은 도덕관념을 유도하기도 함을 시사한다.

사례 학습 8.3 건강지도사와 건강챔피언

건강대사(Health ambassadors)로 불리기도 하는 건강지도사(Health trainer)는 건강 선택에 대한 보고서(보건부, 2004)에서 새로운 종류의 인력으로 소개되었다. 그들의 역할은 사람들이 좀 더 건강한 선택을 하고 건강 관련 행태를 바꾸도록 지원하는 것이다. 건강지도사는 해당 지역사회에 소속된 사람이므로 지역주민들의 건강문제와 경험을 이해하며 자신이 살고 있는 지역의 건강증진에 이해관계를 가지고 있다. 건강지도사는 급여를 받거나 자원봉사자일 수도 있다.

건강챔피언(Health champions)은 훈련과 지원을 통해 스스로 사람들과 관계를 맺을 수 있는 능력을 기르고, 자신의 삶의 경험을 바탕으로 지역사회의 건강과 안녕을 변화시키는 사람들입니다. 건강챔피언은 환자와 함께 자신이 학습한 것을 공유하여 환자의 자가 건강관리능력 향상, 참여 증진, 서비스 의존도 감소 등의 효과를 거두게 된다. The Altogether Better 사업(www.altogetherbetter.org.uk/health-champions)에서는 건강챔피언 활동을 통해 지식을 시스템으로 이전하여 지역사회 서비스와 시설이 보유한 정보를 증가시키고 서비스 수용성 향상을 위한 재설계 기회를 파악한다.

실무자

실무자는 대부분의 시간을 공중보건 실무에 투입하는 소규모 직업인이다. 일차의료 및 사회서비스에서 계약이 바뀌고 역할과 기능이 더 특수하게 정의되는 것이 의미하는 것은 직무가 끊임없는 유동 상태라는 것이다. 업무수행에 대한 어떤 설명도 가까운 미래에는 상황 특이적이고 구식이 될 위험에 빠진다. 반면 직업인으로서 실무자는 점차 그 역할이 일반적으로

되어가는데 예를 들어 '어린이 인력(children's workforce)' 같은 경우가 대표적이다. 즉, 직접적 배경이나 역할과는 무관하게 기술, 기능, 지식이 비슷하게 요구되면 개인 상담가, 방문보건인력, 조산사, 청소년 활동가, 가족 활동가, 물질 오용 관리자, 간호사, 교육 복지 관리자, 지역 어린이 담당 간호사, 학교 간호사, 학교에서 일하는 학습 멘토같은 지원인력 등 다양한 범위의 노동자들에게 똑같이 '어린이 인력'이라고 칭하게 된다.

몇 가지 주요 역할에 대한 간단한 설명이 다음에 나와 있다. 그것은 많은 직업을 통해 건강증진의 중요성을 보여주지만 직면한 도전 과제와 많은 개인 실무자에게 건강증진 활동이 바쁜 직장생활에서 무시되는 이유를 보여주기도 한다.

지역사회 공중보건간호 전문가(specialist community public health nurses)

건강증진은 방문보건 담당자 및 학교 간호사와 같은 지역사회 공중보건간호 전문가들의 역할 가운데 최우선 순위를 차지하고 있다.

> 지역사회 공중보건간호 전문가의 목표는 개인, 가족, 지역사회와 함께 건강증진, 질병예방, 건강보호를 위해 일하면서 건강 비형평성을 감소시키는 것이다. 중요한 것은 학제적, 전문적 조직적 경계를 넘어 이루어지는 파트너십 요소인데, 그것은 건강 결정 요소와 전체 인구집단의 건강을 증진시키는데 영향을 주는 조직적 사회 및 정치 제도를 쉽게 변화시킬 수 있다(www.nmc-uk.org).

더욱이 지역사회 간호사들은 지역사회 공동체 변화방법을 채택하고(제10장 참고), 지역의 필요를 규명할 뿐 아니라 지역사회와 자원봉사 단체를 지지하는 등 인구집단 초점 전략을 수행할 것으로 기대되고 있다. 지역사회 간호사들은 일차보건의료팀의 일원이며, 다른 지역사회 간호사들 및 일반의사, 사회 서비스 활동가들과 가깝게 일해야만 한다. 그러나 보건 및 사회 서비스 활동가들은 그들의 업무에 집중해야 하기 때문에 건강증진은 항상 조정되지 않고 우선순위에서 밀리기 쉽다.

지역사회 간호사들은 집집마다 직접 방문하기 때문에 일정 기간 동안 지역 주민들과 밀접한 관계를 형성할 수 있다. 이것은 간호사들이 일대일 교육 및 상담과 편리한 보건교육을 충분히 수행하는 것을 가능하게 한다. 예를 들어, 지역 간호사들은 만성질환 또는 장애인 집에 직접 방문한다. 대부분 일은 노인들과 관련되어 있고(75세 이상 노인 4명 중 1명 정도는 지역구 간호사들이 돌보고 있는 실정임), 그들은 지역사회에 살고 있는 주민들과 다른 관련 보건 및 복지 담당자들을 연락해 주는 것과 같은 편리한 보건교육을 수행하고 있다. 개별화된 환자관리는 편리한 보건교육을 제공하지만 만날 수 있는 시간도 제약이 있고 인구집단 관점에서 지역 간호사를 분리한다. 어느 보고서의 어느 한 지역구 간호사의 말에 따르면 다음과 같다. '공중보건, 그것은 그건 마치 아무것도 아닌 것처럼 느껴진다. 내 생각에 아마 우리는 우리가 가지고 있는 스킬이 무엇인지에 대해 좀 더 인지할 필요가 있다고 본다(Arnold et al, 2004).'

학습활동 8.11 전문가 역할들

지역 간호사의 건강증진 역할은 무엇인가?

정신보건 간호사

정신건강 증진은 다양하고 광범위한 이해 당사자의 협력이 필요하다. 정신건강 증진은 서비스 전달에 참여하고 있는 정신의학 및 보건과 사회 서비스, 정신질환을 경험하고 있는 사람들에 대한 치료와 관련되어 있다. 정신질환 치료가 중요한 요소인 한편, 정신건강 증진은 생애과정 접근을 통해 전체 인구의 정신건강 및 복지와 관련되어 있다. 정신건강 증진은 학교, 일터 등 큰 지역사회와 치료시설 및 감옥과 같은 특별한 공동체를 포함한 다양한 환경에 시행되고 있다(웨일스 정신건강증진네트워크를 www.wales.nhs.uk에서 참고).

학교 간호사

학교 간호사들은 지역사회 간호 서비스의 일부이지만 그들의 역할은 다양하다. 원천적으로 불량한 위생, 감염, 영양불량의 발견과 치료에 초점을 두고 있지만, 점점 일상적 건강 감시 및 스크리닝이 주된 업무가 되고 있다. 방문보건활동과 비슷하게 현재 학교 간호사들의 역할은 일상적 건강 감시를 벗어나 해당 인구집단의 건강 요구를 규명하고 집중해야 할 소집단을 찾아 지지하는 것으로 나아가고 있다. 집중해야 할 소집단의 예를 들면, 만성질환에 걸린 어린이들의 지지 또는 성 건강(sexual health)과 같은 특별한 주제에 관련된 교육 및 상담의 제공 등이다. 몇몇 지역에서는 학교 간호사들이 관할 학교 순회를 통해 아이들의 네비게이터로서의 역할을 수행하는 생애과정 접근을 채택하고 있다. 학교는 건강증진을 위한 생활터로 학교 간호사는 학교기반의 서비스이다. 하지만 학교 간호사들이 특히 조직의 일부분으로 느끼지 못하는 학교 내에서 자신들의 역할을 확대하기 위해서는 여러 도전과 장애요인이 있다.

조산사

병원의 조산사들은 산전 교육 및 아기 출산과 관련된 일에 종사한다. 지역사회 조산사들은 그들 지역의 새로운 산모들을 모두 방문하여 산모와 아기들의 건강을 진단할 뿐만 아니라 지지와 교육을 제공한다.

> 조산사들은 출산을 앞둔 가족이나 새로운 가족들을 지지하고, 부모에게 가족의 건강을 향상하기 위한 정보의 접근 및 그것의 효과적인 사용을 도와주는데 이상적인 위치에 있다. 그러나 그들 역시 개인의 변화 영역을 넘어 사회 및 환경 장애와 같은 이슈에 대해 대중의 관심을 이끌어내는데 중요한 역할을 담당하고 있다(Bowden, 2006, p.14).

조산사의 공중보건 중재에 대한 검토(McNeil et al., 2012)는 엽산 보충이나 요실금 예방과 위험을 낮추기 위한 골반 근육 훈련에 대한 교육과 같이 이미 통상적으로 시행이 권고되고 있는 몇 가지 효과적인 방안들을 확인하였지만 이런 지침들이 일상적으로 적용되지는 않았다. 조산아에 대한 교육이나 제왕절개율을 낮추기 위한 구체적인 전략의 시행과 같이 조산사가 쉽게 시행할 수 있고, 잠재적으로 공중보건에 영향을 미칠 수 있는 다른 효과적인 중재도 확인되었다.

일반의사

일반의사는 전통적으로 의사와 환자 사이의 개인적 상담을 담당해 왔다. 건강증진은 우연한 기회의 조언이나 정보 제공으로 이루어지며, 종종 시간 부족이나 방해받지 않으려는 대상자의 염려 때문에 제한되기도 한다. 일반의 서비스의 계약은 부가적인 보상을 일반의사에게 제공하여 예방접종, 위험요소 규명을 위한 건강검사, 건강조언 제공 등의 예방활동을 수행하도록 하고 있다. 계획된 중재 프로그램에 참여할 기회는 증가해 왔으며, 많은 수의 운동 연계 프로그램들과 생활습관 관리 프로그램들의 사례가 있다.

건강증진 담당 간호사(practice nurses)

건강증진 담당 간호사들은 일반의사에 의해 바로 고용된다. 건강증진 담당 간호는 상대적으로 새로운 전문직이지만, 현재 2만 5천 명이 넘는 건강증진 담당 간호사들이 영연방에 있다. 그들의 건강증진 역할은 대부분 예방접종, 채혈, 세포검사, 생활양식 조언, 여행 건강과 건강검진에 한정되어 있지만, 점차 그들은 경증 질환 상담센터의 직원으로 늘어나고 있다.

치과의사

치과의 예방에 대한 강조는 점차 커지고 있으며 특히 어린이들에게 더욱 중요하다. 치과의사들은 어린이 한 명당 보조금을 받고, 어린이들의 치아건강 유지에 많은 관심을 가지고 있다. 많은 치과의사들이 치아건강에 관한 조언을 해 줄 치위생사를 고용하고 있다. 또한 보건당국들은 지역사회 치과 서비스를 통해 이들은 학교와 시설의 구강건강증진을 제공한다.

약 사

건강증진에 지역사회 약국이 가진 잠재력은 국가전략으로 인지되어 왔다(보건부, 2008). 약국 직원은 약의 안전한 사용, 가벼운 질환 및 건강 생활양식에 대해 사람들에게 조언을 한다. 그들은 또한 광범위한 NHS 서비스의 일부로 특수한 공중보건 프로그램을 제공하기도 하는데 예를 들면 체중 감소 클리닉, 전문 금연상담, 약물오용 상담 등이 그것이다(제16장 참고). 그들의 잠재력을 극대화하기 위해 모든 약국은 사람들이 약사와 개인적으로 상담을 나눌 수 있는 별도의 구역을 두어야 한다.

환경보건 담당자(environmental health workers)

환경보건의 역할은 매우 광범위한데, 식품 위생과 오염(소음 및 공기)과 관련된 법에 명시된 권한, 작업장과 유흥업소의 안전에 대한 전문가 업무, 지속가능성과 재활용에 대한 업무를 포함한다. 환경보건 담당자는 광범위한 법적 권한을 지니므로 건강증진에서 그들의 업무는 주로 법적 조언과 사람들이 규정을 준수할 수 있도록 하는 것이다. 따라서 그들의 업무는 교육 과정이나 일대일 조언의 제공을 포함할 수 있다.

동반 건강 담당자(allied health workers)

언어치료사, 발관리사, 물리치료사, 방사선사, 영양사처럼 의료와 동반하는 다른 많은 보건의료전문가들은 환자교육 같은 건강증진에서 일정한 역할을 담당하고 있다.

연구 사례 8.1 동반 건강 전문가와 건강증진

많은 보건의료전문가들은 건강과 안녕의 증진, 환자 교육, 그리고 모든 환자 접촉을 건강증진을 위한 기회로 보는 등 유연하게 업무를 수행하고 역할을 확대하도록 권장되어 왔다. 건강증진은 동반 건강 전문가의 업무에서 일상적인 요소이지만 필수적으로 잘 전달되거나 충분히 고려되지는 않는다. 문헌에 따르면 물리치료사와 영양사는 상대적으로 잘 개발된 건강증진 실무에 종사하고 있는 등 직종 간에 건강증진 업무 참여도에 차이가 있다(Needle et al., 2011).

돌봄 종사자(care workers)

인구 추계에 따르면 더 급격한 인구 노화 현상이 일어난다고 한다. 85세 이상이 2031년 UK 인구의 3.8%를 차지할 것이며, 이들 대부분은 재가 돌봄을 필요로 할 것이다. 돌봄 종사자들은 노인의 합병증과 의존성을 최소화하도록 체력과 영양 상태를 개선하는 핵심적인 건강증진 역할을 담당한다. 또한 돌봄 종사자들은 정신건강 증진과 노인들로 하여금 그들 스스로 생활을 잘 조절할 수 있게끔 역량강화에도 역할을 한다. 허약한 노인들의 합병증 예방 또한 중요하다(낙상 및 욕창 등의 예방). 돌봄 종사자들은 일반의사, 사회복지사, 물리치료사, 발관리사, 조리사들과 연락관계를 유지한다.

공중보건 전문가

공중보건 전문가는 공중보건 자문가 혹은 전략수준 혹은 상급관리 수준에서 일하는 전문가이다. 그들은 공중보건 프로그램을 개발하는데 역할을 하며, 종종 특정 과학적 전문성을 가지고 인정을 받는다. 많은 국가에서 그들은 의사이다. 다방면에 전문성을 가진 보건의료종사자들은 핀란드, 아일랜드, 미국, 영국에서 먼저 나타났다. 공중보건 전문가와 함께 공중보건 종사자들은 다양한 환경에서 일하며, 건강개선에서 건강보호, 건강정보에 이르기까지 다양한 업무영역을 가지고 있다. 건강증진 부서들은 보건 당국의 일부이고, 보통 공중보건 장관의 책임하에 있다. 규모는 소수 인원에서 50명까지 다양하다. 그들은 지역 내 보건교육과 건강증진 활동(건강개선 - 제4장 참고)의 시작, 조정 및 지원에 관한 선도 역할을 맡고 있다. 활동은 다음을 포함한다.

- 지역 건강 필요에 대한 평가
- 보건 당국의 경영 및 전략적 계획에 대한 기여
- 건강증진 추구를 보증하기 위한 서비스 동의 협정 검토
- 다양한 기관들의 계획 및 서비스 조정

서비스 제공 활동은 다음을 포함한다.

- HIV/AIDS, 금연, 관상동맥질환과 같은 특수 이슈에 관한 건강증진 프로그램 관리
- 공중보건과 정책입안에 관한 조언 및 상담 제공
- 건강증진을 제공하는 모든 건강증진사업가들과 기관들에 훈련, 지원, 조언 제공

결 론

보건의료서비스의 방향 재정립은 아직 거의 진전이 이루어지지 않은 새로운 도전적인 업무이다. 보건의료서비스는 변화하지 않으려 하는데 거기에는 많은 이유가 있다. 일차보건의료 및 급성기 치료는 건강과 질병 해결에 나름의 방식을 적용하는 구조와 문화를 가진 사회적 시스템이다. 이 시스템에서 파트너십은 인구집단보다 개인에 더 초점을 두는 경향이 있고,

일차보건의료가 지역사회를 기반으로 할지라도 지역사회와 거의 관련이 없을 수도 있다. 그것은 보건의 사회적 모델보다 의료적 모델로 운영되고, 평가도 건강이 개선되는 과정이나 결과보다 여전히 이환율 및 치사율 감소에 기반을 두는 것으로 보여지기 때문이다. 일차의료의 높은 우선 순위는 치료인데, 그것은 종종 환자의 순응이 환자의 자율성 및 참여보다 더 나은 가치를 가진다는 것을 의미한다. 건강증진을 보다 우선시하는 것에 진전이 이루어져 왔으나, 여전히 모든 이들의 업무와 서비스 제공은 당연히 필수가 되어야 할 것 대신에 현재 진행 중인 핵심 업무에 고정되어 있다. 주요 건강증진 활동들은 건강불평등을 다루기보다 환자의 욕구에 대응할 필요로 대치되는데, 역설적으로 이는 건강불평등을 심화시키는 효과를 낼 수도 있다. 왜냐하면 더 많은 교육을 받고 불만을 말하는 환자에게 더 많은 서비스를 제공하기 때문이다. 가장 큰 도전과제는 생활습관 변화에 초점을 맞춘 건강증진을 이끌어내는 비감염성 질병부담의 증가일 것이다.

제16장은 건강증진 건강서비스가 의미하는 바를 논의하고 환자들이 건강정보와 서비스의 설계, 시행, 평가에 참여할 수 있게 하는 데 강조된 몇 가지 도전에 대해 관심을 이끌어낸다. 보건 서비스의 방향 재정립과 건강증진은 인구집단의 다양한 필요와 건강이 사회적 결정요인에 의해 형성되는 방식을 다루는 것을 의미한다.

긍정적인 측면은 일차, 이차, 삼차 의료서비스의 많은 종사자를 포함하여 잠재적 건강증진 사업가들이 많다는 점이다. 오랫동안 지속되어 온 효과적인 건강증진 방법은 대부분 종사들의 작업부담을 덜어주고 사람들이 좀 더 나은 건강 및 수명 연장을 즐길 수 있도록 하는 것이다. 건강증진은 이미 종사자들이 수행하고 있는 협력 및 파트너십 작업 등의 활동을 보강하는 것이다. 보건서비스의 재정립을 위한 경제적 논점은 안정적이고, 이러한 활동을 강제하는 이론적 기초를 제공한다. 이런 모든 긍정적 요소들을 함께 가지는 것은 오랜 시간이 걸리고 어려운 일이지만, 많은 작은 단계들이 이미 진행되고 있다. 지속적인 도전은 보건의료 서비스의 재정립 의제를 전면화하여 유지하는 것이고 이 목표를 향해 나아가는 지속적인 전략들을 확립하는 것이다. Ziglio et al.(2011, p.2018)은 다음과 같이 언급하였다. "하나의 잘 설계된 보건체계는 좋은 범위의 일차보건 및 예방서비스에 대한 형평적 보편적 접근을 보장할 뿐 아니라 더 좋은 사회적 환경적 조건을 옹호하는 체계입니다."

추가 토론을 위한 질문

- 건강증진을 위한 좀 더 큰 책임의식을 갖도록 보건의료 분야를 재정립하기 위해 무엇을 할 수 있는가? 당신의 경험에서 건강증진을 위한 다른 사람과의 협력에서 전망과 문제는 무엇인가?
- 공중보건 및 건강증진 전문가들은 종사자들이 건강증진 능력을 기르고 건강을 증진하기 위해 어떻게 더 많은 종사자들과 협상할 수 있겠는가?

요 약

이번 장에서는 건강증진을 위한 보건의료분야의 잠재성과 의학적 패러다임에 의해 제안된 도전에 대해 토의해 보았다. 이 토론은 여러 기관들과 종사자들의 건강증진에 대한 기여를 기술함으로써 구체화하였다.

추천문헌 및 자료

Scriven, A., Orme, J. (Eds.), 2001. Health Promotion: Professional Perspectives, second ed. Palgrave Macmillan/Open University, Basingstoke. A useful insight into what health promotion means in different settings. Interesting accounts of practice will help to increase under-standing in collaborative partnerships.

Scriven, A. (Ed.), 2005. Health Promoting Practice: The Contribution of Nurses and Allied Health Professionals. Palgrave Macmillan, Basingstoke. Discussion of how different roles concep-tualize health promotion, and examples of practice.

Naidoo, J., et al., 2007. Who promotes health? In: Earle, S., Lloyd, C.E., Sidell, M. (Eds.), Theory and Research in Pro-moting Public Health, Sage/Open University, London, pp. 101–129. A thorough overview of a range of agencies that promote health.

The King's Fund is a source of commentary about the health services. It has made a short animated film about the current structure of the NHS: www.kingsfund.org.uk/projects/nhs-65/alternative-guide-new-nhs-england.

The UK's Faculty of Public Health describes the public health function: www.fph.org.uk/what is public health.

학습활동에 대한 피드백

8.1 보건체계는 건강의 기울기를 평평하게 하는 데 도움이 될 수 있지만 우연히 불평등에 기여할

수도 있다. 서비스에 대한 접근과 이용은 사회경제적 지위에 영향을 받아서는 안 되지만 동일한 필요를 가진 사람이 동일한 치료를 받지는 않는다. 소득이 많은 사람들이 전문의, 예방 및 치과 서비스를 받을 확률이 높다. 소득과 생활조건에 대한 유럽연합의 조사에 따르면 재정적 요인이 사람들이 보건의료를 필요로 할 때 그것을 받지 못하는 가장 중요한 이유였다(www.cso.ie/en/media/csoie/releasespublications/documents/silc/2012/silc 2012.Pclt). 고령자와 장애를 가진 사람들은 지리적 장벽이 있다. 제한된 건강정보 이해능력 또한 장벽이 될 수 있다.

8.2 보건의료서비스를 재정립하기 꺼려하는 것은 주로 치료를 제공하는 의료조직 전통과 문화 특히 정부예산을 받는 NHS(국가보건서비스) 때문이다. 이런 급성기 질환 진료 위주의 패러다임은 모든 보건 전문가들로 하여금 환자들을 빠르게 처치하고 가급적 빨리 집으로 보내는 것이 그들의 역할이라고 생각하게 한다. 마찬가지로 예방이라는 것은 중요목표로서 환자의 순응도 향상과 함께 '그들을 위해 좋은 것을 함으로써 사람들이 더 나아지도록 돕는 것'으로 보인다. 따라서 건강을 위한 행동습관 변화 조언을 따르지 않는다면 이러한 경우의 환자들은 까다로운 요구를 하고 치료를 거절하는 환자로 보이기 쉽다. 사회보험 형태에 의해 행위별수가제 요금을 적용받는 의료인들은 시간이 많이 들고 재정적 이득이 거의 없는 만성질환 관리나 보건교육과 같은 예방 활동에 동기부여를 거의 받지 못한다.

8.3 NHS는 건강증진을 위한 훌륭한 접근성과 기회를 제공한다. 매일 835,000명이 넘는 사람들이 일반의를 방문하며, 50,000명이 응급실을 방문한다. 49,000명이 외래 진료를 받았고, 응급 상황으로 94,000명이 입원하였으며, 36,000명이 병원에서 계획된 치료를 위해 병원에 있었다(HSCIS, 2013). 신뢰도와 역량의 측면에서 2013 의료 질 위원회의 만족도 조사를 통해 64.2%의 사람들이 그들이 만난 마지막 일반의에게 확고하게 확신과 신뢰를 가졌음을 확인하였다(www.england.nhs.uk/statistics/statistical-work-areas/gp-patient-survey/).

8.4 프랑스처럼 많은 나라에서는 중앙 집중화된 병원 시스템에 호의적이어서 일차보건의료로부터 벗어나왔다. 지역사회 의료는 건강증진을 핵심으로 하는 넓은 일차보건의료 서비스 제공에 거의 참여해 본 적이 없는 의사들에 의해 제공된다.

8.5 당신은 다음과 같은 사항들 중 일부를 우연한 비계획적 건강증진 활동의 단점에 포함시켜 논할 수 있다.

- 단계적인 건강증진은 개별 건강증진 담당자의 의사결정에 의존한다. 이것은 입증된 필요 보다는 우연에 기초하여 부조화하고 일관되지 못한 실행을 이끌게 된다.
- 건강증진은 일부 한정된 사치품으로 남아있고 시간이 남았을 때 상담의 마지막에 부가되는 정도로 인식되고 있다. 시간 부족은 일반의와 간호사들에 의해 이루어지는 건강증진에 할당되는 시간의 양이 제한되는데 중요한 요소이다.
- 단계적인 건강증진의 도덕성에 관한 의심들이 표출되고 있다. 흡연과 관계없는 문제들로 진료받는 환자들에게 흡연에 관한 문제를 제기하는 것 등을 예로 들 수 있다.

단계적인 건강증진 활동의 장점으로는 다음과 같은 것들이 있다.

- 즉각적인 관련 전문 정보의 제공
- 환자들에 대한 높은 동기 부여
- 개인의 건강필요에 맞춘 건강상담의 조정이 가능한 점

8.6 이 두 가지 공급 유형은 모두 가정 가까이에서 제공될 필요가 있다는 것과 건강증진을 목적으로 하는 넓은 범위의 서비스를 포함하고 있다는 의미를 함께 지닌다. 다만 Peckham 지역실험이 개인과 공동체 건강 필요에 대해 총체적인 관점을 가졌다면 외래진료소(polyclinic)는 의학적 모델에 굳게 뿌리를 두고 있다. 한편 Peckham 보건센터가 공동체 내부를 기반으로 두었다면, 반면 외래진료소는 불가피하게 서비스를 집중적으로 제공하다 보니 일차보건의료를 가장 많이 활용하고 필요한 불이익 집단으로부터 멀리 떨어져 접근이 더욱 어렵게 되었다.

8.7 대부분의 실무자들은 건강형평성 향상을 그들의 역할이나 능력을 넘어서는 정치적인 업무로 생각한다. 심지어 작은 일이라도 더 큰 형평성 해결에 기여한다. 예를 들면 고객들에게 그들 스스로의 권리를 알고 그것을 주장하도록 돕는 것, 그들에게 필요한 신청양식을 작성하도록 도우며 보건당국의 기금을 받을 수 있도록 복지혜택 상담서비스를 제공하는 것 등은 모두 물질적인 측면에서 형평성을 향상시키는 노력의 일환이다. 지역에서 일반의에 등록되지 않은 사람들을 찾고 그들이 해당 서비스에 등록하는 일 등을 돕는 등의 일도 모두 형평성을 향상시키는 일이다. 형평성이 가장 문제인 지역을 선정하고 집중적으로 개입하는 하는 것은 흔히 볼 수 있는 사례 가운데 하나이다. 작은 지역이나 인구집단의 선정, 집중적 개입의 효과에 대한 논쟁 및 증거는 이 책의 자매서적에서 자세히 다루고 있다(Naidoo & Wills, 2010).

8.8 건강증진을 위한 어떤 사람의 중재에 대해 숙고하는 것은 그의 우선순위를 확인할 뿐 아니라 당시 고려되지 못했던 어떤 대안을 밝혀내기도 한다. 또한 그러한 반성은 그것이 내재한 가치관, 윤리 및 관심사를 명확히 하고 다른 동료나 조직과 얼마나 공유되었는지도 확인할 수 있기 때문에 중요하다.

8.9

Incentive	Advantages	Disadvantages
• 시급한 공중보건 문제에 초점을 맞춘 캠페인을 전개하는 것, 행동변화를 위해 인구집단 교육에 노력을 기울이는 것	시행이 용이	비용이 비싸고 비효과적
• 지역사회 간호의 핵심 업무로서 보건교육을 포함시키고 이를 문서화하도록 하며 정기적으로 확인하는 것	많은 수의 사람들에게 영향을 줄 수 있음	모니터링이 어려움
• 25~40세의 위험 상태에 있는 환자들의 방문요청에 응하는 일차의료 의사들에게 인센티브를 지불하는 것	조기 발견은 더 효과적인 관리를 의미	낮은 이용률
• 당뇨, 신장 질환, 뇌졸중과 같은 질병을 앓고 있는 환자들을 위해 고위험 요소를 스크리닝하는 일차의료 의사들에게 인센티브를 지불하는 것	조기 발견은 더 효과적인 관리를 의미	낮은 이용률
• 사람들이 스스로 건강한 삶을 이끌고 있음을 보여줄 때 건강보험 급여를 통해 재정적 인센티브를 주는 것	행태 변화에 도움	비용이 비싸고 모니터링이 어려움

8.10 누가 건강을 증진하는가를 규명하려면 그것을 어떻게 정의하느냐에 달려있다. 만약 상당히 한정된 건강의 의학적 모델을 채택한다면 일반의와 방문보건담당자 같은 보건분야 전문가의 범위에서 정의할 수 있고, 반면 건강에 대해 사회적 · 경제적 범위의 더 넓은 정의를 사용한다면 꽤 넓은 범위의 파트너들이 건강증진에 관여하고 있음을 알 수 있게 된다.

8.11 지역사회 간호사의 역할은 다음 사항을 포함한다.

1. 지역사회의 건강지식 세우기
   a. 노인 환자들 및 그들의 건강 요구에 관한 정보 나누기
   b. 건강 필요성 평가에 대한 광범위한 공중보건 접근. 예: 상점까지 이동 및 도로 안전
   c. 개인 건강 기록에 접근(Scottish Office Department of Health, 2001)
2. 주민 참여 전략
   a. 가장 취약하고 가장 접해보지 못한 계층에 접근
   b. 건강하기도 하고 환자도 있는 큰 인구집단에 접근
3. 개인 환자와 파트너십을 이루어 일함
   a. 숙련된 환자와 지역 간호사의 파트너십은 일반 환자들로 하여금 스스로의 상태를 조절하도록 하고 다른 환자들에게도 전파 교육을 하도록 함

참고문헌

Arnold, P., Topping, A., Honey, S., et al., 2004. Exploring the contribution of district nurses to public health. British Journal of Community Nursing 9, 216–223.

Bowden, J., 2006. Health promotion and the midwife. In: Bowden, J., Manning, V. (Eds.), Health Promotion in Midwifery, second ed. Hodder Arnold, London, pp. 13–24.

Bunton, R., Wills, J., 2005. War and public health. Critical Public Health 15, 79–81.

Coote, A., 2002. Claiming the Health Dividend: Unlocking the Benefits of NHS Spending. Kings Fund, London. Available online at: http://www.kingsfund.org.uk/sites/files/kf/field/field_publication_file/claiming-health-dividend-unlocking-benefits-nhs-spending-summary-anna-coote-kings-fund-1-may-2002_0.pdf (accessed 25.02.15).

Darzi, A., 2007. Healthcare for London: A Framework for Action. NHS London, London. Available online at: http://www.nhshis-tory.net/darzilondon.pdf (accessed 25.02.15).

Department of Health, 2001. The Report of the Chief Medical Officer's Project to Strengthen the Public Health Function. Department of Health, London. Available online at: http://webarchive.nationalarchives.gov.uk/+/www.dh.gov.uk/en/ Publicationsandstatistics/Publications/PublicationsPolicyAnd-Guidance/DH_4062358 (accessed 25.02.15).

Department of Health, 2004. Choosing Health: making healthy choices easier. Department of Health, London. Available online at: http://webarchive.nationalarchives.gov.uk/+/ dh.gov.uk/en/publicationsandstatistics/publications/publicationspolicyandguidance/dh_4094550 (accessed 14.09.15).

Department of Health, 2008. Pharmacy in England: Building on Strengths – Delivering the Future Cm 7341. TSO, London. Available online at: www.gov.uk/government/uploads/system/uploads/attach ment_data/fil e/228858/7341. pdf (accessed 25.02.15).

Department of Health, 2012. The Public Health Outcomes Frame-work for England 2013–2016. Available online at: https://www. gov.uk/government/uploads/systern/uploads/attachment_

data/ file/2161216159/dh_132362.pdf (accessed 20/01/16).
HSCIS, 2013. Monthly Hospital Episode Statistics for Admitted Patient Care, Outpatients and Accident and Emergency Data April 2012–March 2013. information Centre, London.
Krogsboll, LT., Jorgensen, K.J., Gronhoj Larsen, C., Gotzsche, P.C., 2012. General health checks in adults for reducing morbidity and mortality from disease. Cochrane Database of Systematic Reviews 10, CD009009.
Levy, S.B., Sidel, W., 2002. The health and social consequences of diversion of economic resources to war and preparation for war. In: Taipale, I. (Ed.), War or Health? a Reader. Zed Books, London.
MacAulay, D., 2012. The value of conducting periodic health checks. BMJ 345, e7775.
Maryon–Davis, A., 2005. Weight management in primary care: how can it be made more effective? Proceedings of the Nutri-tion Society 64, 97–103.
Matthews, P., Fletcher, J., 2001. Sexually transmitted infections in primary care: a need for education. British Journal of General Practice 51, 52–56. Available online at: bjgp.org/content/bjgp/51/462/52.full.pdf (accessed 14.09.15).
McNeil, J., Lyn, F., Alderdyce, F., 2012. Public health interventions in midwifery: a systematic review of systematic reviews. BMC Public Health 12, 955. Available online at: http://www.biomed-central.com/1471–2458/12/955 (accessed 25.02.15).
Murray, C.J., Lopez, A.D., 1997. Mortality by cause for eight regions of the world: Global Burden of Disease study. Lancet 349, 1269–1276.
Naidoo, J., Wills, J., 2010. Public Health and Health Promotion: Developing Practice, thirded. Bailliere Tindall, London.
Needle, J., Petchey, R., Benson, J., Scriven, A., Lawrenson, J., Hilari, K., 2011. The Allied Health Professions and Health Promotion: A Systematic Literature Review and Narrative Synthesis. Final report NIHR Service Delivery and Organisation programme. Available online at: http://www.nets.nihr.ac.uk/dateJassets/pdffile/0004/82399/ES–08–1716–205.pdf (accessed 25.02.15).
Popay, J., Kowarzik, U., Mallinson, S., at al., 2007. Social problems, primary care and pathways to help and support: addressing health inequalities at the individual level: the GP perspective. Journal of Epidemiology and Community Health 61, 966–971.
Wanless, D., 2002. Securing Our Future Health. Taking a Long Term View. HM Treasury, London. Available online at: http://webarchive.nationalarchives.gov.uk/+/http:/www.hm–treasury.gov.uk/consult_wanlessfinal.htm (accessed 25.02.15).
Wanless, D., Appleby, J., Harrison, A., et al., 2007. Our Future Health Secured? Kings Fund, London.
Wise, M., Nutbeam, D., 2007. Enabling health systems transformation: what progress has been made to re–orienting health services? Promotion & Education (Suppl 2), 23–28.
World Health Organization, 1946. Constitution. WHO, Geneva. Available online at: http://www.who.int/governance/eb/who_ constitution_en.pdf (accessed 25,02.15).
World Health Organization, 1978. In: Declaration of Alma Ata, international Conference on Primary Health Care, Alma Ate, 6–12 September. World Health Organization, Geneva. Available online at: http://www.who.int/publications/almaata_dec-laration_en.pdf (accessed 25.02.15).
World Health Organization, 1986. Ottawa Charter for Health Promotion. Journal of Health Promotion 1, 1–4. Available online at: http://www.who.int/healthpromotion/conferences/previous/ottawa/en/ (accessed 25.02.15).
World Health Organization, 2000. The World Health Report 2000 Health Systems: Improving Performance. WHO, Geneva. Available online at: http://www.who.int/whr/2000/en/ (accessed

27.02.15).

World Health Organization, 2007. Challenging Inequity through Health Systems. Final report. Knowledge network on health systems. WHO, Geneva. Available online at: http://www.who.int/social_determinants/resources/c.sdh_media/hskn_fi－nal_2007_en.pdf (accessed 25 02 15).

Ziglio, E., Simpson, S., Tsouros, A., 2011. Health promotion and health systems: some unfinished business. Health Promotion International 26 (Suppl 2), ii216–ii225.

제 9 장

개인의 건강기술 개발

학습 목표

이 장을 마치면

- 건강과 관련된 결정을 할 때 믿음, 태도, 가치관의 역할에 대해 토론할 수 있다.
- 건강행태에 대한 사회적 규범의 영향에 대해 토론할 수 있다.
- 건강 관련 의사 결정 행동에 대한 영향을 이해하는 데 적용할 수 있는 다양한 모형을 설명할 수 있다.

핵심 개념 및 정의

행태 변화는 흡연과 같이 건강과 관련된 행태를 변화시키기 위한 행동을 포함한다. 행동은 개인, 가구, 지역사회 수준뿐만 아니라 나아가 인구집단 수준일 수도 있다.

건강심리학은 건강과 질병, 건강관리 영역에서 심리학적 또는 행태학적 과정을 이해하기 위한 학문이다.

태도는 개체가 정서적 구성요소와 인지적 구성요소를 포함하여 사람이 어떤 일이나 상황에 대해 느끼는 정도를 의미한다.

자기효능감(Self-efficacy)이란 본인이 성공할 능력이 있다는 개인의 믿음을 의미한다.

사회적 규범(Social norms)이란 사회집단에 적합한 행태와 믿음을 의미한다.

통제위(Locus of control)는 개인이 자신의 삶을 통제할 때 갖게 되는 개인적 믿음이다.

권한 위임은 사람들이 자신의 삶과 건강을 효과적으로 통제하도록 만드는 과정이다.

동기강화상담(motivational interviewing)은 변화의 동기를 파악하기 위해 사용되는 상담 기법이다.

간략한 개입은 생활방식 문제에 대한 인식을 높이고 이를 해결하려는 사람의 의지를 평가하기 위한 짧으면서 시간 제한적인 개입이다.

주제의 중요성

사람들의 건강행태 혹은 생활양식은 많은 현대질환의 중요한 원인으로 여겨지고 있다. 따라서 건강증진의 중요한 초점은 건강에 영향을 미칠 수 있는 것으로 알려진 여러 행태를 수정하는 것에 맞추어지고 있다. 앞 장에서 사람들의 행태가 자신이 살고 있는 환경에 어떻게 반응하고, 그 환경에 의해 어떻게 유지되는지 알지 못한다면 행태를 수정하기 위한 시도가 효과를 얻기 어렵다는 것에 대해 논의하였다. 그러나 많은 건강증진사업가들은 자신의 역할이 사람들 스스로에게 최선을 다해 살아가도록 도와주는 것이고 이를 통해 사람들의 건강행태에 어떤 변화를 주는 것이라고 생각하고 있다.

이 장에서는 사람들이 통제가능한 건강행태의 측면을 다루고자 한다. 자아 역량강화(self-empowerment)의 핵심은 사람들이 특정 행동을 하는 이유와 선택한 행동을 유지할 수 있도록 도와줄 수 방법에 대해 이해하는 것이다. 이 장에서는 행태 변화의 결정요인을 파악하는 여러 이론적 모형을 제시하는 사회심리학의 유용성에 대해서도 다룬다. 이것은 비록 예측인자가 아니더라도 최소한 사람들이 자신의 행태를 결정하는 방법을 이해하는데 도움을 줄 수 있다. 이러한 것은 건강증진을 위한 중재를 기획하는데 유용한 도구가 될 수 있다. 건강증진사업가들은 개인의 자아 존중감(self-esteem) 혹은 자신의 생활에 대한 통제력에 대한 개념과 같은 특정한 요인들에 의한 영향을 고려함으로써 건강한 생활의 선택에서 실질적 지지와 긍정적 경험을 제공할 수 있다.

역량강화(empowerment)는 건강증진에서 많이 사용되는 용어이다. 이것은 행태 변화를 위한 다음과 같은 여러 수준의 노력을 포함하는 복합적인 개념이다.

- 개인적 수준(자신감과 통제력 개발을 위해 사람들과 같이하는 노력)
- 지역사회 수준(제10장 참조)
- 조직수준(제3부 참조) (지지적 환경 조성)

건강증진사업가들은 행태 변화를 일으키도록 하는 것을 단순히 보건교육으로만 생각하는 경향이 있다. 보건교육프로그램은 임상의사 혹은 건강증진사업가들이 목표로 생각하는 중요한 것들을 중심으로 간단한 중재 혹은 일련의 단원들에 의해 이루어진다. 개인중심 보건교육은 의사결정을 위한 개인의 역할과 관련이 깊다. 이러한 접근방법은 개인이 지식, 기술, 자신감을 통해 자신의 생활을 조절할 수 있으며 이를 통해 자신의 건강을 위한 구조적인 장애요인과 촉진요인을 인지할 수 있다는 것을 인정한다. 이러한 종류의 역량강화 교육은 제10장에서 Paolo Freire가 기술한 성인의 가독성 교육에 대한 내용에서 기술하였다. 그러나 종종 개인의 기술 개발은 심리학적 이론에서 나온 행태 변화, 동기유발, 자기효능감(self-efficacy) 등을 통해 행태 변화를 도와주는 것과 동일시된다. 점차적으로 그런 이론들을 바탕으로 하는 동기부여 인터뷰와 같은 기술이 사용된다.

개인의 건강관련 행태에 대한 여러 변수들의 영향을 설명하기 위한 행태이론들은 다음과 같다.

- 건강믿음모형(Health Belief Model) (Becker, 1974)
- 합리적 행동이론(Theory of Reasoned Action) (Ajen & Fishbein, 1980)
- 변화단계 모형(Stage of Change Model) (Prochaska & DiClemente, 1984)

이 장에서는 이들 건강행태변화모형의 적용 방법 및 인식과 의사결정에 대한 이해가 역량강화와 교육 전략에 어떻게 활용되는지에 대해 살펴본다.

핵심 개념 및 정의

행태 변화에 대한 사회심리학 이론에 따르면 사람의 행동은 그 행동에 대한 태도에 의해 일부 결정된다고 한다. 개인의 특정 행동에 대한 태도와 이를 받아들이기 위한 의도는 믿음, 개인의 가치관, 태도 및 충동 혹은 본능에서 유래되는 동기, 사회적 규범 등의 영향을 받는다.

믿음(Belief)

믿음은 개인이 가지고 있는 물체나 행동에 대한 정보에 바탕을 둔다. 믿음은 물체를 어떠한 속성과 연결시킨다. 예를 들어 어떤 사람은 감자(물체)가 비만(속성)을 유발한다고 믿는다. 건강관련 행태 변화에 관한 이론들은 개인의 행태는 자신의 믿음에 근거한다는 생각에 바탕을 두고 있다. 앞의 예에서 체중을 줄이기 위해 감자 섭취를 줄일 것이다. 만일 이 사람이 감자가 비만을 유발하는 것이 아니라 유용한 섬유질 식품이라고 믿는다면 오히려 자신의 다이어트 식품에 포함시킬 것이다. 다시 말하면 정보는 믿음에 영향을 주고 이것은 다시 행동에 영향을 준다. 이러한 간단한 모형은 지식/태도/행동(knowledge/attitude/behavior, KAB) 모형이라고도 한다. 물론 행동 변화를 일으키는 것은 그와 같이 간단한 일은 아니다. 오직 정보만이 행동 변화의 필요조건도, 충분조건도 될 수는 없다. 흡연의 건강에 대한 위험성은 잘 알려져 있지만 전체 인구의 30%는 계속 담배를 피우고 있다.

가치관(Value)

가치관은 사회화를 통해 습득되고, 자신의 생각이 중요하다는 것에 대한 정서적 측면에서의 믿음이다. 개인의 가치관은 가족, 친구, 직업 등에 대한 모든 측면의 감정에 영향을 미친다. 예를 들어 생물학적 성별과 성역할에 대한 가치관은 모성애, 여성 취업, 신체상, 모유수유, 성적행위 등에 대한 많은 태도의 차이를 가져온다.

태도(Attitudes)

태도는 가치관에 비해 더욱 구체적이고, 특정 사안에 대해 비교적 안정된 감정상태를 말한다. 사람들의 태도와 그들의 행동 간에는 명백한 관련성이 없다. 때로는 태도의 변화가 행동의 변화를 자극하기도 하고, 행동의 변화가 태도의 변화에 영향을 주기도 한다. 예를 들어 많은 사람들이 흡연에 대한 부정적인 태도에도 불구하고 계속 담배를 피우겠지만, 일단 금연을 하고 나면 열렬한 금연운동가가 되기도 한다.

사람들의 태도는 다음과 같은 두 개의 요소로 구성되어 있다.

1. **인지적 요소** : 자신이 가지고 있는 지식과 정보
2. **감정적 요소** : 느낌, 정서, 중요성에 대한 평가

태도의 변화는 매우 어렵다. 태도 변화는 더 많고 다양한 정보를 제공하거나 개인의 기술을 제고함으로써 가능할 수 있다. 예를 들어, 운동의 이점에 대한 개인의 태도는 다양한 종류의 신체활동과 그것의 효과에 대한 정보를 제공함으로써 변할 수 있다. 또한 운동은 즐거운 것이라는 생각이 들게끔 동기유발이 되도록 수행능력을 향상하는 것도 영향을 줄 수 있다. Festinger(1957)는 새로 도입된 정보가 기존에 자리 잡고 있는 생각과 상충(모순)되는 정신적 상태를 인지적 부조화(cognitive dissonance)라고 하였다. 이 때 사람들은 새로운 정보를 배격하든지(비현실적 혹은 부적절한 것으로) 혹은 새로운 정보에 맞는 태도와 행동을 받아들인다.

학습활동 9.1 건강위험과 행태

사람들은 특정 행동으로 인한 건강의 위험에 대한 정보에 대해 어떻게 반응하는가?

충동(Drives)

충동이란 용어는 건강행동모형(Green 등, 2015)에서 배고픔, 갈증, 성행위, 통증 등과 같은 강력한 유발요인을 기술하는데 사용되었다. 이것은 또한 중독과 같이 충동성을 유발하는 상황에서도 사용되었다. 어떤 연구에서 중독은 습관성이 된 자주 반복되는 행동의 결과이며 그 바탕은 금단에 대한 심리학적인 두려움이라고도 하였다. 사회적 학습이론(Bandura, 1977)에서는 학습한 것이 아닌 태어날 때부터 가지고 있는 행태를 본능(instinct)이라는 용어로 사용하였다. 본능은 태도와 믿음을 뛰어넘을 수 있다. 예를 들어, 배고픔은 다이어트에 대한 개인의 선호적인 태도나 의도를 쉽게 무너뜨릴 수 있다.

사람들이 가지고 있는 자신의 행태에 대한 믿음의 영향을 이해하기 위해서는 이러한 측면에 대해 논의하는 것이 핵심이다. 흡연을 예로 들어보자.

- 흡연이 중독성이라고 간주한다면(흡연자의 50%는 아침 기상 후 30분 이내에 담배를 피운다) 자신을 통제할 수 있도록 하는 것이 목표가 될 것이다.
- 흡연이 특정한 행동과 보상(자신감 스트레스 경감)이 관련된 학습된 행태라고 간주한다면 스트레스를 유발할 수 있는 상황을 피하도록 사고와 활동을 재구성하는 것이 목표가 될 것이다.
- 흡연이 사회적 의미를 갖는다고 간주한다면(예 : 젊은 여성이 사회적 지위를 위해 흡연) 그러한 관련성을 명백히 하는 것이 목표가 될 것이다.

학습활동 9.2 기술과 행태 변화

개인의 건강을 더욱 좋게 하려면 어떤 개인적인 기술이 필요한가? 당신이 변화시켜 본 적이 있는 행동과 연계하여 이 점을 생각해 보자.

건강증진 실무자들은 사람들의 건강과 관련된 의사 결정이 무엇인지 어떤 사람에게 변화를 더 잘 따르도록 하는 것이 무엇인지에 대해 이해할 필요가 있다. 사회적 인지모형은 다음과 같은 점들을 가장 중요하게 강조한다.

- 건강이 나쁜 원인과 예방책에 대한 사람들의 관점
- 사람들이 자신의 생활을 통제하고 변화할 수 있다는 느낌의 정도
- 변화가 반드시 필요한지에 대한 믿음
- 변화가 그 과정에 있을 수 있는 어려움이나 문제점에 비해 궁극적으로 득이 되는 지에 대한 인식

학습활동 9.3 지식과 행태 간 간극

많은 연구에서 일관성 있게 지식과 행태 간에 간극이 나타나는 것에 대해 어떻게 설명할 수 있는가? 예를 들어 차량운행이 기후변화에 미치는 영향을 잘 알고 있지만, 실제로 차량운행을 멈추는 경우는 드물다.

다음에 나오는 이론적 모형은 사람들이 이야기하는 것이 그들이 해야 할 것에 반드시 필요한 것이 아니며, 많은 선행요인과 상황에 따른 변수들이 무엇인지 파악하여 이러한 요인들의

상대적인 중요성을 도출하기 위해 개발된 것들이다.

건강믿음모형

건강믿음모형은 의사결정에서 믿음의 기능을 강조하는 이론적 모형으로 가장 유명한 것이다(그림 9.1).

이 모형은 원래 Rosenstock(1966)이 제안하였고 그 이후 Becker(1974)가 수정한 것인데, 선별검사나 예방접종, 의학적 권고사항에 대한 순응도 등과 같은 예방적 건강행태를 예측하기 위해 사용되었다(예 : Gillam, 1991). 이 모형은 사람들이 행동을 바꾸거나 바꾸지 않는 것이 그것의 실행가능성과 비용에 대비했을 때의 편익을 평가하여 그 결과의 영향을 받는다고 제시하였다. 다시 말하면, 행동변화를 고려하는 사람은 나름대로의 비용–편익(cost–benefit) 혹은 유용성(utility) 분석을 한다고 할 수 있다. 여기에는 자신에게 일어날 수 있는 질병 혹은 손상의 가능성에 대한 믿음(즉 감수성, susceptibility), 질병 혹은 손상의 심각도, 행동의

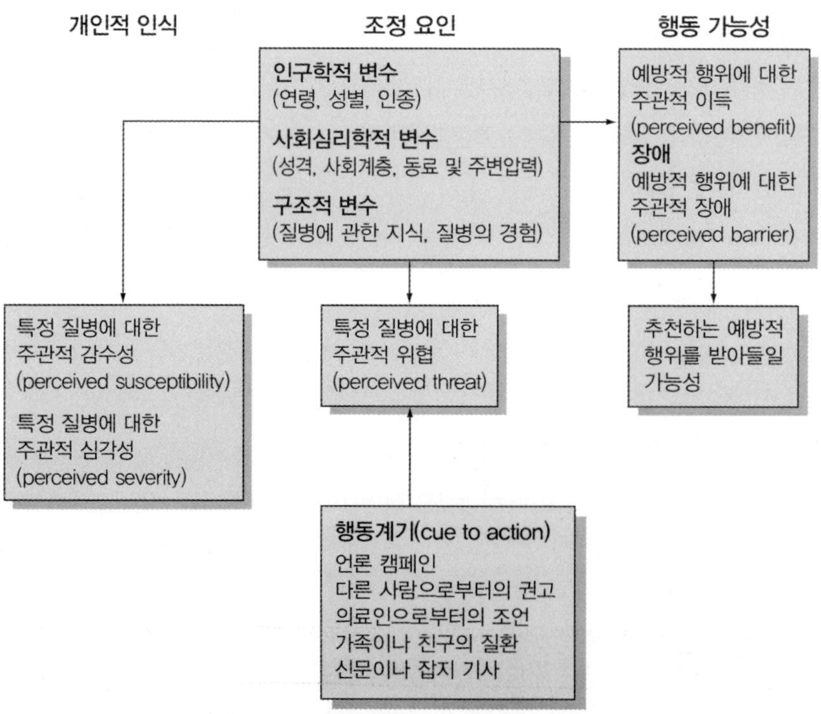

그림 9.1 건강믿음모형(Becker, 1974)

효능감(자신감)과 개인적인 편익(이득)의 여부 및 정도, 질병이나 손상 예방의 가능성 등을 포함하고 있다.

행동변화가 일어나기 위해 개인은 다음과 같은 것들을 갖추어야 한다.

- 변화를 위한 동기
- 현재 행태로 유발되는 위협감
- 변화로 인해 어떤 식으로든 이득이 있으며 부정적인 결과는 별로 없다는 느낌
- 변화를 할 수 있다는 자신감

학습활동 9.4 예방접종에 건강믿음모형 적용

다음과 같은 상황을 설정하고 건강믿음모형을 적용하였을 때 그 여성이 어떻게 반응할지 예상해 보자.

다섯 살이 되지 않은 세 아이의 어머니가 의사로부터 제일 큰 아이가 디프테리아, 백일해, 파상풍과 소아마비를 예방하기 위해 예방접종을 해야 한다는 엽서를 받았다. 이 여성은 공장에서 시급제로 포장 작업을 하고 있다. 이 여성이 직장에 있는 동안 그녀의 어머니가 세 아이를 돌봐주고 있고 병원에 갈 수 있는 교통수단이 없다.

대부분의 학습이론들은 사람들의 행태가 그 결과에 의해 달라진다는 전제를 하고 있다. 만일 긍정적인 측면이 있거나 그렇다는 생각을 한다면 그 행태를 할 가능성이 높아진다. 이러한 설명은 단순히 행태를 긍정적 혹은 부정적 보상에 대한 반응으로 바라보는데, 흡연이나 음주운전과 같이 명백히 부정적인 결과가 초래되는 행태가 오래 지속되는 현상에 대해서는 설명하지 못한다. 오랜 시간 이후에 나타날 해로움보다 단기간에 얻을 수 있는 만족감이 더 큰 유인요인(동기)으로 작용한다.

Becker(1974)는 각 개인이 자신의 질병, 손상 혹은 위험에 대해 얼마나 취약한 것으로 인지하는지(자신의 감수성), 그것을 얼마나 심각하게 받아들이는지(심각성)에 따라 영향을 받는다고 제시하였다. 사람들의 위험에 대한 인식과 평가는 이 모형을 적용하는데 있어 핵심개념이다. 대부분의 사람들은 자신이 처해 있는 위험에 대해 대략적으로 평가를 한다. 이것은 네 가지 요소에 의해 영향을 받는다.

1. 개인적 경험
2. 그 상황을 통제할 수 있는 능력
3. 질병 혹은 위험이 드물다는 느낌

4. 어떤 결과는 먼 훗날에 나타난다는 것

그러나 상황이 잘 알려지지 않은 경우, 사람들은 '나에게는 일어나지 않을 것'이라는 비현실적인 낙관론에 빠져든다(Weinstein, 1984).

학습활동 9.5 행태변화이론에 적용

일 년에 25만 건의 교통사고가 일어나고 3만 명의 사상자가 발생하며 그 중 3천 4백 명이 목숨을 잃는다. 과속은 수많은 교통사고의 원인이다. 한 조사(Scottsh Office, 1998)에서 운전자의 88%가 최소한 몇 번 이상 시속 30마일의 구역에서 40마일로 달린 적이 있다고 인정하였다. 과속에 대한 현재의 대처는 다음과 같다.

- 속도제한 표지
- 경찰단속
- '과속은 자살행위'와 같다는 대중매체 홍보

안전운행을 위한 전략에 초점을 맞추는 것을 도울 수 있도록 사회적 인식을 높일 수 있는 방법은 무엇인가?

믿음은 경험에 의해 영향을 받으므로 어떤 조건을 갖춘 사람과 직접적인 접촉을 하면 고정관념과 편견에 노출된 태도에 강력한 영향력을 미칠 수 있다. 예를 들어 후천성 면역결핍증 환자와 같이 살고 있는 사람이나 그 바이러스 보균자와 접촉한 경우, 그 질환의 치명률이나 어떤 사람이 어떻게 그 병에 걸리는지에 대한 믿음이 바뀔 수 있다. 젊은이들과 함께 일하는 사람들은 위험에 대한 인식이 매우 다르다는 것을 알 수 있다. 위험을 감수하는 것은 청소년기의 중요한 과업이고 가족으로부터 독립하는 과정의 일부이다. 청소년들에게 장기간의 영향에 대해 판단하도록 하는 것은 어렵다. 예를 들면, 젊은이들이 25년이라는 기간 동안의 흡연의 장기적 건강효과를 이해하기는 어렵다.

많은 보건교육 캠페인에서 두려움 혹은 죄책감을 통해 자신의 행동을 바꿀 수 있는 동기를 유발하고자 시도하였다. 크리스마스 때 캠페인을 통해 음주운전으로 인한 교통사고 희생자 가족이 갖은 엄청난 피해를 경험한다거나, 흡연예방 포스터에서 부모를 대상으로 '자녀에게 담배를 피우는 것을 가르치지 말도록' 강조하는 것 등이 있다. 과음, 흡연, 약물사용으로 인한 결과의 인지도를 높이기 위해 점점 더 강력한 캠페인을 벌이고 있다. 사람들에게 충격적인 캠페인들이 과연 행태를 바꾸는데 성공적이었는가에 대해서는 현재도 논란의 여지가 있다

(예 : Hill 등, 1998). 두려움이 부정적인 태도뿐만 아니라 변화의 의도까지도 높일 수 있지만, 시간이 지남에 따라 실제 의사결정을 해야 하는 상황에 부딪치게 되면 그러한 느낌은 사라지는 경향이 있다. 매우 공포스러운 상황에서는 부정(denial)을 하게 되고 그 메시지를 피해버리는 현상도 생긴다. 보호동기화 이론(Rogers, 1975)에서는 위협이 심각하게 받아들여지고 충고를 따르지 않을 경우 실제 일어날 가능성이 있는 상황에서만 두려움이 작용한다고 하였다(제12장 참고).

건강믿음모형에서는 행태를 바꾸거나 건강과 관련된 결심을 하기 위해 어떤 식으로든 행동계기가 필요하다고 제시한다. 이때 계기가 되는 사안은 명백하거나 건강과 관련성이 있어야 한다. 계기는 어떤 사람의 내적 상태 혹은 외형상의 변화를 초래할 수 있다. 예를 들어 임신한 여성은 뱃속의 아이가 움직이는 것을 느끼면 금연을 하게 된다. 또는 직장이나 수입의 변화와 같은 환경의 변화, 가까운 사람의 죽음이나 질병과 같은 외적 계기가 있을 수도 있다. 또한 '중요한 다른 사람'이나 신문기사를 통한 설명이 계기가 될 수도 있다. 보건의료종사자는 '중요한 다른 사람'이 될 수 있다. 예를 들어 의사의 충고는 심각하게 받아들여진다. 의사는 전문가이고, 신뢰성이 있고, 권위가 있으며, 환자가 따를 마음이 생기도록 이끌어갈 수 있다. 설득력 있는 의사소통 기술이 태도에 미치는 효과에 대해서는 제12장의 대중매체 편에서 보다 더 상세히 다루었다.

학습활동 9.6 성행위와 관련된 건강행태의 건강믿음모형 적용

2005년도 Gay Men's Sex Survey(Sigma Research, 2005)에 따르면 지난 1년 동안 성경험이 있는 남자동성애자의 50%가 아무런 보호 장치 없이 항문성교를 하였다고 한다. 남자동성애자의 40%는 자신의 HIV 상태에 대해 모르고 있었다.
건강믿음모형이 이러한 행태를 어떻게 설명할 수 있는지 생각해 보자.
의도가 없는 사람들에게 어떠한 이유를 제시하면 이득이 되는 방향으로 행동할 수 있겠는가?

건강믿음모형에 대해서는 많은 비판들이 있어왔다. 비판을 하는 사람들 중에는 각각의 요소에 대한 가중치가 없다는 것을 문제삼는 경우가 있었다. 즉 예방행동에 대한 모든 계기가 명백한 것처럼 보인다는 것이다. 복잡한 행태나 행동에 대해 정보를 얻거나 선택을 하는데 있어서 여러 종류의 개념적인 요소들을 서로 각각 떼어서 분석하여 이루어지는 것처럼 보인다. 지금까지 살펴본 것처럼 행태는 많은 다양한 주장들이 섞여 그 속에 미묘한 차이들이 함축되어 있는 개념이다. 이 모형은 사람들이 변화하도록 영향을 미치는 중요한 요인을 파악하고 행태를 예측하는데 특별히 유용하지 못할 수는 있으나 관련된 요인들의 범위와 복합성을 파악하는 데는 활용성이 높다.

이성적 행동이론 및 계획된 행태이론

이성적 행동이론(Ajzen & Fishbein 1980)에 따르면 행태는 두 개의 변수에 의해 달라진다.

1. **태도** : 행태의 결과에 대한 믿음과 변화에 따르는 긍정적인 측면과 부정적인 측면에 대한 평가
2. **주관적인 규범** : '중요한 다른 사람'이 하는 것과 기대하는 것, 그 사람이 따르기를 원하는 것과 그렇게 되고자 하는 정도

이러한 두 가지가 합쳐져 의도를 형성한다.

Ajzen과 Fishbein(1980)은 사람들이 반드시 자신의 의도대로 일관성있게 행동하지 않는다는 것을 인정한다. 행동을 예측하는 능력은 그 사람의 믿음의 안정성에 영향을 받는다. 안정성은 믿음이 얼마나 오래 지속되었는지, 자신이 속한 집단에 의해 강화되었는지, 다른 태도나 믿음과 연관되고 합쳐졌는지, 얼마나 명백하고 구조화되었는지 등 믿음의 강도에 따라 결정된다. 이성적 행동이론은 사회적 규범을 행동에 중요한 영향을 미치는 요인으로 설정한다는 측면에서 건강믿음모형과 차이가 있다.

이성적 행동이론에서 이 요소의 중요성을 그림 9.2에서 보여주고 있다. 사회적 압력은 사회규범(체중과 체형에 대한 이미지 등), 지역사회 규범, 동료그룹, '중요한 다른 사람(부모나 배우자 등)' 등을 통해 나타날 수 있다.

자신이 인지하는 '중요한 사람'으로부터 사회적 압력에 순응하는 동기화는 다른 사람들이나 그룹이 생각하는 것이 옳다는 믿음을 일으킬 수 있다. 소위 동료 압력의 영향(압력이라고까지 부를 정도는 아니라 하더라도)은 소집단 내에서 자신이 그 그룹의 일원이 되는 것에 가치를 두거나 소속되기를 원하는 경우 매우 강력할 수 있다. 청소년에게는 사회적 압력으로 작용할 가능성이 있는 것들이 매우 많으며 Facebook과 같은 인터넷 웹사이트로 인해 사회적 경쟁관계가 증가하고 있다. 그리고 십대의 생활양식을 일찍 받아들이도록 유도하는 마케팅과 선전(광고)에 노출되고 있다.

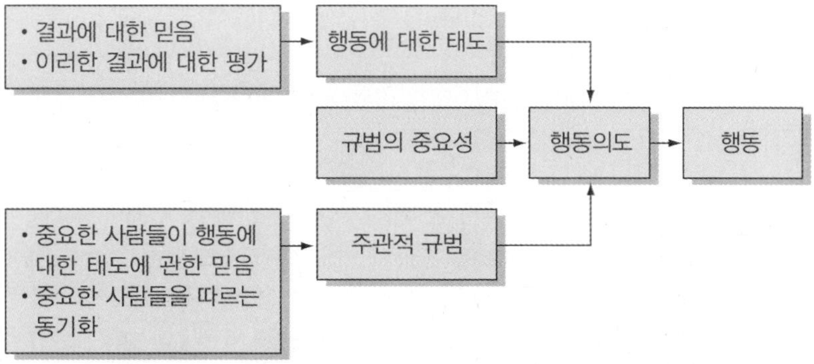

그림 9.2 이성적 행동이론(Ajzen & Fishbein, 1980)

건강증진에서는 본보기(귀감)의 역할이 특히 중요하다. 행태의 간접적 본보기가 대중매체로부터 비롯될 수 있다는 것에 대해 관심이 있어왔다. 예를 들어 텔레비전에 나오는 사람은 건강에 아무런 해로움 없이 과음을 할 수 있다(Hansen, 2003). 직접적 본보기는 때로 영향력이 덜하다고 간주되지만, 음악가나 스포츠인처럼 사회적 지위가 있고 신뢰성이 있는 모델의 경우 건강증진의 메시지를 전달하는데 활용되기도 한다. 만일 사람들이 역할 모형의 영향을 받는다면 건강증진사업가는 자신을 역할모형의 대상자로 할 수 있다.

학습활동 9.7 건강증진사업가와 역할모형(role model)

- 건강증진사업가는 '자기들이 설교하는 것을 실행하고 있는가?
- 의사의 행태가 그들이 증진시키고자 하는 건강향상과 어긋나는 예를 생각해 보자.

어떤 건강증진 프로그램에서는 긍정적인 방향으로 건강을 증진하기 위해 동료그룹의 영향을 이용하기도 한다. 이것의 이론적 근거로는 동료교육자가 지닌 기술이나 정보에 대한 불확실성은 있지만 일반적으로 동료는 더욱 신뢰성이 있는 대상으로 여겨져 적절한 방법으로 의사소통이 이루어질 수 있고 그것을 따르게 된다는 것이다(Wilton 등, 1995 ; Harden 등, 1999).

사회적 규범은 취학 전 아동의 과일, 야채, 과자 섭취처럼 사람들이 건강행태가 어떻게 실행되고 사회 및 가족이나 친구 사이에서 공통적인지에 대해 사람들이 생각하는 신념이다. 어떤 개인이 다른 사람들을 믿는 것이 중요하며 활동의 실제 범위는 중요하지 않다.

연구 사례 9.1 비자살적 자해

비자살적 자해, 혹은 자해는 청소년 사이에서 점점 확산되고 있는 건강문제이다. 청소년들의 자해 동기가 되거나 강화시킬 수 있는 잠재적 위험 요소를 이해하기 위해 상당한 연구들이 수행되었다. 이 연구는 다양한 다른 건강 위험 행동에 대한 '동료 전염병' 효과를 언급하며, 청소년기 동료관계의 중요성을 고려할 때 동료 영향력이 자해의 발생과 지속에 영향을 미칠 수 있다고 주장하였다. 자해에 관한 토론, 자해하는 방법과 느낌 등은 인터넷 상에서 쉽게 찾을 수 있으며 정보원으로 사용되고 있다. 사회학습이론에 따르면 개인은 아주 돈독한 동료 관계를 형성할 것이라고 믿는 행동을 따르는 것으로 예측된다. 자해는 정서적 규제의 수단으로 간주되며, 높은 지위의 동료와 관련된 경우 실천에 옮겨질 수 있다(Heibron and Prinstein, 2008).

알코올중독자 가족모임에서 사용되는 것과 같은 그룹 기법은 어느 정도 성공한 예로 보이는데, 여기에서는 개인적인 고백과 공개적인 서약을 통해 그룹과 함께 일체감을 갖게 하고 서로 간에 지원을 해주도록 격려한다.

Bandura(1977)의 사회적 학습이론에서는 사람들이 건강을 선택하는데 관련된 것을 다음과 같이 제시하였다:

- 결과에 대한 기대(행동이 어떤 특정한 결과를 초래할 것이라는 것)
- 자기효능감(사람들이 자기가 변할 수 있다고 믿는 것)

자기효능감의 개념은 사람들의 자신에 대한 평가, 즉 자신의 변화를 가능하게하는 지식과 기술이 있고 시간이나 돈과 같은 외부적 요인이 허용이 된다는 것에 근거를 두고 있다.

학습활동 9.8 자기효능감

다른 사람의 행태를 관찰하는 것이 자신에게 얼마나 영향을 미치는가? 자신이 무언가를 할 수 있다는 믿음이 실제도 그것을 어느 정도 할 수 있게 하는가? 생각이 우리의 행태에 어떻게 영향을 미치는가?

자기효능감은 다음에 의해 결정된다:

- 과거의 성공 혹은 실패 경험(예 : 과거에 체중을 줄인 적이 있음)
- 관련되는 대리경험(예 : 다른 사람이 체중을 줄이는 것을 보는 것)
- 언어적/사회적 설득(예 : 당신은 할 수 있다고 말해 주는 것)

• 감정적 각성(예 : 겁을 주는 것)

사람들이 자신의 태도에서 나타나는 가치관에 대한 개인적인 판단 또한 자기효능감의 일부이다. 우리는 가치가 있고 유용하다고 느끼는 정도에 따라 자아존중감이 높거나 낮다고 말한다. 자아개념은 사람들이 자신의 능력과 특성에 관한 것을 포함하여 자신에게 가지는 믿음을 일컬어 널리 쓰이는 용어이다. 여기에는 외모, 지성, 신체적 기술 등에 대한 생각이 포함된다. 자아개념은 다른 사람이 자신에게 대하는 행동 방법, 즉 다른 사람에게 받아들여지고 지지를 받는지, 혹은 거부를 당하고 비난을 받는지에 대한 인식을 통해 구축되고 변화를 일으킨다. 따라서 사회적 지지 연계망에 의해서도 유발될 수 있다.

자아개념과 자아존중감의 개발은 보건교육과 건강증진 업무의 핵심이다. 자아존중감이 높은 경우 자부심이 있고 자신의 효능감을 높이는 사회적 및 생활기술을 가지고 있을 가능성이 높다고 가정한다. 이러한 개인적 효과성의 느낌으로 인해 개인의 자아존중감은 향상된다. 많은 보건교육 프로그램들, 특히 청소년을 대상으로 한 프로그램들은 낮은 자아존중감과 건강행태 간에 관련성이 있다는 전제를 바탕으로 하고 있다.

연구 사례 9.2

Frisher 등의 연구(2007)에 따르면 약물 사용의 주요 예측 인자는 심리적 요인보다 부모의 훈계와 가족 응집력이라는 사실이 밝혀졌다.
남성 및 고령층은 약물 사용 수준이 높다.
학생의 학교 행동(예 : 무단결석, 잦은 결석)은 약물 사용과 관련이 있다.
이 리뷰에 포함된 많은 연구에서 분명히 드러난 사실은 약물 사용에 영향을 미치는 다양한 요인들이 사회 환경의 복잡성과 상황 결정 요인을 반영한다는 점이다. 약물 교육의 가치에 대해서는 거의 합의가 없는 것처럼 보인다.

젊은 사람의 약물사용과 관련된 연구에서 보여주는 것처럼, 선택을 해야 할 많은 상황에서 개인적 혹은 '미시적' 요인들이 작용을 하고, 실제 생활에서 의사결정은 합리적인 과정만을 밟지는 않는다. HIV 양성인 사람과 성행위에 대한 연구(Ridge 등, 2007)에서, 비록 많은 사람들이 콘돔을 사용하겠다는 의도는 있지만 친밀감, 진실성, 욕구와 같은 '비이성적인 느낌'이 위험의 인식에 크게 영향을 줄 수 있다.

Ajzen은 이성적 행동이론(Theory of Reasoned Action)을 더욱 발전시켰고 그것을 계획

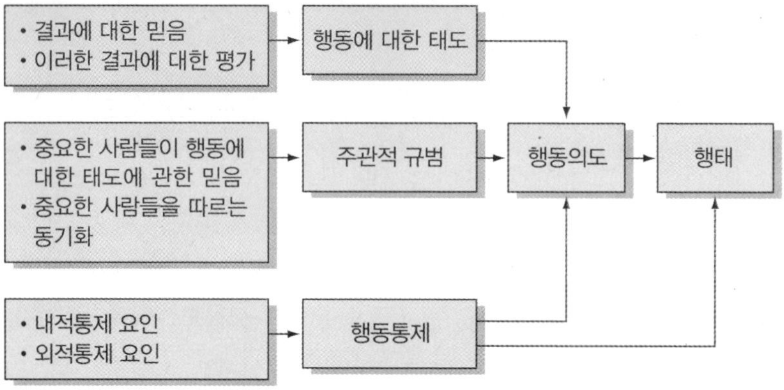

그림 9.3 계획된 행태이론(Ajzen, 1991)

된 행태이론(Theory of Planned Behavior)으로 제시하였다(Ajzen, 1991)(그림 9.3). 이 모형에서는 다른 변수를 포함시켰는데 사람의 행태는 그들의 인지된 통제의 결과물이라는 것이다. 사람들은 자신의 생활에서 그들이 변할 수 있다고 생각하는 정도가 다르다. 사회적 학습이론에서는 사람들이 자신에게 일어난 것을 설명하는 방식이 어린 시절 경험의 산물이라고 제시한다. 자신의 성공에 대한 보상과 벌칙을 일관성 있고 공정하게 받은 경우는 자신의 생활을 통제할 수 있다고 믿게 될 것이다. 자신의 행태와 무관하게 일관성 없이 보상과 벌칙을 받은 경우는 사건을 자신의 역할과 관계없는 우연에 의한 것으로 간주할 가능성이 더 높다(Rotter, 1954).

건강과 관련되는 통제는 다음과 같은 관점에서 구분할 수 있다.

- 내적통제위(internal locus of control)(자신의 건강에 대해 스스로 책임이 있는 것으로 믿는 정도)
- 외적통제위(external locus of control)(자신의 행동이 힘 있는 다른 사람, 우연, 운명 혹은 운수 등의 영향에 의한 것으로 믿는 정도)

다중선택 도구와 같은 통제위 측정방법을 이용해 건강 태도를 분류하는 것에 대해 연구의 초점이 맞추어졌다. 이 연구에서는 강력한 내적통제위를 가진 사람 스스로가 대처능력과 결단력이 있고 유능하게 행동할 수 있는 것으로 생각하고, 예방적 건강행위 혹은 더욱 건강한 행태 쪽으로 변화하는 것으로 가정하였다. 비록 통제감이 금연과 체중감소, 예방을 위한 의료서비스 이용 경향과 관련성이 있기는 했지만 현재까지 특정 행태 사이에서만 약한 관련성을 지닌 것으로 나타나고 있다(Wallston 등, 1978). 실제로 9,000명의 성인을 대상으로 한

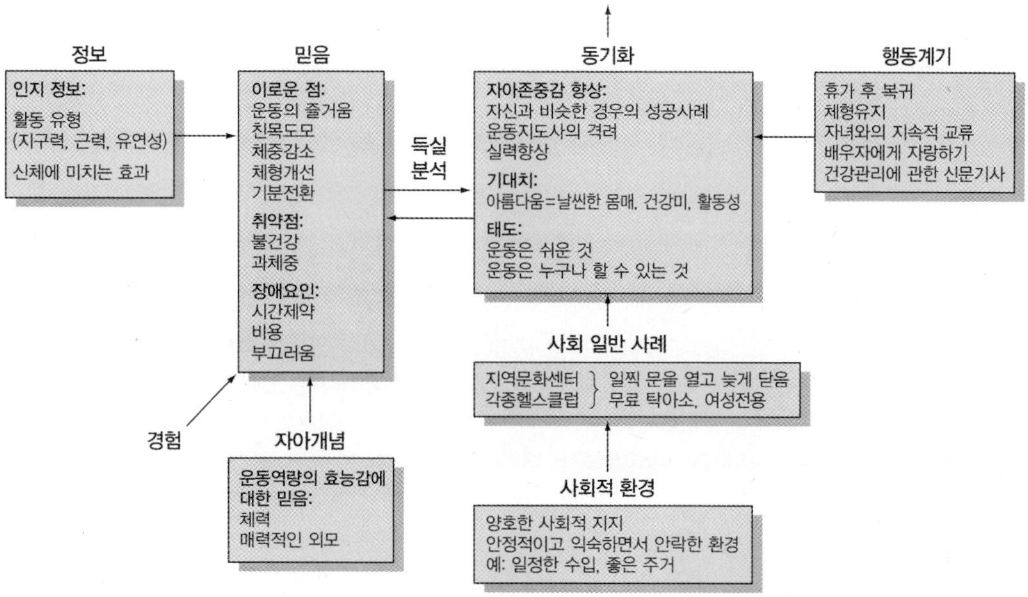

그림 9.4 건강관련 행태 변화: 여성 운동의 경우

것으로 나타났다(Blaxter, 1990). 동시에 건강에 대해 긍정적 혹은 책임성 있는 태도를 보인 경우에서 통제위의 수준이 더 높았다. 이로써 앞에서 논의되었던 특정 행태가 반드시 태도로부터 예측되는 것은 아니라는 것이 확인되었다.

다차원적인 건강통제위 척도에서 '외적(external)'인 것으로 분류되는 사람은 교육수준과 사회경제적 수준이 더 낮은, 다시 말하면 자신의 생활이나 건강상태에 대해 통제를 할 수 없는 것으로 믿을 만한 여러 이유를 가진 경우를 말한다.

그림 9.4에서 운동프로그램의 실천을 결심하는 과정에서 영향을 미치는 여러 요인들의 관계를 도식화하였다. 여기에서는 체형이나 체중감소와 같은 긍정적인 기여 인자와 성공적 수행을 통해 신체활동에 참여하는 것에 대한 자신감이 어떻게 형성되는 것을 보여주고 있다. 사회적 지지망 또한 결심을 유지하는데 매우 중요하다.

변화단계 모형

지금까지 이 장에서는 사람들이 자신의 건강과 관련하여 결심을 하는데 영향을 미치는 요인에 대해 논의하였다.

Prochaska와 DiClement의 범이론적 모형(1984, 1986; Prochaska 등, 1992)은 변화의 단계를 이해하는데 중요하다. 이 이론은 원래 중독성이 있는 건강행태의 변화를 유도하는 연구 과정에서 도출되었지만 일반적인 행태의 변화나 개선을 원하는 경우에도 일련의 단계를 밟는다는 점을 보여준다.

학습활동 9.9 변화 만들기

해야 한다고 생각하면서도 실행에 옮기지 못한 경험이 있을 것이다. 인생의 어느 시점에서 금연이나 체중감소와 같은 건강행태의 변화를 시도하였다가 실패한 경험이 대부분 있다. 변화를 시도하였으나 실패한 경험을 생각해 보자.
이번에는 변화에 성공한 경우를 떠올려 보자. 변화를 지속할 수 있었던 이유는 무엇이었는가?

그림 9.5는 그 과정을 나타낸 것으로 각 단계들은 다음과 같다.

고려 전 단계

고려 전 단계에 있는 사람은 자신의 생활습관을 바꾸려 하지 않거나 자신의 건강행태에서 발생 가능한 위험성에 대해 인지하지 못하고 있는 경우이다. 문제점을 인지한다면 다음 단계

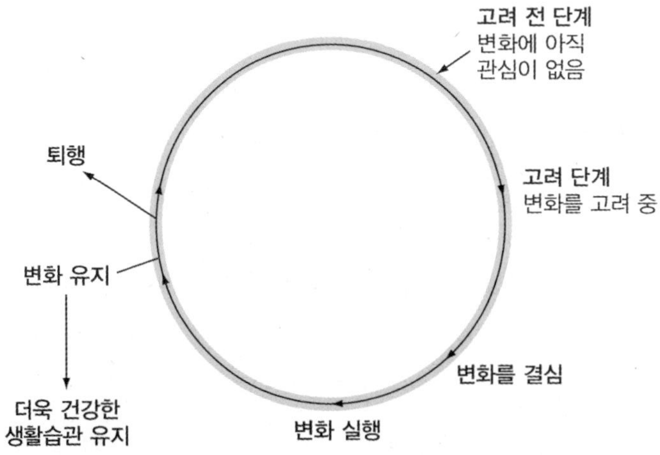

그림 9.5 변화단계 모형(Prochaska, J.O., DiClemente, C., 1984. The Transtheoretical Approach: Crossing Traditional foundations of Change의 응용, Don Jones/Irwin, Harnewood. IL.)

로 진행할 수 있다. 변화에 대한 고객의 마음가짐을 파악하는 것이 가장 핵심적인 첫 번째 단계이다

고려 단계

비록 변화의 이득(편익)을 인지했다 하더라도 아직 건강행동을 실천할 결심을 하지 못하고 정보를 찾아보거나 도움을 구하고 있을 수 있다. 이 단계는 매우 짧을 수 있지만 수년간 지속될 수도 있다. 다음 단계로 나아가지 못하는 경우도 있다.

준비 단계

인지된 이득(편익)이 감수해야 할 비용보다 더 크고 변화가 충분히 가능하다고 생각될 경우 사람들은 결심을 하게 되고 이 때 추가적 도움이 필요할 수 있다.

실천(행동) 단계

변화의 첫 며칠 동안에는 지금까지와 다르게 행동하겠다는 확고한 결심이 필요하다. 이 단계에서 필요한 것들은 명확한 목표, 현실적 계획, 지원, 보상 등이다.

유지 단계

새로운 행태가 지속되고 더 건강한 생활습관으로 바뀌는 단계이다. 어떤 사람에게는 새로운 행태를 유지하는 것이 어렵기 때문에 전 단계의 어디론가로 퇴행하거나 복귀할 수 있다.

변화는 순조로운 과정이 아니다. 각 단계를 순차적으로 차근차근 통과하는 사람은 소수이겠지만 변화를 이루기 위해서는 각 단계를 통과해야 한다. 이는 보건의료종사자들이 유념할 내용으로 고객의 퇴행은 실패를 의미하는 것이 아니라 회전문처럼 계속 순환하는 변화의 단계를 앞뒤로 왔다 갔다 하면서 겪어나간다고 생각하면 도움이 된다. 그래서 담배를 완전히 끊기 전에 금연을 여러 번 시도하게 되는 것이다. 실패한 것처럼 보이더라도 흡연자는 여전히 담배를 끊었을 때의 이득을 알고 있고 보건의료인도 그러한 작은 변화에 의미를 둠으로써 흡연자나 보건의료인 모두 성취감을 느끼고 결국 주목할 만한 진전을 이루게 된다. 사람들이 변화의 고려, 실천, 유지를 일부러 의식하지 않더라도 그 바탕에는 변화가 최선이라는 생각이 자리하고 있다. 따라서 성공적인 중재(intervention)의 핵심은 고객의 동기유발이다. 건

강증진사업가는 한 가지 행태에 대한 고객들의 평가가 모두 똑같지 않다는 점을 명심해야 한다.

Com B 모형(Com B model)(Michie 등, 2011; 그림 9.6)은 행태를 이해할 수 있는 단순한 모형 중 하나인데, 그 내용은 아래와 같다.

- **역량** : 행태를 수행하기 위한 심리적 혹은 물리적 여건. 역량을 향상시킬 수 있는 요인으로는 교육 혹은 모범 사례 등이 있다.

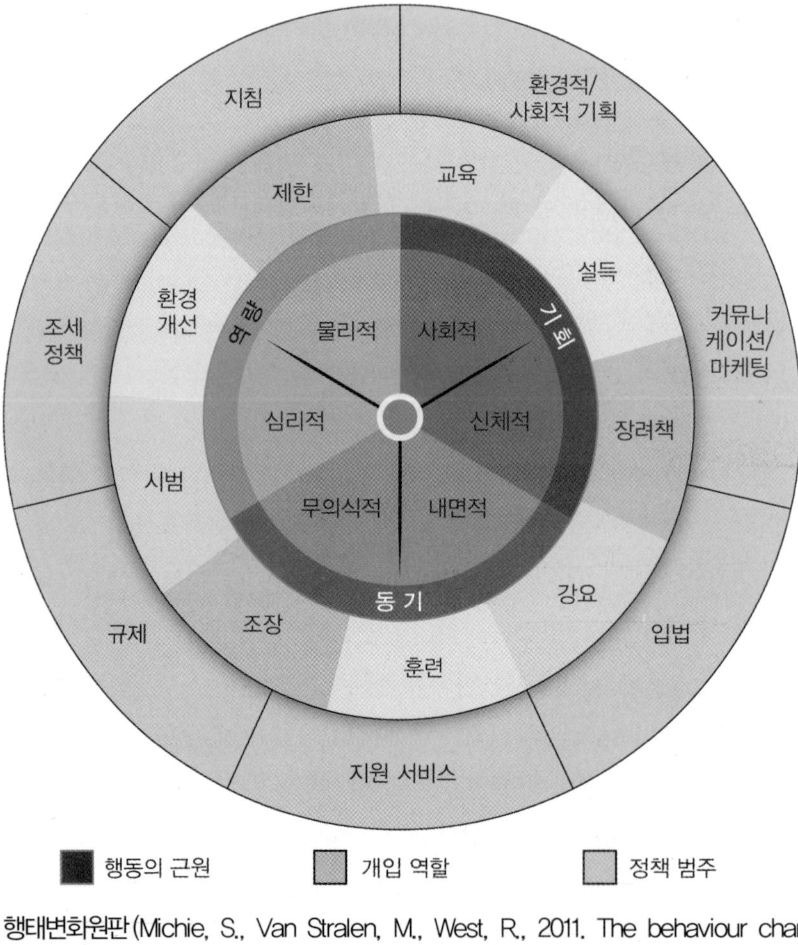

그림 9.6 행태변화원판(Michie, S., Van Stralen, M., West, R., 2011. The behaviour change wheel: A new method for characterizing and designing behaviour change interventions. Implementation Science 6, 42. 온라인 주소: www.implementationscience.com/content/pdf/1748-5908-6-42.pdf. © 2011 Mitchie 등; 저작권은 BioMed Central Ltd.에 있음. 본 자료는 CCAL(Creative Commons Attribution License) 약관[http://creativecommons.org/license/by/2.0]에 따른 자유열람 논문으로 이용, 배포, 복사의 제한은 없으나 출처는 반드시 표기되어야 함)

- **동기** : 행태를 자극하거나 억제하는 (무)의식적 기제. 동기유발의 요인으로는 보상, 설득, 훈련 등이 있다.
- **기회** : 행태를 가능케 하는 물리적 사회적 환경. 기회 발생의 요인으로는 조세 정책, 규제 혹은 지원 서비스 등이 있다.

변화 지원

건강증진사업가는 사람들의 변화를 지원하기 위해 다양한 방법을 사용할 수 있다.

- 정보 제공
- 교육
- 상담

상기 방법들은 다음 사항을 논의하기 위한 것이다.

- 건강 관심사
- 정보나 지원 중 필요 사항
- 건강에 영향을 미치면서 변화에 장애가 되는 기타 요인들
- 변화 희망 사항

생활 관리를 잘 하는 사람일수록 건강 선택과 실천에 더 많은 자신감을 가진다. 정보 부족은 환자 불만의 일반적인 원인이다. 건강증진사업가는 납득할 수 있고 알아듣기 쉬우며 일관성과 현실성 및 사실에 기반을 둔 정보를 제공할 수 있어야 한다. 서면 정보로 구두 정보를 보강할 수 있다. 건강 정보 자료는 (가능한) 이해하기 쉽고 정확하고 납득할 수 있어야 하며, 시각적으로 흥미롭고 명료해야 한다.

Ewles 등(2010)은 건강증진 홍보물 평가에 참고하도록 다음과 같은 항목을 제시하고 있다.

- 간단명료한가?
- 요점을 잘 드러내고 있는가?
- 알기 쉬운 말로 작성되었는가?
- 글과 그림이 보기에 편한가?
- 색상, 그림, 크기 등 디자인이 시선을 끄는가?
- 홍보물의 효과적인 비치 방법은 무엇인가?

건강증진을 위한 교육적 방법의 목적은 정보 제공뿐 아니라 합리적인 선택 대안들을 제시하고 그런 선택을 가능케 하는 지식 및 기술 습득 지원이다(제4장 참조). 상담은 개인의 건강 문제에 대해 협력하기 위한 것이다. 당사자가 개입활동의 중심이 되며 건강증진사업가는 조력자 역할을 한다. 상담법에서는 건강 사안을 정해두지 않고 환자가 직접 건강 행동 방향을 결정하면 이를 지원한다.

동기강화상담(motivational interviewing)은 고객 및 환자 중심 방법으로 원래 중독성 행태를 다루는 방안으로 개발되었으며 비지시적 상담법이다. 먼저 변화에 대한 고객의 마음가짐(변화의 범이론적 모형을 상기 바람)과 변화 혹은 해당 행태가 당사자에게 차지하는 의미를 알아본다(Miller & Rollnick, 2002). 이 상담법의 핵심은 고객이 변화의 득실을 직접 명시할 경우 동기화가 향상된다는 입장이다. 변화에 대한 확신을 강화할 수 있는 요인으로는 지원, 장애요인 논의, 실행 계획 협의 등이 있다.

건강증진사업가는 상담 기법의 자유응답법을 차용하여 앞의 요인들을 만들어 갈 수 있도록 하는데 주로 5~10분 정도의 개입활동을 짧게 진행한다. 표 9.1은 차용할만한 주요 기법들을 보여준다.

표 9.1 고객 지향적 상담기법 활용

해야 할 것	하지 말아야 할 것
• 고객의 생각과 느낌에 대해 이해한 바를 정리함 • 관심 있는 태도 갖기 • 눈을 맞추고 적극적인 몸짓하기 • 고객의 관점에서 사안을 바라보기 • 더 많은 정보를 얻기 위해 개방형 질문하기 • 참견이 아닌 호기심을 나타내기 • 고객에게 말할 시간뿐만 아니라 생각할 시간도 주기 • 대화를 주도하지 말고 고객의 말에 반응하기	• 말을 끊거나 방해하기 • 충고하기 • 반대 혹은 반박하기(다른 대안 제시) • 고객에게 자신의 생각이나 느낌을 주장하기 • 자신과 고객의 경험이 같다고 속단하기 • 같은 표현 반복하기(예 : '그 말뜻은…' 혹은 '그러니까 당신 생각은 …') • 다 아는 척 하기(더 설명해 달라고 하기)

출처 : Michie 등(2006)

개입활동은 다음 일련의 단계들을 밟는다.

- **관계 형성**

건강증진사업가는 질의를 통해 환자 본인의 건강행태에 대해 어느 정도 알고 있으며 어느 정도 변화를 원하는지 점검할 기회를 가진다. 현재의 상황과 미래의 기대치 간에 차이가 있는 경우 변화의 중요성이 부각된다.

• 갈등 탐색

동기화 면담의 한 가지 원칙은 사람들은 본인의 건강행태에 관해서 어느 정도 양가감정을 가진다는 점이다. 무언가에 대해서 원하기도 하고, 그렇지 않기도 하는 갈등은 일반적이며 자연스러운 경험이다. 가령, 담배를 끊고 싶으면서도 동시에 체중이 느는 것은 싫은 것이다. 갈등 해소가 변화의 관건이라 할 수 있다. 지시를 하거나 결과에 대한 공포를 심어줌으로써 특정 방향으로 유도하려는 시도는 역반응을 낳을 수 있고 심지어 기존 행태를 강화할 가능성도 있다. 입장을 분명히 하도록 돕는 방법으로 대조표에 당사자가 직접 행태를 바꾸거나 유지할 경우의 득과 실을 작성하도록 한다. 그림 9.7은 대마초 사용 관련 예시이다.

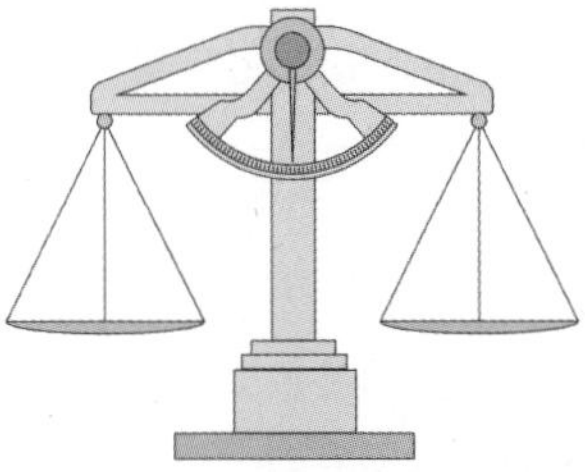

	좋은 점	나쁜 점
행태변화가 있는 경우	체중 감소 건강해진 기분 금전 절약	친구들이 나를 따분하게 느낌 재미없는 일상
행태변화가 없는 경우	편함 무언가 할 것이 있음 친구와 같이 보냄 잠을 푹 잠	체중 증가 강박 충동 친구나 가족과 말다툼 기침

그림 9.7 대마초 사용 여부에 대한 갈등

• 변화를 위한 환자의 마음가짐 평가

이 평가는 득실 분석, 환자에게 나타나는 변화의 중요성, 변화 가능성에 대한 당사자의 확신, 이를테면 '잃는 것보다 얻는 것이 더 많은가'라는 물음에 기초한다. 계수 표기식 질문법을 사용할 수 있다. '1~10 중 당신의 변화 가능 지수는 얼마인가요?' 변화의 의지는 있지만 자신감이 없는 경우도 있을 것이다.

• 실행 계획 세우기

변화가 중요하다고 생각하고 바꿀 자신이 있더라도 '아직은요'라는 식으로 그것이 최우선 관심거리가 아닐 수 있다. 중요성을 따져 우선순위를 두는 것이 일반적 행동 방식이라 할 때 마음의 준비가 덜 된 사람은 변화의 다음 단계에 대해서도 잘 알지 못하는 경우이다. 동기화 면담의 목적은 행태를 바꾸기로 결심한 당사자와의 협의와 협력으로 건강 실행 계획을 세우는 것이다.

- 목표 설정

동기화 면담을 통해 목표를 설정하는데 이 때 목표가 현실적이고 구체적이면서 측정 가능한지 너무 높거나 실현 불가능하지는 않은지 고려해야 한다. 예를 들어 술을 적당히 마시기로 결심한 사람은 주간 알코올 소비 횟수와 음주 양을 줄이는 것이 목표일 수 있다.

이상과 같은 고객 중심 방법은 건강증진사업가들에게 몇 가지 특성들을 필요로 하는데 Carl Rogers(1951)는 이를 '핵심 자질'이라 불렀다. 이들은 고객이 건강증진사업가와의 치료 관계를 형성하는데 도움이 되고 그 내용은 다음과 같다.

- **절대적 적극적 관심** - 신분, 연령, 성, 문화, 국적, 사회 경제적 지위, 사상, 행태나 생각에 상관없이 수용하기. 어떤 규칙이나 준거에 따라 사람을 판단해서는 안 된다. 건강증진사업가는 환자를 돕기 위해 본인의 가치관과 신념, 편견과 선입관은 내려놓아야 한다. 이런 수용적 태도를 호감이나 호의와 혼동해서는 안된다.
- **진실성 혹은 진정성** - 솔직함, 정직하고 진지함, 설명이 따로 필요 없고 행동에 거리낌이 없음, 진짜임. 따라서 건강증진사업가는 꾸밈없는 말과 행동으로 진실하게 대한다.
- **공감** - 환자나 고객의 눈으로 의미를 받아들이고 세상을 이해할 수 있는 능력

따라서 개입은 환자의 '준거 기준'을 충분히 고려하고 환자 본인과 그의 환경을 이해하기 위해 노력하며 건강 결정과 행동에 스스로 책임을 지는 능력과 용기를 격려하는 데 중점을 둔다. 자기주도적 방법은 참여가 핵심이다. 이 방법을 통해 사람들은 본인의 기대치와 믿음을 검토하고 선택에 영향을 미치는 요인들을 탐구하며 마음의 결정을 실행할 수 있는 기술을 키울 수 있다. Rogers(1951)는 이 모든 것이 자리 잡는다면 행태 변화가 일어날 가능성은 더 높다고 주장한다.

사례 학습 9.1 MECC(Making Every Contact Count)

MECC(Making Every Contact Count)는 영국의 국가 주도 계획의 일환으로 2009년 국민건강서비스(NHS) 요커셔(Yorkshire)와 험버(Humber) 지부에서 공공보건교육을 혁신적으로 확산시킬 목적으로 개발하였다. MECC활동은 다양한 지원 기관의 비전문 직원을 대상으로 건강증진과 예방의 기본 기술을 훈련하여 '더 건강한 생활을 위한 홍보 인력을 확대'하는 것이다(Ion, 2011). 예를 들어, 위건(Wigan)에서는 '건강을 모든 이의 관심거리로 만들기(Making Health Everyone's Business)' 사업을 브리지워터 지역건강관리센터, 아동센터, 보육원(Bridgewater community healthcare, children's center and nursery provision), 그레이터 맨체스터 소방 구조대(Greater Manchster Fire & Rescue), 경제활성화부(Economic Regeneration department)와 환경부(Environmental Services department) 등 다양한 봉사협력단체를 비롯하여 주요 조직 내에 실행하였다.

MECC 실행 기술을 원하는 사람들은 다양한 교육 자료를 이용할 수 있다. 참가자의 교육 자료 활용 내용은 다음과 같다.

- 건강한 생활방식 채택에 대한 주요 내용을 언제 전해야 할지 확인하고 MECC를 방해하는 개인적인 장애요인들을 극복한다.
- 바람직한 생활방식의 교육 내용에 대한 확신을 가지고 제공한다.
- MECC와 참가자 자신의 역할 관련성을 이해한다.
- 추가 정보를 얻을 수 있는 곳을 안다.

무료 교육 자료를 이용할 수 있는 곳은 아래와 같다.

- 왕립간호학교(Royal college of Nurses)의 MECC 홍보 지원 행태 변화 온라인 학습 도구, http://www.rcn.org.uk/development/practice/cpd_online_learning/support_behaviour_change.
- 요크셔와 험버의 온라인 도구, http://www.makingeverycontactcount.co.kr/Training%20and%20Resources/eLearning.html.
- 워릭셔 주 의회(Warwickshire County council)와 공동 개발한 학습 연계 플랫폼으로 지방자치단체들이 이용할 수 있는 지방 정부 온라인 모듈, http://warwickshire.learningpool.com/.
- HEE(Health Education England) 웨스트미들랜즈 지부 웹사이트에서 이용 가능한 NHS 웨스트미들랜즈 지부 온라인 학습 모듈, http://learning.wm.hee.nhs.uk/resource/making-every-contact-count.

www.makingeverycontactcount.com.

변화를 위한 조건

이 장에서 거론된 모든 행태 모형들은 사람들이 결심을 할 때 이성적인 과정을 거친다는 점을 전제한다. 그러나 아래의 사우스웨일즈 노동계층 어머니들의 건강 믿음에 대한 연구 예에서 볼 수 있듯이 대체로 사람들은 의식적으로 그렇게 합리적이지 못하다.

> 우리가 연구한 대상자들의 경우 개인적인 의사결정 과정에서 이성적인 접근, 즉 행동의 결정 뒤에 따르는 특정한 변화의 장점과 단점에 대한 경중을 따진다는 근거는 거의 찾을 수 없었다. 그 대신 변화는 생각뿐만 아니라 감정, 습관, 충동, 사회적 영향, 그리고 그야말로 인간적 한계인 예측불가능성이 복합적으로 작용한 결과였다(Pill과 Stott, 1990).

Pill과 Stott의 자발적 변화에 대한 연구에서는 일상적인 현안들이 중요한데 반해 건강에 대한 관심의 영향이 적다는 것을 보여주었다. 예를 들어 금연을 한 여성은 금전적 절약을 위한 것이었고, 운동을 한 사람은 자녀들과 시간을 같이 보내기 위함이었다.

사회적 맥락과 일상사를 고려하는 것의 중요성이 이 연구를 통해 명확히 밝혀졌는데, 대부분의 여성들이 배우자나 자녀의 영향을 받거나 사생활과 가정사가 여전히 중요하기 때문에 결국은 원래의 행태로 돌아간다는 것을 보여주었다.

자신의 행태를 바꾼 사람들로부터 얻을 수 있는 근거를 통해 볼 때 그러한 변화가 일어나기 위해 최소한 갖추어야 할 어떤 조건들이 있다.

변화는 자발적이어야 한다.

'건강에 나쁜 행태'를 직시하려는 시도에 부정적으로 반응하거나 무조건 피하려고 하는 경우가 있다. 어떤 사람에게는 그들의 행태가 전혀 건강에 나쁜 것으로 생각되지 않을 뿐만 아니라 위험에 비해 편익이 훨씬 더 큰, 행복한 삶을 위한 명백한 조건들로 구성될 수도 있다. 여기에서 개인 고객을 상대하면서 때로 '가르치려 한다'고 비난을 받기도 하는 건강증진사업가가 들어야 할 분명한 메시지는 바로 사람들은 자신이 원할 때만 바뀐다는 것이다

행태에 대한 문제의식을 가져야 한다.

흡연, 음주, 식습관, 운동(혹은 운동 부족) 등 건강관련 행태 대부분이 습관적이고 일상에 묻혀 있으므로 사람들은 평소에 깊이 생각하지 않는다. 변화가 일어나기 위해서는 다른 행동이나 사건이 계기가 되어, 해당 행태나 습관을 비판적으로 보고 문제의식을 가져야 한다. 예를 들어 비흡연자와 같이 생활하려고 하는 흡연자는 흡연이라는 행태를 다시 생각해 보아야 한다. 가까운 지인이 유방암으로 사망한 경우 유방검사를 받도록 하는 촉발제가 된다.

행태에 대한 문제의식이 일정기간 이상 지속되어야 한다.

기존의 행태를 유지하기 어려운 상황을 만들 필요가 있다. 대신 새로운 행태가 일상생활의 일부분이 되어야 한다. 예를 들어 다이어트를 하는 사람이 이전의 식습관으로 종종 다시 돌아가는 이유 중의 하나가 다이어트를 계속 의식적으로 신경 써야 하고 결코 습관이 되지 않기 때문이다. 비슷한 이유로 애써 노력해야 한다면 운동을 계속할 수 없다. 따라서 움직이는 것을 매우 싫어하는 경우에는 수영장이나 체육관에서 운동하는 것보다 걸어서 출근하거나 계단 사용 등 일상생활 속에서 신체활동을 늘릴 것을 권장한다.

변화시켜야 할 행태는 개인의 대처 전략의 일환이 아니다.

사람들은 안락과 위안을 얻는 여러 가지 방법이 있으며 이러한 행태를 바꾸는 것에 대해 저항감을 느낀다. 때로 고객이 대처 전략의 대안을 찾도록 할 수 있다. 예를 들어 우울할 때 초콜릿을 먹는 사람은 조깅을 함으로써 생리적으로 기분을 전환할 수 있다.

생활에 문제가 있거나 불안정해서는 안 된다.

사람이 적응을 하고 변하는 데는 한계가 있다. 예를 들어 소득이 낮은 사람은 가난과 그로 인한 불안정에 대처하느라 힘들어한다. 생활 자체가 힘겨운 사람에게 건강행태를 바꾸는 것은 지나친 부담일지 모른다.

사회적 지지가 가능해야 한다.

다른 사람이 같이 있어주고 관심을 보이면 강화가 유발되고 기존 행태에 대해 계속 문제의식을 가지게 된다. 행태를 바꾼다는 것은 스트레스를 동반하고 지지를 필요로 한다. 동료집단의 압력이나 지지가 미치는 영향에 대해서는 여러 심리학적 변화이론에서 충분히 반영되지 못했다.

학습활동 9.10 개인의 행태 변화

당신이 건강 향상을 위해 금연이나 체중감소 등을 시도했던 경험을 생각해 보자.
- 성공적으로 변화하였는가?
- 변화를 하는데 무엇이 영향을 미쳤는가?

- 변화가 일어나도록 촉발한 특정 요인을 찾을 수 있는가?
- 가족이나 친구들이 그 행태를 어떻게 생각하는가?
- 변화를 하는데 득과 실은 무엇이었는가?

앞에서 나열한 최소한의 조건들을 보라. 이들 요인 중 당신의 건강관련 행태를 바꾸는 데 성공 혹은 실패를 설명하는데 도움이 되는 것이 있는가?

결 론

행태 변화의 심리학적 이론들로부터 드러난 명확한 사실은 그 어떤 것도 완전히 설명해 주지 못한다는 것이다. 그러나 이들 모형으로부터 파악된 변수들이 건강행태를 설명하는데 유용하다는 것은 분명하다.

- 위험과 취약점 인식
- 질병 심각도 인식
- 행태의 건강 기여 효과에 대한 인식
- 변화를 위한 자신의 능력에 대한 인식
- 가족이나 친지가 그 행태를 어떻게 평가하는가에 대한 인식

이들 모형은 누가 예방적 혹은 보호적 건강실천을 받아들일지에 대해 예측하는 데는 도움이 되지 못하더라도 결정에 영향을 미치는 요인들을 명확히 함으로써 교육 프로그램을 계획하는 데는 도움이 될 수 있다.

건강한 생활방식을 강조하다 보니 일부 집단의 선택을 어렵게 하는 빈곤이나 차별과 같은 구조적 장애요인들을 과소평가한 경향이 있음을 이 책의 여러 곳에서 피력하였다. 상술된 고객 중심 접근법은 지시적이고 설득적이던 정통 방식이 바뀌고 있음을 반영한다. 그 목적은 고객이 생각을 실천으로 옮길 수 있도록 지식과 기술을 갖추게 하는 것이다. 어쨌든 교육과 읽기 쓰기 능력, 사회적 지원, 인간적 경제적 자원을 갖춘 경우가 가장 유리하다. 따라서 이론적 방법의 적용에는 건강을 이롭게 하는 선택을 더욱 쉽게 할 수 있게 하는 광범위한 프로그램이 동반되어야 한다.

추가 토론을 위한 질문

- 사회심리학 이론이 사람들의 건강행태를 바꾸거나 혹은 바꾸지 않는 이유를 이해하는 데 도움이 되는가?
- 고객이 건강행태를 바꾸도록 도와줄 때 건강증진사업가는 어떤 요인들을 고려해야 하는가?

요 약

이 장에서 건강행태에서의 사회심리적 요인의 역할을 살펴보고 세 가지 이론모형에 대해 논의하였다. 이들 모형을 활용하여 건강검진 혹은 의학적 처방에 대한 순응도와 같은 건강관련 결정을 설명하고 예측해 보았다. 이들 모형은 모두 '건강한' 행태를 받아들일 가능성에 영향을 미치는 공통 변수로 새로운 행태의 효능감에 대한 믿음, 동기유발 및 건강이 차지하는 심적 비중, 문제의식에서 느끼는 부담감 및 가족과 친지의 영향 등을 확인하였다. 건강증진을 위한 사회심리학적 역할의 제한점에 대해 간단히 기술하였지만 개인 행태에 영향을 미치는 요인을 이해하는 것이 적절한 건강증진 중재를 기획하는데 도움이 된다는 것으로 결론 내렸다.

추천문헌 및 자료

Dixon, A., 2008. Motivation and Confidence: What Does It Take to Change Behaviour? Kings Fund, London. Available online at: www.kingfund.org.uk/sites/files/kf/field/field_document/motivation-confidence-health-behaviours-kicking-bad-habitssupporting-papters-anna-dixon.pdf (accessed 21.02.15)

Mason, P., Butler, C., 2010. Health Behaviour Change: A Guide for Practitioners, second ed. Churchill Livingstone, Edinburgh. A really useful guide for practitioners using brief interventions with clients. It describes techniques and includes case study material.

Nice, 2006. Behaviour Change: The Principles of Effective Interventions PH6. Available online at: www.nice.org.uk/guidance/ph6. Current guidance on behaviour change approaches and the evidence on what works.

Nice, 2014. Behaviour Change: Individual Approaches. NICE, London. Available online at: www.nice.org.uk/guidiance/ph49.

Ogden, J., 2012. Health Psychology: A Textbook, fifth ed. Open University, Buckingham. An accessible textbook on psychological theory integrating case studies and examples of research studies.

Payne, S., Walker, J., 2007. Psychology for Nurses and the Caring Professions, third ed. Open University, Buckingham. A clear and comprehensive introduction to social psychology.

학습활동에 대한 피드백

9.1. 어떤 사람들은 건강 위험에 관한 정보를 접하면 관심을 가지고 변화할 수 있다. 다른 사람들은 위험도가 낮은 대용품(예 : 저저방 스프레드)으로 바꾸는 것과 같은 행동 변화를 할 수도 있다. 또 다른 사람들은 건강에 해를 끼칠 수 있는 잠재적 행동의 빈도 또는 양을 과소평가하면서 위험을 부정하기도 한다.

9.2. 실천가들은 종종 자신의 건강을 통제하는데 필요한 지식과 정보에 우선순위를 둔다. 아마도 자신감과 변화가 가능할 것이라는 믿음, 변화를 위한 의지와 동기 부여에 대해서도 언급했을 것이다.

9.3. 이러한 결과는 건강상의 이익에 대한 지식이 행동 변화에만 느슨하게 연관되어 있음을 보여준다. 마찬가지로 자가보고 동기는 수시로 변화하는 성향과 무관하다. 대부분 풍족한 지역에서 변화의 기회가 가장 크지만, 거의 조치가 취해지지 않는다. 즐거움, 편안함 및 편의성과 같은 더 넓은 문화적 맥락을 이해하는 것은 개인 및 그룹의 동기 부여에 필수적이다.

9.4. 우리가 건강 행동을 예측하기 위해 건강믿음모형을 사용한다면, 우리는 어머니를 유년기 질병의 원인과 위험도(어린이의 감수성 및 심각도)를 인식할 수 있는 합리적인 문제 해결자로 보게 된다. 우리는 어머니가 백신의 효능과 통상 백신 접종 후 아기에 대한 보호 작용이 증가한다는 것을 알고 있다고 가정한다. 그녀는 또한 부작용이나 금기사항을 알고 있을 것이다. 어머니가 자녀나 다른 어린이에게 다른 종류의 예방 접종을 실시한 후 부작용이 없으면 이 예방 접종을 유리하게 볼 수 있으며 그 효과에 대한 확신을 가질 수 있다. 이 모형을 행동의 예측 인자로 사용할 때 이 행동을 취함에 있어 인지된 장벽과 비용을 고려해야 한다. 어떤 경우 아이의 어머니는 자기 친정어머니에게 아이를 의사에게 데려가도록 요청해야 할 때가 있다. 아이의 할머니는 대중교통 수단으로 3명의 어린이를 데리고 갈 수 없거나 데려갈 의향이 없을 수도 있다 ; 또는 어머니는 무급 연가를 사용해야 할 수도 있다.

9.5. 도로에서 교통사고 및 과속에 대한 대응은 고속 카메라 설치를 통한 환경 적응 또는 단속에 초점을 맞추는 경향이 있지만 교통위반자 교육이 점점 더 보편화되고 있다. 사람들의 태도 변화와 관련하여 우리는 아래의 내용에 대한 사람들의 신념을 고려할 수 있다.

- 사고의 결과
- 경찰에 의한 단속 가능성
- 사람들을 위험에 빠뜨릴 가능성
- 사회적 비난
- 운전에 대한 자각된 통제

9.6. HIV 양성인 남성이 갖고 있는 위험한 성행위 요인은 다음과 같다.

- 혈청학적 불일치(오직 한 명의 파트너가 HIV 양성) 또는 알 수 없는 상태의 관계
- 30명 이상과 성행위
- 자기 매력에 대한 과도한 평가

- 마약이나 알코올 사용

9.7. 역할 모델은 대개 적정 체중과 비흡연자와 같이 긍정적인 건강행태를 가진 개인을 말한다. 종종 간호사가 바람직한 행동을 한다면 환자의 행동 변화를 보다 잘 유도할 수 있을 것이다. 하지만 이상적 역할 모델이 환자에게 불쾌감을 줄 수도 있다는 반대의견도 있다.

9.8. 우리 자신과 비슷한 행동을 하는 다른 사람들을 관찰하는 것이 대리 자극이 될 수도 있다. 예를 들어, 친구의 금연이 당신의 금연을 충분히 자극할 수 있다. 행동을 바꾸려는 이전의 시도로 얻은 자신의 경험 역시 자기 신념과 자기효능감을 구축할 수 있다.

9.9. 사람들이 건강관련 행동을 변화시킬 수 없는 여러 가지 이유가 있다. 예를 들면 다음과 같다.

- 동기 부족
- 지원 부족
- 건강에 좋지 않은 행동을 조장하는 사회적 환경
- 시간 또는 기타 자원 부족
- 변화를 일으킬 만한 심리적 무능력

이들 장애의 극복이 행동 변화를 촉진시킬 수 있다.

9.10. 행동 변화에 대한 모든 최소 조건이 충족되었는지 여부와 각 조건의 상대적 가중치에 대해 신중하게 검토함으로써 이 요인들의 중요성을 분명히 하는데 도움이 된다. 친구나 동료와 함께 이 운동을 한 다음, 행동 변화에 대한 서로 다른 요인과 유발 인자의 상대적 중요성에 관한 메모를 비교하는 것이 특히 도움 될 수 있다.

참고문헌

Ajzen, I., 1991. The theory of planned behaviour. Organisational Behaviour and Human Decision Processes 50, 179–211.

Ajzen, I., Fishbein, M., 1980. Understanding Attitudes and Predicting Social Behaviour. Prentice Hall, Englewood Cliffs, New Jersey.

Bandura, A., 1977. Social Learning Theory. Prentice Hall, Englewood Cliffs, New Jersey.

Becker, M.H. (Ed.), 1974. The Health Belief Model and Personal Health Behaviour. Slack, Thorofare, New Jersey.

Blaxter, M., 1990. Health and Lifestyles. Tavistock/Routledge, London.

Ewles, L., Simnett, I., Scriven, A., 2010. Promoting Health: A Practical Guide, sixth ed. Elsevier, London.

Festinger, L., 1957. A Theory of Cognitive Dissonance. University Press, Stanford.

Frisher, M., Crome, I., Macleod, J., Bloor, R., Hickman, M., 2007. Predictive Factors for Illicit Drug Use Among Young People: A Literature Review. Home Office, London. Available online at: dera.ioe.ac.uk/6903/1/rdsolr0507.pdf.

Gillam, S., 1991. Understanding the uptake of cervical cancer screening: the contribution of Health Belief Model. British Journal of General Practice 41, 510–513.

Green, J., Tones, K., Cross, R., Woodall, J., 2015. Health Promotion. Planning and Strategies, third ed. Sage, London.

Hansen, A., 2003. The Portrayal of Alcohol and Alcohol Consumption in Television News and Drama Programmes. Alcohol Concern, London.

Harden, A., Weston, R., Oakley, A., 1999. A review of the appropriateness of peer delivered health promotion interventions for young people. EPPI Centre Social Science Research Unit, Institute of Education, University of London, London. Available online at: https://eppi.ioe.ac.uk/cms/LinkClick.aspx?fileticket=bCmFZQRwu-o%3D&tabid=255&mid=1071 (accessed 15.09.15).

Heilbron, N., Prinstein, M.J., 2008. Peer influence and adolescent nonsuicidal self-injury. A Theoretical Review of Mechanisms and Moderators Applied and Preventive Psychology 12, 169-177. Available online at: http://mitch.web.unc.edu/files/2013/10/Heilbron-Prinstein-2008-APP.pdf (accessed 15.09.15).

Hill, D., Chapman, S., Donavan, R., 1998. The return of scare tactics. Tobacco Control 7, 5-8. Available online at: http://m.tobaccocontrol.bmj.com/content/7/1/5.full.pdf (accessed 15.09.15).

Ion, V., 2011. Making every contact count: a simple but effective idea. Perspectives in Public Health 131 (2).

Michie, S., Rumsey, N., Fussell, A., et al., 2006. Improving Health: Changing Behaviour. NHS Health Trainer Handbook Available online at: http://www.nsms.org.uk/public/CSDDownload.aspx?casestudy=53&document+29.

Michie, S., Van Stralen, M., West, R., 2011. The behaviour change wheel: a new method for characterizing and designing behaviour change interventions. Implementation Science 6, 42. Available online at: www.implementationscience.com/content/pdf/1748-5908-6-42.pdf.

Miller, W., Rollnick, S., 2002. Motivational Interviewing: Preparing People to Change, second ed. Guildford Press, London.

Pill, R.M., Stott, N.C.H., 1990. Making Changes: A Study of Working Class Mothers and the Changes Made in Their Health Related Behaviour over Five Years. University of Wales College of Medicine, Cardiff.

Prochaska, J.O., DiClemente, C., 1984. The Transtheoretical Approach: Crossing Traditional Foundations of Change. Don Jones/Irwin, Harnewood, IL.

Prochaska, J.O., DiClemente, C.C., 1986. Towards a comprehensive model of change. In: Miller, W.R., Heather, N. (Eds.), Treating Addictive Behaviours: Processes of Change. Plenum, New York.

Prochaska, J.O., DiClemente, C., Norcross, J.C., 1992. In search of how people change. American Psychologist 47, 1102-1114.

Ridge, D., Ziebland, S., Williams, J., et al., 2007. Positive prevention: contemporary issues facing HIV positive people negotiating sex in the UK. Social Science and Medicine 65, 755-770.

Rogers, C., 1951. Client Centred Therapy. Houghton Mifflin, Boston.

Rogers, R.W., 1975. A protection motivation theory of fear appeals and attitude change. Journal of Psychology 91, 93-114.

Rosenstock, I., 1966. Why people use health services. Millbank Memorial Fund Quarterly 44, 94-121.

Rotter, J.B., 1954. Social Learning and Clinical Psychology. Prentice Hall, Englewood Cliffs.

Scottish Office, 1998. The Speeding Driver. Scottish Office, Edinburgh.

Wallston, K.A., Wallston, B.S., DeVellis, R.F., 1978. Locus of control and health: a review of the literature. Health Education Monographs 6, 107-117.

Weinstein, N., 1984. Why it won't happen to me; perceptions of risk factors and susceptibility. Health Psychology 3, 431-57.

Wilton, T., Keeble, S., Doyal, L., et al., 1995. The Effectiveness of Peer Education in Health

Promotion: Theory and Practice. HEA, London.
Wood, S., Bellis, M., Watkins, S., 2012. Road Traffic Accidents: A Review of Evidence for Prevention. Available online at: http://www.cph.org.uk/wp-content/uploads/2012/08/roadtraffic-accidents-a-review-of-evidence-for-prevention.pdf (accessed 19.03.15).

제 10 장

지역사회 활동의 강화

학습 목표

이 장을 마치면

- 지역사회(community/communities)[1]를 정의할 수 있다.
- 임파워먼트와 사회활동의 관련된 이론을 설명할 수 있다.
- 지역사회 개발 접근법에서 각각의 다른 절차들을 설명할 수 있다.
- 지역사회 개발 접근법으로 제기되는 도전에 대해 토론할 수 있다.

핵심 개념 및 정의

지역사회(Community)는 지리・문화, 신념 또는 공동의 관심사로 규정되는 한 인구집단에 부여된 정체성과 소속감을 의미한다.

지역사회 개발(Community development)은 한 지역사회의 구성원들이 함께 공동의 문제를 다루면서 집합적인 활동을 하는 하나의 과정이다. 지역사회 개발은 종종 지역의 안녕(물질적・사회적)을 이끌어낸다.

지역사회 활동(Community action)은 지리, 공동 관심사의 관점에서 한 지역사회의 일원으로 볼 수 있는 사람들이 집합적으로 펼치는 캠페인 및 활동을 포함한다.

사회적 자본(Social capital)은 공동의 무엇인가(전형적으로 같은 지역에 살고 있거나 같은 고용주를 위해 일하고 있거나 같은 관심사와 믿음을 가지는 것)를 가진 사람들의 네트워크, 관계이다.

임파워먼트(empowerment)는 삶의 기회들과 건강의 결정요인에 대해 통제력을 얻기 위한 개인 또는 지역사회의 활동이다.

주제의 중요성

앞 단원들에서 건강을 위한 활동에는 여러 가지 방법이 있음을 살펴본 바 있다. 오타와 선언

1) community를 통상적으로 지역사회로 번역을 하였지만 실질적인 의미에서는 지역사회 보다 더 많은 의미를 포함하고 있음

(WHO, 1986)에서는 지역사회 활동의 강화를 가장 중요한 활동 영역들 중 하나로 생각하였고, 지역사회 개발은 건강에 영향을 주는 요인들을 통제할 수 있도록 사람들의 역량 강화를 위한 건강증진의 핵심적 전략으로 인식되어 왔다(Green & Raeburn 1990).

서로 다른 이유로 최근 지역사회와 함께 활동하는 것이 증가하고 있다. 최근 이십여 년 동안 정책적 맥락은 개인에 책임이 이전된 서비스, 개인을 소비자로 보는 관점에 있었다. 즉, 개인이 정부에 의해 공급된 서비스의 내용을 결정하는 데 능동적으로 참여할 것이 기대되는 소비자라고 판단되었다. 지역사회는 필요가 정의되고 충족되는 곳이다. 이민자나 노인과 같은 특정 인구집단들은 소외되어 주요 서비스에 접근하기 어렵거나 배제된다는 인식이 있다. 건강한 삶, 건강한 사람(Health Lives, Healthy People)이라는 공중보건백서는 고립된 개인의 위험을 다루기보다 생애주기와 다양한 생활터(setting)에서의 건강 필요를 다루는 것을 강조하였다. Laverack과 Mohammadi(2011)는 지역사회 활동을 강화하는 것이 건강증진의 핵심 영역이고 사회적으로 소외되거나 배제된 있는 소수자들에게 특히 관심을 가질 것을 주장하였다.

학습활동 10.1 지역사회에 속한다는 것

- 자신이 속해 있는 지역사회는 무엇인가?
- 자신의 부모들이 있었던 지역사회와 같은 곳에 속해 있는가?
- 그러한 지역사회의 핵심적 특징들은 무엇인가?

지역사회에 대한 정의

지역사회는 건강 및 보건의료에 대한 논의에 자주 사용되는 개념이다. 일반적으로 지역사회란 개념은 긍정적 의미로 채용되며, 지역사회나 지역사회 정책수립, 지역사회 교육 등 지역사회 활동은 (비 지역사회적인 활동에 비해) 더 바람직한 것으로 간주된다. 국가나 행정조직의 서비스와 비교하면, 지역사회가 제공하고 지역사회 내에서 제공되는 서비스들은 더욱 적절하고 주민 친화적인 것으로 보여진다. 그러면 이와 같이 바람직한 지역사회란 무엇을 의미하는가?

지역사회는 여러 가지 방법으로 정의할 수 있지만 가장 흔히 강조되는 요소들은 지리적 위치, 문화, 사회계층이다. 이와 같은 요소들은 지역사회의 개념을 특징짓는 주관적 소속감 혹은 정체성과 연결되는 것으로 생각된다. 사회적 네트워크 혹은 접촉 시스템, 주민들의 기술이나 지식과 같은 잠재적 자원의 존재 등도 지역사회의 다른 특징을 이룬다.

지리적 위치

런던의 East End처럼 지리적 위치 혹은 인근 지역 구성에 따라 지역사회를 정의할 수 있다(제15장 참조). 하지만 이와 같이 정의하는 지역사회는 노동자 계층이나 도시 지역 등으로만 한정되지 않는다. 사회복지요원이나 경찰, 방문보건요원 등이 지리적으로 일정한 영역을 배당받는 것처럼 구역 단위의 활동이 필요한 지역사회도 있다. 여기에는 같은 지역에서 생활하는 주민들은 지리적 인접성으로 인해 동일한 이해관계를 가진다는 가정이 근거를 이룬다. 그리고 물리적 환경은 건강 및 사회적 정체성에 영향을 주는 핵심적 요인이라는 가정에도 바탕을 둔다.

문 화

문화의 개념으로 지역사회를 정의할 수도 있다. '중국인 지역사회', '유태인 지역사회' 등이 그 예다. 여기에는 공통의 문화적 전통은 지리적 장벽 등을 넘어 흩어지거나 분산된 주민 집단을 결속시킨다는 가정이 자리 잡고 있다. 문화적 지역사회의 구성원들은 서로 돕고 자원을 공유할 것이라는 기대도 있다. 가장 흔히 인용되는 공통된 문화적 요소들은 출신 민족, 언어, 종교, 관습 등이다.

사회계층

사회계층의 산물이라 할 수 있는 공통된 이해관심사를 바탕으로 지역사회를 정의할 수 있다. '노동자 지역사회', '게이 지역사회' 등과 같은 지역사회다. 이와 같은 정의는 지역사회의 구성원들이 지식과 자원 및 지지의 네트워크를 공유하고 있음을 의미한다. 지역과 국가의 경계를 넘어서는 네트워크가 될 수도 있다.

지역사회에 대한 정의는 대부분 지역사회를 균질한 단위로 생각한다. 그러나 지리적 지역사회에는 분명히 가장 기본적인 정체성의 요소가 매우 다양한 주민들이 포함되어 있다. 사회계급이나 인종, 성별, 성적지향 등이다. 공통된 이해관계로 동질감을 느끼는 주민(예를 들면 연금생활자나 실업자)들은 지리적 지역사회에도 소속되듯 다른 지역사회의 구성원도 될 수 있다. 주민들은 몇 가지 다른 지역사회에 소속되는 경우가 많다. 그리고 개인들은 그 중 일부에 다른 지역사회보다 더 중요한 의미를 두고 활동한다. 실제로, 자신이 소속된 여러 다른 지역사회에 보이는 밀착 정도는 그의 일생에서 각 시기별로 달라진다.

지역사회가 가지는 의미와 중요성은 크게 다르다. 지역사회를 어떻게 정의하느냐의 문제는 매우 중요하다. 활동가들이 지역사회 내의 역학구조를 이해하고 지역사회와 함께 일을 해 나갈 때 부딪칠 수 있는 난관들을 이해하는 방법에 커다란 영향을 줄 수 있기 때문이다. 어떤 지역사회들은 일을 함께 하기에 다른 지역사회보다 더 수월하고, 어떤 지역사회는 활동가들이 함께 일을 하면서 더 편안하게 느낀다.

왜 지역과 함께 일해야 하는가?

지역사회 참여는 지역사회 생활, 서비스 및 자원에 계획된 변화와 개선을 일으킬 수 있는 공식적 또는 비공식적인 활동에 능동적으로 참여하는 것으로 건강증진의 중심 가치이다. 장소기반이면서 공동의 정체성과 공감력을 공유하는 곳인 지역사회는 건강과 복지에 결정적인 역할을 한다. South(2015)는 지역사회와 함께 일해야 하는 이유를 몇 가지 들었다.

- 참여적 접근법은 뿌리깊은 건강불평등으로 인한 소외와 무기력을 직접적으로 다룬다.
- 지역사회 자산(기술, 지식, 사회적 네트워크, 소집단, 지역사회 조직)은 좋은 건강을 위한 구성요소들이다.
- 사회적 연결망과 지역사회에서의 삶에 대한 참여는 정신건강에도 좋을 뿐만 아니라 불운에 대한 것을 막아준다.
- 국가보건서비스(NHS), 지방정부와 그 파트너들은 지역사회가 건강에 대해 회복력을 가지도록 안전하고 지지적 장소를 만들 수 있다.

지역사회 활동을 강화하기 위한 접근법

지역사회와 함께 일하는 목적은 명확해졌다. 많은 실천가들이 지역기반의 활동 즉, 지역에서 활동하고, 건강에 대한 필요를 충족시키기 위해 일하고, 전문적인 서비스(예, 건강검진)에 대한 접근성을 향상시키고자 노력하였다. Sure Start 프로젝트는 특정 지역에 조기교육 프로그램을 제공하는 지역사회 프로젝트의 사례가 된다. 지역사회 개발은 지역사회 내 능력을 구축하고 자기 충분성을 구현할 수 있도록 하는 작업이다. 표 10.1은 지역사회 기반 활동과 지역사회 개발 활동 사이의 차이를 보여준다.

표 10.1 지역사회 기반과 지역사회 개발의 특징 비교

지역사회 기반 보건사업	지역사회 개발 보건사업
• 지원 기구가 문제, 대상, 실천을 정의 • 지역사회는 프로그램의 대상 매체, 구역, 혹은 환경 • 지역사회에는 비교적 문제가 없다는 인식 • 지원기구가 정의를 내린 지리적 지역 내의 지리적 구역이나 구체적 소집단에 소속된 개인이 주로 대상 • 보건을 중심으로 한 활동	• 지역사회가 문제, 대상, 실천을 정의 • 지역사회 그 자체가 역량 확보 및 강화의 대상 • 지역사회는 복잡하고, 변화하며, 권력 불균형과 갈등에 취약하다는 인식 • 건강에 영향을 줄 수 있는 지역사회의 구조나 서비스 및 정책들이 주요 대상 • 폭넓게 바탕을 둔 활동이며, 건강에 영향을 줄 수 있는 광범위한 요소들을 대상으로 한다. 건강 성과물은 간접적인 형태로 나타난다(역량강화, 사회적 자본).

영국의 지역사회 건강 활동은 풍부하고 다양하며, 국가프로그램과 작은 지역의 프로젝트까지 실시되고 있다. 이 장에서는 오래되고 생산적인 것에 대해 논하고자 한다. 잉글랜드의 공공보건 보고서에서는 '지역사회를 중심으로 한 접근의 가족화(South, 2015)'가 소개되었다. 체계적 문헌고찰을 통해 지역사회 참여 접근법은 불평등을 감소시키고, 건강 그룹의 개입을 세 가지로 나타낸다(O'Mara. Eves et al., 2013).

1. **개발에서 환자/소비자의 참여.** 이것은 개입의 설계나 지방정부의 계획에 대한 자문과 협조를 포함한 서비스 개발 전략에 지역사회와 지역사회 구성원의 참여를 포함한다.
2. **동료 주변인 중심의 개입.** 이것은 서비스가 지역사회나 지역의 사람들을 참여시킨다. 이 모형에서는 지역사회 구성원이 전달할 수 있는 신뢰, 전문 지식 또는 공감력에서 변화가 촉진된다고 믿는다.
3. **지역사회 역량강화.** 역량강화 모형은 건강에 대한 필요가 지역사회에 의해 정의되고 사

연구 사례 10.1 지역사회 참여 접근과 결과

지역사회 참여 접근에 대한 체계적인 문헌검토(O'Mara. Eves et al., 2013)에서 지역사회의 참여는 건강행태, 건강결과, 참여에 대한 자기효능감, 취약 집단에 대한 인지된 사회적 지지의 개선에 효과가 있었다. 인적 자본과 사회적 자본의 획득이 있고, 기술획득, 미래의 고용 등을 포함한 지역사회 활동 참여에 따른 이익이 있었다. 그러나 어느 것 하나보다 무엇이 더 좋다는 것은 없었다. 그럼에도 불구하고 지역사회 역량강화나 지역주민을 개입에 포함하는 것보다 동료/주변인 중심의 개입이 더 효과적 이라는 것은 있었다. 결론적으로 공중보건에서 지역사회 참여는 'one-size-fits all'보다는 'fit-for-purpose'가 요구된다고 하였다.

표 10.2 지역사회 중심의 접근법에 따른 결과

개인	지역사회 단위	지역사회 과정	조직적 관점
• 건강정보 이해능력 – 지식, 인지력, 기술, 할 수 있는 능력의 증가 • 건강행태 변화 – 건강한 생활습관, 위험한 행동 감소 • 자기효능감, 자존감, 확신감 • 자가관리능력 • 사회적 관계 – 사회적 지지, 사회적 고립의 감소 • 안녕 – 삶의 질, 주관적·객관적 안녕 • 건강상태, 신체적 정신적 • 인적 개발 – 생활 기술, 고용, 교육	• 사회적 자본–사회적 네트워크, 사회적 결속력, 동질감, 믿음 • 지역사회 회복력 • 물리적·사회적·경제적 환경 개선 • 지역사회 자본 증가 – 투자 포함	• 지역사회 지도력 – 조화로운 작업, 지역사회 역동성/연합력 • 주장과 홍보 • 시민 참여 – 봉사활동, 투표, 시민활동, 배제될 수 있는 단체의 참여	• 공공보건지식 • 정책변화 • 서비스의 제고 • 서비스 사용 – 검진과 예방서비스 등의 설득력 • 보건의료서비스 접근성 향상, 서비스 이용의 적절성과 서비스의 문화적 관련성 향상

람들을 역동적이게 만든다는 것이다. 이 모델들이 가지고 있는 믿음은 사람들이 지역사회 개발 프로그램에 참여하였을 때, 그 결과가 지역사회 역량강화라는 것이며, 상호지지 및 집합적인 활동이 지역사회를 변화시킬 수 있는 자원을 움직인다는 것이다.

표 10.2는 South(2015)가 제시한 지역사회 참여와 역량강화의 이익에 대해 정리한 것이다.

지역사회 개발에 대한 정의

지역사회 개발은 다음과 같이 정의된다:

> 사회적 정의와 상호간의 존중에 바탕을 둔 활동적이고 지속가능한 지역사회를 만들어 가는 과정. 지역사회 개발은 권력구조를 변화시킴으로써 자신들의 삶에 영향을 주는 문제들에 주민들이 참여할 수 없게 만드는 장벽을 제거한다. 지역사회 활동가들은 이러한 과정에서 개인들과 집단

그리고 조직들을 지원한다(Standing Conference for Community Development, 2001).

지역사회 개발은 철학과 방법론 모두에 적용된다. 철학으로서의 지역사회 개발이 지니는 특성은 다음과 같다:

- 형평성을 추구하며, 차별과 소외를 발생시키는 태도나 행동의 변화를 위해 노력한다.
- 참여를 강조하며, 지역사회의 모든 소리에 귀를 기울일 수 있게 한다.
- 평범한 지식을 강조하며, 주민 각자의 경험을 가치 있게 다룬다.
- 여러 경험을 결집시키고, 모든 문제는 서로 관계가 있다고 보며, 문제를 찾고 실천하기 위해 함께 노력한다.
- 주민들 각자의 기술과 지식, 경험들이 담당하는 중요한 역할을 인식한다.
- 교육과 기술개발 및 함께 하는 실천을 통해 개인과 지역사회의 역량을 강화시킨다.

지역사회 개발의 방법론은 브라질의 교육학자 파울로 프레이리의 연구 활동에 영향을 받았다. 그는 1970년대에 페루와 브라질에서 가난한 농민들의 문맹퇴치 프로그램을 운영했다. 프레이리는 교육을 통해 주민들이 압제의 사슬에서 벗어날 수 있다고 보았다. 그는 주민들을 '비판의식 고양' 혹은 '의식화' 교육에 참여시키는 것을 목표로 하였다. 주민들이 자신이 처한 환경을 이해하고 자신이 압박받는 이유를 알 수 있도록 도와주는 교육이었다. '의식화' 과정은 개인과 개인, 개인과 조직기구 사이에 존재하는 장벽을 없애고 대화를 정착시키고자 노력하는 그룹에서 먼저 문제를 제기함으로써 시작된다. 그러한 과정을 통해 공통의 이해가 형성되고 행동과 실천이 개발되면 프랙시스(Praxis) 상태에 도달하고 마침내 주민들은 힘을 합쳐 자신들의 환경을 변혁한다. 그 과정은 다음과 같이 요약할 수 있다:

- 현재 실태의 여러 측면을 반영
- 현재 실태의 근본적 원인을 함께 찾고 확인한다.
- 그 원인의 영향에 대한 탐색
- 현재 실태를 변화시키기 위한 실천계획의 개발(Freire, 1972)

지역사회 개발은 전문적인 지역사회 개발 활동가를 만들어 내기도 하는데 이들은 보통 지역 당국에 고용되어 지역사회의 역량을 강화하고 개발 촉진 및 지원하는 역할을 한다. 지역사회 개발 활동가들은 자체의 훈련과정과 자질 기준, 전문가로서의 협의체를 보유한다.

지역사회 개발과 건강증진

지역사회 개발은 건강증진을 논의할 때 항상 등장하는 주제다. 1960년대 여성운동은 자신들의 신체에 대한 지식과 자신들의 삶을 스스로 주도해 갈 권리를 요구하는데 중점을 두었다. 개개인의 경험 공유를 통해 건강문제를 새롭게 이해할 뿐만 아니라 참여에 대한 긍정적 시각과 사회적 연대가 형성되었다. 흑인 및 소수민족 집단들도 보건의료서비스에서 인종주의가 끼치는 영향을 중심으로 건강문제를 다루었다(Jones, 1991).

1970년대와 1980년대 초 여러 지역사회 개발 프로젝터들이 수립되었는데 대부분은 국가보건서비스(NHS)의 재정지원을 받았으며 국가보건서비스(NHS)의 외부에서 실행되었다. 도심의 슬럼화로 청년 노동력이 감소했고, Neighbourhood Center와 기획그룹들은 서비스 제공에 있어 빈곤과 건강 및 불평등 사이의 관련성에 대해 주목했다(Rosenthal, 1983).

학습활동 10.2 참여, 포함, 지역사회 개발

참여와 포함, 지역사회 개발의 중요성에 관해 세계보건기구(WHO)는 다음과 같이 언급하였다. '지역사회'와 함께 일을 함에 있어 WHO의 이와 같은 언급에 중요하게 관련되는 요소는 무엇인가?

'주민들은 자신들의 보건의료를 기획하고 실행함에 개인적·집단적으로 참여할 권리와 의무를 지닌다.'(WHO, 1978)

'모두를 위한 건강(Health for All)은 주민들 스스로가 달성하게 된다. 적절한 지식과 의욕을 가지고 적극적으로 참여하는 지역사회는 공동의 목표를 이루기 위한 핵심적인 요소이다.'(WHO, 1985)

'단단하고도 효과적인 지역사회 실천을 통해 우선 과제를 설정하고, 의사결정을 내리고, 전략을 수립 및 실행하는 건강증진 활동은 더 좋은 건강을 가져다 줄 것이다. 이와 같은 과정의 핵심에는 지역사회의 역량 강화, 자신들의 노력과 운명을 스스로 결정해가는 통제력이 자리 잡고 있다.'(WHO, 1986)

'지역사회 활동은 건강한 공공정책을 실행하는데 있어 중심에 위치한다.'(WHO, 1988)

'건강증진은 주민들이 그 대상에 머물지 않고, 주민들에 의해 주민들과 더불어 행해진다. 개개인이 실천할 수 있는 힘을 증가시키고, 집단, 조직 혹은 지역사회의 역량을 높여 스스로 자신의 건강 결정요인에 영향을 줄 수 있게 한다. 건강을 위한 지역사회의 역량을 증가시키기 위해서는 실무교육, 리더십훈련, 자원에 접근성 향상 등이 필요하다.'(WHO, 1997)

1980년대 중반 지역사회 Health Initiatives Resource Unit의 추정에 따르면 약 1만 개의 지역단위 프로젝트가 실시되고 있었다. 1990년대에는 개발전략을 수립하는 지도적 건강증진 기구에 지역사회 개발이 너무 혁신적이라는 압력이 가해지기도 했다. 당시 뉴라이트 정책 이념으로서는 계급, 인종, 성별 등과 같이 불평등의 구조적 원인에 초점을 두는 것을 용납할 수 없었다(이와 관련된 자세한 것은 제7장을 참고하라). Health Education Authority (HEA)의 지역사회(Community) 및 Professional Development Division은 해체되었다. National Community Health Resource(NCHR)은 HEA로부터 그리고 Community Health UK(CHUK) 역시 영국 보건부의 재정지원을 받지 못하게 되었다.

그러나 1990대에도 '지역사회'의 개념이 주목받았다. 지역사회에 대한 인식과 연관된 서비스전달 전략이 수립되었으며 지역사회 내에서의 관리, 지역사회 정책, 지역사회 교육 등이 핵심적 정책으로 등장하였다. 지역사회에 대한 강조는 국민복지에서 정부 역할의 위기 및 책임을 둘러싼 폭넓은 논의와 관련되어 조명될 필요가 있다. 제7장에서는 신자유주의의 복지 축소에 대한 논의가 서비스 소비자로서의 개인들에 대한 강조, 이들이 어떻게 연결되어 있는지에 대해 설명한다. 책임 있는 서비스와 참여 및 '소비자 참여'에 대한 강조는 모두 이와 같은 목표를 달성하기 위해 만들어진 전략이었다. 이 시기에는 사회적 자본을 강화하는 것에 집중하였다(이웃공동체나 지역사회가 정책 수립 및 실행의 중심이 되는 과정에 대한 논의 제15장을 참고한다). 잉글랜드에서는 새로운 지역사회 정부부서와 지방정부가 정착되었다. 그러면서 시민사회에 대한 강조가 있었다. 즉, 국가와 개인, 가구 또는 자발적으로 사람들이 참여하는 모임(communities, 잉글랜드에만 3백만 명의 volunteer가 있다) 사이의 시민단체들이 간병인(비공식적으로 6백만명)을 하거나 자선단체에 속하거나 지역사회 단체에 속했다.

지역사회 개발의 전통은 혁신적인 뿌리를 가지며 현재 상태의 변혁, 자원의 재분배, 사회 전체의 권력불균형 해소 활동 등과 밀접한 관련을 가진다. 많은 사람들은 역량강화나 중요정책 수립에 참여 등과 같은 혁신적 개념의 채택을 긍정적으로 받아들이지만, 지역사회 개발이 이와 같은 기조로 진행되는데 대해 그 목표와 과정을 흐리게 하며 이론과 실천 사이의 괴리를 초래한다고 주장하는 사람들도 있다(Berner & Philips, 2005). 그와 같이 '정부의 위임을 받은' 지역사회 개발은 지역사회에 의해 진행되는 것이 아니라 지역사회를 통해 정부가 진행하게 되는 결과를 가져온다는 경고도 있었다(Shaw, 2005). 그 정책은 지역사회가 변화를 이룩하는데(예를 들어, 마을 재개발, 반사회적 행동 등) 중심을 두었으며, 자신들이 부딪친 문제의 책임이 사회가 아닌 지역사회에 있다고 본다. 이것은 개인 중심에서 지역사회로 확장한 것으로 보이는 '피해자 책임전가'의 한 형태일 뿐이다.

사례 학습 10.1 문제가정 프로그램(Troubled Families Programme)

문제가정 프로그램(Troubled Families Programme)은 2011년 12월 잉글랜드에서 시작되었다. 이 프로그램은 가장 큰 필요 - 연간 90억 파운드의 비용이 소요되고 공공서비스의 부담이 큰 집단 - 를 가진 12만 가구의 결과를 향상시키는 것이다. 정부의 기준으로 문제가정(Troubled Families)이란 범죄자, 반사회적 행동, 학교로부터 퇴학된 자, 무단결석자, 사회적으로 낙인찍힌 부모 가정폭력 등으로 '도움이 필요한 아이', '건강문제를 가진 부모와 아이'이다. 프로그램은 재정적 도움을 주고 결과에 대한 보상을 주어 성공적인 개선을 유도하는 것이다.

정부가 이들 가족을 '반사회적' 또는 '문제적'이고 취약하고 불이익을 받고 있고 사회적 도움이 필요한 집단으로 규정함으로 인해 사회적·정치적으로 비난을 받고 있다. 문제가정(Troubled Families)이란 이름으로 수없이 많은 문제를 '집합체'로 묶어놓는 것은 1970년 이후로는 가난의 굴레로 묘사되면서 줄여나가고 있고 80년대의 담론에서는 하층계급에 대한 도전을 야기했다.

지역사회 중심 접근법에 입각한 활동

지역사회 개발은 매우 다양한 방법으로 수행된다. 그러나 지역사회 개발 활동의 핵심에는 몇 가지 원칙이 있다. 서로 겹치고 관련되는 이러한 원칙들은 다음과 같다.

- 참여
- 지역사회 역량강화
- 지역사회 주도
- 사회적 정의
- 자산 기반

참 여

참여(participation), 관여(engagement) 및 개입(involvement)은 보건의료 영역에서 자주 사용되는 용어들이다. 이러한 용어들은 다른 의미를 가지지만 모두 지역사회 개발의 핵심과 관련된다. 즉, 의사결정과 서비스기획 및 서비스전달에 주민들의 참여 증가라는 개념이다(O'Mara-Eves et al., 2013; South, 2015). 지역사회 개발에서 주민들의 역량과 통제력을 증가시킨다는 의미는 의사결정에 참여를 증가시킨다는 뜻이다. 참여는 여러 가지 다른 활동들을 포함하는 사다리 형태로 생각할 수 있다. 미국 국립보건의료원(NICE) 모델에서는 서비스에서부터 건강 및 사회적 성과에 이르기까지 다양한 범위를 보여 주며, 더 높은 수준의 참

표 10.3 참여의 사다리

수준	전형적인 과정	자세
• 지역사회 계획의 지원 • 함께 행동하기 • 함께 결정하기 • 협의 • 정보	• 지역사회 개발 • 파트너십 구축 • 공감대 형성 • 소통과 피드백 • 발표 및 홍보	• '지침 범위 내에서 우리는 당신이 원하는 것에 대해 성취할 수 있도록 도울 수 있다.' • '우리는 의사결정에 함께 참여하기를 원한다.' • '우리는 함께 옵션을 개발하고 결정하기를 원한다.' • '이것들은 옵션이다; 당신의 생각은 어떠한가?' • '이것은 우리가 하고자 하는 것들이다.'

Wilcox(1994), South(2015)로부터 인용함

여를 통해서만 더 많은 건강 및 사회적 성과를 성취할 수 있음을 제시하고 있다(Popay, 2010). 표 10.3은 다양한 수준의 힘을 가진 계층적 사다리와 이것이 어떻게 작용할 것인지에 대한 의미를 나타내고 있다.

차이는 공유하는 권한의 양과 의사결정에 미치는 영향력의 정도에서 나타날 수 있다. 낮거나 약한 말단 부위에서는 공공기관에 의해 이미 만들어진 '고무도장(rubber-stamp)[2]' 프로젝터의 수행을 의미할 수 있고, 반대로 스펙트럼의 높고 강한 말단에서는 해결 과제를 설정하고 프로그램을 실행함에 있어 통제력을 가지는 것을 의미한다.

학습활동 10.3 참여의 사다리

다음은 참여의 사례들이다. 각각을 참여의 사다리의 어디에 위치하도록 하겠는가?

- 지역 건강 수요에 대해 토론하는 대중 포럼
- 자녀의 보살핌에 대한 법원 청문회에 참석하는 어머니
- 서비스에 대해 토론하고 서비스 제공자에게 피드백을 제공하는 사용자 그룹

2) 역자주 : 법률·계획 등을 잘 살펴보지도 않고 인가하다

지역사회 역량강화

건강증진을 위한 방법론으로 역량강화는 제5장에서 논의되며, 개인의 역량강화와 지역사회의 역량강화의 차이를 살펴보았다. 지역사회의 역량강화는 지역사회 개발의 핵심 원리이며 다음과 같이 정의할 수 있다:

> 지역사회가 자신들의 생활에 영향을 미치는 자원 및 의사결정에 대해 더 많은 통제력을 확보해 가는 과정으로, 여기에는 건강 결정요인들도 포함된다. 지역사회 역량강화는 개개인의 역량이 집결되어 집단의 힘이 되며 사회적·정치적 변화를 추구하는 목적을 가진다(Laverack, 2007, p.29).

지역사회 역량강화는 비판의식의 고취로부터 시작하며 이를 통해 개인과 지역사회는 자신들이 처한 상황의 사회적 정당성에 의문을 제기하고 변화를 추구한다(Ledwith, 2005)(비판의식 고취에 관한 상세한 논의는 지역사회 개발에 관해 정의한 본 단원의 앞부분을 참고한다). Woodall 등(2012)은 역량강화가 원래의 급진적 자아와의 관계를 잃고, 개인의 자기 권한 부여와 더 관련이 있다고 주장한다. 이러한 접근은 개인의 자아존중감과 지배 의식에 긍정적인 영향을 미친다는 근거가 되고 있다. 역량강화 접근방법이 지역사회 안녕에 영향을 준다는 근거는 아직 명확하지 않다(Woodall et al., 2011).

지역사회 주도

'지역사회 주도'라는 용어는 지역사회에서 배우고, 지역사회가 책임감을 가지고 지역사회와 함께 일하는 것을 의미한다. 그러나 지역사회와 긴장관계가 전혀 없는 것은 아니다. 예를 들면, 지역사회에 의해 확인된 요구나 우선과제가 법적인 혹은 재정지원 기구에서 확인한 것들과는 다를 때 등 지역사회와의 긴장관계가 발생하는 경우도 있다. 건강과 질병에 대한 주민들의 지식을 인정하고 이를 표현해 주는 것은 지역사회 개발의 중요한 부분이다. 이것은 의학의 영역에만 종속되지 않을 뿐만 아니라, 제18장에서 논의하는 지역사회 요구(needs)의 체계적인 탐구라는 원칙과도 크게 다르다. 지역사회의 요구를 설정하는 것은 좀 더 참여적이고 지역성을 반영한(locality-based) 참여(involvement)를 지향하는 것을 의미하는 것이기도 하다.

학습활동 10.4 지역사회 개발과 건강증진

건강증진 전략으로서 지역사회 개발은 어느 정도의 중요성이 있다고 생각하는가?

사회적 정의

사회에는 불평등이 존재하며, 어떤 지역사회는 다른 지역사회보다 더 많은 특혜와 자원을 가지고 있다 — 결과적으로 다른 지역사회보다 더 건강하다 — 고 보는 것이 지역사회 개발의 시각이다. 지역사회 개발은 이와 같은 불평등이 사회에 의해 만들어진 것이므로 사회가 변화시켜야 한다고 생각한다. 지역사회 개발은 취약계층 혹은 피지배자들의 요구를 표명하여 민주적이고 참여지향적인 방법으로 시민사회를 강화시키고자 한다(Craig 등, 2004). 그 과정에 지역사회 개발은 개개인의 생활양식보다 건강의 결정요인에 더 주목한다. 이것은 다음과 같은 의미를 가진다.

- 취약계층의 건강증진을 위해 활동한다.
- 서비스에 대한 접근성을 향상시킨다.
- 서비스의 운영에 참여한다.
- 취약계층의 관심사를 대변하고 옹호한다.
- 지역사회의 사회적 프로파일을 작성하되, 건강상태와의 관련성에 주목한다.

자산 기반

자산 기반 사고방식은 지역사회를 보는 전통적인 방식과 매우 다르며, 문제가정 프로그램(Troubled Families Programme)의 사례연구에서 확인할 수 있다. 자산 기반의 원칙은 자부심, 대처 전략, 회복탄력성 기술, 관계, 우정, 지식 및 개인 자원을 통해 개인의 건강과 안녕을 향상시키고 지원할 수 있는 잠재력이 무엇인지, 이 중 어떤 것이 잘 작동하는지 파악하는 것이다. 이러한 접근방법은 미셸 오바마의 발언에서 확인할 수 있다:

> 우리는 지역사회에 서비스 제공을 잘 할 수 없다...만약 서비스 제공자인 우리는 서비스의 절반을 제공하고 있다고 생각하고, 일반 사람들은 그들이 제공받는 서비스가 절반은 부족하다고 생각하는 것을 믿고 있다면...지역사회에는 자신과 재능이 있다는 것이며, 우리의 직업은 훌륭한 서비스 제공자이며 좋은 리더로서 작동한다는 것이다...그 재능은 다른 사람들에게 인지할 수 있도록

하는 능력을 가지며, 그것을 행동으로 옮길 수 있도록 도와준다.
https://resources.depaul.edu/abcd-institute/news-events/Pages/michelle-obama-mentions-abcd.aspx

자산의 종류는 다음과 같다(Foot and Hopkins, 2011):

- 지역주민의 실용적인 기술, 역량 및 지식
- 변화를 위한 에너지를 가지게 할 수 있는 지역주민의 열정과 관심
- 우정과 이웃관계를 포함한 지역사회 내 (사회적 자본으로 알려진) 네트워크와 인맥
- 지역사회와 자발적으로 참여하는 협회의 효과
- 지역사회를 지지할 수 있는 공적·사적 및 제3의 조직의 자원
- 안녕을 향상시킬 수 있는 물리적·경제적 자원

사례 학습 10.2 자산 기반의 지역사회 개발

자산 기반 지역사회 개발은 지역사회의 결손액 또는 필요를 파악한 다음 서비스를 제공하거나 그렇지 않는 접근 방식에 대한 대안으로 등장했다. 대신 자산 기반 지역사회 개발 접근법은 사람들과 회복탄력성을 잘 유지시키는 요인을 확인하는 건강생성 관점에서 작동한다. 자산 매핑은 이미 존재하는 지식, 기술 및 역량을 명시적으로 만드는 과정이다. 이것은 개개인, 그룹, 지역사회 및 인구집단의 건강과 안녕을 유지시키고 지탱하게 할 수 있는 어떠한 요인(또는 자원)도 해당 될 수 있다. 이러한 자산은 개인, 가족 또는 지역사회의 수준에서 삶의 스트레스를 완충하기 위한 보호 및 증진 요인으로 작용할 수 있다. Morgan and Ziglio (2007), 18쪽.

지역사회 개발을 위한 여러 활동의 유형

지역사회 개발 방법론에는 여러 가지 많은 활동들이 포함된다.

- 프로파일 작성(profiling)
- 능력 배양(capacity building)
- 조직화(organizing)
- 네트워크 형성(networking)
- 협상(negotiating)

프로파일 작성

제18장에서 지역사회 프로파일을 작성하는 과정과 그것이 요구사정(needs assessment)과 어떻게 다른지에 대해 논의하고 있다. 초기 조사활동을 하고 지역사회 내 거주하고 일하는 주민들과 접촉하여 지역사회에서 확인된 요구들을 확대하고 그 해결책을 개발하는 것이 지역사회 활동요원들의 역할이다(제18장 참고). 자산 매핑은 높은 중요성을 인정받은 활동이다. 공공서비스는 전통적으로 문제점과 요구에 초점을 맞춰왔기 때문에 풍부한 경험, 실용적인 기술, 지식, 지역주민과 관련 협의회의 역량과 열정 및 지역사회 구성원들이 동등한 파트너가 될 수 있는 잠재력에 대한 정보가 부재하다.

능력 배양

능력 배양이란 지역사회 내에서 개인 및 집단들과 함께 활동하며 그들이 자신의 요구를 확인하고, 이를 충족시키기 위해 가진 자원(자산)과 기술들을 인식하고 개발해 가는 과정을 말한다. 이것의 의미는 아래와 같다:

- 주민들에게 경험을 통해 배울 수 있는 기회 — 지역사회 개발이 아니었다면 가능하지 않았을 기회 — 를 제공한다.
- 주민들의 참여로 공동의 노력을 전개하여, 주민들이 자신의 능력에 대해 신뢰하고, 자신에게 영향을 줄 수 있는 의사결정 과정에 영향력을 증대시킨다.

사례 학습 10.3 시간 은행

시간 은행은 지역사회 내에서 기술과 경험을 교환함으로써 작동하게 된다. 그것은 사람(그들의 기술)과 시간 은행에서 진행된 일에 가치를 부여하고 더 나은 가치를 갖게 함으로써 가족과 지역사회의 '핵심 경제' 건설을 목표로 한다. 시간 은행에서는 모든 사람의 시간에 동등한 가치를 부여한다: 한 시간은 한 시간 또는 한 크레디트(credit)와 같다. 지역사회 내에서 누군가를 돕기 위해 사용한 각각의 시간은 다른 사람에게 보답으로 1시간의 도움을 줄 수 있다. 영국에서의 첫 번째 시간 은행 중 하나인 런던의 남동쪽에 위치한 Rushey Green 시간 은행에서는 시간 은행 운영을 '우리를 하나로 묶고 지구를 보살피는 강력한 인센티브를 제공하는 건강하고 생산적인 관계를 유발시키는 연쇄 반응'이라는 매우 긍정적인 표현으로 기술하고 있다.

www.rgtb.org.uk and www.timebank.org.uk 참고.

조직화

지역사회가 집단적으로 함께 활동할 수 있도록 효율적으로 조직화를 돕는 일은 지역사회 활동요원들의 중요한 활동 영역이다. 여기에는 소규모 자조(自助) 그룹을 만드는 것을 돕거나 건강포럼과 같은 지역사회 이벤트를 조직하는 일 등이 포함된다.

네트워크 형성

네트워크는 지역사회 내에서 주민들을 함께 연결하는 망이다. Gilchrist(2009)에 의하면 네트워크는 강하게 연결된 네트워크와 약하게 연결된 형태의 두 가지 유형으로 나눌 수 있다. 강하게 연결된 네트워크는 친구사이의 우정이나 가족 관계 등으로 묶이며, 지역사회 개발 활동요원들은 이러한 네트워크를 통해 일상적인 지지와 협조관계를 얻기 위해 많은 노력을 한다. 약하게 연결된 네트워크는 여러 다른 집단들을 함께 이어준다. 이러한 네트워크는 지역사회의 여러 영역이나 조직들 사이에 다리를 만들어 주는 전반적 네트워크로 기능한다. 두 가지 형태의 네트워크 모두 지역사회 내에서 중요한 자원이며 사회적 자본의 수준을 나타내는 지표가 된다. 강한 네트워크들은 지역사회 전체에 걸쳐 공유할 기술이나 정보 혹은 교육을 위한 기회를 만들어 주고 시너지 효과를 창출하며 지역사회 활동의 효율성을 높여줄 수 있다.

그러므로 개인들과 집단들, 지역 조직들 사이에 연결을 만들어서 그와 같은 네트워크를 형성하는 일은 지역사회 활동요원들의 임무에서 중요한 부분을 차지한다. 한 피난민 대변인이 언급한 것을 참고하자:

> 지역사회 개발은 눈에 보이지 않는 조용한 일이 될 수 있지만, 몇 달 또는 몇 년 동안 여러 그룹과 함께 만드는 관계는 매우 중요하다. 다른 그룹에 대하여 알게 됨으로써, 그들이 직면한 문제와 그들이 함께 일할 수 있는 곳을 파악할 수 있게 된다. 하나의 수준에 근거한 전략들이 있으며, 다른 수준에서는 지역사회와 풀뿌리 활동을 담고 있는 전략이 있다. 이 중간 레벨 어디엔가 지역사회 개발 전략이 존재하고 있다. 만약 그것을 꺼내게 된다면, 지역사회 개발은 무너지고 말 것이다; 정책 입안자들이 다루어야 할 문제들이 그들에게 도달하지도 못할 것이다... 내가 했던 일 중 하나는 난문 포럼을 세우도록 돕는 것이었다. 난민 단체는 이제 한 그룹으로 모여 그들의 문제, 그들이 하고자 하는 행동 및 강한 목소리를 어떻게 낼 것인가에 대해 논의를 한다.
>
> Mani Thapa, 지역사회 개발 사무실, 난민 행동,
> 지역사회 개발 교류(Community Development Exchange)에서 인용

협 상

지역사회 개발은 지역사회 내에 다양성과 분열이 존재함을 인식한다. 지역사회는 균일하게 구성된 독립체가 아니며 계층과 권력의 불균형과 차이가 존재한다. 이러한 다양성은 공통된 합의를 이끌어 낼 수 있도록 타협하고 조정되어야 한다. 특히 요구의 우선순위와 요구를 충족시키기 위한 활동의 관계에는 합의가 반드시 필요하다. 지역사회 활동요원들은 지역사회 내에서 협상이나 갈등조절을 할 뿐만 아니라 지역사회를 대신하여 알리고 협상에 임하는 경우도 많다. 재정지원 기구 혹은 제도적 기관들과 협상하여 지역사회의 시각과 요구를 전달하고 다루어지도록 한다.

학습활동 10.5 지역사회 개발의 실제

다음 발췌 내용을 읽자. 지역사회 개발에 기여한 긍정적인 결과는 무엇인가?

웨스트헐 일차의료 트러스트(West Hull Primary Care Trust)의 지역사회 개발 활동가였던 Carol Osgerby는 지역사회 개발 활동에 대해 이렇게 설명했다:

질문: 당신의 업무를 되도록이면 간단하게 설명하면?

대답: 주민들이 자신의 지역사회가 더 건강해지고 질병을 예방하기 원한다면 나는 용기를 북돋우고 문제를 찾아내도록 하여 그들이 모임을 구성하고 지속해 나갈 수 있도록 돕는다.

질문: 한 주의 활동을 요약하면?

대답:

월요일: 지역사회 모임들의 건강영향을 평가하는 활동 후 지역의 걷기 모임에 참가하여 그들에게 재정 확충과 모임 발전에 관해 이야기했음.

화요일: 목요일 행사에 전시될 재료 준비. 지역 지역사회 협의회 Orchard의 위원회 회의에 참석. 보험과 임대계약, 연간 재정에 대해 논의. 위원회 간사가 재정확보 노력을 하고 다른 비슷한 모임과 접촉하여 정보를 공유할 수 있게 도와주기로 함.

수요일: 서류 및 이메일 작업. 오후에는 팀미팅 시간. 우리는 4명의 지역사회 개발 활동요원으로 구성된 팀으로, 우리가 맡은 시에는 25만 명의 주민들이 거주함.

목요일: 서류 작업을 계속하고, Hull 내 공중보건 조직 재구성에 관한 최신 기사를 읽음. 지역사회센터 건강행사에 참석하여 식품의 상표부착에 관한 퀴즈를 내고, 과일 시식회도 가졌다. 많은 주민들 및 활동가들과 함께 영양, 운동, 다이어트 등에 대해 토론을 벌이고 보건의료 및 질병에 대한 질문을 정리함. 나의 실제 목표는 지역사회 모임들을 널리 알리고, 새로운 프로젝트를 이끌어갈 수 있게 하는 것임. 저녁에는 마을 운영 미팅에 참석함. 의회 직원뿐만 아니라 주민들과 지역사회 Empowerment Network, 청소년 활동가 등도 상당수 참석함. 주민들의 생각을 서류로 만드는 작업을 도움.

금요일: 지역사회 협의회 간사와 만나 예산안을 만들고 교부금 신청서 작성을 도움. 우리는 신체활동이 적은 겨울에도 지역 주민들을 어떻게 참여시킬 것인가에 대해 논의함. 나중에 우리 지역사

회 모임들의 소식지 제작 작업을 함.

질문: 자신의 일을 '지역사회 개발' 활동으로 생각하는 이유와 자신의 느낌에 대해 설명해 달라.

대답: 지역사회 개발은 이전에는 없었던 구조를 만들고 남겨둔다. 그리고 그러한 구조들은 지역사회의 구성원이 운영한다. 지역사회 개발의 핵심은 개개인의 기술을 개발하여 지역사회 모임이나 조직, 네트워크를 만들어 낼 수 있게 지원하는 것이다. 내게 새로운 활동을 만들어 내라는 요구가 있다면 스스로에게 이렇게 질문해 본다: '실제로 지역사회가 주도해 나가고 지역사회를 위한 프로젝트를 만들 역량이 있나?' 그렇지 않다면 그것은 내게 있어 지역사회 개발이라 할 수 없다. 우리는 스스로 결정을 내릴 수 있는 지역사회의 역량을 존중하며 함께 일해야 한다.

지역사회 개발 활동 과정에 부딪치는 딜레마

지역사회 중심의 실천은 도전을 요구한다. 건강과 안녕을 향상시킬 가능성을 제공하게 되지만, 극복해야 할 많은 어려움이 있다. 표 10.4에서는 이러한 접근법의 장점과 단점을 보여주고 있다.

지역사회 개발 활동가가 급진적인 활동에 참가할 것인가 현상 유지에 머무를 것인가에 대한 질문은 활동을 둘러싼 모호한 특성을 초래하는 근본이 된다. 지역사회 개발 활동가들이 경험하는 통상적 딜레마는 재정, 책임성, 수용성, 전문가의 역할과 평가에 관련된 것들이다.

표 10.4 지역사회 개발 방법론의 장단점

장점	단점
• 주민들의 관심에서 시작하므로 지지를 얻어낼 가능성이 더 많다. • 증상이 아닌 불건강의 근본적 원인에 초점을 맞춘다. • 불건강의 사회적 원인에 대한 인식을 이끌어 낸다. • 참여 과정을 통해 더 강한 신뢰를 형성하게 된다. • 이 과정에서는 전수가 가능한 기술의 습득도 포함된다. 예를 들면 커뮤니케이션 기술과 로비 기술 등이 있다. • 건강증진사업가와 주민이 동등하게 만나면 민주적 책임의 원칙도 동반된다.	• 시간이 많이 소모된다. • 결과물이 눈에 드러나지 않거나 정량화가 불가능할 때가 많다. • 평가가 어렵다. • 평가가 없으면 재정 지원을 얻기 어렵다. • 건강증진사업가들은 역할의 모순에 부딪칠 수 있다. 궁극적 책임은 누가 질 것인가–고용주 혹은 지역사회? • 소그룹으로만 활동이 진행되는 경우가 많다. • 거시적인 문제에 소홀할 수 있고 지역주민들에게만 치우칠 수 있다.

재 정

대부분의 지역사회 개발 프로젝트는 제도적 기구들의 재정지원을 받는다. 보건 및 교육 당국이 대표적이며, 공동기금을 통해 협조활동을 할 때도 있다. 자발적으로 수행되기도 하고, 직접적인 정부 교부금이나 독립적으로 조성된 기금 등 다양한 재원을 통해 '지역사회 개발'이라는 이름으로 수행되는 프로젝트도 있다. 대부분의 지역사회 개발 활동은 단기간의 재정지원만 받는다. 안정성이 없고 장기간에 걸친 지원을 기대하기 어렵기 때문에 그와 같은 활동들의 기획과 평가에 많은 문제가 생기고 있다. 안정적이지 못한 재정지원은 프로젝트의 초점을 흐리게 하며, 활동가들이 확인된 문제들을 해결하기 위한 활동보다 재정확보에 더 많은 시간을 쏟게 만든다.

책임(accountability)

모든 지역사회 개발 활동가들은 자신을 고용한 고용주와 활동 대상 지역사회 양쪽으로 모두 책임을 지게 된다. 재정지원 기구가 프로젝트에 재정적 책임을 요구하는 것은 당연한 일이며, 이로 인해 지역사회와 재정지원 기구가 생각하는 우선과제가 다르면 문제가 발생하게 된다. 서비스 향상과 같은 조직의 목표들은 지역사회 개발 활동가들의 역할 내에서 조화될 수 있다.

문제에 대한 지역사회와 활동가들의 반응도 다를 수 있다. 예를 들어, 양자 모두 안전을 우선과제로 생각한다. 하지만 활동가들은 조명 개선이나 공유구역에서의 공동책임 등 구조적 변화로 접근할 것을 주장하고, 지역사회는 경비를 강화하거나 특정 개인, 가족, 혹은 집단을 공동체로부터 격리시키자고 주장할 수 있다.

지역사회 개발 활동가들은 지역사회의 요구에 대한 제도적 서비스를 알려주고, 그 서비스에 주민들이 참여하는 방법을 알려주는 등 자신들이 중간자의 역할에 얽매인다고 생각할 수도 있다.

수용성(acceptability)

지역사회 개발에 관계 당국을 끌어들이면 권위를 잃게 될 수도 있다. 지역사회 개발이 받아들여지지 못하는 큰 이유는 용납할 수 없을 정도의 많은 시간과 자원이 필요하고 결과가 불확실하기 때문이다. 지역사회 개발은 소수의 주민들에게 초점을 맞추는 경향이 있지만 고용주들은 보다 많은 인구집단을 대상으로 하려 한다. 지역사회 개발의 장기적 성격과 모호한 성과물은 분명히 확인 가능한 결과를 바탕으로 자원을 배치하려는 조직적 요구에서는 이상하게 보일 수 있다. 지역사회 개발 접근 전략을 통해 제기되는 문제들(예를 들어, 서비스 제공에서의 차별)은 고용 당국의 입장에서 수용이 불가능할 수도 있다. 지역사회 개발 활동가들은 지역사회에 받아들여지기 전에 자신의 역할을 설정하고 타협할 필요성을 발견할 수 있다. 활동가들의 역할은 뚜렷하지 않다. 그들의 지위 및 고용상태로 말미암아 자신들이 몸담고 활동하는 지역사회에서 소외될 수도 있다. 어떤 다른 활동이 시작되기 전에 신뢰형성이 선행될 필요가 있다.

전문가의 역할

지역사회 개발 과정에서 활동가들은 자신과 기본적으로 다른 훈련을 받은 사람들에 대해 문제를 제기할 수 있다. 전문가 훈련과정과 지역사회 개발 활동에서 예상되는 매우 다양한 형태의 의뢰인-활동가 관계로 인해 문제가 발생할 소지가 있다. 전문가들은 전문적인 특정 영역만 배우고, 자신이 의뢰인을 위한 최선의 방법이 무엇인지 안다고 생각하는 경향이 있다. 그들은 개별적 상황에는 민감하게 반응할 수 있겠지만, 전문가 훈련과정에서 자신의 전문성만 강조하는 2차 사회화를 경험할 수도 있다.

학습활동 10.6 지역사회 개발 접근방법의 채택

방문보건요원인 여성이 자신의 활동에 지역사회 개발의 접근방법을 적용하길 원한다. 그녀는 분만 후 산모 모임 구성을 가장 적절한 프로젝트로 생각했다.

- 이러한 활동을 추진하기 위해 그녀는 무슨 주장을 할 수 있을까?
- 그녀의 상관은 이에 반대한다면 무슨 주장을 할 수 있을까?

이와는 반대로, 지역사회 개발 활동가들은 자신의 역할이 전문적이기보다 촉매나 촉진 정도로 생각한다. 그들의 과제는 지역사회가 자신들의 요구를 표현할 수 있게 도우며, 그러한 요구를 자신들의 힘으로 충족시켜 가는 과정을 지원해 주는 데 있다. 이를 위해서는 활동가들-주민들의 관계가 평등주의와 지식의 공유라는 원칙에 입각하여 이전과는 달라야 한다. 전문가들의 경우는 자신들의 업무영역에만 집착하기 때문에 그와 같은 관계를 형성해 가기 어려울 수 있다.

지역사회 활동에 필요한 기술들 역시 전문가 훈련으로 습득하는 기술(지역사회 개발과는 관계없는)과는 다른 경향이 있다. 핵심적인 기술들은 내용 보다 과정에 관련된 것이다. 다음과 같은 기술들이 대표적이다:

- 조직화 기술(예; 운영위원회나 자문단 등과 같이 적절한 운영구조 개발)
- 소통 기술(예; 지역사회 단체나 재정지원기구, 협력자 등 다양한 집단들과 소통하고 자문을 구함)
- 평가 기술(예; 프로그램 시행의 영향에 대한 모니터링과 자기평가)

학습활동 10.7 지역사회 개발에 필요한 기술

공중보건 실무(PHP22)를 위한 국가직업표준(National Occupational Standards)의 주요 영역 중 하나는 건강과 복지 및 관련 요구 사항을 평가하기 위한 '지역사회와 협력하여 일하는 것'이다(www.skillsforhealth.org.uk 참고). 표준에는 다음이 포함된다.

- 사람들의 발전과 지역사회에서의 학습을 촉진한다.
- 실천을 통해 학습할 기회를 창출한다.
- 집단행동을 계획하고 실천할 수 있도록 지역사회를 지지한다.
- 지역사회 그룹과 네트워크의 개발을 촉진한다.

- 이와 같은 기술 중 자신의 전문적 훈련 과정 중에 습득한 것은?
- 커리큘럼의 다른 영역들과 비교할 때 이와 같은 영역에 얼마나 많은 시간이 배당되었나?
- 전문가 훈련과정을 통해 자신이 지역사회 개발 활동에 필요한 준비를 갖추게 되었다고 생각하나?

평 가

지역사회 개발은 평가가 어렵다는 지적을 많이 받는데, 그 이유는 여러 가지 많은 차원에서 활동이 이루어지고, 매우 다양한 활동들이 포함되는 장기적인 전략이기 때문이다. 그러나 제20장에서 논의한 것과 같은 건강증진 활동의 평가에 이용되는 여러 가지 원칙들, 특히 사정 과정, 영향 및 성과 등에 관한 원칙들은 여기에서도 적용된다. Barr(2002)는 지역사회 개발 활동을 평가할 때 유용하게 고려할 수 있는 질문 문항들을 제시한 바 있다. 이러한 접근 전략의 원칙과 목표를 반영해 주는 문항들이다.

- 우리는 지역사회의 문제와 요구에 대해 새롭게 이해하고 있는가?
- 우리는 그러한 문제들을 효과적으로 다루고 있나?
- 우리는 지역사회와 함께 함께 활동하고 있나?
- 참가자들이 자신들의 개인적 목표들을 성취하고 있나?
- 지역사회의 자산과 자원들을 확보해 가고 있나?
- 우리의 활동이 주민들의 역량을 강화해 주고 있나?

- 우리는 서로 협조하고, 참여하는 문화와 유지 가능한 변화를 확립해 가고 있나?
- 우리는 경험에서 배워가고 있나?
- 우리의 활동이 건강과 안녕에 기여하고 있나?
- 우리는 우리가 가진 자원을 최대로 잘 활용하고 있나?
- 우리가 앞으로의 의사결정에 영향을 주어야 한다는 증거가 있나?

지역사회 개발 활동이 증거를 바탕으로 진행되고, 활동요원들의 활동을 지원하기 위한 노력의 일환으로, 활동을 평가하는 틀로 이용되는 몇 가지 평가 모형들이 개발되었다. ABCD 모형은 스코틀랜드 지역사회 개발 센터에서 만든 모형으로 프로젝트의 기획과 평가 모두를 지원하고 참가와 역량강화의 정도를 측정하는 틀을 제공해 준다(Barr & Hashagen, 2000). 이러한 모형은 학습 평가 및 기획모형(Learning Evaluation And Planning, LEAP)의 기초로 활용된다. LEAP를 통해 지역사회 대표자들과 전문가들은 함께 다음과 같은 논의를 진행할 수 있다.

- 무엇이 변해야 하는가?
- 그것이 변한 것을 어떻게 알 수 있나?
- 어떻게 변화시킬 것인가?
- 우리가 하고 있는 일을 어떻게 모니터할 것인가?
- 우리는 어떻게 경험으로부터 배울 것인가?

이러한 질문에 대한 대답은 지역사회 활동의 기획과 모니터링, 평가에 사용될 틀을 구상하는데 이용된다.

학습활동 10.8 지역사회 개발이란?

- '더 좋은' 지역사회를 만들기 위해 노력한다.
- 당국에서 지역사회가 해 주길 원하는 어떤 것을 지역사회가 수행할 수 있게 한다.
- 여러 자원에 대한 평등한 접근성을 확보하도록 돕는다.
- 지역사회가 자신들의 문제에 더 많은 책임을 가지게 한다.
- 정치적인 과정
- 분산된 방향의 활동들을 제공하여 사회적 불안을 통제한다.
- 주민들이 문제의 근본적 원인을 볼 수 있게 돕는다.
- 주민들에게 의사결정 과정에 참여할 기회를 제공한다.

이러한 설명 중 옳은 것을 고르면? 이러한 설명들에 대해 생각할 때 어떤 문제나 모순점이 떠오르나?

결 론

지역사회 개발 및 지역사회 중심 접근법은 대부분의 건강증진사업가의 세계에 그대로 적용할 수 없지만, 지역사회 활동을 강화하는 것은 점점 더 많이 기대되고 있다. 지역사회 참여가 현재 바람직한 것으로 여겨지는 많은 이유가 있다. 그 중 일부는 근거를 중심으로 하고, 대부분은 지역사회 활동가 및 자원봉사자의 노동력이 건강과 복지를 창출하는 변화의 요소라는 사회의 이데올로기적 관점 및 서비스 사용자와 박탈을 경험한 사람이 모두에게 적용하고 더 잘 이용될 수 있도록 이중으로 디자인된 서비스로부터 기인한다.

지역사회 개발방법론의 근거를 이루는 건강의 본질에 대한 가정 및 기술은 대부분의 건강증진 활동가들이 받는 훈련 방식과 다른 부분이 많다. 그러므로 이러한 활동 과정에는 많은 문제가 발생할 수 있다. 그러나 지역사회 개발방법론을 신뢰하는 활동요원들은 그 잠재력과 성과에 대해 열렬한 지지를 보낸다. 건강증진의 가장 윤리적이고 효과적인 형태이며 주민들의 생활에 실제적 영향을 미칠 수 있다고 주장한다. 지역사회 개발은 좀 더 고전적인 형태의 건강증진 활동에 내재된 여러 가지 문제에 대한 해결책으로 나타났다. 지역사회 개발은 피해자들에게 책임을 묻는 형태가 아니며 건강불평등을 초래하는 구조적 원인들을 다루고 주민들의 역량을 강화하고자 한다. 이것은 건강증진사업가들이 대중적이어야 하며 중심에 있어야 하는지 설명해 주기도 한다.

추가 토론을 위한 질문

- 자신의 활동에 지역사회 개발 방법론을 채택할 것인가?
- 다른 건강증진 전략들과 비교할 때 지역사회 개발 전략이 더 많은 장점을 가지고 있다고 생각하는가?

요 약

본 단원에서는 건강증진을 위한 방법론으로서 지역사회 개발의 발전 역사와 그 이론적 기초를 살펴보았다. 활동요원들은 지역사회 개발이 건강증진을 위한 윤리적이고도 효과적인 수단으로 생각하고 있음을 확인하였다. 그와 동시에, 지역사회 개발활동 과정 중에 건강증진 사업가들은 갈등에 부딪칠 수 있으며 그 평가도 많은 문제점을 안고 있다. 그러나 지역사회 개발은 중요한 위치를 차지할 충분한 이유가 있다. 실천적인 어려움이 있다고 해서 지속적인 개발과 이와 같은 건강증진 전략의 전파를 중단해서는 안 된다. 그 반대로, 제도적 조직구조 안에만 머물지 않고 좀 더 열린 시각으로, 이와 같은 형태의 전략을 실험해 볼 의지를 가져야 한다.

추천문헌 및 자료

Gilchrist A, Taylor M 2011. A Short Guide to Community Development. Policy Press, Bristol. This book provided an introduction to community development and its origins and current challenges. This book explores how community development can achieve a range of policy objectives.

Henderson P, Thomas D 2012. Skills in neighbourhood work, fourth ed. Routledge, London. Describes the skills and techniques for working with communities.

Jones L, Douglass 2012. Public Health. Buiding Innovative Practice. Sage, London. Part Three of this interesting textbook explores working at local level and the challenges of building partnerships.

Laverack G 2007. Health promotion practice: Building Empowered Communities. Open University Press, Buckingham. Combines theory with practice in discussing how to build community empowerment using experiences from the UK, Asia and Africa.

South J 2015. A Guide to Community-centred Approaches for Health and Wellbeing. Public Health England, London. Available online at: https://www.gov.uk/goverment/uploads/system/uploads/attachment_data/file/402887/A_guide_to_community-centred_for_health_and_well being.pdf (accessed 21.02.15). Provides an invaluable evidence-based guide to place-based approaches that develop local solutions, drawing on all the assets and building resilience of communities in order to improve health and well-being for all and to reduce health inequalities.

Useful websites include :

Community Development Foundation : www.cdf.org.uk

Scottish Community development Centre : www.scdc.org.uk

학습활동에 대한 피드백

10.1 지리적 위치, 직업 정체성, 관심사항, 종교적 신앙 또는 문화에 따라 자신의 지역사회를 구분할 수 있다. 이는 부모님이 속한 공동체와 같을 수 있으며, 만약 가족과 멀리 떨어지지 않은 경우라면 더욱 그럴 가능성이 높다. 지역사회의 중요한 특성은 상호 관심과 신념이며, 이는 소속감과 정체성, 필요할 때 도움을 줄 의지가 있다는 것을 말한다.

10.2 참여는 건강증진의 핵심 원칙 중 하나이며 권한 부여의 필수적인 요소이다. 지역사회와의 협력은 건강증진을 의료서비스 및 의학(지역사회를 위해 의학전문가가 제공하는 서비스)과 구별되

도록 도와준다. 지역사회와의 협력을 통해 올바른 우선순위를 파악하고, 지역사회 내에서 전문성과 지식을 축적할 수 있게 된다.

10.3 공청회에서는 협의가 가능하나 결정은 하지 않는다.
아동보호공청회에서는 정보를 다루지만, 부모에게 부여되는 힘은 거의 없다.
서비스 이용자 그룹은 상담과 진료와 관련이 있다. 서비스 이용자가 의사결정과정에 참여하도록 초대를 받지만 의사결정은 서비스 제공자에 의해 결정될 가능성이 높다.

10.4 오타와 선언 25주년을 기념하여, Laverack과 Mohammadi(2011)은 지역사회 활동 강화가 일상적인 건강증진의 일부가 되지 않도록 제안하였다. 지역사회에 적극적으로 참여하기 위해 장기적인 노력과 대화가 필요하며, 이는 여전히 어려운 과제이다.

10.5 지역사회 개발의 결과들은 아래와 같다:
- 지역사회 구성원의 학습
- 사람들의 유대 관계가 더욱 깊어짐과 같은 사회적 자본의 구축
- 공통 관심사를 가진 사람들을 모으고 네트워크 구성
- 자신이 의사결정 및 민주적인 개선에 영향을 미치고 있다고 느끼는 사람들의 수 증가
- 필요에 부합하는 서비스 디자인의 공동제작

10.6 방문보건요원은 그와 같은 활동이 건강에 중요하며, 그러한 활동을 통해 자기 존중감과 자율성, 확신, 소속감을 높일 수 있기 때문이라고 주장할 것이다. 또한 그녀는 그러한 활동이 효과적이라고 주장할 것이다. 예를 들어, 분만 후 산모들의 네트워크는 참가한 사람들의 정신질환을 감소시키는데 효과적으로 기능할 것이다. 방문보건요원은 또한 그러한 모임의 구성에 소요된 시간은 장래 앞으로의 활동에 어려움을 줄여주기 때문에 비용-효과성을 주장할 수 있다.
방문보건요원의 상관은 그와 같은 활동까지 하기에 시간이 부족하다고 주장할 것이다. 업무량도 많고 우선해야 할 과제들(모든 신규 산모들을 방문하고 아동발달 상황을 체크해야 하는 등)도 많기 때문에 다른 활동에 투입할 여유 시간이 없다. 상관은 또한 그와 같은 활동들에 대한 평가가 선행되어 그 효과가 입증되어야만 자원의 배분이 가능하다고 주장할 수 있다.

10.7 지역사회 개발은 지역사회 공중보건 간호사 등 전문가의 교육의 일환일지라도, 보건의료종사자 과정의 핵심 주제는 아니다(보건부, 2011). 몇몇 공중보건학 대학원 과정에서 지역사회 협력을 포함하고 있다. 공중보건은 지방정부 내에 자리 잡고 있어 지역사회와 협력할 수 있는 기회가 증가하고 있다.

10.8 지역사회 개발은 의사결정에 참여하고 문제의 근본 원인을 다루는 것이다. 따라서 이것은 사람들에게 권한을 부여하는 정치적인 과정이다. 지역사회 개발은 사람들을 통제하거나 이상적인 틀을 따르도록 지방정부가 고안한 만병통치약이 아니다. 지역사회가 지방정부 정책이나 계획을 직접 반대하는 경우 지역개발에 종사하는 지방정부 담당자에게는 딜레마가 발생할 수 있다.

참고문헌

Barr, A., 2002. Learning Evaluation and Planning. A Handbook for Partners in Community Learning. Scottish Community Development Centre. Available online at: http://www.gov.scot/Publications/2007/12/05101807/1 (accessed 19.03.15).

Barr, A., Hashagen, S., 2000. ABCD Handbook. A Framework for Evaluating Community Development. Community Development Foundation, London.

Berner, E., Philips, B., 2005. Left to their own devices? Community self help between alternative development and neo-liberalism. Community Development Journal 40, 17-29.

Bond-Taylor, S., 2014. The politics of 'anti-social' behaviour within the 'Troubled Families' programme. In: Pickard, S. (Ed.), Anti-Social Behaviour in Britain: Victorian and Contemporary Perspectives. Palgrave, Basingstoke.

Community Development Exchange, undated. CDX Information Sheet: Community Development in Action. CDX, Sheffield. Available online at: http://www.iacdglobal.org/files/what_is_cd.pdf (accessed 19.03.15).

Community Health Initiatives Resource Unit/London Community Health Resource, 1987. Guide to Community Health Projects. NCVO, London.

Craig, G., Gorman, M., Vercseg, I., 2004. The Budapest Declaration; Building European Civil Society through Community Development. Available online at: http://www.iacdglobal.org/files/budapestdeclaration4683d.pdf.

Department of Health, 2011. Educating Health Visitors for a Transformed Service. DH, London. Available online at: https://www.gov.uk/government/publications/educating-healthvisitors-for-a-transformed-service (accessed 19.03.15).

Foot, J., Hopkins, T., 2011. A Glass Half Full: How an Asset Approach Can Improve Community Health and Wellbeing. Improvement and Development Agency, London. Available online at: http://janefoot.com/downloads/files/Glass%20half%20full.pdf (accessed 19.03.15).

Freire, P., 1972. Pedagogy of the Oppressed. Penguin, Harmondsworth.

Gilchrist, A., 2009. The Well Connected Community. A Networking Approach to Community, second ed. Policy Press, Bristol.

Green, L.W., Raeburn, J., 1990. Community wide change: theory and practice. In: Bracht, N. (Ed.), Health Promotion at the Community Level. Sage, California.

Jones, J., 1991. Community development and health education: concepts and philosophy. In: Community Development and Health Education, vol. 1. Open University Press, Milton Keynes.

Labonte, R., 1998. A Community Development Approach to Health Promotion: A Background Paper on Practice Tensions, Strategic Models and Accountability Requirements for Health Authority Work in the Broad Determinants of Health. Prepared for Health Education Board of Scotland, Research Unit on Health and Behaviour Change. University of Edinburgh.

Laverack, G., 2007. Health Promotion Practice: Building Empowered Communities. Open University Press, Buckingham.

Laverack, G., Mohammadi, N.W., 2011. What remains for the future: strengthening community action to become an integral part of health promotion practice. Health Promotion International 26 (Suppl. 2), 258-262.

Ledwith, M., 2005. Community Development: A Critical Approach. Policy Press, Bristol.

Morgan, A., Ziglio, E., 2007. Revitalising the evidence base for public health: an assets model. Global Health Promotion (Suppl. 2), 17-22.

Popay, J., 2010. Community Engagement PH 9. NICE, London. Available online at: http://guidance.nice.org.uk/PH9/Guidance/pdf/English (accessed 19.03.15).

O'Mara-Eves, A., Brunton, G., McDaid, D., Oliver, S., Kavanagh, J., Jamal, F., Matosevic, T., Harden, A., Thomas, J., 2013. Community engagement to reduce inequalities in health: a systematic review, meta-analysis and economic analysis. Public Health Research 1 (4). Available online at: http://www.journalslibrary.nihr.ac.uk/phr/volume-1/issue-4#abstract (accessed 19.03.15).

Rosenthal, H., 1983. Neighbourhood health projects – some new approaches to health and community work in some parts of the United Kingdom. Community Development Journal 18, 120–130.

Shaw, M., 2005. Political, professional, powerful: understanding community development. In: Transcript of Introductory Presentation – Community Development Exchange Annual Conference, 23–25 September, 2005, Leeds.

South, J., 2015. A Guide to Community–centred Approaches for Health and Wellbeing. Public Health England, London. Available online at: https://www.gov.uk/government/uploads/system/uploads/attachment_data/file/402887/A_guide_to_community–centred_approaches_for_health_and_wellbeing.pdf (accessed 21.02.15).

Standing Conference for Community Development, 2001. Strategic Framework for Community Development. SCCD, Sheffield. Available online at: http://www.iacdglobal.org/files/sframepdf.pdf (accessed 19.03.15).

Wilcox, D., 1994. The Guide to Effective Participation. Partnership Books, Brighton.

Woodall, J., Raine, G., South, J., Warwick–Booth, L., 2011. Empowerment and Health and Wellbeing: Evidence Review. Available online at: www.altogetherbetter.org.uk.

Woodall, J., Warwick–Booth, L., Cross, R., 2012. Has empowerment lost its power? Health Education Research 27 (4), 742–745.

World Health Organization, 1978. Alma Ata 1978: Primary Health Care. WHO, Geneva. Available online at: http://www.who.int/publications/almaata_declaration_en.pdf (accessed 19.03.15).

World Health Organization, 1985. Targets for Health for All. WHO Regional Office for Europe, Copenhagen. Available online at: http://www.euro.who.int/__data/assets/pdf_file/0006/109779/WA_540_GA1_85TA.pdf (accessed 19.03.15).

World Health Organization, 1986. The Ottawa Charter for Health Promotion. Health Promotion 1, iii–v. Available online at: http://www.euro.who.int/en/publications/policy–documents/ottawa–charter–for–health–promotion–1986 (accessed 19.03.15).

World Health Organization, 1988. Adelaide Recommendation on Health Public Policy. WHO, Adelaide. Available online at: http://www.who.int/healthpromotion/conferences/previous/adelaide/en/ (accessed 19.03.15).

World Health Organization, 1997. New players for a new era: leading health promotion into the 21st century. In: 4th International Conference on Health Promotion, Jakarta, Indonesia, 21–25 July, 1997. Conference Report. World Health Organization, Geneva/Ministry of Health, Indonesia. Available online at: http://www.who.int/healthpromotion/conferences/previous/jakarta/declaration/en/index1.html (accessed 19.03.15).

제 11 장

건강한 공공정책의 개발

학습 목표

이 장을 마치면

- 건강한 공공정책의 의미를 이해할 수 있다.
- 모든 정책에서 건강 이슈가 고려되게 하는 방안의 개발 및 이와 관련된 도전을 논할 수 있다.
- 건강영향평가가 정책 또는 프로그램의 결과 예측에 기여하는 바를 이해할 수 있다.
- 모든 부문과 기관들의 정책이 건강증진에 기여하도록 하는 부문 간 활동 방식을 논할 수 있다.

핵심 개념 및 정의

모든 정책에 건강을(Health in all policies, HiAP) 서로 다른 분야의 모든 정책들이 의사결정 과정에서 건강영향을 체계적으로 고려할 것이라는 공약으로서 2006년에 채택됨

건강한 공공정책(Healthy public policy, HPP) 건강, 복지, 형평성에 대해 명확한 관심을 갖는 정책. 또한 건강에 지지적인 조건을 만드는 정부의 역할로도 정의될 수 있음

건강영향평가(Health impact assessment, HIA) 정책이나 프로그램이 인구집단의 건강에 미치는 잠재적 영향력을 판단하는데 활용되는 방법

주제의 중요성

건강한 공공정책은 건강증진을 위한 다섯 가지 핵심 전략 및 건강 지지적인 환경을 창출하는 수단 중의 하나로 오타와 헌장(WHO, 1986)에서 확정되었다. 건강한 공공정책은 건강에 도움이 되는 선택의 가능성을 높일 수 있는 환경의 변화를 강조한다. 애들레이드(Adelaide) 헌장(WHO, 1988, 1쪽)에서는 건강한 공공정책을 '건강영향에 대한 책무에 근거하여 정책의 모든 영역에서 건강과 형평성에 대해 명확한 관심을 가지는 것'이라고 기술하였다. 건강은 다양한 정책 영역의 많은 영향을 받는다.

> 모든 사람들은 의식주, 의학적 보호, 필요한 사회 서비스와 같이 자신과 자신의 가족의 건강과 안녕에 적절한 생활수준을 향유할 권리가 있다. 그리고, 실업, 질병, 장애, 배우자 사별, 노화 또는 기타 불가항력으로 인한 생활불능의 경우 보호를 받을 권리를 가진다(세계인권선언 25조 1항).

그러므로 건강한 공공정책은 실업, 복지, 교육, 교통, 식량, 보건, 사회서비스와 같이 민주적인 정부가 책임져야 할 모든 정책영역을 포괄한다. 관련 정책들은 민간 영리 조직이나 권한을 위임받은 정부 기구에 의해서도 추진될 수 있다. 이와 같이 다양한 기구들과 이슈들을 망라하면서 건강한 공공정책을 장려하는 것은 어려운 일처럼 보인다. 이 장의 주제는 건강증진의 이러한 측면들에 진입하는 방법인데, 이를 위해 건강한 공공정책 촉진에서 요구되는 하부구조, 사업인력들의 역할, 건강증진을 위한 이 접근법의 잠재력을 검토한다. 정책과정에 대한 더 상세한 검토를 원하는 독자들은 우리의 자매편(Naidoo & Wills, 2010) 제4장을 참조하기 바란다. 정책과정을 이해하면 정책을 형성하는 것이 무엇인지, 정책이 어떻게 변화를 초래하는지에 대한 논쟁을 할 수 있기 때문에 건강증진사업가가 정책과정을 이해하는 것은 중요하다.

건강한 공공정책의 정의

정책은 '의도' 및 '결정', '전략'이라는 뜻의 다양한 의미를 지닌 용어이다. Milio(2001, p 622)는 개념 용어집에서 이를 '발생가능한 어떤 것을 변화시키기 위한 행동 지침, 자원의 양과 할당에 관한 결정 : 전체적인 양은 특정 관심 분야에 대한 헌신 정도를 나타내는 것이고 자원의 배분량은 의사결정자들의 우선순위를 나타낸다. 정책은 우선순위를 설정하고 자원 할당의 지침을 제공한다.'라고 기술하고 있다. 우리는 결정과 행동을 안내하는 활동 지침이라는 정책의 포괄적인 개념을 채택할 것이다. 정책은 조직적 수준에서부터 국가적, 국제적 수준까지 다양하게 개발되고 실행될 수 있다. 정책은 보건, 교육, 교통과 같은 특정 영역에서 수립될 수 있는데 실제적으로는 정책 효과는 매우 광범위하며 원래 목표로 했던 영역의 범위를 벗어나는 경우가 자주 있다.

제8장의 그림 8.3은 다양한 방식으로 건강증진에 참여하는 많은 기관 및 조직들의 예를 보여준다. 예를 들면 정부 수준에서는 재무성이 건강에 해로운 상품들에 세금을 부과함으로써 개인의 행동에 영향을 주려고 하는 반면, 교육부는 학교 보건교육을 통해 이런 문제들을 해결하려고 한다.

협동적 정책 결정은 다양한 영역들에 걸친 통합된 정책 결정을 일컫는 말이다. 건강의 결정요인은 다양하고 서로 연결되어 있기 때문에 정책이 효과적이기 위해서는 총체적일 필요가 있다. 종종 정책이 관련 기관들에 의해 개발되고 채택된 경우, 의도했던 활동과 기대했던 결과가 순조롭게 도출될 것이라는 가정을 한다. 그러나 이런 변화는 당연한 것이 아니라 예외적인 것이다. 정책은 모든 수준에서 (재)해석되고 실제적으로는 본래 의도와 다르게 적용된다. 그러므로 정책을 만드는 것으로는 충분하지 않다. 정책은 적절한 훈련과 자원에 근거하여 추진되고 모니터링되고 지원되어야 한다.

세계보건기구는 건강한 공공정책을 '모든 부문과 수준의 정책 결정자들의 의제에 건강을 포함시키는 것이고 정책 결정자들이 그들이 내린 결정의 건강결과를 인식하게 만들고 건강에 대한 책임을 받아들이게 하는 것이다.'라고 정의하였다(WHO, 1986, p. 2). 이것은 오타와 헌장(WHO, 1986)이 건강한 공공정책을 건강증진의 중심적인 항목으로 정의한 것처럼 매우 포괄적인 정의이다. 오타와 헌장은 건강을 위한 다음의 중요한 자원들을 열거하였는데 이는 평화, 주거, 교육, 식량, 소득, 안정적인 생태계, 지속 가능한 자원, 사회정의, 형평이었다. 이것은 보건서비스 제공을 제외한 모든 정부 활동들을 포함하는 것인데 비록 이런 활동들을 사회정의와 형평적 자원을 구성하는 요인으로 확신했다 할지라도 보건서비스 제공이 제외된 것은 매우 역설적인 것이다.

건강한 공공정책은 세계보건기구가 지속적으로 견지해 온 약속이다. 1988년 호주의 애들레이드에서 개최된 제2차 건강증진 국제회의(WHO, 1988)는 건강한 공공정책을 검토하였다. 이 회의는 모든 부문이 건강에 대해 정치적으로 전념할 것과 건강영향에 대한 분명한 책무를 가질 것을 요청하였다. 2013년 헬싱키(Helsinki)에서 개최된 제8차 회의에서는 '모든 정책에 건강을'이라는 주제를 채택하였다.

학습활동 11.1 건강한 공공정책의 가치들

건강한 공공정책의 토대가 되는 중심적인 가치들이 있는가? 만약 있다면, 그것들은 무엇인가?

건강한 공공정책이 강조되면서 많은 정부들이 행태 변화를 장려하기 위해 헌신하게 되었다. 많은 국가에서 '비만 위기'와 같은 주제와 관련하여 건강한 공공정책의 중요성을 확인할 수 있다. 식이 방법(제9장 참고)과 체중관리를 지원하는 보건서비스(제10장 참고)와 같은 개인적 기술을 개발하는 것도 중요하지만 교통 정책, 식품 정책, 식품 광고 등을 통해 비만을 조장하는 환경을 개선하는 것도 중요하다.

모든 정책에 건강을

21세기경 건강증진 공공정책이라는 용어와 비전은 '모든 정책에 건강을'로 진화되었다. 이 광의의 전략은 정부의 다양한 분야, 즉 교통, 농업, 주거, 교육 및 공공의 안전과 같은 다양한 분야를 아우르는 통합적인 정책을 통해 건강에 대한 도전을 자리매김하는데 초점을 맞추었다(Kickbusch, 2010). '모든 정책에 건강을'은 2006년 유럽연합의 의장국 핀란드의 주요 의제였다. 비록 그 중요성에 대해서는 이견이 없었지만, 그 운용에 있어서는 제한적이었다. 정부는 특정 분야에 대한 예산을 배정받고, 그 분야를 책임지는 부서나 부처로 나누어져 있다. 건강이 흔히 가장 큰 부처라 하더라도, 그 예산은 불건강에 대한 예방보다 대부분 의료서비스에 사용된다. '모든 정책에 건강을'은 부문간 연계가 필요하지만 각각의 부서가 다른 목적을 가지는 정부 수준에서는 거의 이루어지지 않는다. 선거 주기 또한 장기간의 전략을 가져가는데 어려움이 있다. 예를 들어 도시가 올림픽을 유치하는 등의 특정한 상황이 건강을 중요한 위치로 가져갈 수도 있다.

사례 학습 11.1 공중보건 책임 협정(The Public Health Responsibility Deal)

공중보건 책임 협정은 2011년 영국정부에 의해 시작되었다. 이는 공중 보건적 편익을 위해 일련의 자발적 동의에 의해 이루어진 공공-민간 협력이다. 이 협정은 식품, 주류, 신체활동, 작업장 보건에 대한 것이다. 비록 많은 대기업들이 참여하였지만 많은 자원 봉사 조직들은 공중보건에 대한 강력한 편익을 능가하는 기업들의 매출과 이익을 우선하였다는 점을 비판하면서 참여를 거부하였다. 자원봉사조직들의 참여에 대한 근거는 거의 없었다(Mackenbach and McKee, 2013; Panjwani and Caraher, 2014). 소비에 영향을 미치는 세 가지 주요 결정인자(가격, 접근성, 홍보)에 대한 법적·재정적 정책이 흡연과 위해한 음주를 제재하는데 가장 효과적이었다. 최근의 캠페인은 알코올과 담배에 대한 가격 정책뿐 아니라 어린이들에 대해 당, 소금, 지방 함량이 높은 식품 광고를 제한할 것을 요청하고 있다.

건강에 나쁜 영향을 주려는 정책은 없고, 대부분의 정책이 비록 간접적이라 하더라도 건강을 증진시킨다고 주장한다. 많은 정책들이 분명하게 모순된 영향을 미친다. 예를 들어, 담배세 감소로 인한 재정 수입 감소와 오래 사는 사람들에 대한 추가적인 서비스 요구 때문에 흡연 감소의 전반적인 경제 효과는 부정적이라는 주장이 제기되어 왔다. 상대적인 불평등의 증가가 건강을 악화시킨다는 근거에도 불구하고, 낙수 효과(trickle-down)를 근거로 가장 부유한 계층의 소득을 증가시키는 경제 정책에 대한 방어가 이루어진다(Wilkinson, 1996). 영국의 동물과 환경 복지를 위한 엄격한 규제 적용은 유사한 규제를 적용하지 않는 다른 나라로부터 육류 수입을 증가시키는 결과를 초래하였다. 그러므로 정책의 결과는 세밀하게 검토될 필요가 있다.

건강영향평가

건강영향평가는 바로 이것을 하기 위한 접근법이다. 건강영향평가는 정책이나 계획의 결과가 현재와 미래의 건강에 변화를 줄 것인가를 규명하고, 이를 예측하고 평가할 수 있게 한다. 건강영향평가는 건강이 다양한 경로로 연결된 광범위한 결정인자에 의해 영향을 받는다고 인식하게 하였다. 예를 들어, 주류 판매 허용 시간을 연장하는 정책에 대한 건강영향평가는 개인, 지역사회, 환경, 경제에 대한 영향의 편익과 불이익을 평가할 것이다. 그 제안이 지역경제에 이익을 주는 동시에 건강, 법, 안전, 지역사회 통합에는 불이익을 줄 수 있다. 건강영향평가는 다양한 국제적 합의에서 정책의 가능한 영향력들을 평가할 것을 요구하기 때문에 더욱 널리 보급될 가능성이 높다.

예를 들어 유럽연합은 모든 지역 내 정책과 활동의 정의와 실행에 있어서 높은 수준의 건강보호를 보장하는 기전을 확립할 것을 요구한다(로마조약 152조). 태국은 살충제나 화력 발전소와 같이 환경에 악영향을 미치는 건강 문제를 규명하기 위해 정부의 모든 수준에서 건강영향평가를 강제적으로 수행한다. 영국에는 교통 정책, 주택 문제, 새로운 공항이나 도로 위치, 쓰레기 매립장 관리 등을 평가하는 건강영향평가들이 있다.

사례 학습 11.2 건강영향평가

건강영향평가는 흔히 건강 이외의 요소에 초점을 맞춘 정책의 영향을 평가하는데 활용된다. 건강영향평가는 정량적, 정성적인 방법을 포함하고, 근로자, 고객, 기타 이익집단 등 관련이 있는 파트너들과의 협업을 포함하고 있다. 이것은 건강에 대한 다부문적 의미로의 접근을 허용하는 것이다. 이에 대해 다음의 사례들을 찾을 수 있다.

- HIA Gateway, www.hiagateway.org.uk
- Welsh Health Impact Assessment Support Unit network, WHIASU at http://www.wales.nhs.uk/sites3/home.cfm?OrgID=522
- Scottish Health Impact and Inequalities Assessment Network, SHIAN at http://www.healthscotland.com/resources/networks/shian.aspex.

녹지의 건축물, 패스트푸드 매장, 공항 위치 등 다양한 문제에 대한 많은 건강영향평가의 예들이 있다. 런던에서 올림픽 개최 후보지에 대한 간이 건강영향평가가 이루어졌다(www.londonshealth.gov.uk/PDF/Olympic_HIA.pdf). 올림픽이 고용 증대, 신체활동 증가, 지역사회 통합 수준의 향상으로 지역사회에 편익을 제공할 것이라는 결론을 내렸다. 사이클 경기가 있는 리버풀에 대해서는 다음의 세 영역에 미치는 영향을 밝혔다(http://www.live.ac.uk/media/livacuk/instituteofpsychology/impactpdfs/hiaimpactdocs/Cycling,Strategy,Health,Impact,Assessmant,,2013.pdf).

1. 개인적 영향
   - 삶의 질(긍정적 영향)
   - 사회적 통합(긍정적 영향)
   - 신체적, 정신적 웰빙(긍정적 영향)
   - 질병 예방(긍정적 영향)
2. 환경적 영향
   - 대기 질(긍정적 영향)
   - 소음 수준(긍정적 영향)
   - 연계성(긍정적, 부정적 영향)
3. 사회적 영향
   - 교통사고(부정적 영향)
   - 지역사회 결집(긍정적 영향)
   - 접근성(긍정적 영향)

건강영향평가의 수행은 기본적으로 사망과 유병으로 정의되는 결과와 노출 모델을 이용하여 역학적 근거들을 수집하는 단순한 작업으로 여겨질 수 있다. 그러나 건강영향평가는 기본적으로 전통적인 연구와는 차이가 있다. 왜냐하면 건강영향평가는 지역사회와 이해 관계자들이 관련되어 있고, 강력한 영향력에 대한 지역의 지식과 알려져 있는 정보를 끌어내는 것이다.

여러 가지 다양한 모델과 안내서가 있지만, 일반적으로 다음의 단계들이 건강영향평가에 포함되는 것에 동의하고 있다.

1. 스크리닝 : 이 단계는 계획 혹은 정책이 건강에 대한 중요한 의혹을 제기하는지, 그래서 건강영향평가를 할 가치가 있는지를 평가하는 것이다.
2. 범위 설정 : 이 단계는 건강영향평가를 통해 평가되어야 할 가능한 위해와 편익이 무엇인지, 그리고 해결해야 할 문제가 무엇인지에 대한 대략적인 범위를 정하는 것이다.
3. 위해성 평가 : 이 단계는 위해하거나 편익이 되는 요인의 특성과 그 수준을 규명하는 것이다. 어떤 인구집단이, 얼마나 많은 집단이 그것들의 영향을 받으며, 어떻게 영향을 받고, 무엇이 그 영향력을 증대하거나 감소시키는지를 규명한다. 이 단계는 예측되는

영향력의 신뢰수준 혹은 확실성의 수준 평가도 포함한다.

4. 결정
5. 실행과 모니터링

건강한 공공정책의 역사

영국에서 건강을 증진하거나 보호하기 위한 정책은 오랜 역사를 가지고 있는데 19세기, 인구가 많은 공업 노동자 빈민가에서의 질병 확산에 대한 관심에 의해 촉발된 위생개혁운동의 발생까지 거슬러 올라간다. 에드윈 채드윅(Edwin Chadwick)의 '영국 노동 인구의 위생 상태 연구에 대한 구빈법 위원회로부터의 보고서(Report from the Poor Law Commissioners on an Inquiry into the Sanitary Conditions of the Labouring Population of Great Britain(1842))'는 가난한 사람들은 그들의 상태를 변화시킬 힘이 없고 이들의 건강을 보호하고 증진하는 것은 지방 정부의 일이라는 점을 분명히 하였다. 19세기는 건강을 보호하고 증진하기 위한 입법과 규제가 넘쳐나는 시기였고 이러한 경향은 20~21세기까지 계속되었다.

사례 학습 11.3 19~21세기 동안 영국의 건강한 공공정책에서의 획기적인 사건들

1842 에드윈 채드윅의 '영국 노동 인구의 위생 상태 연구에 대한 구빈법 위원회로부터의 보고서(Report from the Poor Law Commissioner on an Inquiry into the Sanitary Conditions of the Labouring Population of Great Britain)'가 출간된다.

1845 마을 건강에 관한 왕립위원회로부터의 최종보고서(Final report from the Royal Commission on the Health of Towns)가 출간된다.

1848 잉글랜드와 웨일즈를 위한 공중보건법(Public Health Act for England and Wales)에 의해 지방정부가 깨끗한 상수도와 위생적인 하수 처리 시스템 공급의 책임을 지게 되고 마을에 보건국장들이 배치된다.

1854 존 스노우(John Snow)는 오염된 급수시설을 제거함으로써 콜레라 유행을 조절한다.

1866 위생법(Sanitary Act) – 지방정부들은 관할 지역을 조사해야 한다.

1868 주택법(Housing Act) – 지방정부들은 주택 소유자들의 집을 유지 보수해야 한다.

1871 1919년에 보건부(Ministry of Health)가 된 지방정부위원회(Local Government Board)가 설치된다.

1872 공중보건법(Public Health Act)에 의해 보건국장들이 자신들의 지역을 책임지게 된다.

1875 공중보건법은 입법이 더욱 빨리 진행되도록 하였고 지방정부들이 공중보건과 관련된 측정을 허가하는 것이 아니라 요구하는 것으로 변화된다.

1906 교육법(Education Act)에 의해 학교 급식이 제공된다.

1907 교육법에 의해 학교 의료서비스가 확립된다. 출생신고법(Notification of Birth Act)이 통과되고 방문보건의 개발이 촉진된다.
1944 교육법에 의해 15세까지의 중학교 교육은 의무교육이 되었고 모든 학교에서 식사, 우유, 의료서비스를 제공하게 된다.
1946 국가보험법(National Insurance Act)에 의해 질병 및 실업급여, 퇴직연금, 미망인 및 모성급여가 제공된다. '요람에서 무덤까지' 시민들에게 사회서비스가 제공되어야 한다는 주장이 제기된다.
1956 대기오염과 호흡기 질환을 감소시키기 의해 청결 공기법(Clean Air Act)이 제정된다.
1967 도로안전법(Road Safety Act)에 의해 혈액 100ml 당 알코올 80mg이라는 법적 한계가 설정되고 시간당 70마일로 속도가 제한된다.
1973 모터사이클 탑승자의 헬멧 착용이 의무화된다.
1974 국가보건서비스(National Health Services, NHS) 재조직화 - 지역보건 및 공중보건서비스가 지방정부로부터 NHS로 이전된다.
1974 직장에서의 보건 및 안전에 관한 법(Health and Safety at Work)에 의해 모든 사용자들은 모든 종업원들의 작업 중 건강, 안전, 복지를 보장해야 한다.
1977 주택법(Housing Act)은 지방정부가 집이 없는 사람들에게 거처할 곳을 주도록 의무를 부과한다.
1983 안전벨트에 관한 입법. 앞좌석에서의 안전벨트 착용과 관련된 법은 1991년에 제정된다. 아이들을 자동차 내에서 유아용 의자에 앉히는 것과 관련된 법은 2006년에 제정된다.
1988 물 법안(Water Bill)은 민영화된 급수시설들이 보건 기준을 충족하도록 요구한다.
1989 무연 가솔린에 대한 세금 보조가 도입된다.
2000 식품과 관련된 국민들의 건강과 소비자의 이익을 보호하기 위해 독립기구인 식품표준국(Food Standard Agency)이 설립된다.
2004 모든 공공장소에서의 흡연금지 규정이 아일랜드 공화국에 도입된다.
2005 술집과 클럽이 영업시간의 무제한 확대를 요청할 수 있게 된다.
2005 시민참여법(Civil Partnership Act)은 같은 성의 부부들의 시민 참여를 가능하게 함으로써 보건의료와 관련하여 결혼한 부부들처럼 동일한 근친자적 권리를 부여한다.
2006 스코틀랜드의 모든 공공장소에서 흡연이 금지되었다.
2006 직장 및 가족에 관한 법률(Work and Families Act)에 의해 아버지나 어머니가 사용할 수 있는 모성 및 입양 유급 휴가가 6개월에서 9개월로 확대된다.
2007 모든 밀폐된 사업장과 공공장소에의 흡연금지 규정이 잉글랜드, 북아일랜드, 웨일즈에 도입된다.
2007 (4~9세) 어린이들을 대상으로 하는 TV 프로그램에서 정크 푸드(junk food) 광고가 금지된다.
2012 스코틀랜드에서 주류에 대한 최저가격제도가 도입된다.
2012 슈퍼마켓에서 담배 판매를 위한 진열이 금지된다.
2013 동서결혼이 합법화된다.
2014 잉글랜드의 공립학교에서 유치반과 1, 2학년을 위한 학생 무상급식이 도입된다(http://www.gov.uk/government/policies/giving-all-children-a-healthy-start-in-life/supporting-pages/universal-free-school-meals-for-infants).
2015 담배 포장 단일화 도입이 제안된다.
2015 모든 가게에서 담배 판매를 위한 진열이 금지된다.

사례 연구 11.3에서 제시된 건강한 공공정책들의 일부는 건강에 대한 물리적 환경의 영향이 19세기 공중보건에 대한 관점을 어떻게 형성하였는가를 보여준다. 반면 공중보건에 대한 21세기의 관점은 생태적, 경제적, 환경적, 사회적 요인들이 서로 연결되어 있고 이들은 건강에 영향을 미친다는 것이다. 모든 사람들에게 직장과 동네에서 깨끗하고 안전한 환경을 보장하고 안전하고 깨끗한 교통, 토지, 식수를 보장하는 것이 현재 보건영역의 주요 관심사이며 공공정책이 다루어야 할 과제들이다. 담배와 술과 같은 건강에 유해한 생산물에 대한 규제는 많은 논의의 초점이 되어 왔다.

단일 이슈에 대한 압력 집단이나 비정부 기구들(예를 들면 Age UK, Greenpeace) 또한 특정 정책들을 로비하거나 옹호하는 주체들로서 활동할 수 있다. 의약품 특허와 관련된 무역관련 지식재산권 협정(trade-related aspects on intellectual property rights, TRIPs)을 변화시키기 위한 옥스팜(Oxfam)의 로비활동이 하나의 예이다. 유럽연합과 미국 간에 체결된 새로운 범대서양 무역투자동반자협정(Trans-Atlantic Trade and Investment Partnership)에 의해 약에 대한 독점권을 가진 기업이 합리적 가격의 약을 공급하지 않을 수도 있다는 우려가 지속되고 있다. 2015년에 시행된 범대서양 무역투자동반자협정에 대한 건강영향평가에서는 약값에 대한 잠재적인 영향뿐만 아니라 담배 광고, 식품 영양표시 또는 술 매장 밀도에 대한 정부 규제 역량에도 소실이 있음을 발견하였다(http://hiaconnect.edu.au/wp-content/uploads/2015/03/TPP_HIA.pdf).

정책이 건강을 지원하는데 있어서 규제는 단지 한 가지 방법일 뿐이다. 정부들은 또한 건강에 유해한 생산물에 세금을 부과하거나 담보계약을 하는 등의 재정적, 금전적 수단을 활용할 수 있다(특정 목적을 지원하기 위하여 부과되는 세금, 예를 들면 자동차에 대한 혼잡통행료를 통해 자전거 도로에 대한 자금제공을 하는 것). 영국 BBC에 자금을 지원하기 위해 TV 수신료를 활용한 것, 호주의 일부 주의 건강증진에 자금을 주기 위해 담배세를 활용하는 것 등이 담보계약의 예이다.

건강한 공공정책의 효과성에 대한 근거를 수집하는 작업은 이를 위해 소요될 것으로 예상되는 긴 시간과 상호연결된 요인들의 복잡성 때문에 어려움이 많다. 건강한 공공정책은 세계보건기구의 전략으로 채택되었지만, 정책결정자들과 연구자들은 이 정책의 확고한 근거 기반이 부족하다는 점을 지적해 왔다(Petticrew 등, 2004). 건강불평등에 대한 마못 리뷰(Marmot Review into Health Inequalities, 2010)는 건강불평등에 관한 근거를 수집했고 건강에 대한 함의를 상세히 설명하기 위해 로비도 하였다. 이 리뷰의 권고안 중 일부는 이에 따른 정책들,

예를 들면 조기 교육, 활동적 이동, 지속가능한 식량 생산, 무탄소 주택 정책에 통합되었다.

세계화는 공중보건에 큰 영향을 주고 공공 정책에 새로운 도전을 제기한다. 무역, 여행, 통신, 이민은 건강에 영향을 미치는 많은 요인들이 국가적 경계들을 초월하여 세계적 차원에서 작동한다는 것을 의미하는데 전염병, 빈곤, 식량 부족, 전쟁과 시민 갈등, 기후 변화 등이 그 예이다. 건강한 공공정책의 초점은 다음과 같이 요약할 수 있다.

- 안보로서의 건강 : 지구적 위험이 아닌 에이즈나 조류 독감과 같이 안보 위협으로 인식되는 이슈를 다루는 것
- 개발로서의 건강 : 저소득 국가들의 경제와 하부구조 개발에 투자하는 정책과 프로그램
- 공공재로서의 건강 : 기후 변화에 대처하는 것과 같이 집합적 편익을 증진하는 정책
- 인권으로서의 건강 : 조약과 약속에서 구현

학습활동 11.2 지구적 차원의 건강한 공공정책

공공정책에서 지구적 차원의 건강 문제를 해결하는데 있어서 제기되는 도전은 무엇인가?

세계적 수준에서 국제연합(UN), 세계보건기구(WHO), 세계무역기구(World Trade Organization), 세계은행(World Bank), 국제통화기금(IMF)과 같은 국제기구들은 모두 건강의 사회경제적 결정요인들에 막대한 영향을 미친다(제8장 참고). 지구적 차원에서 건강을 증진하기 위한 정책결정의 예 중 하나는 2005년 세계보건기구의 건강의 사회적 결정요인에 대한 위원회(Commission on Social Determinants of Health) 설치와 국제연합의 새천년 개발목표(Millenium Development Goals)의 수립이다. 그런데 이 개발 목표에는 빈곤, 기아, 어린이와 모성 사망률, 전염병의 감소, 보편적 초등 교육, 성 평등, 환경의 지속성 장려가 포함된다(United Nations Development Programme, 2006).

그러나 국제기구들의 활동이 항상 좋은 영향을 미치는 것은 아니다. 예를 들면, 세계무역기구와 같은 금융기구들은 저소득 국가들보다 중간 및 고소득 국가들에게 이익을 주는 자유무역정책을 지지한다. 국제금융기구(IMF)는 저소득 국가들에게 구조조정 프로그램을 강요하는데 이는 해당 국가들의 공공지출을 줄이는 효과를 낳고 보건부문도 예외가 아니다. 저소득 국가들로부터 중간 및 고소득 국가로의 '두뇌 유출'이 존재하는데 이는 서비스 전달의 감소와 보건의료전문가들의 이주 증가의 소용돌이로 이어진다. 이 문제는 매우 급격하게 진행되어

세계보건기구는 보건인력의 국제적 모집에 대한 실행 규칙을 제정하게 되었다. 세계보건기구 보고서(2006)에서는 보건 관련 새천년 개발목표를 달성하기 위해 인구 천 명당 최소 2.3명의 보건의료종사자가 필요하다는 점을 제시하였다. 최근의 에볼라 유행은 보건 시스템의 분절화를 조명하였는데 예를 들면, 라이베리아(Liberia)는 인구 4백만명 당 단지 150명의 의사만이 존재하였다.

국가의 역할은 보통 건강한 공공정책을 강조하는 것이지만 정책은 또한 다른 수준에서 만들어진다. 제3부에서 우리는 학교, 병원과 같은 생활터들이 건강에 이로운 지원적 환경이 될 수 있는 방안을 토론한다. 예를 들면, 문화적 역량과 관련되어 있는 조직적 정책들이 실제 활동에 영향을 미칠 수 있다.

건강한 공공정책의 핵심 특징 : 장점과 장애물

건강한 공공정책은 건강 향상에 필요한 선택을 더욱 용이하게 하고 위험으로부터 대중들을 보호함으로써 건강에 대한 구조적, 환경적 장애물들에 대처하는 수단이다.

학습활동 11.3 건강한 공공정책의 장점과 단점

비만, 성적 행위 또는 약물 남용과 같은 주제를 정한다. 건강증진에 대한 건강한 공공정책 접근법의 장점이 될 만한 것은 무엇인가? 그리고 단점이 될 만한 것은 무엇인가?

건강한 공공정책은 대중들의 건강상태에 명확하게 영향을 줄 수 있는 가능성을 가진다. 보건의료체계와 관련된 이슈들은 가시적이고 정부에 어려움을 야기할 수 있다. 반면 건강한 공공정책은 주택과 같이 전통적으로는 건강과 관련없다고 보았던 영역들을 포함한 모든 부문들이 건강의 사회적 결정요인들을 인식하고 자신들이 담당했던 정책 영역과 건강 및 안녕 간의 연관성을 파악해야 한다. 영국에서는 건강을 위해 자전거 타기를 증가시키고 탄소 배출을 감소시키기 위한 시도를 하였다. 이를 통해 교통비 감소 및 다른 이동수단들과 관련된 비용 증가(예를 들면 주차비 인상), 하부구조와 안전성 향상과 같은 지자체의 정책이 개인의 이동수단 선택에 영향을 주었다는 점이 입증되었다.

학습활동 11.4 건강향상 전략으로서 건강한 공공정책의 활용

위에 제시한 편익에도 불구하고 건강한 공공정책이 주목받지 못하는 이유가 무엇인가?

건강한 공공정책 접근법의 반대자들은 이 접근법이 개인의 책임성을 제거하고 시민들의 기회와 행동을 좌우하는 '유모국가(nanny state)'를 지지한다는 근거를 내세운다. 사실 Beattie (1993)는 그의 권위적이고 하향적인 건강증진 접근모형에서 입법 조치를 기술하였다(제5장 참고). 보수적이고 개인주의적인 정치적 신념과 이데올로기를 옹호하는 사람들은 특히 이러한 관점을 지지할 가능성이 높다. 정부는 대중의 건강을 안내하고 지키는 관리자로서 행동해야 하고 개인의 책임에 대한 필요를 대체해서는 안 된다고 주장하면서 이런 관점에 힘을 실어 주었다. 관리는 무엇을 해야 하는가에 대한 합의가 필요한 집합적 책임에 관한 것이다. 세계보건기구는 관리를 보건의료서비스 전달이나 재원조달보다 더 중요한 것으로 간주한다. 그 이유는 국가보건의료체계의 전반적인 성과에 대한 궁극적인 책임을 항상 정부가 져야 하기 때문이다(WHO, 2000).

중재는 가부장적인 것으로 평가될 수 있는데 특히 사적인 행동(예를 들면, 자신의 공간에서의 흡연 등)으로 간주될 때 그러하다. 안전벨트를 매지 않는 것과 같이 근거에 기반을 둔 건강위험이 있는 경우에는 중재에 대한 수용성이 훨씬 높은 것으로 간주된다. 너필드 생명윤리위원회(Nuttield Council on Bioethics)가 개발한 중재의 사다리는 공중보건정책들의 수용성과 타당성을 보여준다. 개입의 정도가 가장 적은 정책들부터 개입의 정도가 가장 심한 법률 제정까지 건강 획득에 대한 자유의 소실을 비교하면서 검토한다. 그림 11.1은 중재의 사다리를 보여주는 것인데, 식품영양표시와 차량 소유로 인한 탄소 배출 감소를 포함한 많은 이슈가 논의되어 왔다. 현재 많은 정부는 양질의 정보 제공과 교육 또는 '가벼운 개입(nudging)'과 함께 선택을 가능하게 하는 방안들을 선호한다(제6장 참고).

Joffe와 Mindell(2004)은 사람들에게 무엇을 해야 하는가를 말하는 것으로부터 건강에 이로운 선택을 더 쉽게 하는 쪽으로 초점이 이동해야 한다고 주장하였다. 또한 국가는 '유모국가'로부터 영리하고 신중하고 유능하고 빈틈없이 노련한 국가로 변해야 한다고 주장하였다 (Joffe & Mindell 2004, p. 967). 그러므로 건강한 공공정책을 추구하기 위해 정부가 채택해야 하는 몇 가지 역할들이 있다. '유모국가'와 같은 것은 낡았을 뿐만 아니라 인기가 없는 것으로 보인다는 사람들이 있다. 반면 관리나 '노련한 국가'와 같은 것이 더욱 시대에 맞고,

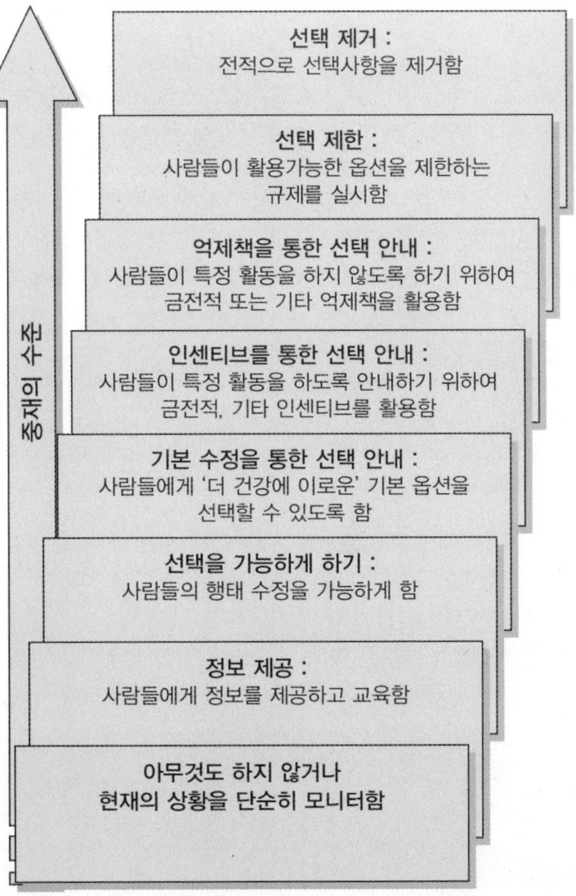

그림 11.1 중재의 사다리(너필드생명윤리 위원회, 2007. 공중보건: 윤리적 이슈. 너필드 위원회, 런던. http://nuffieldbioethics./org/project/public-health/[accessed 01.03.15])

시민사회 구성원들이 방향을 결정하며, 정부는 노를 젓는 것이 아니라 조정을 하는 것이라는 현재의 가치와 이데올로기에 더욱 부합한다고 보는 사람들도 있다(Giddens, 1998). 어떠한 입법조치에도 대중들의 동의가 필요하다. Tones는 보건교육 없이는 건강한 공공정책이 불가능할 것이라고 주장하였다. 보건교육은 환경적 관심사와 같은 의제를 설정할 수 있을 뿐만 아니라 정부가 선거에서 인기가 없어질 위험에 처하지 않으면서도 제도를 마련하고 변화의 확실성을 주장하게 할 수도 있다(Tones 2001, p. 14). 제5장은 건강한 공공정책을 위한 운동에서 의제 설정과 인식 향상의 중요성을 설명한 Tones의 건강증진 모형을 묘사하고 있다.

사례 학습 11.4 비만에 대한 입법 윤리

일본에서는 공식적으로 특별 건강검진과 특별 공중보건 지도의 실행을 위한 표준(Standards Concerning Implementation of Special Health Examinations and Special Public Health Guidance)이라고 불리는 일련의 가이드라인에 관련된 '메타보 법(Metabo Law)'을 제정하였다. 이 법은 지방 정부와 고용주들이 전체 인구의 44%에 해당하는 56,000,000명인 40~74세 사이의 국민들에게 허리둘레 측정을 포함한 강제적인 건강검진을 실시하도록 하였다. 이 때 남자의 경우에는 허리둘레가 최대 33.5인치(85㎝), 여자의 경우에는 35.4인치(90㎝)를 넘으면 안 된다. 가장 큰 측정 구간에 해당하는 사람들은 이후 3개월 동안 상담을 받아야 한다. 만약 이 사람이 체중을 줄이지 않으면 이들의 보험자와 고용주는 노인의료에 재원을 조달하는 처벌을 받는다.

2011년 덴마크는 2.3% 이상의 포화지방산을 함유하는 모든 식품에 대해 전면적으로 세금을 부과하는 '비만세(fat tax)'를 통과시켰다. 하지만 소비자들은 건강에 더 이로운 식품을 선택하기보다 지방이 함유된 식품을 온라인이나 인근 독일에서 구입하였다. 2012년 덴마크 정부는 비만세를 폐지한다고 선언하였다.

미국에서는 소위 '세이프웨이 수정조항(Safeway Amendment)을 통해 고용주들이 더 건강한 방향으로 노력하는 사람들에게 보험 인센티브와 할인을 제공할 수 있도록 하였다. 예컨대 고용주들은 모든 피고용자들에게 500불의 보험료를 인상할 수 있다. 만약 어떤 사람이 특정 목표, 예를 들면 체질량지수 25 미만을 달성하면 500불을 돌려줄 것이다. 이미 건강한 체중인 사람의 보험료는 낮고 행태를 변화시키기 원하는 사람에게는 인센티브가 제공될 수 있다. 그러나 변화가 어려운 사람들은 벌금을 낸다.

학습활동 11.5 건강한 공공정책의 실제

흡연 금지, 식품 내용물 표시에 대한 규제, 도보와 자전거 타기를 격려하기 위한 교통 정책, 지역사회 재생과 같이 건강한 공공정책의 예를 확인하라. 건강한 공공정책을 형성하고 실행하기 위해 필요한 기술과 자원에는 무엇이 있는가?

공중보건 기술 및 지식 체계(The Publich Health Skills and Knowledge Framework)는 공중보건에 종사하고 있는 사람들을 위한 표준을 설명하고 있다(www.skillsforhealth.org.uk 또는 www.phorcast.org.uk를 보라). 이 체계는 정책 및 전략 개발의 핵심 영역을 확정하였고 실무자들이 정책의 영향을 사정하였다. 그리고 정책결정과정 및 건강영향평가의 다양한 방법을 이해하고 다양한 정책 옵션의 건강결과 비교 능력을 통해 기관 간 활동을 이해하게 하는 것을 목적으로 하였다. 이 방법들은 도처에서 언급되었고 오타와 헌장(WHO, 1986)에서는 효과적인 활동을 위해 필요한 세 가지 핵심 기술인 중재, 옹호, 권한부여를 언급하였다.

그러나 '모든 정책에 건강을'은 구현되지 않는다. 조직들과 지방정부는 공중보건에 대한 도전이 부족하다. 게다가 정책결정과정은 다른 곳(Naidoo & Wils 2005, Chapter 4)에서 기술한 바와 같이 복잡하다. 네 가지 핵심단계는 다음과 같다(Walt, 1994).

1. 문제 정의 및 주제 인지
2. 정책 형성
3. 정책 실행
4. 정책 평가

다양한 기술들은 정책결정과정의 각 단계마다 필요하다. 예를 들면, 1단계의 문제 정의 및 주제 인지 단계에서는 특정 주제에 대한 신속한 인지를 위해 조사연구, 로비, 옹호가 요구될 수 있다. 건강영향평가는 2단계에서 건강영향에 대한 인식을 높일 수 있다. 협동 작업은 정책형성 및 실행과정이 진행되는 동안 정책과정 내에서 중요한 요소이다. 협동과 관련된 편익들과 법적 요구조건들은 우리의 자매편(Naidoo & Wills 2010) 제5장에 기술되어 있다. 제안된 정책과 관련된 핵심 이해관계자들을 확인하고 그들의 이해관계를 명확히 하고, 단일한 의제를 제시하기 위해 다른 사람들과 연계하는 것은 모두 광범위한 정책결정과정의 일부분이다. 제8장은 일부 기관들의 역할들을 개괄한다. 서로 다른 조직적 문화들과 그들의 이해관계에 대한 인식은 협동 작업에서 중요하다. 다양한 기관들이 속한 환경에서 변화를 일으키기 위해 영향을 주고, 협정을 하고 촉진시키고 관리하는 방법들은 핵심적인 기술이다.

옹호는 대중의 의견에 영향을 주고 이를 제시함으로써 정책결정자들이 정치적으로 바람직하고 받아들일 만한 것이 무엇인가를 판단하는데 영향을 주는 과정이다(Kemm, 2001). 여기에는 대중 및 대중매체, 이해집단 간 지지 형성, 여론 동향 조성도 포함된다. 정책 사례를 제시하는 것은 당신이 대표하고 있는 사람들과 영향력 있는 중요한 사람들 간의 이해관계에서 부분적 또는 완전한 일치를 보이는 영역을 찾는 것이다. 옹호는 메시지를 사용가능한 형태로 전달함으로써 정보에 기반을 둔 논쟁을 장려할 수도 있다. 옹호는 또한 정책에 반대되는 사례를 제시하기도 한다. 옹호에서 대중매체의 활용은 제12장에서 더 자세하게 다룰 것이다.

정책이 승인된 후 실행단계가 쉽게 진행될 것이라고 가정할 수는 없다. 이 단계에서 조직의 활동에 영향을 주는 정책들의 경우 특히 많은 문제가 발생할 수 있다. 실행에는 정책에 의해 영향을 받는 사람들의 동의를 획득하는 것, 이들이 정책의 작동에 헌신하는 것도 포함된다. 종종 상부로부터 부과된 변화에 대해서는 저항이 발생한다. 일선 직원이나 관료들은 정책 실행과 정책 변화의 전달에서 핵심 주체이지만 정책과정을 진전시키거나 방해할 수 있는 역량도 가지고 있다(Lipsky, 1979).

비록 이상적인 세계에서는 건강한 공공정책이 합리적인 과정이어야 하겠지만 실제 정책결정은 합리적인 것이 아니라 점증적이거나 소위 '버티기(muddling through)'로 표현되는 식으로 이루어진다(Lindblom, 1959; Green 등, 2015). 이상적으로 정책결정은 문제의 명확성, 원하는 목적과 결과, 이를 성취하기 위한 최선의 수단에 의해 추동되는 것이다. 다시 말해 이는 정책과정의 각 단계에서 모든 대안들을 객관적으로 평가할 것을 요구한다. 결과는 최선의 가능한 선택일 것이고 이에 대한 동의가 있을 것이다. 사실 정책 결정은 점증적이고 특징적으로 제한된 범위의 옵션을 고려하고 목적과 실행 간의 차이를 희미하게 하며 근본적인 개혁보다 작은 변화에 대한 동의를 얻는 것이다. 21세기 정책결정은 심지어 더욱 복잡해져 가고 있으며 '얽힌' 문제들과 증가하는 수많은 옵션에 대한 근거들을 다룬다. '모든 정책에 건강을'을 옹호하는 전략들 중의 하나는 모든 정책을 검토할 때 '건강 렌즈'를 채택하는 것인데, 남부 호주의 사례가 있다(http://sahealth.sa.gov.au).

사례 학습 11.5 담배규제기본협약(The Framework Convention on Tobacco Control)(WHO, 2003)

담배규제기본협약은 담배산업, 담배 재배자의 강력한 경제적 이해관계에 도전하고 그들의 힘으로부터 개별 국가들과 구성원들을 보호하려는 시도이다. 이 협약은 가격과 세금으로 담배 수요를 감소시키고 미성년자에 대한 담배 판매, 불법 무역 등과 같은 공급을 통제하는 조치를 확립하였으며, 담배 판촉 활동을 조절하는 조치에 동의하였다. 담배규제기본협약은 2003년 세계보건기구 회원국들의 동의를 받았고 이후 약 4년간의 교섭이 진행되었다. 담배를 반대하는 압력집단으로부터의 로비와 담배를 옹호하는 측의 지속적인 내부로부터의 책략은 담배규제기본협약을 만드는 것을 어렵게 하였다. 2004년 131개 국가들이 조약에 서명하였고 21개 국가들이 이를 비준하였다. 미국은 이 협약을 비준하는데 있어서 주목할 만한 탈락자였다. 담배규제기본협약은 최초의 국제보건조약이었고 2005년에 효력이 발생되었다.

건강한 공공정책에 있어서 실무자들의 역할

비록 많은 실무자들이 건강한 공공정책을 그들의 업무에서 검토해야 할 사항으로 생각하지 않는다 할지라도 실무자들이 참여할 수 있는 다양한 방법이 있다. 직무 역할과 조직 활용 또는 서비스에 근거해서 실무자들은 건강한 공공정책과 관련된 다양한 역할을 떠맡을 수 있다.

이러한 역할들은 과정을 인도하고 비전을 공유하며 건강한 공공정책의 편익을 장려하는 것으로부터 로비 과정과 옹호, 협력 활동에 이르기까지 다양하다.

학습활동 11.6 실무자들과 정책 과정

당신의 지방의회는 자전거 타기와 도보를 장려하기 위한 새로운 교통 계획을 제안하고 있다. 이 계획에는 혼잡통행료, 자전거 도로, 두 명 이상 탑승한 자동차 전용차선 도입 등의 내용이 있다. 옹호자들은 이 계획을 사람들이 그들의 개인적인 이동 계획에 운동을 통합하도록 장려할 것이라고 주장한다. 반대하는 사람들은 그 계획이 도로 공간을 줄이고 속도를 더욱 제한함으로써 교통 혼잡을 심화시키고 이동시간을 길게 할 것이라고 주장한다. 지방의회는 모든 이해관계자들과 협의를 요청하고 있다. 무언가를 해야 한다면, 실무자로서의 당신의 역할은 무엇으로 보고 있는가? 그러나 만약 실무자로서 당신의 역할이 있다면 그것은 대중의 구성원으로서 당신의 역할과 어떻게 다른가?

정책에 관여하는 사람들에게 도움이 되는 정책적 맥락, 과정, 실행과 특정 기술들은 전문가 훈련 과정에서 무시되는 경향이 있다. 실무자들이 종종 특정 정책의 목표 달성 가능 여부를 결정하는 중요한 역할을 한다는 사실에도 불구하고 이것은 현실이다. 정책은 영향을 미치기 위해 실행될 필요가 있다. 정책은 보통 활동 행태의 변화를 포함하고 있고, 조직은 변화에 저항하는 경향이 있다. 변화는 종종 스트레스를 야기하고 시간 소모적이므로 사람들이 그것의 장점을 확신하지 못하면 틀림없이 저항이 일어날 것이다. 요구되는 것에 대한 무기력과 잘못된 이해 때문에 정책은 이것이 기술된 문서보다 더 많은 것을 얻지 못한다. 효과적인 정책을 위해서는 실무자들이 위원회의 구성원이 되어야 하고 파트너들을 정책 실행에 참여시켜야 한다. 이것은 다시 말해서 파트너가 속한 조직의 정책결정과정 참여 여부와 그 방법에 달려 있다.

보건의료서비스 내부는 지속적인 변화와 재조직화의 긴 역사를 가지고 있다. 이것은 어느 정도의 냉소와 정책결정과정 참가의 부족으로 이어질 수 있다. 많은 경우 과거의 정책 실행은 세부사항까지 통제하는 경향이 득세하였고 이러한 경향은 정책에 대한 부정적 자세를 낳았다. 그러나 정책결정은 강력한 전문가적 도구이고 정책과정에서의 효과적 개입을 위한 기술이 전문가 훈련 과정에 포함될 필요가 있다.

건강한 공공정책 접근법에 대한 평가

정책영향을 평가하는 것이 종종 어려울 때가 있다. 그 이유는 정책영향 평가에는 오랜 시간이 필요하고 통제된 비교가 부족하고 정책 변화에 영향을 미치는 요인들과의 관계가 복잡하기 때문이다. '모든 정책에 건강을'의 장점은 사실 기술적이고 추정을 할 수 있다는 것이다. 일반적으로 정책 변화의 영향을 평가하기 위해 연구된 영역들은 다음과 같다.

- 정책 변화에 대한 지식
- 정책 변화에 대한 태도 – 옹호 또는 반대
- 정책 변화에 따르는 자가 평가된 행태 변화
- 독립적으로 평가된 행태 변화, 예를 들면 생산물 판매 또는 서비스 이용 전후의 모니터링
- 정책 변화에 대한 대중매체의 보도 - 양 : 긍정적 또는 부정적
- 정책 변화가 비용–효과적인지를 기술하기 위한 경제성 분석

평가 과정의 더욱 구체적인 내용들은 제20장에 있다.

결 론

건강한 공공정책은 건강증진에서 중요한 초석이다. 정책은 여러 다양한 수준이 존재하는 복잡한 현상이다. 건강한 공공정책은 합리적인 이론적 근거와 일부 주목할 만한 성공사례가 있으나 전략으로서 다소 덜 활용되었다. 이것은 아마도 건강한 공공정책의 복잡성 때문인 것 같고 많은 건강결정요인들을 함께 해결해야 한다는 생각이 매우 큰 것처럼 보인다. 건강의 사회적 결정요인을 다룰 때, 정부가 기꺼이 그것에 개입하고 빈곤과 같은 문제해결을 그들의 역할로 인지하는가와 관련해서 정책, 가치, 이데올로기에 의문이 제기된다.

건강한 공공정책은 건강을 증진하고 불건강을 예방하는 효과적이고 효율적인 수단이 될 수 있는 장점이 있다. 그러므로 전문가 훈련에는 정책결정과정이 포함되어야 한다. 이해 능력과 정책과정에 효과적으로 참여할 수 있는 능력은 모든 실무자들의 전문적 기술 기반의 일부분이 되어야 한다.

추가 토론을 위한 질문

- 당신은 실무자로서 정책 이슈에 어느 정도로 참가하는가? 당신의 참가 정도를 증가시키기를 원하는가? 감소시키기를 원하는가?
- 민무늬담배값(plain paper packing for cigarettes)과 같은 논란이 많은 새로운 정책을 선택하고 이 주제를 보도한 신문을 검색하라. 이 주제에 관해 보도에서 강조한 내용은 무엇이라고 생각하는가?

요 약

이 장은 건강을 위한 공공정책의 역사를 개괄하였다. 여기에서는 '모든 정책에 건강을'을 실시하기 위한 새로운 전략과 이 전략이 도전에 직면하는 이유를 논의하였다. 건강한 공공정책은 오타와 헌장에서 제기한 활동 영역 중 하나이며 국가 개입을 최소화하려는 정치적 이데올로기이다. 그럼에도 불구하고 이에 대한 승인은 다양한 문제를 해결하기 위한 입법 및 규제의 필요성을 증가시켰다. 건강한 공공정책에서 실무자들의 역할과 정책 과정 이해의 중요성에 대해서도 설명하였다.

추천문헌 및 자료

Baggott, R., 2011. Public Health: Policy and Politics, third ed. Palgrave Macmilian, Basingstoke. A comprehensive account of British, European and international policy and public health.

Buck, D., Gregory, S., 2013. Improving the Public's Health. A Resource for Local Authorities. Kings Fund, London. Available online at: https://www.rsph.org.uk/filemanager/root/site_assets/about_us/latest_news/improving_the_public_s_health_print_version_final.pdf(accessed 06.03.15). A useful guide and case studies about the ways in which local government can contribute to health improvement.

Coles, L., Porter, E. (Eds.), 2011. Policy and Strategies for Improving Health and Wellbeing. Learning Matters, Exeter. A useful textbook on national policies, with case studies from the UK.

Douglas, J., Earle, S., Handsley, S., Jones, L., Lloyd, C.E., Spurr, S. (Eds.), 2007. A Reader in Promoting Public Health. Sage, London. Part Three discusses promoting health through public policy, with many interesting examples.

Lloyd, C.E., Handsley, S., Douglas, J., el al. (Eds.), 2007. Policy and Practice in Promoting Public Health. Sage and Open University Press, London. A comprehensive discussion of public heaJth policy at different levels (global, national, local) and within different settings.

Policy principls such as partnership working and collaboration are also discussed in depth.

Naidoo, J., Wills, J., 2010. Public Health and Health Promotion: Developing Practice, third ed. Baillière Tindall, London. Chapter 4 on the policy context gives a detailed account of the policy process and the realities of engaging with policy.

Pitt, B., Lloyd, L., 2015. Social policy and health. In: Naidoo, J., Wills, J. (Eds.), Heallh Studies: An Introduction, third ed. Palgave Macmillan, Hampshire. Chapter 7. A concise overview of the discipline of social policy, with a focus on health. The chapter includes a historical account and a discussion of methodological issues, including policy analysis and the policy process.

Several toolkits for conducting a Health Impact Assessment can be found at the World Health Organization site, at http://www.who.int/hia/tools/toolkit/en/.

학습활동에 대한 피드백

11.1 건강증진 공공정책의 토대가 되는 핵심가치는 컨퍼런스나 위에 소개된 선언들에서 추론할 수 있고, 제4장에서도 논의되었다. 이에 포함되는 내용은 다음과 같다.

- 형평성 – 소득, 주거 등 건강한 삶에 요구되는 물질적 자원을 적극적으로 재분배하는 것
- 상류(upstream)에 초점 – 개인의 생활양식보다 건강의 사회경제적 결정요인에 집중하는 것
- 참여 – 정부, 실무자, 대중 및 모든 이해관계자들을 포함하는 것
- 협력 – 합의된 목표 달성을 위해 조직 및 국가 경계를 넘어서는 활동을 수행하는 것
- 지속 가능성 – 그들 자신의 필요를 충족하기 위해 미래세대의 능력을 감소시키지 않고 기존의 필요를 충족시키는 것

11.2 지구적 차원의 공중보건정책의 필요성을 인정하지만 그것은 흔히 도전적이다. 예를 들어 전염병 예방을 위해 사람들의 활동을 제한하는 등 건강증진 활동은 억압적일 수 있다. 건강증진의 발전이 지구적인 경제 발전으로 고무될 수도 있다. 식품 정책 같은 문제는 변화 시키기가 매우 어렵다(Lee, 2010). 무역과 이익이 우선시 되는 경우, 세계무역기구와 반대되는 세계보건기구의 의견을 내기는 어렵다.

11.3 건강증진의 접근법으로서 건강한 공공정책은 많은 강점을 가지고 있다. 그 중에서 가장 중요한 것은 아마도 건강에 대한 다양한 사회경제적, 환경적 결정요인과 건강증진을 위해 이들 결정요인의 변화가 필요하다는 인식일 것이다. 이러한 인식과 같이 근원적 상류(upsrteam) 접근은 건강 불평등을 감소시키고 형평성을 높이는데 기여한다. 또한 상류(upsream) 접근은 경제적으로도 이익이다. 건강결정요인에 대한 긍정적 영향은 불건강과 질병을 훨씬 더 예방하여 치료와 서비스 비용이 절약된다는 것이다. 전통적으로 예방은 치료보다 훨씬 더 비용-효과적이다.

11.4 건강한 공공정책을 실행하는 데에는 많은 장애가 있다. Hunter(2003)는 몇 가지 장애요인을 밝혔다. 여기에는 공중보건보다 의료서비스에 집중하는 정부와 대중의 경향, 공중보건을 강화하기 위한 범부처간의 협력을 현실이 아닌 희망사항으로 여기는 정부 부서들의 자기 부서 중심적 사고방식(silo mentaltity)이 포함된다. 공중보건 관련 이슈들은 '얽힌 이슈(Rittel and Webber, 1973)'로 여겨진다. 즉, 이해하기 어렵고 처리나 해결이 쉽지 않은 복잡한 문제들이다. 지속 가능성 혹은 건강불평등 감소와 같은 공중보건 이슈들은 본질적으로 다부문적이다. 그리고 정책이 효과를 거두기 위해 정당의 임기를 넘어서는 장기적인 시간을 요구하는 경향이 있다. Hunter(2003, p.17)는 그것을 "대부분의 공중보건 문제들은 그 성격상 얽힌 문제들이다."라고 하였다.

11.5 건강한 공공정책에 영향을 미치고, 기획하고, 작동시키기 위해 다양한 기술이 요구된다. 이러한 기술들 중에는 보건교육, 협동 작업, 로비, 옹호, 관리, 리더십, 홍보 기술이 포함된다.

11.6 당신의 고객들에게 영향을 미치는 새로운 정책이 제안되면, 당신은 이를 접하는 실무자로서 고객의 건강에 대한 영향력을 평가하는 것이 자신의 임무라고 생각하게 될 것이다. 이것은 그 계획에 대한 반응을 측정하기 위한 고객들과의 토의와 포럼의 시작이 될 것이다. 또는 당신이 적절하다고 판단될 때, 개인의 생각을 끌어내기 위한 특별 과정을 포함한다. 아마도 당신은 연구결과를 일반적인 영어로 번역하거나 제안된 정책의 가능한 효과에 대해 간결하게 설명하는 일을 맡을 수 있을 것이다. 당신은 지역사회 집단들의 의견을 확인하기 위한 간이 건강영향평가 수행을 제안할 수 있다. 또한 당신은 전문 협회들과 그 이슈를 본격적으로 다루고, 그들을 그 이슈에 끌어들일 수도 있다.

대중의 구성원으로서 당신은 같은 활동 영역(전문 협회들과의 활동을 제외하고)에서 일할 수도 있다. 그러나 당신의 역할과 전문성은 다를 것이고, 담당 실무자보다 관심을 갖는 대중의 일원으로 참여할 것이다. 이것은 당신의 의견을 이야기하고, 당신의 원칙과 자치를 알리는 것에 더 자유로울 수 있다.

참고문헌

Beattie, A., 1993. The changing boundaries of health. In: Beattie, A., Gott, M., Jones, L., et al. (Eds.), Health and Wellbeing: A Reader. Macmilian/Open University, London, pp. 260–272.

Chadwick, E., 1842 . Report from the Poor Law Commissioners on an Inquiry into the Sanitary Conditions of the Labouring Population of Great Britain. Poor Law Commission, Home Offce, London.

Giddens, A., 1998. The Third Way. The Renewal of Social Democracy. Polity Press, Cambridge.

Green, J., Tones, K., Cross, R., Woodall, J., 2015. Heallth Promotion: Planning and S trategies, third ed. Sage, London.

Hunter, D.J., 2003. Public Heal th Policy. Pol ity Press, Cambridge.

Joffe, M., Mindell, J., 2004. A tentative step towards healthy public policy. Journal of Epidemiology and Community Health 58, 966–968. Available online at: http://m.jech.bmj.com/tent/58/12/996.ful.pdf (accessed 16.09.15).

Kemm, J., 2001. Health Impact Assessment: a tooI for heaJthy public policy. Health Promotion Intemational 16, 79–85. Available online at: http://m.heapro.oxfordjournals.org/conten/16/1/79.full.pdf (accessed 16.09.15).

Kickbusch, I., 2010. Health in all policies: where to from here? Health Promotion Intemational 25 (3), 261–264. Available online at: http://m.heapro.oxfordjournals.org/content/25/3/261.full.pdf (accessed 16.09.15).

Laverack, G., 2013. Health Activism: Foundations and Stratégies. Sage, London.

Lee, K., 2010. Global health promotion: how can we strengthen governance and build effective strategies? In: Douglas, J., Earle, S., Handsley, S., Jones, L., Lloyd, C.E., Spurr, S. (Eds.), A Reader in Promoting Public Health. Sage, London, pp. 171–176.

Lindblom, C., 1959. The science of muddling through. Public Administratlon Review 19, 79–88.

Lipsky, M., 1979. Street Level Bureaucracy. Russell Sage, New York.
Mackenbach, J.P., McKee, M. (Eds.), 2013. Successes and Failures of Health Policy in Europe: Four Decades of Diverging Trends and Converging Challenges. Open University Press, Buckingham.
Marmot, M., 2010. Fair Society, Healthy Lives. Institute of Health Equity, London. Available online at: http://www.instituteofhealthequity.org/projects/fair-society-healthy-lives-the-marmot-review (accessed 19.03.15).
Milio, N., 2001. Glossary: healthy public P이icy. Journal of Epidemiology and Community Health 55, 622-623. Available online at: http://m.jech.bmj.com/content/55/9/622.full.pdf (accessed 16.09.15).
Naidoo, J., Wills, J., 2010. Developing Practice for Public Health and Health Promotion, third ed. Ballière Tindall, London.
Nuffield Council on Bioethics, 2007. Public Health Ethical Issues. Nuffield Council, London. Available online at: http://nuffieldbioethics.org/project/public-health/ (accessed 03.03.15).
Panjwani, C., Caraher, M., 2014. The Public Health Responsibility Deal: brokering a deal for public health, but on whose terms? Health Policy 114, 163-173. Available on line at: http://www.adph.org.uk/wp-content/uploads/2014/08/Panjwani-and-Carcher1.pdf (accessed 16.09.15).
Petticrew, M., Whitehead, M., Macintyre, S.J., et al., 2004. Evidence for public health policy on inequalities: 1: the reality according to policymakers. Journal of Epidemiology and Community Health 58, 811-816. Available online at: http://www.ncbi.nlm.nih.gov/pmc/articles/PMC1763325/pdf/v058p00811.pdf (Accessed 16.09.15).
Rittel, H., Webber, M., 1973. Dilemmas in a general theory OF planning. Policy 8cience 4, 155-169. Available online at: http://www.ask-force.org/web/Discourse/Rittel-Dilemmas-General-Thory-Planning-1973.pdf (accessed 16.09.15).
Tones, K., 2001. Health promotion: the empowerment imperative. ln: Scriven, A., Orme, J. (Eds.), Health Promotion ProlessionaJ Perspectives, second ed. Palgrave Macmillan, Hampshire, pp.3-18.
United Nations. Universal Declaration of Human Rights, article 25(1). United Nations, Geneva. Available online at: http://www.un.org/en/documents/udhr (accessed 16.09.25)
United Nations Development Programme, 2006. Millennium Development Goals. Available online at: http://www.undp.org/mdg/goallist.shtml.
Walt, G., 1994. HeaJth Policy: An Introduction to Process and Power. Zed Books, London.
Wilkinson, R., 1996. Unhealhy Societies: Th e Afflictions of Inequality. Routledge, London
World Heah Organization, 1986. Ottawa Charter for HeaJth Promotion: An International Conlerence on Heah Promotion. November 17-21. WHO, Copenhagen. Available online at: http://www.who.int/healthpromotion/conferences/previous/ ottawa/en/ (accessed 03.03.15).
World Health Organization, 1988. In: Second International Conference on Heallth Promotion. WHO, Adelaide, Austrailia. Available online at: http://www.who.int/healthpromotion/conferences/previous/adelaide/enl (accessed 02.03.15).
World Health Organization, 2000. The World Heah Report 2000-HeaJth Systems: Improving Perforrnance. WHO, Geneva. Available online at: http://www.who.int/whr/2000/en/ (accessed 03.03.15)
World Health Organization, 2003. Framework Convention on Tobacco Control. WHO, Geneva. Available online at: http://www.who.int/fctc/about/en/ (accessed 03.03.15).
World Health Organization, 2006. World Health Report 2006, Working Together for HeaJth. WHO, Geneva. Available online at: http://www.who.int/whr/2006/en/ (accessed 03.03:15).

제 12 장

건강증진에서 대중매체의 활용

학습 목표

이 장을 마치면

- 행태 변화의 촉진을 위해 정보를 어떻게 활용하는지 이해할 수 있다.
- 행태 변화를 위한 대중매체와 공적 정보의 기여를 논할 수 있다.
- 사회마케팅과 건강증진의 차이점을 비판적으로 평가(사정)할 수 있다.
- 건강소통에서 소셜 미디어와 신기술의 잠재적 기여도를 고려할 수 있다.

핵심 개념 및 정의

매체(Medium/media) 의사소통 경로(예: 소셜 미디어)

미디어 옹호(Media advocacy) 정책변화를 촉진하기 위해 매체를 활용하는 것

메시지(Message) 의사소통 내용

사회마케팅(Social marketing) 사람들의 행동을 바꾸기 위해 상업적 마케팅에서 아이디어를 가져와 발전시킨 활동을 기반으로 한 접근

행태 변화 의사소통(Behaviour change communication) 건강한 행태를 증진하기 위한 의사소통 전략을 포함. 이러한 전략은 기획, 실행 및 평가를 통한 연구로부터 나온 체계적인 과정을 따름

주제의 중요성

정보를 전달하고 조언하는 의사소통은 건강증진 전략의 핵심이다. 따라서 건강증진사업가에게 메시지 발송자와 수용자간 의사소통 방법에 대한 지식과 의사소통이 일어나는 매개인 매체에 대한 이해는 매우 유용한 기술이다. 대중매체는 의사소통의 강력한 요인으로 다수의 사람들에게 다다를 수 있다. 라디오, 텔레비전, 신문과 같은 전통적 매체 외에 인터넷을 비롯한 소셜 미디어는 의사소통의 양상과 범위를 바꿔 놓았다. 대중매체는 많은 사람에게 도달할 수 있는 능력과 사람들이 선택하여 개별적으로 접근할 수 있는 능력을 결합하고 있다. 대중매체는 오랫동안 유료광고나 시사보도를 통해 담배, 술, 자동차와 같이 사람들에게 불건강을 초래하는 물건과 생활양식을 소비하도록 부추겨왔다. 유료광고나 행사, 뉴스보도, 소셜 미디어, 사회마케팅, 미디어 옹호는 건강증진에 활용할 수 있

다. 실행가(practitioner)들은 서비스 이용자들과의 의사소통을 향상시키기 위해 포스터, 유인물 및 다른 방법들도 활용한다. 이 장에서는 건강증진을 위해 여러 매체를 다양하게 사용하는 것에 대한 잠재력과 한계점을 살펴볼 것이다. 건강커뮤니케이션에 대한 더 자세한 내용은 이 책에서 소개하는 Naidoo와 Wills (2010)의 책 제8장에서 찾아볼 수 있다.

서 론

대중매체는 많은 사람들에게 도달할 수 있는 모든 의사소통을 일컫는다. 그 예로 텔레비전, 라디오 방송, 신문, 포스터, 유인물과 같은 인쇄매체나 페이스북과 같은 소셜 미디어가 있다. 대중매체는 개인이나 소그룹에 맞춘 좁은 범위의 개인화된 맞춤형 개입과 달리 광범위한 개입이다. 건강증진을 위한 공적선언의 활용은 긴 역사를 가지고 있다.

1953년에 보건교육저널(Health Education Journal)의 편집자인 존 버튼은 다음과 같은 말을 남겼다.

> "우리의 첫 10년은 선전의 시대라고 부를 수 있다. 보건교육은 모든 분야에서 대중홍보로 인식되고 있다. 즉각적인 권고는 상업적 광고의 양상을 그대로 따르는 대중에게 초점을 두고 있다."
>
> (John Burton의 Tones(1993)에서 인용)

그러나 오늘날에는 이러한 전략이 통하지 않는다는 것이 이미 알려졌고 건강증진에서 대중매체의 역할은 재정의가 필요하게 되었다.

> "많은 이들은 대중홍보가 비용이 많이 들고 상대적으로 사람들의 건강습관을 변화시키는 데 효과적이지 않다고 느끼고 있다. 보건교육은 좀 더 개인에 기반을 두어 계획해야 할 것이다."
>
> (John Burton의 Tones(1993)에서 인용)

매체와 대중의 관계는 복잡하다. 매체의 우선적 기능은 정보전달과 오락이지만 사회응집면에서도 중심 역할을 하고 사람들을 서로 연결시켜 규범과 바람직한 것, 또는 그렇지 않은 것에 대해 정의한다. 맥퀼(MacQuail, 2010)은 매체의 몇 가지 역할을 다음과 같이 정의하였다.

- 필수적인 정보의 주공급원
- 공무가 이뤄지는 장
- 사회현실의 정의 및 이미지 공급원
- 가치가 만들어지고 표현되는 곳
- 규범적인 것에 대한 기준

대중매체는 건강증진에서 중요하며 광범위하게 활용할 수 있다. 대중매체 홍보에서 면역결핍 바이러스, 후천성 면역결핍증, 알코올 오남용, 흡연과 같이 많은 공중보건 문제들을 다루고 있다. 이러한 홍보 목표는 경각심을 높이거나 건강한 생활양식을 호소하는 메시지를 전달하는 것이다. 그 예로, 그림 12.1을 볼 수 있다.

Beattle 등(1993)은 이를 대중들에게 정보를 전달하기 위한 전통적인 하향식 전달방법으로 '건강 설득'이라고 하였다(제5장 참조).

대중매체는 건강에 악영향을 끼칠 수도 있다. 패스트푸드와 같이 건강에 해로운 상품을 광고하거나 과음이 즐겁고 멋지다는, 건강에 유익하지 않은 메시지 전달에 쓰일 수 있다. 대중매체는 건강문제와 서비스에 대한 사회적 견해를 형성하는 데도 중요한 역할을 한다. 건강문제에 대한 주제 선택과 시각에 따른 보도 방법은 건강에 대한 공중담론에 강력한 영향을 미친다. 지난 10년간 떠오른 트위터, 페이스북, 유투브와 같은 소셜 미디어는 정보와 의견을 나눌 수 있게 하였다. 미국에서는 4명 중 1명이 사회관계망을 이용하고 75%가 인터넷을 사용하는 것으로 추정하고 있다.

사례 학습 12.1 에볼라와 소셜 미디어

2014년에 서부 아프리카에서 에볼라가 유행하여 라이베리아, 기니, 시에라리온, 나이지리아, 말리에서 1만 명 넘게 사망하였다. 나이지리아에서 2014년에 있었던 소셜 미디어 홍보는 정확한 정보가 빠르게 전달되는 데 도움이 되었다. 나이지리아에는 휴대폰 사용자가 1억 1천 4백만 명이고 5천 6백만 명은 인터넷을 정기적으로 사용한다. 트위터 홍보로 에볼라를 알리고, 자원자들을 모아 위생과 안전한 매장방법에 대한 공중보건 조언을 퍼뜨리도록 하였다. BBC는 온라인 대화방 WhatsApp의 서비스를 시작하고 에볼라 증상과 효과적인 손 씻기 방법을 영어와 프랑스어로 알렸다(Carter, 2014).

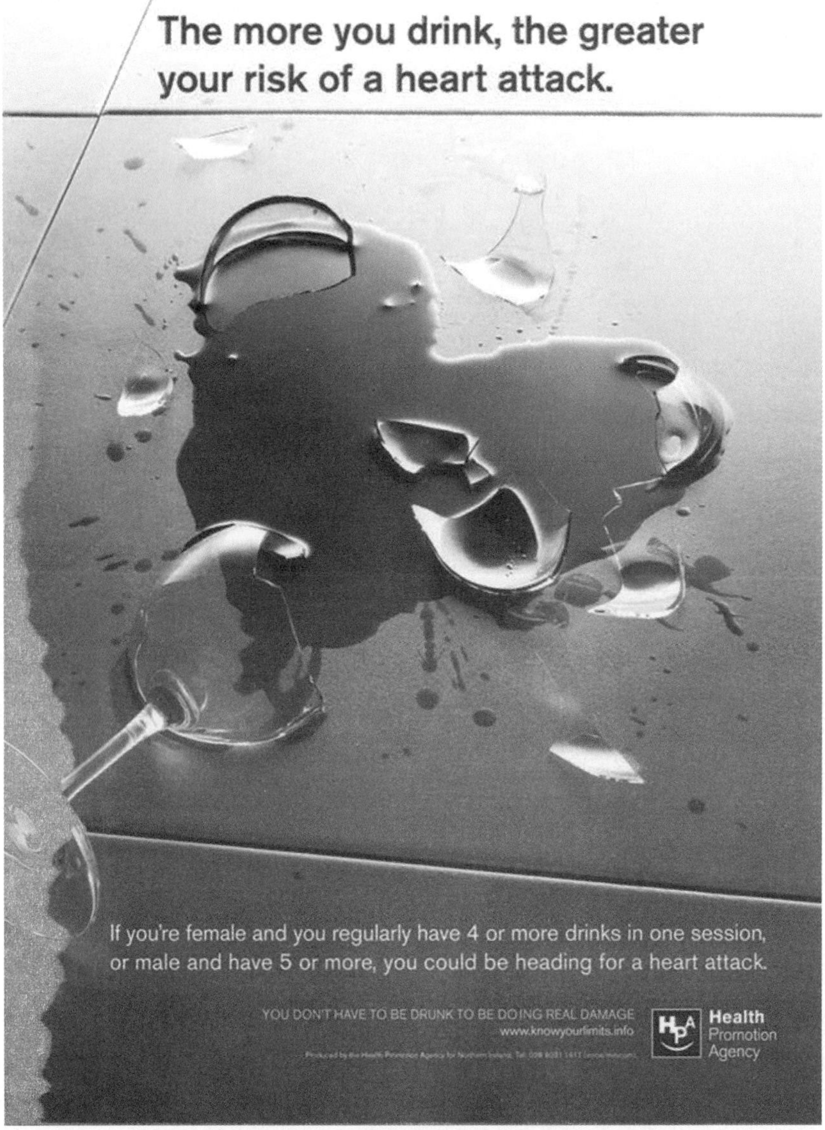
The more you drink, the greater
your risk of a heart attack.
If you're female and you regularly have 4 or more drinks in one session, or male and have 5 or more, you could be heading for a heart attack.
YOU DON'T HAVE TO BE DRUNK TO BE DOING REAL DAMAGE
www.knowyourlimits.info
Health
Promotion
Agency

그림 12.1 북 아일랜드 건강증진협회의 음주포스터
(북 아일랜드 건강증진협회 허락하에 재인용, David Gill)

대중매체 영향의 특성

대중매체는 의사소통과 관련된 다음 몇 가지의 특성을 갖는다.

- 대규모
- 규격화된 내용
- 일방향
- 비인칭/비인격성
- 시장지향성(McQuail, 2010)

건강증진을 목표로 할 때 이러한 특성은 장점 및 단점이 되기도 한다. 적절한 비용으로 많은 대중에게 도달했다 하더라도 목표 대중이 정확하게 해석, 이해하고, 의도한 메시지를 기억하는지는 알 수 없다. 목표 대중에게 호소력 있는 적절한 메시지를 개발하고 그들의 실생활에 미치는 영향을 평가하는 데는 매우 많은 연구가 필요하다. 이 책에서 소개하는 Naidoo와 Wills(2010)의 책 제8장에서 건강증진 메시지의 특성에 대해 논하고 있다.

학습활동 12.1 텔레비전 프로그램에서 음주에 대한 묘사

어떤 사람들은 텔레비전 프로그램에서 음주 장면을 보여주는 것이 시청자들에게 똑같이 하도록 부추긴다고 한다. 여러분은 어떻게 생각하는가?

대중매체의 영향에 대한 시각은 태도와 행동에 극적인 변화를 가져올 수 있다는 초기 믿음에서 그 영향을 무시해도 된다는 반대 입장으로 바뀌었다(Gatherer 등, 1979). 지금은 좀 더 완화되어 매체가 특정 환경에서 어떤 방법으로는 영향을 준다고 본다.

라스웰(Lasswell, 1948)은 대중 의사소통 분석에서 다음 몇 가지에 대한 점검을 권한다.

- 누가, 무엇을, 어떤 매체로, 누구에게, 어떤 효과가 있는가?

이 틀은 대중 의사소통 과정의 모든 핵심 요소에 관심을 두는 데 유용하다.

- 누가? 메시지의 신뢰의 원천, 인종, 원천
- 무엇을? 메시지와 어떻게 표현하는가의 문제(예: 두려움, 각성, 긍정적)

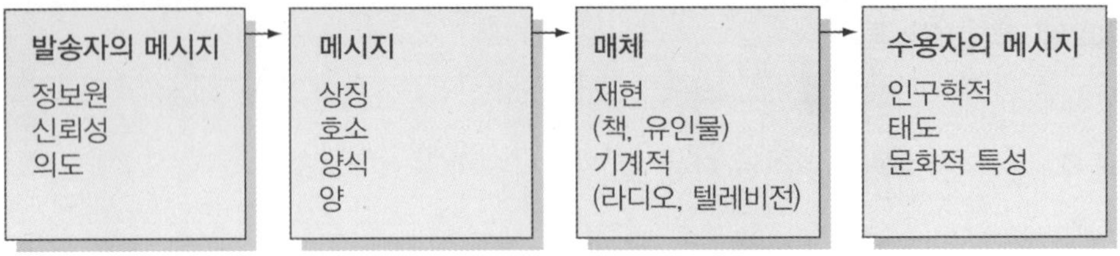

그림 12.2 대중매체 의사소통 분석

- 어떤 매체? 텔레비전, 라디오, 포스터, 인터넷, 핸드폰
- 누구에게? 목표 대중(예: 연령, 성, 사회계층, 성격)
- 어떤 효과? 지식, 태도, 신념, 행동의도, 실제 행동의 변화

이 틀은 그림 12.2로 요약한다.

이 틀은 Hovland-Yale의 설득모델로 발전되어 대중매체의 전통적인 형태를 이용하는데 유용하나 소셜 미디어와 같이 새롭고 중첩되는 의사소통과 기술에 적용하는 데는 제한적이다. 문자메시지, 사회관계망 사이트와 같은 신기술은 젊은 사람들을 대상으로 할 때 특히 적합하다. 젊은 사람들은 매체 사용에 익숙하다. 예를 들어, 인터넷, 휴대 전화와 같은 다양한 신기술을 이용하여 접근하고, 이해하며, 의사소통을 만들어낼 수 있다. 이러한 의사소통의 새로운 형태도 건강증진에 활용할 수 있다. 문자메시지는 당뇨병의 자기관리 향상에 성공적으로 활용하였고(Franklin 등, 2006), 젊은 사람들의 건강메시지에도 활용하였다(Dobkin 등, 2007). Atkin과 Rice(2014)는 상호적이고 개인별 맞춤형 의사소통 기술이 사용자들의 역량을 키울 것이라고 주장하였다. 새로운 의사소통 수단은 상대적인 익명성, 낙인효과와 소외 방지, 사람들이 필요로 할 때 즉시 접속이 가능하다는 장점이 있다.

연구 사례 12.1 금연에서 대중매체 홍보의 효과성

대중매체 홍보는 어른들의 금연을 늘리고 흡연율을 낮추는 효과를 보여주었으나 청소년의 흡연을 예방하는 데는 그렇지 못했다. 홍보는 흡연이 건강에 미치는 부정적인 결과와 금연 방법에 대한 정보를 전달하는 경향이 있었으나(Bala 등, 2008; Brinn 등, 2010; Durkin 등 2012) 플로리다의 역마케팅 홍보 'Truth'는 매우 성공적이었다. 이 홍보에서는 전통적 마케팅 기술들을 풍자적으로 사용했다. 포스터에 'True'라는 담배에 '다른 담배들은 이 문구를 쓸 수 없습니다: 미국정부의 검사결과 True는 다른 20개의 인기담배 중 타르와 니코틴이 가장 적습니다.'라는 소제목을 넣어 풍자적으로 홍보하였다(Hicks, 2001).

2단계 또는 혁신의 전파 모형

이 모형에서 대중매체는 대중 중 적극적인 핵심 여론주도자들에게 영향을 준다. 그 뒤 여론주동자들은 사람 간 의사소통을 통해 생각을 전파한다(Katz와 Lazarsfeld, 1955). 혁신이나 새로운 생각을 사람들에게 전파하는 과정은 새로운 행동을 받아들이는 S모양 곡선을 그린다. 대부분 사회경제적 상위계층에 속하는 여론주도자나 조기수용자들이 급속도로 장점을 전파하고, 전통적인 지역사회에서 소외되는 경향이 있는 수용이나 변화에 저항하는 소수집단이 마지막으로 받아들인다. 이 모형에서 대중매체는 인식을 높이고 기초정보를 전달하는 데 중요하다. 그러나 사람들의 변화를 유도하는 데는 친구, 동료, 유명한 전문가와 같은 대인정보원이 가장 큰 영향을 준다. 대중매체는 임신 중 엽산 섭취와 같은 새로운 생각을 전달하는 데 영향을 미친다. 그러나 교육수준, 소득과 같은 요인들이 변화를 받아들이는 데 영향을 준다.

활용과 만족

이 모형은 대중이 선택과 의사소통 해석에 보다 적극적이라고 본다. 사람들이 자기 자신의 필요 및 본래 신념을 강화하기 위해 매체를 이용하고 자신의 기존 가치나 신념에 맞지 않는 의사소통은 거부하거나 재해석한다고 본다.

문화적 영향

이 모형은 건강, 의학, 질병, 이환에 대한 신념과 가치를 만들어내는 데 매체가 핵심역할을 한다고 본다. 연속극의 친절한 의사, 기적의 치료와 첨단기술에 대한 신문기사 모두가 사람들의 건강에 대한 이해를 돕는다(예: Lupton, 2012). 많은 학생들이 매체에서 묘사하는 건강, 불건강에 내포된 메시지의 바탕에 깔린 가치, 개념을 밝히기 위해 담론분석을 시행한다. 공중보건의 시간적 장기성과 숫자에 기반을 둔 자료는 대중매체에 매력적이지 않다. 대신 국가보건서비스(National Health Service)의 충격적이고 무서운 이야기나 희귀질환의 등장이 뉴스 제목을 차지한다.

학습활동 12.2 공중보건 매체의 영역

텔레비전, 잡지, 라디오, 신문, 타블로이드 신문에서 다루는 건강기사를 1주일 동안 감시한다. 다음의 범주에 따라 유형별 영역을 정한다.

- 의학, 의료의 발전(예: 획기적인 의학의 발전, 첨단기술 치료)
- 위기 및 두려운 이야기(예: 의료서비스 실패, 드문 질병이나 이환의 유행)
- 개인 소비자주의와 생활습관(예: 보다 건강한 생활습관과 건강서비스를 선택하고 관리하는 방법에 대한 이야기)
- 유명인의 건강 또는 반건강 행동이 어떻게 매력적으로 보이는지에 대한 묘사
- 사회적 · 경제적 · 정치적 건강 결정요인(예: 정책 변화가 어떻게 건강에 영향을 미치는가?)
- 건강의 환경적 · 전 세계적 결정요인(예: 기후변화로 인한 농업과 농작물 수확의 감소)

여러분이 감시한 매체에서 다루는 내용이 이러한 범주에 잘 맞는가?
어떤 범주에 해당하는 내용이 가장 적거나 많았는가? 이것이 시사하는 것은 무엇인가?
오락 프로그램에서 다루는 영역은 얼마나 많았는가?
인기 있는 매체 문화에서 다음의 내용들을 어떻게 다루었는지 사례를 찾고 생각해 보자.

- 의사
- 병원과 의료서비스
- 만성질환(예: 관상동맥질환, 암)
- 급성질환(예: 감기)
- 사회적 · 환경적 건강
- 긍정적인 건강과 안녕에 대한 개인의 상태
- 불건강의 예방
- 건강 보호

의사소통은 발송자가 수용자에게 보내는 메시지의 전달에 대한 것이다. 메시지는 특정 부호와 함께 의미를 갖는 신호와 상징으로 암호화된다(그림 12.2). 발송자의 의도에 따라 해독과 이해가 이루어져야 하는데 이는 대중매체를 이용할 때 문제가 될 수 있다. 대중매체는 동시에 많은 대중을 목표로 하므로 직접적인 개인적 의사소통과 달리 수용자와 메시지 발송자 간에 되먹이 기전이 없기 때문이다. 이는 발송자의 기대 및 의도와 다른 방식으로 해석될 수 있다는 뜻이다. 이는 건강증진 계획 하에 대중매체를 이용할 때 목표 대중을 연구하고 메시지를 시험하는 것이 중요한 이유이다.

대중매체의 역할

건강증진에서는 대중전달을 다음과 같이 활용하였다.

- 다음을 통한 공중의 인식 향상
  - 정보제공
  - 사람들에게 건강을 해치는 행위의 효과와 건강한 행동 및 생활습관을 받아들이는 것의 이익 일깨우기
- **매체 옹호** – 문제를 알고 이에 대한 생각을 유지하여 정책변화를 유도하는 여론 분위기 조성
- **사회마케팅** – 마케팅 믹스를 활용하여 행동변화를 이룸
- **직접 소통** – 사회관계망을 이용하는 것으로 대개 행동변화를 지지하는 데 활용

이 때 대중매체를 이용하는 것은 주로 두 가지 방법이 있다.

1. **계획된 홍보와 광고** – 모든 사회계층과 인구집단의 많은 사람들에게 빠르게 닿을 수 있는 장점이 있다. 메시지는 특정 목적에 맞게 개발하거나 목표를 정할 수 있다. 영향을 미칠만한 적절한 자금을 위해 하향식이 필요하다.
2. **무료 방송과 매체 옹호** – 메시지는 보건기구에서 직접 장려하는 것이 아니므로 비용이 낮으면서도 신뢰도가 높다는 장점이 있다. 메시지가 잘못 해석되거나 반박되는 등 매체에서 어떤 것이 등장하느냐에 따라 하향식은 통제가 안 될 수 있다.

계획된 홍보

영국 국립건강증진협회에서 추진한 대중매체 캠페인은 전 세계에 다양한 건강 메시지를 전달하고 있다. 옥외광고, 신문광고, 라디오 방송 등 다양한 매체를 활용해왔는데 비용이 비싸지만 매우 많은 대중에게 닿을 수 있고 좀 더 잘 기억할 수 있기 때문에 텔레비전이 주요 매체이다. 대부분의 매체 홍보가 달성 가능한 목표인지에 대한 의견이 분분하지만 특정 행동변화를 최종목표로 한다. 그림 12.3은 도로 교통사고의 사망자 40% 이상이 0~25세인만큼 젊은 사람들을 목표로 헬멧 쓰는 것을 촉진하기 위한 포스터 사례이다.

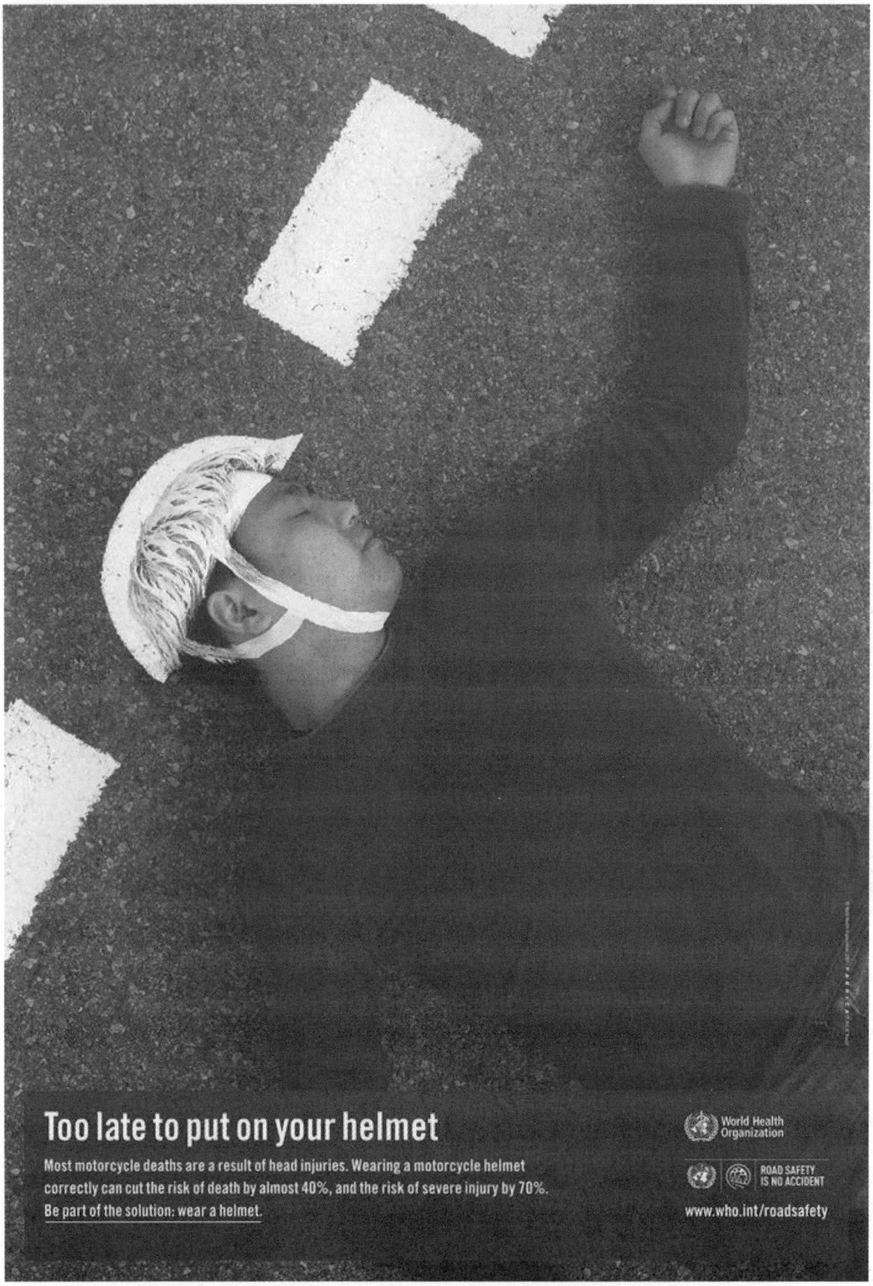
Too late to put on your helmet
Most motorcycle deaths are a result of head injuries. Wearing a motorcycle helmet correctly can cut the risk of death by almost 40%, and the risk of severe injury by 70%.
Be part of the solution: wear a helmet.
World Health Organization
ROAD SAFETY IS NO ACCIDENT
www.who.int/roadsafety

그림 12.3 헬멧 착용 촉진을 위한 포스터(세계보건기구, WHO)

대중매체 홍보 사례들은 그 자체만으로 행동변화를 기대하기 어려워 보인다. 그러나 믿을 만한 동료나 전문가로부터의 개인 강화 또는 환경에 영향을 주는 정책 변화와 같은 다른 전략들과 함께 활용하면 대중매체 홍보도 효과적일 수 있다.

연구 사례 12.2 대중매체 홍보의 평가

1. 자외선 차단 – 어린이를 대상으로 한 자외선 차단 촉진을 위한 호주의 반복적인 대중매체 홍보 평가는 'slip, slap, slop' 메시지 이용이 1990년대부터 젊은이들의 흑생종 감소와 관련있다는 결론을 얻었다. 그러나 건강증진 홍보는 자외선 차단제의 안전성, 비타민 D 결핍과 같은 상업적 메시지와 경쟁하고 있다(www.sunsmart.au).
2. 삶을 위한 변화 – 소아비만을 건강문제로 재구성하기 위한 사회마케팅 홍보이다. 대중매체는 목표 대중의 인식을 높이는 데 효과적이었으나 행동에는 거의 영향을 미치지 않았다(Croker 등, 2012). 그러나 미국의 VERB(www.cdc.gov/youthcampaign/)나 캐나다의 ParticipACTION과 같이 신체활동에 초점을 맞춘 홍보들은 행동의 효과를 보여 주었다.
3. 체중증가 – 체중증가를 막기 위한 네덜란드의 반복적인 홍보는 마지막 홍보 후 높은 인식(88%), 메시지 회상(68%), 긍정적인 태도, 동기화의 결과를 보였다. 그러나 자기효능감에 대해서는 뒤섞인 효과를, 위험 인지에 대해서는 부정적 효과를 보였다(Wammes 등, 2007).

대중매체 홍보는 그들의 메시지를 전달하기 위해 감정적 호소, 충격전술, 안심시키기와 같은 다양한 전술을 구사한다. 근거의 유무를 떠나 공포가 효과적인 전략인지에 대해서는 아직 결론이 나지 않았다. 초기 연구에서는 사람들이 충격을 받았을 때 좀 더 이해하고 유지하는 듯 했으나 메시지의 타당성을 거부하거나 부정할 수도 있다(Montazeri 등, 1998). 사회마케팅에서 공포 소구는 상대적인 비효과성과 의도하지 않은 부정적 결과들(예: 불안, 안주, 사회적불평등 증가) 때문에 비판받게 되었다(Hastings 등, 2004). 그러나 대중매체의 금연 홍보를 검토한 결과 협박과 지지 접근은 서로 보완이 가능하여 전체적인 효과성을 높인다는 결론을 얻게 되었다(Grey 등, 2000). 중요한 것은 감정에의 호소와 지지, 메시지의 결합이었다. 개인이 할 수 있다고 느끼는 행동을 구체적으로 보여주는 것도 중요하다.

매체 홍보에 대한 대규모 검토는 합리적인 목표와 당장의 결과를 기대하지 않는다면 성공적인 것으로 결론이 났다. Green 등(2015)은 간단한 인식이나 시장침투는 상대적으로 얻기 쉽지만, 정보를 주지하거나 태도를 강화하는 것은 보다 어렵고, 행동에 영향을 주는 것은 어느 것이든 훨씬 어렵다는 의사소통 효과의 위계를 언급하였다. Green 등은 성공을 위한 몇 가지 조건을 제시하였다.

- 우호적인 여론은 설계단계에서 광범위한 시장조사를 거쳤을 때 얻기 쉬움
- 복잡한 정보를 보여줄 수 있는 시간적 여유
- 대인 의사소통을 통한 지지

학습활동 12.3 대중매체 홍보 평가하기

음주운전을 줄이기 위한 대중매체 홍보를 어떻게 평가할 것인가?

대중매체 홍보의 평가는 다양한 형태로 이루어진다.

- 노출률(목표 인구집단 중 메시지에 노출된 비율)
- 기억(대상 인구집단 중 메시지를 정확하게 기억하는 비율)
- 홍보가 행동에 미치는 영향
- 비용-효과성

무료 매체 보도

대중매체는 건강증진에 대한 책임을 갖지 않기 때문에 본질적으로 뉴스로서의 가치를 지니거나 건강증진사업가가 보도할 만한 것으로 포장되어 있다. 선정적 과장의 경향은 감정적·극적·비극적인 것을 기사화한다는 것을 뜻한다. 노인이나 건강의 결정요인과 같이 개인 및 인구집단에게 중요한 이야기들은 무시되는 경향이 있다. 행동 저널리즘의 강조는 유명인이나 실제 사례를 중요시한다는 의미가 있다.

'계획하지 않은'이란 용어는 홍보의 일환으로 비용을 지불하지 않은 매체 보도를 말한다. 건강증진에서 새로운 이야기를 만들어내는 것과 무료로 많이 노출되는 것은 점차 중요하게 되었다. Champman과 Dominello(2001)는 사전 보도자료 전략을 통해 담배와 건강주제의 신문보도를 늘리는 데 상당한 영향을 미칠 수 있다는 것을 알았다. 매체 보도를 늘리는 핵심은 유명인, 도덕적 혼란, 의료에 대한 두려움과 같이 뉴스로서 가치 있는 부분을 다루고 이야기 맥락을 만드는 것이다. 일반적인 이야기에 지역의 축을 심는 것은 지역매체에서 보도하도록 만든다. 뉴스로서의 가치는 주제의 중요성보다는 즉각적인 영향에 달려있다. 따라서 유명인과 관련되어 감정을 고조시키는 방식으로 즉각적인 효과를 가져 올 수 있는 이야기는 가치

있는 뉴스거리가 된다. 예를 들어, 유명한 요리사 Jamie Oliver와 관련되면 어린이의 식습관과 건강한 학교급식의 매체보도가 극적으로 증가하게 된다.

이러한 전략은 건강증진사업가들이 건강메시지 보도를 늘리더라도 매체가 이를 왜곡하거나 선정적으로 다룰 수 있다는 것을 항상 기억해야 한다. 1994년에 Observer 신문의 편집자가 한 말이다. '건강공포를 쫓는 매체처럼 무책임한 것이 없고 하나만 보여줘도 솔깃하는 대중처럼 잘 속아 넘어가는 것도 없다.' 괴사성 근막염(압력이나 세균에 의해 조직이 망가지는 질병)처럼 새롭거나 늘어나는 것도 아니지만, '살인벌레가 내 몸을 먹어요.', '살을 뜯어먹는 것이 계속돼요.'와 같이 이에 대한 염려가 달린 기사제목을 보면 편집자는 즉각적으로 대처해야 한다.

매체의 관심은 조사나 연구결과 보고에 따라 생길 수 있다. 그러나 이러한 보고들은 통계수치와 위험 개념에 대한 설명과 이해가 부족하여 대부분 건강공포로 이어진다. 일례로 Adnrew Wakefield가 1998년에 홍역, 볼거리, 풍진 종합백신(MMR)이 어린 아이들에게 자폐증과 크론병을 일으키는지 여부를 연구한 것이 신문으로 보도되면서 MMR 예방접종률이 바로 떨어지기도 하였다.

사례 학습 12.2 조류독감에 대한 매체보도

2009년 6월, 조류독감(A/HINI)이 빠르게 퍼져나가면서 전 세계적으로 대유행이 일어난 것으로 보았다. 내용과 구성을 분석한 결과, 다른 주요 건강주제와 달리 보도는 어마어마하게 이루어졌지만, 전 세계적 대유행의 원인은 과학적으로 불확실했다는 것을 알 수 있었다. 위험은 과장되지 않아야 하고 보도는 신중해야 한다(Hilton과 Hunt, 2001).

무료 보도가 비용이 적게 들고 효과적이지만 며칠 이상 많은 보도를 할 수 있게 지속하는 것은 어렵다. 건강증진사업가들에게는 매체에서 주제가 계속 다루어지도록 지속성과 창조성이 필요하다. 건강증진사업가들은 보도 자료를 쓰는 것, 매체의 잠재력을 온전히 이용하도록 연계하고 설계하는 술기를 익히는 것도 필요하다.

또 다른 관심을 끄는 방법은 건강행사를 여는 것이다. 대부분의 나라가 정신건강주간이나 유방암의 달과 같이 건강주간 및 건강의 달을 두고 특정 주제에 대한 관심을 높이려고 한다. 이러한 행사들을 종합적으로 평가한 경우는 매우 드물다. 유방암과 HIV/AIDS처럼 특정 색깔의 리본으로 대표되는 일부 건강행사에 대한 대중의 인식은 높다. 그러한 건강행사가 건강

행태에 미치는 영향은 명확하지 않으며, 이상적인 건강행태가 아직 사회적 규범으로 받아들여지지 않았다면 그 효과는 미미할 것이다.

미디어 옹호

공공정책이 정책입안자와의 직접적인 접촉을 통해 이루어지는 경우는 드물며, 여론이 의사결정에 영향을 미칠 수 있다는 인식이 날로 커지고 있다. 미디어 옹호는 미디어를 사용하여 대중이 입법적 · 경제적 · 환경적 요소가 공중보건에 미치는 영향에 관심을 가질 수 있도록 유도하는 전략을 말한다. 그 예로, 공공장소에서의 금연 운동과 식품 표시 규정을 둘러싼 논쟁 등이 있다. 미디어 옹호를 이용하여 정책 변화를 위한 압력을 행사함으로써 공중보건 목표를 달성할 수 있다(Wallack과 Dorfman, 1996). 정책 변화 과정에서 많은 경우에는 기존 이해 당사자로부터의 반대가 있다. 미디어 옹호 목표는 다음과 같다.

- 문제를 논의하도록 한다.
- 문제를 다른 관점에서 논의하도록 한다.
- 반대자에 대한 신뢰도를 하락시킨다.
- 논의에 새로운 목소리를 참여시킨다.
- 문제에 대한 새로운 사실이나 관점을 제시한다.
- 위험에 대한 인식을 바꿔준다.

국제적인 협력을 통해 이루어진 성공적인 미디어 옹호의 사례는 1970년대와 1980년대에 이루어진 네슬레 불매 운동으로, 이로 인해 세계보건기구는 '모유수유 대체식품 판매에 관한 국제 규약'을 채택하게 되었다(Mckee 등, 2005). 그래피티를 통해 건강에 악영향을 미치는 광고에 대응하는 호주의 단체(BUGA-UP)는 담배 광고에 대해 성공적으로 대응함으로써 직접적인 행동 또한 변화를 가져올 수 있다는 것을 보여주었다(그림 12.4).

'38degrees'는 2009년 이래로 180만 명의 회원을 확보한 영국의 정치 참여 운동이다. 이 운동은 특정 사안에 대한 이메일 투표를 실시함으로써 대중을 캠페인에 참여시킨다. 한 예로, 민간투자자에게 숲을 매각하는 것에 반대하는 캠페인에서는 50만 명이 투표에 참여하였고, 10만 명이 국회의원에게 반대서명을 보냈으며, 수천 명이 매각에 반대하는 전국적 광고를 위한 비용을 후원하였다. 8개월 만에 매각 계획은 취소되었다.

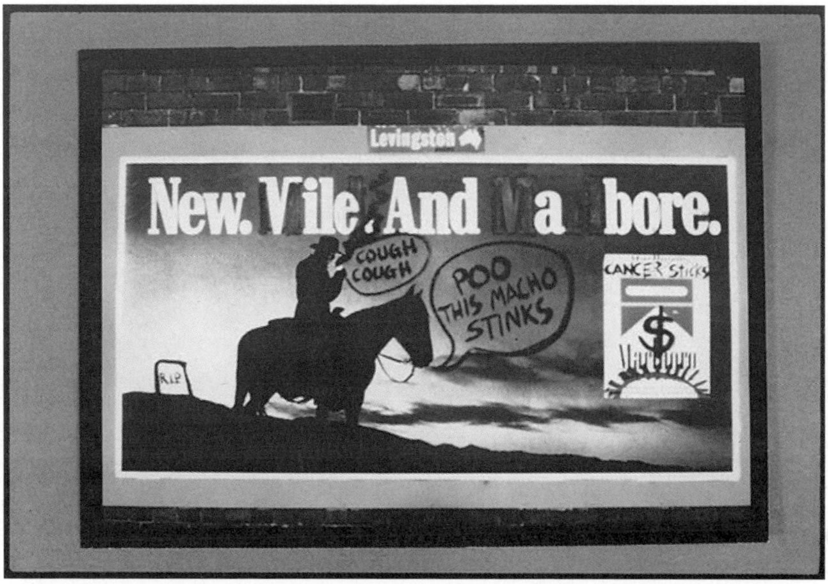
Levingston
New. Vile. And a bore.
COUGH COUGH
POO THIS MACHO STINKS
CANCER STICKS
R.I.P

그림 12.4 손상된 광고판(Courtesy of Cecilia Farren.)

사회마케팅

상업적인 기업들이 대중에게 상품을 사게 만드는 것처럼(실제로 필요하지 않은 제품조차도), 건강증진사업가는 사람들이 건강한 행동을 선택할 수 있게 해야 한다. 일부 마케팅 기법은 건강증진에 광범위하게 이용되어, 대중이 건강한 생활습관을 이상적이라고 생각하고 따라하기 쉽다고 느낄 수 있도록 한다. 대중매체 캠페인은 일방향적 의사소통이고 모든 사람에게 동일한 메시지를 전한다는 단점이 있다. 건강증진사업가들은 특정 인구집단을 목표로 한 사회마케팅 기법을 점점 더 많이 사용하고 있다(Naidoo와 Wills, 2010). 영국 공중보건백서에는 '중앙 정부는 사회적 규범의 이용, 기본선택지를 변화시키는 것, 장려금을 이용하는 것과 같은 새로운 행동과학적 지식을 이용하여 전 생애에 걸친 공중보건 마케팅을 진행할 것'이 명시 되어있다(보건부 2010a, 44쪽).

마케팅은 태도, 행동은 물론 사회경제적·인구학적 변수에 따라 대중을 하위 집단으로 세분화한다. 사이코그래프 세분화는 연령, 성별 또는 사회경제적 지위가 비슷한 집단 사이의 차이를 드러내는데 도움이 된다. 표 12.1은 최근의 건강행태연구에서 사용된 사이코그래프 세분화의 여러 방법을 보여준다.

표 12.1 사이코그래프 세분화와 건강행태

세분화 유형	출처	설명	예시
지형학적 세분화	모자이크 - 영국 프로파일링 도구 (Experian, 2004)	인구학적 자료(예: 나이, 성, 사회경제적 상태, 재산 특성, 위치)와 경제적 척도를 이용하여 이웃 가구 및 개인의 유형을 식별함	밝고 젊은 집단: 교육 수준이 높고 시내 중심가에 살며 높은 임대료를 지불하는 젊은 독신
사이코그래프 세분화	Sport England 시장 세분화(Sport England, 2009)	Active People 설문조사 결과를 이용하여 19가지의 스포츠 분류를 만들고, 스포츠에 대한 국가적 태도와 행동 동기를 더 잘 이해하도록 함	스포츠 팀 청년: 축구와 맥주, 수영장을 즐기는 젊은 집단
생애주기 세분화	건강한 토대(보건부, 2010b)	건강행태와 불건강행태를 야기할 수 있는 생애주기에 기반을 둔 분류; 9가지의 생애주기로 분류됨	젊은 정착민: 16~44세 사이의 배우자가 있고 아이가 없으며 부모님을 모시지 않고 아직 은퇴하지 않은 집단
펜초상화적 세분화	체중 관리 서비스의 매력 극대화 (Department of Health, 2010c)	인터뷰와 포커스 그룹을 이용하여 동기, 장애물, 이상적 서비스를 기반으로 인구집단을 9가지로 분류	젊은 여성: '아름다운 몸매'에 매료되어 있고, 활동적이고 에너지가 넘치는 화려한 서비스와 젊음을 갈망하는 집단

Wliis 등(2014)

상업 마케팅은 '교환'을 기반으로 한다. 마케팅 담당자는 소비자가 원하는 것을 적당한 가격에 제공하려고 한다. 건강증진사업가는 특정 건강행태에서 대중이 편익이라고 생각하는 부분을 밝혀내어 캠페인 메시지에 담을 수 있도록 하는 형성적 연구의 중요성을 점차 인식하고 있다. 간단하게 말하면 이것은 건강신념모델(제9장 참조)의 적용이라고 볼 수 있으며, 사람들이 건강행태를 위해 시간이나 노력과 같은 비용보다 편익이 커야 한다는 것을 의미한다. 예를 들어, 콘돔 사용 마케팅에는 비용(돈, 당혹감 및 쾌락 감소)에 대한 인지와 혜택에 대한 강조(임신 및 성병 감염을 예방, 통제감 획득 및 불안 감소)가 포함된다.

학습활동 12.4 사회마케팅

요실금 같은 '터부(taboo)'에 대한 인식을 제고하기 위한 사회마케팅에는 어떤 것이 있는가?

표 12.2 마케팅 믹스, 4Ps

도구	정의	예시
제품(Product)	새로운 행동을 제안	생각이나 행동을 받아들이는 것
가격(Price)	제품의 가치와 대중이 느끼는 제품의 중요성: 대중이 감당해야 할 비용과 극복해야 할 장애물	심리적, 정서적, 문화적, 행태적, 실용적, 금전적
장소(Place)	행동 변화를 유발시키는 행위의 전파경로와 행위가 이루어지는 장소	대중매체, 개인적 접촉, 소셜 미디어
홍보(Promotion)	대중에게 변화를 일으키는 수단	광고, 쇼핑몰, 홍보

상업 제품을 파는 것과 건강을 홍보하는 것은 매우 다르다. 일반적으로 상업 광고는 기존의 경향을 이용하는 반면, 건강증진은 기존의 경향에 반대한다. 예를 들어, 상업 광고는 제품(맥주, 칩)을 사람들이 원하는 것들과 연관시켜 재미있게 느껴진다. 반면 건강증진 메시지는 대부분 욕구를 채우는 것이 아니기 때문에, 기본적으로 재미없게 느껴진다(술 마시지 마라, 음주운전 하지 마라, 지방을 적게 먹어라). 상업 광고는 지금 여기에서 당장 물건을 파는 것이며, 사람들은 제품을 바로 소비하고 즐길 수 있다. 대조적으로 건강증진 메시지는 미래의 편익을 위해 현재의 즐거움을 포기하는 것이다.

살펴보았듯이 제품 판매는 복잡하며 신중하게 연구된 과정이다. 시장의 요구 사항을 파악하고, 목표 대상을 유혹할 수 있는 메시지를 개발하고, 서로 다른 매체가 일반 및 특정 인구에 미치는 영향의 상대적인 효과를 비교 분석해야 한다. 이러한 측면들이 마케팅 믹스를 구성하며, 이를 4Ps로 나타낼 수 있다(표 12.2).

대중매체를 통해 가능한 것과 가능하지 않은 것

대중매체를 건강증진에 이용하는 것에 대한 평가와 연구를 통해 대중매체의 잠재력과 한계에 대한 재평가가 이루어졌다(특히 Green 등, 2015를 참조하시오). 대중매체가 할 수 있는 것들은 다음과 같다.

- 건강 문제에 대한 의식을 높인다(예: 음주운전).
- 가치체계와 문제를 연관시킨다(예: 부모의 방임으로 인한 아동 비만).
- 건강이 공론화 되도록 한다(예: 패스트푸드의 영양 함량).
- 간단한 정보와 단일 메시지를 전달한다(예: 아이를 똑바로 눕혀서 재우기).

학습활동 12.5 사회마케팅과 HIV 검사

제3차 국가적 HIV 검사 주간 캠페인이 2014년 11월에 이루어졌다. 아래의 포스터 참조(그림 12.5).

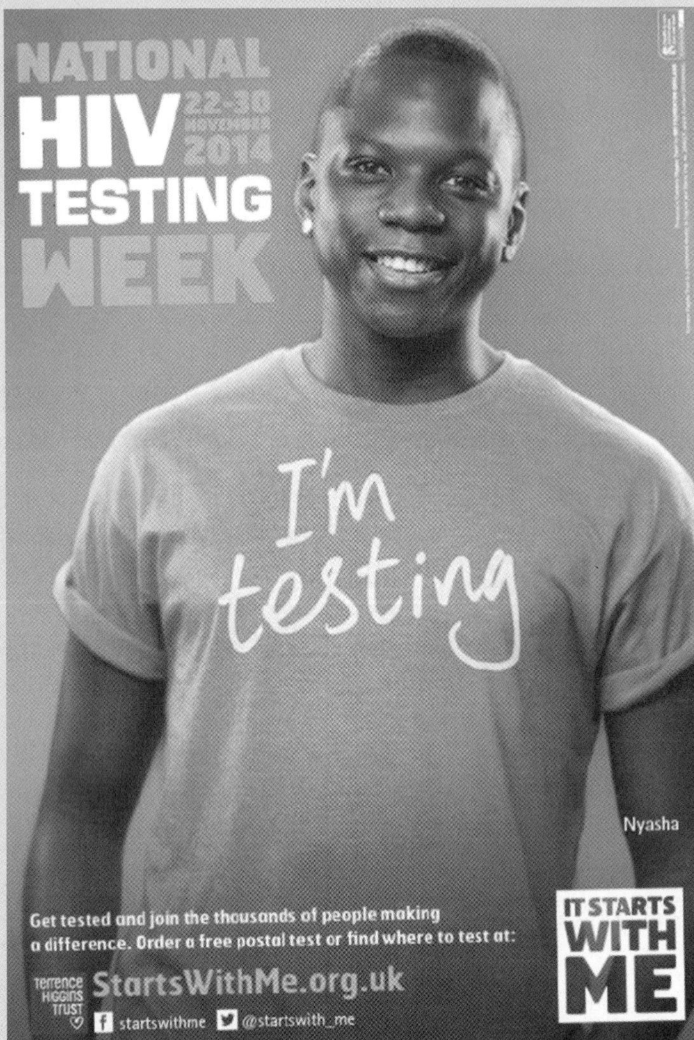
NATIONAL
HIV
22-30 NOVEMBER 2014
TESTING
WEEK
I'm testing
Nyasha
Get tested and join the thousands of people making a difference. Order a free postal test or find where to test at:
Terrence Higgins Trust
StartsWithMe.org.uk
startswithme
@startswith_me
IT STARTS WITH ME

그림 12.5 사회마케팅과 HIV 검사(HIV Prevention England의 Terrence Higgins Trust의 사진)

위의 예에서 사용된,
제품(Product)에 대해 설명하시오.
가격(Price)에 대해 설명하시오.
장소(Place)에 대해 설명하시오.
홍보(Promotion)에 대해 설명하시오.

- 협력 요소가 이미 있는 경우에 행동을 변화시킨다(예: 금연을 한 사람이 금연을 유지할 수 있게 도움).

행태 변화를 가능하게 하는 요소에는 동기, 협조적인 주변 환경, 간단한 일회성 행동 변화(예: 장기기증자 카드를 들고 다니기, 화재경보기를 설치하기)를 요구하는 것 등이 있다.

아래와 같은 경우에 대중매체를 이용하는 것이 효과적이다.

- 일대일 상담과 같은 여러 요소를 포함한 캠페인의 일부로 활용되는 경우
- 새로운 정보가 감정에 호소하여 전달되는 경우
- 메시지가 일반적인 가치나 유명인사와 연결된 경우
- 정보가 '나와 같은 사람들'에게 관련 있는 것처럼 보이는 경우

대중매체를 통해 가능하지 않은 것들은 다음과 같다.

- 지방의 종류에 따른 상대위험도와 같은 복잡한 정보를 전달하는 것
- 안전한 성관계를 하는 방법과 같은 기술을 가르치는 것
- 사람들의 태도나 믿음을 바꾸는 것 - 사람들은 자신의 기본적인 믿음에 반하는 메시지를 받으면 이를 무시하거나 다른 의미로 해석하는 경향이 있음
- 다른 협력 요소가 없는 상황에서 행동을 변화시키는 것

커뮤니케이션 도구

대다수의 환자가 건강 문제에 대응하기 위해 적극적으로 정보를 찾고 있으며, 그 중 4분의 3은 담당 의사를 가장 중요한 정보원으로 꼽았다. 3분의 1 정도가 정보를 얻기 위해 인터넷을 이용하고, 4분의 1 정도가 전단지와 책을 이용했다(Coulter 등, 2006). 전단지와 안내 책자는 20세기 초반부터 대중을 교육하는데 활용되었다. 1927년 중앙 건강 교육위원회가 설립되었을 때, 위원회는 값싸고 질 좋은 전단지를 활용하는 것을 주요 목표로 삼았다. 이러한 자료는 환자와 의사의 일대일 면담에서 가장 많이 이용된다. 상담 5분 후에는 환자가 정보의 50%만을 기억할 수 있다는 점을 미루어 볼 때, 일대일 면담에서의 전단지 사용은 효과적일 것이다. 인쇄물로 제공되는 정보는 환자의 이해를 돕고 기억력을 향상시킬 뿐만 아니라 환자를 안심시키는데 도움이 된다는 증거가 있다.

학습활동 12.6 건강 커뮤니케이션

인쇄된 정보를 건강커뮤니케이션의 일부로 사용하기 위한 주요 고려 사항은 무엇인가?

멀티미디어 도구 및 기타 새로운 기술은 정보의 확산을 위한 여러 새로운 기회를 제공한다. 인터넷은 양방향 대화를 가능하게 하고, 대중이 편리한 시간에 필요한 정보를 얻을 수 있도록 한다. 미국의 Pew Internet Project(www. pewinternet.org, www.pewglobal.org)는 다음과 같은 사실을 발견했다.

- 미국 성인의 87%가 인터넷을 사용함
- 미국 성인의 90%가 휴대 전화를 소유하고 있고, 58%가 스마트폰을 소유하고 있음
- 중국 성인의 95%가 휴대 전화를 소유하고 있음

사례 학습 12.3 가나의 모바일 조산사

가나에서는 영아와 모성사망률을 줄이는 것이 급선무이다. 다음은 2008년 가나의 영아 및 모성사망률에 대한 자료이다.

- 5세 미만 어린이의 사망률은 1000명당 79명
- 모성사망률은 100,000명당 350명
- 숙련된 의료인에 의한 분만은 전체 분만의 57%(2009년 전 세계적 평균은 65%)
- 청소년(15~19세)의 출산율은 1000명당 69명

2010년 7월 지역사회를 위한 이동통신 기술(Motech, motechsuite.org 참조)이 빌&멜린다 게이츠 재단(Bill & Melinda Gates Foundation)의 지원을 받아 가나에서 시작되었다. 이 계획에는 임산부의 전화번호, 거주지역, 예상분만일 및 선호 언어를 입력하여 임산부를 등록시키는 사업이 포함되어 있다. 등록을 하게 되면 가장 가까운 보건시설의 위치, 받아야 하는 의료서비스와 같은 일반적인 정보뿐만 아니라 개인의 산전기록에 따라 맞춤화된 정보를 문자와 음성 메시지로 받을 수 있다.

간호사는 휴대 전화를 사용하여 주기적으로 전자의무기록을 작성한다. 간호사는 월별 보고서를 검토하여 누가 적절한 예방접종을 받았는지 등을 확인할 수 있다. 또한 보건 당국은 이를 통해 모성 건강에 대한 데이터를 수집할 수 있다. 간호사가 많은 양의 데이터를 쉽게 입력할 수 있도록 개발된 컴퓨터용 간호사 애플리케이션과 안드로이드 스마트폰용 애플리케이션이 있다.

모바일 기술이 신속한 해결책은 아니다. 많은 가나인들이 휴대 전화를 가지고 있지만, 대다수가 가족과 공유하여 사용하기 때문에 접근성이 떨어진다. 보건의료종사자는 위와 같은 자동화 작업을 추가 업무로 여길 수도 있다.

http://www.who.int/wornan_child_accountabllity/ierg/ reports/2012_08S_irnprovlng_access_to_rnaternal_child_health_ service.pdf

- 우간다 성인의 59%가 휴대 전화를 소유하고 있으며, 12%는 스마트폰을 소유하고 있음
- 나이지리아 국민의 28%와 베네수엘라 국민의 30%는 건강 및 의약품에 관한 정보를 인터넷에서 얻는다고 보고하였음

휴대 전화 사용의 급속한 확산은 건강커뮤니케이션을 위한 새로운 기회를 제공한다. NHS의 헬프라인 111과 같은 원격의료는 일차의료를 이용할 수 없는 사람들이 본인의 증상에 대해 질문하고 피드백을 받을 수 있는 양방향 대화 서비스를 제공한다. 새로운 기술은 인간 사이의 교류 – 대화, 카페, 협력집단 – 를 가능하게 함으로써 인간 교류와 건강 정보를 연결시키는데 기여한다.

연구 사례 12.3 원격의료

원격의료와 원격치료는 만성질환 환자들이 독립적으로 생활하게 하며 건강을 스스로 관리할 수 있게 하고 자신의 안전과 건강을 증진시킬 수 있도록 돕는다. 원격의료는 환자의 상태를 집에서 감시하는 것으로 혈압, 산소포화도, 체중 및 체온과 같은 수치를 원격으로 전송할 수 있는 소형 장치 등을 의미한다. 원격치료는 낙상과 같이 실내와 집 주변에서 일어날 수 있는 위험을 감지하는 감시장치, 경고장치, 기타 장비를 포함한다.
원격의료가 만성질환 환자들에게 미치는 영향에 대한 연구에서는 원격의료를 이용한 군에서 입원 빈도가 낮았다고 보고했다. 선택적 입원, 외래 방문, 응급실 방문과 같은 다른 병원이용과 전체 의료비용에 대해 두 군 간에 차이가 없었다(Steventon 등, 2012). Center for Review and Dissemination은 다음과 같은 결론을 내렸다(2013, p.11).

> 원격의료 효과에 대한 많은 근거가 있지만 대부분의 경우 약한 효과를 보이거나 서로 다른 연구에서 상충되는 효과를 보였다. 그러나 심부전 환자, 특히 퇴원한지 얼마 안 된 환자의 경우에는 원격의료 이용이 사망률을 감소시킨다는 충분한 근거가 있다.

커뮤니케이션 수단의 증가가 오늘날 사람들이 건강 문제에 대해 더 잘 알고 있다는 것을 의미하지는 않는다. 정보의 품질 관리가 되지 않는 경우가 많고(예: 인터넷에 떠도는 대부분의 정보), 정보의 품질 관리가 되는 경우에는 관리 기준이 명확하지 않다. 현재까지 합의된 일반적인 품질 관리 기준에는 신뢰할 수 있는 정보 출처를 이용하고, 신뢰도 및 관련성이 높으며 정확하고 접근 가능한 정보를 사용하는 것이 있다(예: 가독성에 대한 평가).

결 론

매체는 건강을 위해 중요한 자원이자 동반자이지만, 우선순위에 따라 이해되고 사용될 필요가 있다. 대중매체를 이용한 캠페인이 행동에 큰 변화를 가져온다거나, 이환율과 사망률을 직접적으로 감소시킬 것이라는 기대는 비현실적이다. 그러나 매체는 개인 및 사회적 변화를 지원함으로써 건강에 영향을 미칠 수 있고, 새로운 기술은 커다란 기회를 제공한다.

정보제공이 효과가 적고, 실제 행동을 변화시키기보다 지식과 신념에 더 많은 영향을 주는 것으로 드러나 있지만, 대중매체 캠페인이 행동에 영향을 미친 몇몇 사례가 있다. 사회적 규범을 변화시키는 메시지를 전달하는 것이 효과적인 것으로 나타났으나, Robertson(2008)이 말한 바와 같이, 어떤 메시지가 어떻게 영향을 미쳤는지에 대해 알려진 바가 없다.

개인의 수준에서 매체는 일대일 교육이나 상담을 보완할 수 있지만 대체할 수는 없다. 정교한 마케팅과 고객 조사에도 불구하고 매체는 피드백 받거나 설명하는 것이 어려운, 상당히 둔한 도구로 남아있다. 그러나 매체는 사람들에게 인식을 심어주거나 정보를 제공하고 변화에 협조적인 환경에 있는 사람들을 독려할 수 있다. 매체는 공중보건에 대한 여론을 변화시키고 건강을 위한 정책도입에 도움을 줄 수 있다. 매체는 사회마케팅에 활용되어 건강을 증진시킬 수 있는 태도, 믿음, 행동을 야기할 수 있다. 전단지와 포스터 같은 다른 종류의 매체는 건강 문제에 대한 정보를 제공하고 교육을 위한 보조적 수단으로 사용될 수 있다.

추가 토론을 위한 질문

- 당신의 진료에서 당신은 문제에 대한 인식을 일깨워주기 위해 매체를 어떻게 활용하나요?
- 정보를 제공하기 위해 매체를 어떻게 활용하나요?

요 약

이 장에서는 매체, 특히 대중매체가 건강증진을 위해 어떻게 이용되는지 살펴보았다. 정보제공, 계획된 캠페인의 일부로서의 광고, 미디어옹호 및 건강 메시지 전달과 같은 다양한 전략에 대해 서술하였다. 대중매체를 보다 효과적으로 사용하는 방법에 대한 관심이 높아지고 있다. 이 장에서는 매체 활용이 어떻게 생성되고 여론에 영향을 주는지 알아보았다. 커뮤니케이션이 소통을 위한 핵심요소와 얼마나 효과적으로 정보를 결합시킬 수 있는지에 대해 평가한 문헌을 살펴보았다.

학습활동에 대한 피드백

12.1 매체의 표현방식에 대한 연구에 따르면 음주는 정상이고 문제가 없는 것으로 표현되고, 동시에 술을 마시지 않는 신기한 사람이 되는 것에 대한 부정적인 결과가 표현된다. 매체는 술을 많이 마시는 술자리 장면을 보여줌으로써 행동에 영향을 미칠 수 있다(Atkinson 등, 2011).

12.2 리얼리티 방송과 오락 방송에서 가장 흔히 등장하는 건강 관련 내용은 의학에 관한 것이다. 2014년 서아프리카 전역에서 에볼라가 유행할 때, 매체에서는 에볼라를 통제할 수 없지만 위협이 크지 않은 질병으로 묘사했다(Joffee와 Haarhoff, 2002). 공중보건과 건강증진은 매체에서 잘 다루지 않는다.

12.3 음주운전을 줄이기 위한 대중매체 캠페인 평가에는 여러 가지 형식이 있다.

- 적용범위(대상집단에서 메시지에 노출된 사람의 비율)
- 기억여부(정확하게 메시지를 기억할 수 있는 사람의 비율)
- 행태 변화(예: 캠페인 후 음주운전자 수의 감소)
- 음주관련 교통사고 발생률(이것이 음주운전으로 인한 걱정의 주된 원인이며, 음주운전 자체보다 더 잘 감시될 수 있음)
- 캠페인의 비용효과성

12.4 사회마케팅은 문제에 대한 인식을 심어주고 행동을 변화시킬 수 있다. 거의 공론화되지 않은 문제에 대해 이야기할 때는 메시지의 관련성이 높아야 한다. 편익을 분명하게 밝히고 대중이 취할 행동이나 참여방식을 분명히 해야 한다.

12.5 제품은 개인에게 책임이 있는 HIV 검사이다. '나는 검사받고 있다('I'm testing.')'고 선언하는 것은 사회적 규범을 형성하기 위한 것이고 많은 사람들이 동참하고 있다. 조기 진단에 대한 편익도 강조되었다.

검사를 받기 위한 비용에는 낙인, 접근성의 부족, 개인정보유출과 같은 것이 포함되고 이 또한 다루어졌다.

장소에는 소셜 미디어, 언론, 런던 버스와 같은 옥외광고가 포함된다.

홍보에는 광고, 우편, 티셔츠나 스티커를 이용한 것이 포함된다.

12.6 모든 정보는:

- 적용 대상에게 적절해야 함(예: 적용 대상의 문화적 배경이 고려되어야 함)
- 다른 형식으로 이용될 수 있어야 함(예: 다른 언어 및 점자)
- 읽기에 어렵지 않아야 함
- 효과적인 디자인과 구조를 가져야 함
- 정확한 최신 정보여야 함

추천문헌 및 자료

Corcoran, N. (Ed.), 2013. Communicating Health: Strategies for Health Promotion, second ed. Sage, London.

Chapter 4 examines the role of mass media in health promotion and engages with practical issues of how to design mass-media campaigns. Social marketing and media advocacy are also discussed.

French, J., Blair-Stevens, C., McVey, D., Merritt, R. (Eds.), 2009. Social Marketing and Public Health: Theory and Practice Oxford. Oxford University Press.

An analysis and case studies of social marketing applied to public health.

Naidoo, J., Wills, J., 2010. Public Health and Health Promotion: Developlng Practice, third ed. Ballliere Tindall, London.

Chapter 8, on information, education and communication, discusses how to target health messages so that they are effective, and how to use a social marketing approach.

참고문헌

Atkin, C.K., Rice, R.E., 2014. Theory and principles of media health campaigns. In: Rice, R.E., Atkin, C.K. (Eds.), Public Communication Campaigns, fourth ed. Sage, London.

Atkinson, A., Elliot, G., Bellis, M., Sumnall, H., 2011. Young People, Alcohol and the Media. Joseph Rowntree Foundation, York. Available online at: www.jrf.org.uk.

Bala, M., Strzeszynski, L., Cahill, K., 2008. Mass media interventions for smoking cessation in adults. Cochrane Database Systematic Reviews (1), CD004704. Available online at: http://onlinelibrary.wiley.com/doi/10.1002/14651858.CD004704.pub3/full (accessed 16.09.15).

Beattie, A., et al., 1993. The changing boundaries of health. In: Beattie, A., Gott, M., Jones, L. (Eds.), Health and Wellbeing: A Reader. Macmillan/Open University, Basingstoke.

Brinn, M., Carson, K., Esterman, A., 2010. Mass media interventions for preventing smoking in young people. Cochrane Database Systematic Reviews 11, CD001006.

Carter, M., 2014. How Twitter may have helped Nigeria contain Ebola. British Medical Journal 349, g6946.

Centre for Reviews and Dissemination, 2013. Telehealth for People with Long-term Conditions. CRD, York. Available online at: https://www.york.ac.uk/media/crd/Telehealth.pdf (accessed 16.09.15).

Chapman, S., Dominello, A., 2001. A strategy for increasing news media coverage of tobacco and health in Australia. Health Promotion International 16, 137-143. Available online at: http://m.heapro.oxfordjournals.org/content/16/2/137.full.pdf (accessed 16.09.15)

Coulter, A., Ellins, J., Swain, D., et al., 2006. Assessing the Quality of Information to Support People in Making Decisions about Their Health and Healthcare. Picker Institute, Oxford. Available online at: http://www.pickereurope.org/wp-content/uploads/2014/10/Assessing-the-quality-of-information-tosupport-people-in-makin.pdf (accessed 16.09.15).

Craig, C.L., Bouman, A., Gauvin, L., Robertson, J., Murumets, K., 2009. ParticipACTION: a mass media campaign targeting parents of inactive children: knowledge, saliency, and trialing behaviours. International Journal of Behavioural Nutrition and Physical Activity 6, 88. Available online at: http://www.biomedcentral.com/content/pdf/1471-2458-12-404.pdf (accessed 16.09.15).

Croker, H., Lucas, R., Wardle, J., 2012. Cluster randomized trial to evaluate the "Change for Life" mass media/social marketing campaign in the UJK. BMC Public Health 12, 404.

Available online at: http://www.biomedcentral.com/content/pdf/1471-2458-12-404.pdf (accessed 16.09.15).

Department of Health, 2010a. Healthy Lives, Healthy People: Our Strategy for Public Health in England. Department of Health, London. Available online at: https://www.gov.uk/government/uploads/system/uploads/attachment_data/file/216096/dh_127424.pdf (accessed 16.09.15).

Department of Health, 2010b. Ambitions for Health: A Strategic Framework for Maximizing the Potential of Social Marketing and Health Related Behaviour. Department of Health, London. Department of Health, 2010c. Maximising the Appeal of Weight Management Services. Department of Health, London. Available online at: http://webarchive.nationalarchives.gov.uk/20130107105354/http://www.dh.gov.uk/prod_consum_dh/groups/dh_digitalassets/documents/digitalasset/dh_114723.pdf (accessed 16.09.15).

Dobkin, L., Kent, C., Klausner, J., et al., 2007. Is text messaging key to improving adolescent sexual health? Journal of Adolescent Health 40, S14.

Durkin, S., Brennan, E., Wakefield, M., 2012. Mass media campaigns to promote smoking cessation among adults: an integrative review. Tobacco Control 21, 127-138. Available online at: http://m.tobaccocontrol.bmj.com/content/21/2/127. full.pdf (accessed 16.09.15).

Experian, 2004. MOSAIC United Kingdom: The Consumer Classification for the UK Experian. Nottingham. Available online at: www.experian.co.uk/assets/business.

Franklin, V.L., Waller, A., Pagliari, C., et al., 2006. A randomized controlled trial of Sweet Talk, a text-messaging system to support young people with diabetes. Diabetic Medicine 23, 1332-1338. Available online at: http://onlinelibrary.wiley.com/doi/10.1111/j.1464-5491.2006.01989.x/epdf (accessed 16.09.15).

Gatherer, A., Parfit, J., Porter, E., et al., 1979. Is Health Education Effective? Health Education Council, London.

Green, J., Tones, K., Cross, R., Woodall, J., 2015. Health Promotion: Planning and Strategies, third ed. Sage, London.

Grey, A., Owen, L., Bolling, K., 2000. A Breath of Fresh Air: Tackling Smoking through the Media. National Institute of Health and Clinical Excellence, London. Available online at: https://www.nice.org.uk/proxy/?sourceUrl=http%3a%2f%2fwww.nice.org.uk%2fnicemedia%2fdocuments%2fsmokingmedia.pdf (accessed 18.09.15).

Hastings, G., Stead, M., Webb, J., 2004. Fear appeals in social marketing: strategic and ethical reasons for concern. Psychology and Marketing 21, 961-986.

Hicks, J., 2001. The strategy behind Florida's "truth" campaign. Tobacco Control 10, 3-5. Available online at: http://m.tobaccocontrol.bmj.com/content/10/1/3.full.pdf (accessed 18.09.15).

Hilton, S., Hunt, K., 2011. UK newspapers' representations of the 2009-2010 outbreak of swine flue: one health scare not overhyped by the media? Journal of Epidemiology and Community Health 65, 941-946. Available online at: http://m.jech.bmj.com/content/65/10/941.full.pdf (accessed 18.09.15).

Joffe, H., Haarhoff, G., 2002. Representations of far-flung illnesses: the case of Ebola in Britain. Social Science and Medicine 54, 955-969.

Katz, E., Lazarsfeld, P., 1955. Personal Influence: The Part Played by People in the Flow of Mass Communication. Free Press, Glencoe, Illinois.

Lasswell, H., 1948. The Structure and Function of Communication in Society. Institute for Religious and Social Studies, New York. Sourced in Fiske, J., 1990. Introduction to communication studies, second ed. Routledge, London.

Lupton, D., 2012. Medicine As Culture: Illness, Disease and the Body, third ed. Sage, London.

McKee, M., Gilmore, A.B., Schwalbe, N., 2005. International cooperation and health: part two:

making a difference. Journal of Epidemiology and Community Health 59, 737–739. Available online at: http://m.jech.bmj.com/content/59/8/628.full.pdf (accessed 18.09.15).

McQuail, D., 2010. Mass Communication Theory, sixth ed. Sage Publications, London.

Montazeri, A., McGhee, S., McEwan, J., 1998. Fear inducing and positive image strategies in health education campaigns. International Journal of Health Promotion and Education 36, 68–75.

Naidoo, J., Wills, J., 2010. Public Health and Health Promotion: Developing Practice, third ed. Bailliere Tindall, London.

Robertson, R., 2008. Using Information to Promote Healthy Behaviours. Kings Fund, London. Available online at: http://www.kingsfund.org.uk/sites/files/kf/field/field_document/information-promote-healthy-behaviours-kicking-bad-habitssupporting-paper-ruth-robertson.pdf (accessed 18.09.15).

Rogers, E.M., Scott, K.L., 1997. The Diffusion of Innovations Model and Outreach from the National Network of Libraries of Medicine to Native American Communities. Available online at: http://nnlm.gov/archive/pnr/eval/rogers.html (accessed 18.09.15).

Sport England, 2009. Market Segmentation. Available online at: http://segments.sportengland.org (accessed 19.03.15).

Steventon, A., Bardsley, M., Billings, J., Dixon, J., Doll, H., Hirani, S., et al., 2012. Effect of telehealth on use of secondary care and mortality: findings from the Whole System Demonstrator cluster randomised trial. BMJ 344, e3874. Available online at: http://www.bmj.com/content/344/bmj.e3874 (accessed 18.09.15).

Tones, K., 1993. Changing theory and practice: trends in methods, strategies and settings in health education. Health Education Journal 52, 126–139.

Wallack, L., Dorfman, L., 1996. Media advocacy: a strategy for advancing policy and promoting health. Health Education and Behaviour 23, 293–317.

Wammes, B., Oenema, A., Brug, J., 2007. The evaluation of a mass media campaign aimed at weight gain prevention among young Dutch adults. Obesity 15, 2780–2789.

Available online at: http://onlinelibrary.wiley.com/doi/10.1038/oby.2007.330/epdf (accessed 18.09.15).

Wills, J., Crichton, N., Lorenc, A., Kelly, M., 2014. Using population segment to inform local obesity strategy in England. Health Promotion International. Available online at: http://dx.doi.org/10.1093/heapro/dau004.

제3부

생활터 기반 건강증진

본 장에서는 학교, 직장, 이웃, 보건의료기관 건강증진 활동의 가능성에 대한 내용을 다룬다. 오타와 선언(World Health Organization, 1986, p. 3)에서 '건강이라는 것은 인간이 배우고 일하고 즐기고 사랑하는 일상생활을 영위하는 과정에서 발생한다.'라고 하였다. 그 중 지지적인 환경의 조성이 가장 중요한 요소이다. 건강증진 활동은 질병과 불건강한 상황을 초래하는 이유와 위험한 집단을 알아내고 상호작용이 필요한 요소들을 찾아내는 과정이라 할 수 있다. 따라서 인간사가 이루어지는 모든 상황에 적용 가능한 건강증진 활동이 되어야 한다.

건강증진 활동은 꽤 오랜 기간 사업장이나 학교와 같은 특정한 인구집단을 대상으로 이루어졌다. 그러다 1980년대부터 전체적인 환경의 변화를 촉구하는 건강증진 활동 개념이 대두되었다. 이는 개인을 대상으로 건강증진 교육 자료를 제공하는 전통적인 방식과 대조를 이룬다.

이러한 접근법은 일상적인 상황에서 건강증진 활동이 이루어지도록 구조화된 환경을 조성한다. 즉 이것은 단발적인 건강증진 프로젝트 활동과는 근본적으로 다른 접근법이라 할 수 있다. 따라서 본 장의 제목을 건강증진 활동 수립이라고 하였으나, 이는 매우 창의적인 '건강증진 활동 세팅'이라는 의미를 지닌다. Nutbeam(1998)은 다음과 같이 표현하였다.

능동적으로 환경을 조성하고 건강관련 문제들을 창의적으로 해결한다. 세팅하는 과정에서 역할을 정하고, 규칙을 정할 수도 있다.

대부분 장기간의 프로젝트로 세팅한다.

- 건강한 일터와 삶의 터전 조성을 위해 특별한 중재가 이루어진다.
- 건강관련 정책을 개발한다.
- 건강증진이 성과 향상에 기여하는가를 확인하기 위해 질 관리, 감사, 과정 평가 등과 통합한다.

가장 잘 알려진 건강증진 활동은 건강도시 프로젝트이다. 사실 건강도시는 오타와 선언과 모두에게 '건강을'이라는 슬로건 실현을 위해 1986년 WHO의 소규모 프로젝트로 시작하였다(WHO, 1985, 1986). 이후 유럽의 30개국 1200개 도시로 확산되었다(www.euro.who.int/healthy-cities). 이와 병행하여 학교, 병원, 사업장, 교도소와 대학 등으로 국제적 네트워크가 개발되었다. 국가의 건강(Department of Health, 1992)은 국민 대부분의 참여라는 전략하에 새로운 접근법을 적용하였다. 즉 이것은 건강을 선택하는 손쉬운 방법(Department of Health, 2004)으로 학교, 이웃, 사업장과 교도소 등 모든 곳에서 건강을 선택할 수 있도록 한 것이다.

이러한 접근법은 독특한 특징을 가졌다(Dooris, 2005):

- 건강 결정요인으로 사회 경제적, 조직적, 환경적, 개인적 요소를 포함하는 건강증진의 생태학적 모형이라 할 수 있다.
- 질병이 아닌 건강과 웰빙에 초점을 둔다.
- 개인보다 집단에 초점을 둔다.
- 건강을 질병 발생의 원인에 초점을 둔 기계적 관점이 아닌 전체적인 관점에서 바라본다.
- 환경 및 다른 여러 요인들과의 상호작용을 염두에 둔 시스템적 관점을 가진다.
- 조직 내에서 변화를 추구하는 전체 조직에 초점을 둔다.

이 책의 다른 부분에서도 언급하였듯이, 건강증진은 건강과 웰빙의 생성 및 유지를 위한 행동과 환경간의 관계 및 기여도를 설명하고자 하고 구조적 측면과 자율적 선택 간의 이중성을 지적하는 건강의 생태학적 모형에서 비롯된다(Dooris 등, 2014). 생활터에서 건강증진을 수행할 때는 생활터 자체가 바뀌어야 하는데, Poland 등(2009)은 실무자들이 생활터의 특징을 이해할 수 있도록 일련의 유용한 질문을 설정하였다. 여기에는 어떤 생활터(예 : 병원)가 다른 형태의 생활터(예 : 학교, 직장)와 어떻게 다른지 생각해보기, 목적을 달성하기 위해 삶의 터가 지역의 환경뿐만 아니라 관련성 있는 다른 생활터 및 체계와 어떻게 상호작용 하는지 등이 포함되어 있다. Poland 등(2009)은 이러한 생활터에서 불건강을 초래하는 물리적 및 건조 환경(인간공학, 독성 위해물, 물리적 및 사회적 고립 혹은 관계망의 기회 결여, 녹지에 대한 접근성 등)뿐만 아니라 업무부담 및 의사결정 수위, 업무수행 속도 통제, 직위 및 인간관계의 질(신뢰감, 상호관계, 사회적 자본 및 사회적 응집력, 괴롭힘 등)과 같은 건강과 생활터에 대한 개입 가능성에 영향을 미치는 사회 심리적 환경에도 주의를 환기시켰다. 다음 장에서 다루는 바와 같이 생활터에서의 다양한 이해관계자의 시각과 그들에게 중요한 측면에서 건강의 의미를 고려하는 것이 중요하다.

그러한 접근방법을 통해 얻을 수 있는 편익을 정량화하는 것은 어렵지만 의미가 있는 것으로 보인다. 여기에는 파트너십을 통한 업무와 공동수행을 격려하고, 조직의 구조와 시스템에 건강의 측면을 반영하고, 더 넓은 측면의 건강 결정요인을 고려하는 것 등이 해당된다. 별로 놀라운 것은 아니지만, 이러한 접근방법의 복잡성을 고려할 때 생활터 중심 접근방법의 효과에 대한 평가와 근거는 부족한 편이다.

> 생활터 중심 접근방법은 엄격한 연구나 평가보다는 믿음을 바탕으로 한 활동을 통해 합리화 되어 왔다......근거를 구축하고 그로부터 배울 수 있도록 하는데 많은 노력을 기울일 필요가 있다.
>
> St Leger (1997)

제3부는 다음의 다섯 가지 주요 생활터에서 건강증진을 살펴본다.

1. 사업장
2. 학교
3. 이웃지역
4. 병원
5. 교도소

각 생활터는 별도의 장에서 다루고 있지만, 각 생활터가 분리된 것이 아니라 광범위한 독립 체계의 한 부분으로서 병존하고 있음을 기억하는 것이 중요하다. 학교, 사업장 그리고 병원은 모두 한 이웃 안에 존재하고 각 생활터 내부 및 그 사이에서는 사람들이 지속적으로 교류한다. 교도소의 경우 이웃과 상대적으로 고립되어 있긴 하지만 특정 지역에 위치해 있으면서 고용과 교통의 측면에서 인근 지역에 영향을 미친다. 그 외에도 나이트클럽, 운동장, 이발소 등과 같이 건강증진사업이 제공될 수 있는 다른 많은 생활터가 있다.

다음의 각 장에서는 건강에 영향을 미치는 생활터의 요소를 알아보고 그러한 생활터에서 개발된 선도적인 건강증진 활동의 개요를 살펴봄으로써 생활터가 건강증진에 왜 적합한지를 검토한다.

참고문헌

Department of Health, 1992. The Health of the Nation. London, HMSO.

Department of Health, 2004. Choosing Health: Making Healthy Choices Easier. London, Stationery Office. Available online at: http://webarchive.nationalarchives.gov.uk/+/dh.gov. uk/en/publicationsandstatistics/publications/publicationspolicyandguidance/dh_4094550 (accessed 18.09.15).

Dooris, M., 2005. Healthy settings: challenges to generating evidence of effectiveness. Health Promotion International 21, 55–65. Available online at: http://heapro.oxfordjournals.org/contenV21/1/55.full.pdf+html (accessed 18.09.15).

Dooris, M., Wills, J., Newton, J., 2014. Theorising healthy settings: a critical discussion with reference to healthy universities. Scandinavian Journal of Public Health 42(Suppl. 15), 7–16. Available online at: http://sjp.sagepub.com/content/42/15_suppl/7.long (accessed 18.09.15).

Nutbeam, D., 1998. Health Promotion Glossary. Geneva, WHO. Available online at: http://www.who.int/healthpromotion/about/HPR%20Glossary%201998.pdf?ua=1 (accessed 05.03.15).

Poland, B., Krupa, G., McCall, D., 2009. Settings for health promotion: an analytic framework to guide intervention design and implementation. Health Promotion Practice 10(4), 505–516. Available online at: http://hpp.sagepub.com/content/10/4/505.full.pdf (accessed 07.03.15).

St Leger, L, 1997. Health promoting settings: from Ottawa to Jakarta. Health Promotion International 12, 99–101. Available online at: http://heapro.oxfordjournals.org/content/12/2/99.full.pdf (accessed 18.09.15).

World Health Organization, 1985. Targets for Health for All. Copenhagen, WHO Regional Office for Europe.

World Health Organization, 1986. Ottawa Charter for Health Promotion. Geneva, WHO. Available online at: http://www.who.int/healthpromotion/conferences/previous/ottawa/en/ (accessed 05.03.15).

제 13 장

건강증진학교
(The Health-promoting School)

학습 목표

이 장을 마치면
- 학교에서의 건강증진 실현 과정을 이해할 수 있다.
- 건강관리에 도움이 되거나 방해되는 요소가 무엇인지 이해할 수 있다.
- 건강증진학교의 필수요소를 나열할 수 있다.

핵심 개념 및 정의

학교기반의 건강증진 : 성교육, 교통안전교육, 신체활동과 같은 건강증진 활동은 학교를 기반으로 실현될 수 있다.

건강증진학교 : 건강증진학교는 학습, 업무, 삶을 강화하고자 지속적으로 노력하며 아동, 부모, 교사, 지역사회가 참여하는 환경을 필요로 한다.

교육과정 : 학습적인 내용은 학교 또는 특별 프로그램에서 제공한다.

인성 · 사회 · 보건교육(Personal, Social, and Health Education : PSHE) : 2000년부터 영국 내 학교에서 개인, 사회, 건강교육 과정이 시작되었으며, 2008년에는 개인, 사회, 건강과 경제 교육으로 명칭이 변경되었다. 학생들에게 지식, 공감, 태도 및 실용적 기술을 제공한다.

주제의 중요성

학교 프로그램을 통해 아동과 청소년의 건강과 복지를 강화하려는 노력은 오래전부터 있어 왔다. 학교보건의 발전, 학교 급식을 위한 필수 사항, 정규 교육과정에 신체활동을 포함하는 것, 학교 급식의 영양 기준을 정하는 것 등은 학생들이 생활습관을 통해 건강을 유지하도록 해준다.

세계건강기구는 건강증진학교를 '건강과 학습을 촉진하고, 웰빙과 존엄에 관련된 건강한 환경 조성, 정책 입안 및 실행을 위해 노력하는 활동'으로 정의한다(www.who.int/school_youth_health/gshi/hps/en). 학교는 학생과 관련자들이 생활하는 환경, 문화, 공간 배치, 관습 등의 영향을 받고, 건강

관련 교육과 의료서비스가 제공되는 종합적인 환경이라 할 수 있다. 또한 학교는 의뢰기관으로서의 역할과 학생 및 학부모가 필요로 하는 각종 의료서비스, 복지 및 원하는 서비스의 적절한 시기를 알 수 있는 기관이다. 본 장에서는 아동과 청소년의 신체적·정신적·사회적 웰빙을 알아보고, 학교 교육과정과 일상생활을 통해 건강증진 활동을 강화할 수 있는지에 대해 알아보고자 한다.

건강증진에서 학교의 역할이 중요한 이유

교육은 보건의 주요 자원이다. 세계보건기구는 이를 인식하고, 2000년도 밀레니엄 발전 목표(Millennium Development Goals; MDGs[3]))에 '보편적인 일차 교육의 달성'을 포함하

학습활동 13.1 건강증진학교의 목표

아래의 항목을 읽고, 본인의 생각과 일치하는 칸에 표기를 한다.

	매우 중요	중요	보통	중요하지 않음
건강증진 활동은				
1. 신체 활동에 대한 정보를 제공한다				
2. 긍정적인 개인 및 사회적 관계를 갖도록 한다				
3. 젊은이들이 건강을 유지하도록 지도한다				
4. 합리적인 결정을 할 수 있는 기술을 갖추도록 한다				
5. 지역에서 이용 가능한 관련 서비스와 이용 방법에 대한 정보를 제공한다				
6. 약물 남용처럼 건강에 위협적인 행동을 지도한다				
7. 그들의 감정, 욕구를 표현하도록 도와준다				
8. '아니요'를 표현하도록 지도한다				
9. 신체의 신비로움을 알려주어 훼손하지 않도록 한다				
10. 건강 위협 요인을 알려주어 불건강한 행동을 자제하도록 한다				
11. 부모가 될 수 있도록 준비시킨다				
12. 인간의 성생활, 사춘기, 피임에 대한 정보를 제공한다				
13. 약물 또는 성생활로부터 위험을 줄이는 방법을 알려준다				
14. 능동적인 시민의식을 함양한다				
15. 스트레스 대처 방안을 지도한다				
16. 관계안에서 협상하고, 자신의 의견을 피력하는 기술을 갖추도록 한다				
17. 자존감을 높이도록 도와준다				

3) United Nations Millennium Development Goals은 유엔의 191개 가입국들이 2015년까지 달성해야하는 8개의 목표를 의미하는데, 이는 2000년도에 결정되었음

였다. 평등과 건강은 교육을 구성하는 필요조건이다. 아동이 폭력, 기아, 약물 남용, 절망 등을 경험한다면 학문적 성과를 달성하기 어려워지기 때문이다. 굶주린 배와 흐트러진 정신 상태를 보상할만한 교육과정을 마련하는 것은 거의 불가능하다(National Action Plan for Comprehensive School Health Education, 1992).

이런한 측면에서 수년간 상당한 규모의 인구집단 활동을 포괄하는 학교는 건강증진을 구성하는 주요 축이라 할 수 있다. 또한 아동은 학교 보건활동을 통해 조기에 건강 관련 지식, 태도 및 행동 규범 등을 숙지하게 된다.

연구 사례 13.1 학령기 아동의 건강행태

세계보건기구가 유럽 43개국 및 북아메리카 학령기 아동을 대상으로 건강 패턴을 연구한 결과, 학교 환경이 지지적인 경우 흡연율이 낮아지는 등 바람직한 건강 행동이 증가하고, 건강도 향상되는 것으로 나타났다.

아동기 및 청소년기는 평생 습관이나 태도가 형성되는 큰 변화의 시기이다. 학교가 건강한 환경을 조성하는 것만으로도 아동의 건강행태를 발전시킬 수 있다. 동료그룹 간 유대관계가 극대화되는 청소년기에 학교는 학생들과 소통하고, 학습 기회를 제공하고, 새로운 기술을 경험하도록 할 수 있다.

학습활동 13.2 건강과 학습의 관계

과연 건강은 학생들의 학습 잠재력과 성과에 어떤 영향을 미치는 것인가?

학교에서의 건강증진 활동

학교에서의 보건교육과 건강증진은 보편적인 건강증진 방법론을 따른다. 거의 모든 국가에서 보건교육은 위생, 영양, 운동 등 의학적 관점을 중심으로 이루어진다. 1960년대 교육은 학생중심으로 학생 스스로 학습 분야를 찾아가도록 하여 자율성과 책임성을 강조하였다. 보건교육은 웰빙과 최대 역량 함양이라는 복합적인 과제로 떠오르고 있다. 학교 건강증진은 개인 및 사회 발전과 밀접한 관련이 있고, 개인 및 사회의 건강과 경제교육의 측면에서 교육과정에 포함하고 있다. 학교는 청소년들이 스스로의 삶을 책임지고, 자존감과 자아 인식을 갖도록 해야 한다. 이로써 개인 스스로가 인식하고 반추할 수 있도록 하는 교육 및 학습하는 전략을 개발하는 것이 중요해졌다. 건강증진 프로그램의 방향과 조직 또한 학령기 아동과 청소년의 필요를 반영해야 한다. 학교는 여전히 부분적인 서비스만을 제공하고 기술이나 태도보다 지식을 강조하고 있다. 이는 이런한 과제를 다룰 교사의 훈련 부족과 교육과정에 포함하는 것이 권고사항에 그치기 때문이라고 할 수 있다.

자율성과 자기결정권을 강조하는 시도와 전통적인 정보 제공도 함께 행해지고 있다. 이는 정보를 알면 합리적인 건강증진을 위한 의사결정을 할 것이라는 기대에 따른 것이다. 그러나 실제 학교에서는 흡연, 약물 복용 등의 행위로 인한 건강 불이익에 대한 정보를 제공하는 수준에서 교육이 종료된다.

성교육이 이러한 건강증진의 관점을 잘 보여주고 있다. 성교육이 '성 및 그와 관련된 교육'으로 이해되면서 생물학적인 관점에서 감성적 측면, 가치와 삶의 기술 관점으로 교육 방향이 전환되고 있다. 논쟁의 여지는 있다. 학교에서의 성교육과 관련하여 2014년 교육정보제공 기관에서 제공한 내용은 다음과 같다.

- 출산, 성 및 성교육은 11세부터 의무교육에 포함되어 있으며 학부모의 요청에 따라 수강하지 않을 수 있다.
- 모든 학교는 성교육과 관련하여 기술된 정책이 있어야 하고, 이를 학부모에게 공개한다.

학교에서 성교육을 실시하려면 2000년에 발표된 가이드를 따라야 한다.

표 13.1에는 학교에서의 보건교육과 건강증진학교의 차이점을 기술하였다.

표 13.1 학교에서의 보건교육과 건강증진

전통적 보건교육	건강증진학교
• 보건교육은 교실에서만 이루어짐 • 신체건강과 위생이 강조됨 • 전통적인 교수법에 강의위주 • 약물남용, 폭력 등 개인의 문제에 치중함 • 건강의 정신·사회적 요인에 대한 관심은 낮음 • 부모의 개입은 고려하지 않음 • 학교보건서비스는 질병 예방과 조기 발견에 관심을 둠	• 학교 생활 전반이 건강증진 대상임 • 건강을 신체, 정신, 사회 및 감정 등 영역 간 상호작용으로 이해함 • 학생 역량을 강화하기 위한 활동 중심 • 모든 건강이슈에 대한 기술과 과정이 교육과정에 포함됨 • 긍정적 자기 이미지, 자기 효용감이 중요함 • 부모의 지지를 중시함 • 학생을 건강서비스 소비자로써 인식하고 교육과정에 통합하고자 함

건강증진학교

건강증진학교(The Health Promoting School : HPS)는 학생과 교직원의 건강을 포괄적이고 전략적으로 다루기 위해 국제적으로 통용되는 접근방법이다. 어린이와 청소년 건강을 위한 교육이 개인차원의 행동 강조를 넘어 건강증진에 초점을 둔다면 학교 그 자체가 건강을 증진시킬 수 있는 환경이자 지역사회의 일부로서 건강에 영향을 미칠 수 있음을 알아야 한다.

그림 13.1을 통해 나타난 바와 같이 학교는 총체적 맥락에서 다음과 같은 것을 포함한다.

- 학교 풍토
- 조직
- 운영구조
- 인간관계
- 물리적 환경
- 교육과정

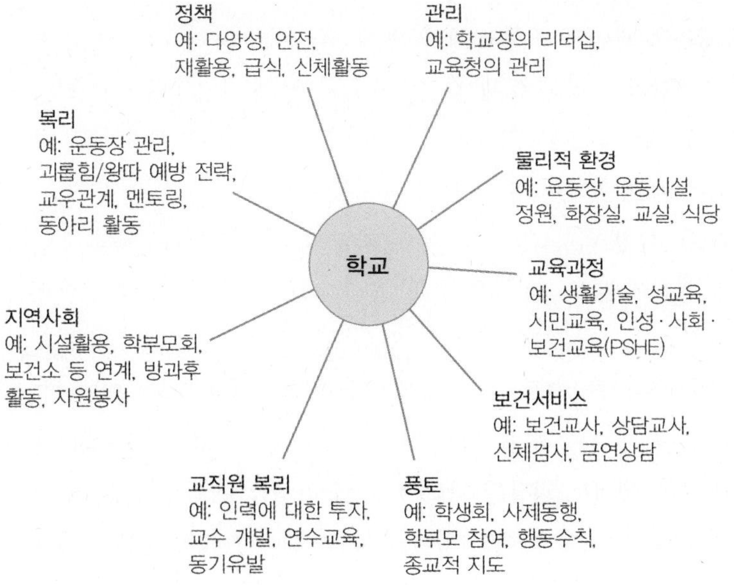

그림 13.1 건강증진을 위한 학교의 포괄적인 접근

건강증진학교에서는 이러한 모든 측면을 강화하고 상호보완적으로 작용함으로써 시너지 효과를 낳을 수 있다. 그러나 실제 상황에서는 학교의 여러 다른 측면들이 서로 충돌을 빚기도 한다. 학교 내 다양한 측면들은 건강증진의 역할을 할 수 있지만 건강 저해요인으로 작용할 수도 있다. 오래 전부터 교육학자들은 '보이지 않는 교육과정', 어린이와 청소년들이 학교 주변 환경과 인간관계에서 겪는 일상적 경험을 통해 메시지를 전달받을 수 있는 방법에 대해 생각해 왔다. 예를 들어, 많은 학교의 화장실 상태를 보면 위생을 등한시하거나 학생들의 청결과 건강관리에 관심이 없음을 알 수 있다. 폭력, 왕따, 괴롭힘 같은 학교에서의 개인적 고민이나 문제에 대해 언제라도 찾아가 이야기를 할 수 있는 사람(예를 들어 상담교사나 보건교사)이 있다는 것을 알고 있는 것은 정신건강과 복리의 중요한 요소가 된다.

국제건강증진보건교육협회(The International Union of Health Promotion and Education)에서는 건강증진학교에 대해 다음과 같은 원칙을 제시하였다(www.iuhpe.org/images/PUBICATIONS/THEMATIC/HPS/HPSGuidelines_ENG.pdf).

- 학생들의 건강과 복리 증진
- 사회적 정의와 형평 옹호
- 학생들의 참여와 임파워먼트 포함
- 안전하고 지지적인 환경 제공
- 건강과 교육에 관련된 주제와 체계 연계
- 교직원의 건강과 복리의 문제
- 지역사회와 협조
- 학교의 일상적인 활동 속에 통합
- 현실적 목표 설정
- 건강증진 활동에 부모 및 가족 참여

다른 생활터에서와 마찬가지로, 학교에서의 효과적인 건강증진은 영역 간 조화롭고 구조화된 틀이 갖추어졌을 때 가능하다. 많은 나라에서 건강증진학교 네트워크를 형성하고 있다. 2011년까지 잉글랜드에서는 건강한 학교 표준(Healthy Schools Standard) 국가 시상제도가 있었고 현재는 지역별로 시행하고 있다. 이는 병원이나 직장 등에서 시행하는 인증제도와 마찬가지로 학교 구체적 목표를 지향해 갈 수 있도록 독려한다.

사례 학습 13.1 건강증진 유치원

유치원의 건강증진 상황을 사정하기 위한 도구를 스코틀랜드의 파이트(Fite) 교육당국에서 개발한 바 있다(www.fife-education.org.uk/fhps). 건강증진을 위해서는 다음과 같은 측면을 갖추어야 한다.

- 점심식사 제공
- 과일 섭취 가능
- 깨끗한 물
- 놀이터
- 안전한 낮잠/모임 장소
- 의약품 투여에 대한 임상 프로토콜
- 에피네프린 자동 주입기(Epi pen, Ana pen)
- 견과류 알레르기에 대한 대책
- 의사소통과 참여를 위한 전략

정책과 실천

학교에서 개발하는 정책들은 학교의 가치관을 반영한다. 학교 공평한 기회, 규율과 보상, 건강과 안전, 괴롭힘이나 왕따, 건강한 식품, 성교육을 포함한 다양한 교육과정 주제 등에 대한 정책을 가지고 있다. 정책은 학교 내부와 외부 지역사회의 폭넓은 자문을 받아 명확하게 문서화하고 구성원에게 전파하며 일관성 있게 적용하지 않으면 단지 '탁상공론'에 지나지 않게 된다. 각 학교에서의 실천 여부는 일상적 생활과 의사결정이 받아들여지는 방법을 통해 확인할 수 있다. 학생들의 민주적 참여가 건강증진학교의 핵심적 요소라 할 수 있다.

학습활동 13.3 학교에서의 학생 참여

오타와 선언에서는 건강증진을 '사람들이 그들 스스로 자신의 건강을 관리하고 향상할 수 있게 하는' 과정(WHO, 1986)으로 정의하였다. 학교의 학생들이 어떤 방법으로 자신들의 교육과 건강에 관한 결정을 내릴 수 있게 할 것인가?

사회적 환경

학생들 상호간, 교사와 학생 간, 교사 간의 사회적 관계의 질은 학교의 풍토와 분위기 형성에 중요한 역할을 한다. 긍정적인 상호관계에 높은 가치를 부여하고 자아존중감의 형성과 발전을 중요시하는 건강한 학교가 교육적 성과 또한 높아진다는 것을 점점 더 많은 학교들이 인식하고 있다.

교육과정

공식적 교육과정은 학생들의 연령과 사회적 및 인지 발달 상태에 적절한 수준의 건강관련 주제(예: 생물, 영양)에 대한 지식과 이해를 포함한다. 비공식적 교육과정은 공식적으로 가르치지 않는 교육이나 시험을 말하는데, 여기에는 종교지도나 스포츠, 예능과 같이 정규 교육과정 외의 활동 등이 포함된다. 영국이나 다른 많은 나라에서는 건강증진에 관한 법적 규정을 두지 않고 있으며, 부분적으로 교육과정에 통합되어 있는 정도이다.

물리적 환경

학교의 물리적 환경과 배치는 건강증진에 긍정적 혹은 부정적일 수 있다. 학교는 쓰레기와 낙서가 없는 깨끗하고 안전한 환경을 제공하고, 청결한 화장실 및 친근하지만 안전한 출입문이 있어야 한다. 놀이에 필요하고, 사회적 관계를 형성할 수 있으며, 공부나 독서가 가능한 조용한 공간이 있어야 한다. 많은 국가에서는 위생, 깨끗한 물과 공기 등을 위한 기본적인 설비를 갖추는 것을 우선과제로 하고 있다.

학습활동 13.4 건강증진 운동장

자신의 초등학교 시절을 회상하고 당시의 운동장을 떠올려 보자. 건강증진을 위한 환경이었다고 할 수 있는가? 건강증진 운동장이 되기 위해서는 어떤 것을 갖추어야 하는가?

지역사회와의 연계

지역사회와 학교가 의사소통을 얼마나 잘하고 밀접한 관계는 건강증진학교의 중요한 기준의 하나이다. 학부모와의 협력 관계는 학교행사에 관한 정보제공, 발전기금 모금, 교복이나 급식 제공에 관한 자문 등에서부터 교육과정, 종교지도, 재원조달 등에 관한 의사결정에 모든 부모들이 적극적으로 참여하는 것에 이르기까지 매우 다양할 수 있다. 부모들도 독서교실, 실천적 육아교실, 결식 학생들에 대한 아침식사 제공 등을 통해 학교생활에 참여할 수 있다. 학교는 광범위한 지역사회의 일원이며 지역사회에 개방되어야 한다. 많은 기관과 단체로부터 학교에 대한 지원이 가능하다. 예를 들어 경찰과 응급구조대에서는 사고 예방과 관련된 교육을 해줄 수 있다.

학습활동 13.5 학교의 건강한 식습관 정책

정책, 교육과정, 사회적·물리적 환경 및 지역사회 연계라는 넓은 영역과 건강한 식습관의 측면에서 건강증진학교가 되기 위해 학교는 무엇을 갖추어야 하는가?

효과적인 개입

건강증진을 위한 학교의 개입은 앞서 언급한 포괄적인 학교 전체의 접근방법 이외에도 생리학적인 정보나 생활기술을 제공하는 것에서부터 약물 오남용 예방 사업에 이르기까지 그 성격이 매우 다양하다. 많은 교육과정에서는 지식 향상이나 행동 변화와 같이 위험 감소를 목적으로 하고 있다. 따라서 학교보건 사업들은 특정한 보건학적 주제(예 : 흡연예방 교육)를 구체적으로 다룰 수도 있지만 자아존중감과 사회술 및 의사소통술 개발을 위한 좀 더 일반적인 생활기술 향상을 목적으로 할 수도 있다. 이러한 사업은 학생들뿐만 아니라 교사, 부모, 폭넓은 지역사회에까지 그 대상을 확대할 수도 있다.

학교는 역동적인 지역사회이며, 학교라는 삶의 터 내부와 외부 모두에 학생들이 영향을 받을 수 있는 요소들이 다양하게 자리하고 있다. 따라서 건강증진 활동들의 특정 효과를 구체적으로 제시하기란 매우 어렵다. 대부분의 건강증진사업은 건강을 향상시키는 행동 개발을 목적으로 한다. 이러한 것이 건강에 미친 결과가 살아가는 동안 한참동안 나타나지 않을 수도 있다. 예를 들어, 호주의 '모자 쓰고 놀기' 정책이 피부암 발생률에 미친 영향은 어른이 될 때까지 확인할 수 없다. 연구결과들에 의하면 어린이와 청소년의 지식 향상은 가능하지만 그들의 태도와 행동에 변화를 일으키는 것은 훨씬 어렵다(Lister-Sharp et al., 1999).

건강증진학교에 관한 코크란 리뷰(Langford et al., 2014)에 따르면 과일이나 채소 섭취, 담배제품 사용, 신체활동, 괴롭힘 등에 대해 삶의 터 중심 접근방법이 효과적이었다고 하였다. 그전에 발표된 종설(Stewart-Brown, 2006)에서는 정신건강증진 사업이 가장 효과가 큰 것으로 나타났다. 그 효과를 증가시키는 요인으로 작용한 것은 장기간의 수행, 높은 강도,

학교전체의 참여, 학교환경에 대한 초점, 다양한 측면의 개입, 또래지도자를 활용한 건강증진사업 등이었다(Stewart-Brown, 2006). 이렇듯 통합적, 전략적인 사업들이 더욱 효과적이라는 근거가 있다(St Leger, 2005).

결 론

많은 사람들은 학교가 건강증진의 핵심적 역할을 담당하는 것으로 생각한다. 어린이와 청소년들은 스스로 책임질 수 있고 건강증진을 위한 태도로 행동할 수 있도록 정보를 제공하고 격려해야 할 핵심적인 대상이다. 어린이 및 청소년기에 형성된 습관은 일생의 삶에 영향을 줄 수 있다. 또한 청소년기는 성장 및 위험을 스스로 선택하는 시기이며, 책임감과 건강을 증진하는 태도 및 행동과 함께 자율성 개발도 필요하므로 이들 사이의 세밀한 균형이 필요한 시기이기도 하다. 그러나 인성・사회・보건교육(PSHE)은 정규 교육과정 안에서 항상 그 우선순위가 뒤로 밀려나 있었다. 최근에 인성・사회・보건교육이 정규 교육과정 내에서 권장사항이 되었으나 의무적으로 시행해야 하는 것은 아니다. 정보 제공을 중심으로 하는 좁은 범위의 사업들은 학교 전체를 다루는 포괄적인 사업에 비해 효과가 적다는 연구결과가 있다. 건강증진 학교 사업에서는 학교 전체적인 접근을 향상하고, 공식적 교육과정뿐만 아니라 비공식적 교육과정, 학교의 물리적・사회적 환경까지 포함하고, 지역사회와의 연계를 추구하는 것을 기본 방침으로 한다. 많은 근거를 통해 건강증진학교의 접근방식이 효과적이며 어린이와 청소년들의 건강, 교육, 복리에 이바지한다는 것이 밝혀지고 있다.

추가 토론을 위한 질문

- 귀하는 종교적 · 문화적으로 다양한 학생들이 다니고 있는 도시 빈민지역의 교육이 붕괴된 중학교에 새로 부임하였다. 귀하가 건강증진학교 수행을 위해 전략을 수립하도록 요구를 받았다. 어떤 영역을 우선적으로 실시할 것이며 그것을 선택한 이유는 무엇이라고 생각하는가? 학교 구조 내에서 다음의 건강증진 원칙을 어떻게 통합하고 구현할 수 있다고 생각하는가?
- 형평성
- 임파워먼트
- 협조와 연계
- 참여

요 약

본 단원에서는 학교가 건강증진을 위한 핵심적 삶의 터인 이유에 대해 알아보았다. 건강과 교육은 상호보완적 관계에 있기 때문에 어느 한 쪽을 강화하면 다른 쪽에도 긍정적인 방향으로 영향을 주게 된다. 건강증진학교에서 추구하는 포괄적인 접근방식은 가장 확실한 전략으로 입증되어 왔다. 학교 전체에 걸쳐 통합적으로 접근하는 방식이 옳다는 근거가 계속 쌓이고 있다.

추천문헌 및 자료

Noble, C., Toft, M., 2012. How effective are schools as settings for health promotion? In: Scriven, A., Hodgins, M. (Eds.), Health Promoting Settings: Principles and Practice. Sage, London.

Whitman, C., Aldinger, C., 2009. Case Studies in Global School Health Promotion. Springer, USA. A review of case examples from over 20 developing and developed countries.

The International Union for Health Promotion and Education publishes guides on HPSs: www.iuhpe.org/index.php/en/iuhpe-thematic-resources/298-on-school-health.

The Schools for Health in Europe network supports the development of school health promotion: www.schools-for-health.eu/she-network.

Many countries have networks to provide information and good practice examples.

Australia: www.ahpsa.org.au.

New Zealand: hps.tki.org.nz/.
Canada: www.phecanada.ca/programs/heaJth promoting-schools.
Wales: wales.gov.uk/topics/health/improvemen/schools/?lang=en.
Scotland: www.educationscotland.gov.uk/resources/b/genericresource_tcm4242182.asp.

학습활동에 대한 피드백

13.1 어린이들은 일상생활 중 상당 부분의 시간을 학교에서 보내므로 학교는 이들을 위한 중요한 삶의 터이다. 학교는 건강한 급식이나 간식 제공, 등하교시 걸어서 다닐 것을 권장하는 등 건강한 환경을 조성할 수 있다. 건강한 생활습관에 대해 교육하는 등 교육과정을 통해서도 건강의 측면을 보강할 수 있다. 학생들의 자아존중감 향상과 학생들이 행복하고 건강할 수 있도록 도와주는 데 학교의 풍토도 중요하다.

13.2 건강과 교육 및 학습능력 간에는 상관관계가 있다. 학교 내 청소년의 경험은 자아존중감, 자아인식, 건강행태의 발전에 영향을 미친다. 학업성취도가 떨어지고 공부에 대한 열의가 낮으며 결석을 자주 하는 학생은 약물 상용 등과 같은 위험행동에 빠질 가능성이 더욱 높다. 학교 출석은 특히 중요한데, 학교에서의 아침 식사 제공 등을 통해 출석률을 높일 수 있다. 마찬가지로 건강도 학업성취도에 영향을 미칠 수 있다. 학교에서 좋은 영양식을 제공하는 것이 주의력, 집중력 및 전체적인 인지력 개발 향상에 도움이 된다는 보고가 있다(Powney et al., 2000).

13.3 학교를 장학 순시할 때는 참여를 바람직한 특성으로 간주한다. 참여의 범위는 단순히 학생이 자신의 의견을 제시할 수 있도록 하는 것에서부터 학교 위원회를 통해 의사결정 과정에 참여하는 것까지 모두 포함한다.

13.4 건강증진 놀이터는 어린이들이 활동적일 수 있도록 하는 것을 추구한다. 이를 위한 전략으로는 게임을 할 수 있는 공간, 괴롭히지 않는 또래 친구, 반사광을 피할 수 있는 지역, 햇볕으로부터의 보호(예, 호주의 '모자 쓰고 놀기' 정책) 등이 있을 수 있다.

13.5 학교에서의 건강한 식습관 정책에 대한 지표는 다음과 같다.

- 범학교적 급식 정책
- 친화적인 식사 환경
- 음식 선택 과정에 학생과 상의
- 아침 결식 학생을 위한 식사 제공
- 수분섭취 향상과 플라스틱 용기 사용을 줄이기 위한 분수식 급수대
- 과일과 채소를 포함하고 염분, 설탕, 지방 성분이 낮은 건강한 급식

참고문헌

Department for Education, 2000. Sex and Relationship Education Guidance. HMSO, London, https://www.gov.uk/government/.../sex-and-relationship-education.

Langford, R., Bonell, C.P., Jones, H.E., Poulbu, T, Murphy, S.M., Waters, E., Komro, K.A., Gibbs, L.F., Magnus, D., Campbell, R., 2014. The WHO Health Promoting School Framework for Improving the Health and Wellbeing of Students and Their Academic Achievement

(Review). Cochrane Collaboration. Wiley.

Lister-Sharp, D., Chapman, S., Stewart-Brown, S., Sowden, A., 1999. Health promoting schools and health promotion in schools: two systematic reviews. Health Technology Assessment 3(22). Available online at: http://www.journalslibrary.nihr.ac.Uk/_data/assets/pdf_file/0010/64657/FullReport-hta3220.pdf(accessed 18.09.15).

National Action Plan for Comprehensive School Health Education, 1993. Working together for the future: 1992 comprehensive school health education workshop. Journal of School Health 63, 46-66.

Powney, J., Malcolm, H., Lowden, K., 2000. Health and Attainment: A Brief Review of Recent Lterature. Scottish Council for Research in Education, Edinburgh. Available online at: https://dspace.gla.ac.Uk/bitstream/1905/222/1/101.pdf(accessed 18.09.15).

Stewart-Brown, S., 2006. What Is the Evidence on School Health Promotion in Improving Health or Preventing Disease and Specifically, What Is the Effectiveness of the Health Promoting School Approach. WHO, Copenhagen.

St Leger, L, 2005. Protocols and guidelines for health promoting schools. Promotion and Education 12 (3-4), 145-146.

World Health Organization, 1986. Ottawa Charter for Health Promotion.

WHO, Geneva. Available online at: http://www.who.int/healthpromotion/conferences/previous/ottawa/en/.

Young, I., Williams, T., 1989. The Healthy School. Scottish Health Education Group, Edinburgh.

제 14 장
사업장 건강증진

학습 목표

이 장을 마치면

- 업무와 건강의 관계에 대해 서술할 수 있다.
- 사업장 건강증진 요소에 대해 서술할 수 있다.
- 사업장이 건강을 향상하거나 저해하는 양상에 대해 파악할 수 있다.

핵심 개념 및 정의

업무 직업 또는 유급고용. 무급, 자발적 근로, 교육과 훈련, 관리까지 포함 가능
사업장 업무가 이루어지는 물리적 환경
고용주 한 사람 이상을 고용하고 임금이나 급료를 주는 개인이나 사업체
근로자 특정 기능을 수행하기 위해 고용되어 임금이나 급료를 받는 개인

주제의 중요성

건강이 업무에 의해 어떤 영향을 받는지에 대한 종합 보고서를 통해 업무는 건강증진을 위해 필요하다고 확인하였다(Black, 2008). 이 보고서의 주요 권고 사항은 계속 일을 하라는 것과 병가 후에는 복직하라는 것이다. 사업장은 사람들의 건강에도 중요하지만, 건강증진의 맥락으로서도 의의가 있다. 2014년 1분기 영국 통계에 의하면 16~64세 인구 중 72.9%, 즉 3,054만 명이 직장을 가지고 있다(www.ons.gov.uk/ons/dcp171778_363998.pdf). 따라서 사업장 건강증진은 다수의 성인에게 적용되며, 이들이 상당한 시간을 보내는 장소에도 영향을 미치게 된다.

이 책에서 다룬 다른 장소들과 마찬가지로, 이 장에서도 사업장을 하나의 사회적 시스템이라고 보고 사업장이 건강에 기여하는 양상과 건강을 해치는 양상 및 사업장 건강증진 이행 방식에 대해서도 살펴본다. 대부분의 건강증진 중재 방식은 개인의 생활습관 위험요인들과 안전한 근무 환경을 제공해야 하는 고용주의 법적 책임에 초점을 맞추는 경향을 보여 왔다. 사업장 조직과 문화를 하나로 다루는 중재 방식은 일반적이지 않지만, 효과는 더 크다고 평가받고 있다.

이 장에서는 사업장 건강증진에 관여하는 다양한 파트너와 이해관계자에 대해 밝히고, 중재방식에 대한 이들의 기여도에 대해 논의하겠다.

사업장이 건강증진에서 주요 장소인 이유?

세계적인 사업장 건강증진 전략에 대한 조사(www.ncb.nlm.nih.gov/pubmed/18173386) 결과, 사업장 건강증진 전략의 우선순위는 생산성 향상과 직원 결근율 감소였다. 건강증진에서 사업장을 우선시하는 이유는 크게 5가지이다.

1. 사업장을 통해 다른 방법으로 접근이 어려운 대상자들(건강한 성인, 특히 남성)에게 접근할 수 있다. 사업장 근로자들은 건강증진에 강제적으로도 참여해야 하는 대상(captive audience)이다. 사업장에는 이미 확립된 의사소통 양식이 있기 때문에 사업장 건강증진 프로그램에 참여하도록 장려하고, 중재조치의 효과를 추적조사하기도 수월하다. 또, 직장사회의 결속력은 동료집단에 압박과 지지를 제공하는 효과도 있다.
2. 사업장 건강증진은 특정 업무로 인해 발생 가능한 건강 유해 요소로부터 근로자들을 보호하는 효과도 거둘 수 있다.
3. 건강한 사업장에서 얻어지는 경제적 편익도 있다(Wanless, 2004). 미국 연구조사에서는 사업장 건강증진 프로그램이 의료비용과 보험료를 낮추고, 결근율을 감소시키며, 성과와 생산성 및 의욕을 향상시킨다는 자료를 제공하고 있다(www.uclan.ac.uk/facs/health/hsdu/settings/workplace/htm). 영국 보건안전청(Health and Safety Executive, HSE)에서는 업무로 인한 건강부실 비용에 대해 파악했다. 이 비용에는 병가수당, 부상으로 인한 피해, 보상 및 보험 비용, 채용비용 등이 포함된다. 예를 들어 흡연, 과체중, 과다한 음주, 육체적 비활동 등 3개 이상의 위험요인을 가진 근로자가 위험요인이 없는 근로자보다 병가를 낼 가능성이 50% 이상 높다고 보고한 연구도 있다(Shain & Kramer, 2004). 건강에 대한 투자와 불건강의 예방은 생산성과 직원 유지력을 향상시킨다. 따라서 건강한 사업장 접근의 도입은 사업적으로 타당성이 있다.
4. 사업장은 많은 성인 인구와 관련된 건강에 대한 자원을 제공한다. 사업장에서 건강한 환경을 조성하면 근로자 건강에 유익하며, 나아가 근로자 가족과 지역사회에 긍정적인 파급효과를 유발하게 된다. 사업장에 대한 전통적인 초점은 위해요소와 질병에 집중되어 있었으나, 사업장 건강증진 접근은 엄청난 잠재력을 가지고 있다.
5. 출근하여 일을 할 수 있고, 건강을 안전하게 지켜준다는 점에서 사업장은 사람들에게 유익하다. 허약한 정신건강으로 인한 프리젠티즘(presenteeism : 출근은 하지만 생산성이 없는 상태)은 눈에 보이지 않지만 상당한 비용을 유발한다.

사례 학습 14.1 업무 관련 불건강

영국 보건안전청(HSE)의 2013~2014년 통계자료의 내용과 같다.

- 133명 근로자가 업무 중 사망하였음(이전 5년 대비 19% 감소).
- 148,000명 근로자가 업무 중 중상을 겪었음.
- 120만 명의 사람이 업무에 기인하거나 악화되었다고 추정되는 질환으로 고통 받았음. 이 중 535,000명은 최근 12개월 내 신규 발생하였음.
- 업무 관련 질환의 80%는 근골격계 장애(MSDs), 스트레스, 우울증 또는 불안증
- 2013년 병가로 인한 손실을 일수로 환산하면 31,000,000일로 근로자 1인당 평균 4.4일
- 영국 국영보건서비스(National Health Service: NHS)에서의 근로자 1인당 연간 손실일은 평균 10.7일

연구 사례 14.1 사업장 건강증진 프로그램의 경제적 편익

사업장 건강증진 프로그램에 대한 많은 평가 연구에서는 다음과 같은 긍정적 결과를 보고하고 있다.

- 프루덴셜 보험사(Prudential Insurance Company)는 복지프로그램에 참여한 직원 일인당 주요 의료비용이 $574에서 $312로 감소하였음을 보고하였다.
- 듀퐁(DuPont)사가 실시한 2년 연구는 포괄적 건강증진 프로그램에 참여한 생산직 근로자들의 병가 감소율이 대조군의 5.8% 감소와 비교하여 14% 감소한 것으로 보고하였다.
- 캐나다 생명보험회사(Canadian Life Assurance Company)는 체력프로그램에 참여한 근로자들의 사업장 생산성이 대조군에 비해 4% 증가하였다고 보고하였다. 프로그램 참여자의 절반 정도(47%)가 좀 더 업무를 즐기는 것과 동료들과의 유대감 향상 및 기민성 증가 등의 이득이 있다고 보고하였다(www.uclan.ac.uk/facs/health/hsdu/settings/workplace/htm).

업무와 건강 사이의 관련성

업무와 건강 사이의 관련성은 복잡하다. 건강부실이 유급 고용 능력에 부정적인 영향을 주는 것으로 알려져 있지만, 일반적으로 작업이 건강에 미치는 영향에 관심이 집중되어 있다. 유급 근로는 건강에 좋고, 실업은 부실한 건강으로 이어질 수 있다는 근거도 있다(Waddell and Burton, 2006). 근로는 소득, 자아 존중감, 동료 및 친구들과의 사회적 연결망을 제공하기 때문에 건강에 이롭다. 하지만 근로는 건강을 해칠 수도 있으며, 대부분의 연구는 이런 측면의 관련성에 집중되어 왔었다.

학습활동 14.1 업무가 건강에 미치는 영향

최근의 업무 경험을 생각해 볼 때
업무가 당신의 건강에 어떠한 방식으로 기여했다고 생각하는가?
업무가 당신의 건강에 어떠한 방식으로 부정적인 영향을 주었다고 생각하는가?

사업장은 다양한 방식으로 건강에 영향을 줄 수 있다. 그림 14.1은 사업장과 건강 사이의 다양한 관련성을 분류하는 방법을 제시하고 있다.

사업장 건강에 대해 언급할 때, 사람들이 가장 먼저 떠올리는 것은 위해요소이다. 대부분의 법은 위해요소의 봉쇄를 추구하고 있다. 또한 안전법규는 19세기 중반 이후 영국에서 수많은 공장법(Factory Acts)에 명시되어 왔었다. 유해하거나 유독한 물질을 취급하는 업무는 건강에 직접적으로 부정적인 영향을 줄 수 있다(예: 석면에 의해 유발되는 암이나 직업성 천식). 위해물질에 쉽게 노출되는 업무 또한 부실한 건강과 연관성이 있다. 예를 들어, 의사와 약사는 약물과다 복용에 의한 자살률이 높다. 업무 관련 사망과 부상 발생률이 감소하는 추세를 보이고 있는데, 그 이유는 자동화로 인해 유해한 신체적 작업이 많이 줄었기 때문이다. 업무 관련 사망 중 약 1/3이 건설 분야에서 발생하였으며, 농업, 폐기물 및 재활용 산업에서도 발생하였다.

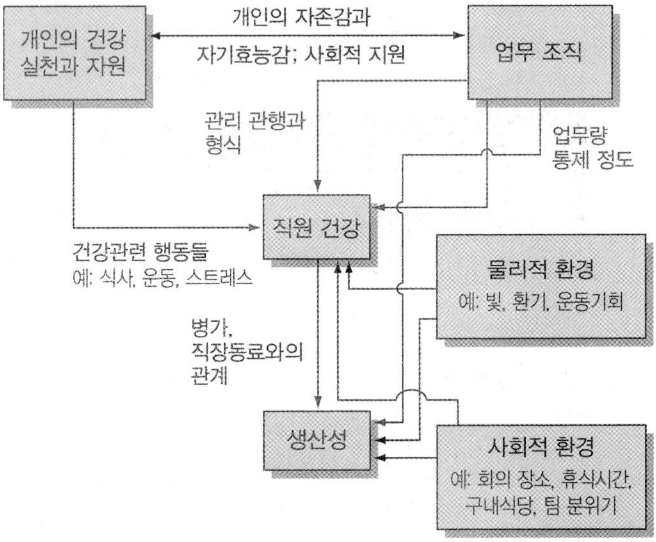

그림 14.1 사업장 건강과 생산성 사이의 관련성(Adapted from Shain, M., Kramer, D.M., 2004. Health promotion in workplace: Framing the concept; reviewing the evidence. Occupational and Environmental Medicine 61, 643–648.)

사업장 건강과 생산성 간의 관련성은 사업장의 서로 다른 조직(영국 보건안전청과 산업보건 서비스 부서를 포함하여)에서 수집하는 단편적인 정보에 의해 특징지어진다. 이로 인해 사업장 건강증진 중재를 기획하여 실행하려고 할 때 명백한 어려움에 직면하게 된다. 건강은 위험 행위나 변화된 일상에 의한 영향을 자주 받는다. 위험한 행위는 사업장에서 지속되는 사고와 손상에 대한 대부분의 공식적인 보고서에 자주 등장한다. 수작업에 대한 광범위한 규정들은 고용주들이 교육과 보호 장비를 제공할 것을 요구하고 있다(Manual Handling Operations Regulations, 2002년 개정). 그럼에도 불구하고 근로자들은 '그들 자신과 행위 및 태만에 의해 영향을 받을 수 있는 타인의 건강과 안전을 위해 합리적으로 행동하라'는 것을 요구받는다. 이런 식의 접근은 피해자에게 책임전가하는 이데올로기를 건강증진의 일부 유형으로 사업장에 적용시키고 있다. 건강 위험을 수반하는 행위는 업무의 필수적인 부분이거나 노동문화의 일부분이 될 수 있다. 예를 들면, 바텐더들은 과음이 업무와 관련이 있기 때문에 알코올과 관련된 질환 비율이 높다(Wilhelm 등, 2004).

일반적인 업무 환경과 이것이 건강에 미치는 영향은 업무-건강의 관련성에서 가장 소홀히 취급되고 있는 측면이다. 그 이유는 이데올로기적 또는 정치적 이유 이거나 부분적으로 일반화된 관계가 연구하거나 입증하기 어렵기 때문이다. 업무와 건강 사이의 관련성은 대부분 간접적인 관계이기 때문에 사업장에서 불건강을 일으킨 원인을 추적하는 것이 어려운 경우가 많다. 이것은 건강에 대한 업무의 진정한 영향을 과소평가하게 한다. 근로자 개인의 행동 대신 업무 환경에 초점을 두는 것은 책임을 고용주에게 넘기는 재원 함의를 가진다.

비록 그 관계를 정량화하기는 어렵지만, 일반적인 업무 환경이 건강에 미치는 중요성을 보여주는 확실한 연구 증거들이 나오고 있다(Marmot, 2010). 업무의 일부 유형과 연관이 있는 특정 요인들, 예를 들어 반복 작업, 자율권의 부재 및 납기일을 맞추기 위한 압박 등이 건강에 해로운 영향을 준다는 것을 증명하는 연구가 있다. 특히, 근로자가 자신이 하는 업무와 업무 처리 방식에 대한 낮은 재량권은 불건강 위험을 증가시키는 것과 관련이 있다(Marmot와 Wilkinson 2006). 사업장에서의 웰빙 개념에도 관심이 쏠리고 있다. 웰빙의 핵심 요소는 가치를 인정받고, 의사결정에 참여할 기회를 가지며, 생산적이고 창의적으로 일할 수 있는 것과 관련 있다(Foresight, 2008). 업무 환경도 정신적 웰빙에 위험요인이 될 수 있다. 예를 들면, 사업장에서 업무 처리에 필요한 노력과 보상 간에 균형이 맞지 않으면 스트레스로 이어질 수 있다. 스트레스에 장기간 노출되면 부실한 건강을 야기하고, 흡연 등 건강치 못한 생활습관 선택으로 이어질 수 있다. 건강에 미치는 사업장 스트레스 영향에 대한 인식이 높아지고 있다.

- 업무 관련 스트레스가 전체 신규 불건강 발생의 1/3 이상을 차지
- 2013~2014년까지 스트레스, 우울증, 불안증으로 인한 작업손실 일수는 11,300,000일

업무 관련 스트레스 발생률이 가장 높은 직업은 보건의료전문가(특히 간호사), 교직 및 교육 전문가, 사회복지 전문가였다(www.hse.gov.uk/statistics/causidis/stress/stress.pdf).

사업장 스트레스를 처리하는 방법은 크게 두 가지이다. 전통적인 방법은 해당 개인이 요구와 압박을 감당하지 못한다고 보기 때문에 지지가 요구된다는 것이다. 많은 수의 대규모 사업장에서는 근로자가 새로운 기술에 적응하도록 돕기 위해 스트레스 관리 과정, 상담 서비스 및 근로자 지원 프로그램을 제공하고 있다. 스트레스에 대한 조직적 접근은 스트레스가 변화에 대한 재량권이나 상담 부재 등과 같은 조직적 특성과 관련되어 있다는 문헌이 증가함에도 불구하고 여전히 드물다. 이러한 접근들은 질병과 스트레스 받은 행동이 사업장 요인에 대한 반응이고, 개인은 이에 대해 인지하지 못할 수도 있다는 관점에서 시작한다. 보건부(2004, 제7장 16단락)에서 명시한 바에 의하면 다음의 내용과 같다.

> 개인의 스트레스에 초점을 두는 것은 역효과를 초래할 수 있고, 사업장에서 문제의 근본적인 원인을 다루지 못하게 된다.
>
> 예를 들어 업무 조절권이나 재량권의 부족, 지속적으로 높은 업무 요구, 낮은 사회적 지지 등의 열악한 업무 조정은 관상동맥질환(CDH), 근골격계질환, 정신질환 및 병가 등의 위험을 증가시킨다는 근거가 있다.
>
> 진정한 과제는 단조로움을 줄이고, 업무 재량권을 증가시키고 적절한 인사 실무와 방침을 적용함으로써 – 기업들은 근로자들의 전반적인 건강과 복지를 지지해 줄 수 있는 접근법을 채택할 것을 보장할 필요가 있다 – 업무의 질을 개선시키는 일이다.

영국 보건안전청(HSE, 2012)에서는 사업장에서 스트레스를 야기하는 7가지 영역을 확인했다.

1. **요구** – 업무량, 업무 형태
2. **재량권** – 근로자에게 영향을 미치는 사안들에 대해 발언권을 가지고 있는 정도
3. **지원** – 격려, 존중, 후원, 재원
4. **직장 내 대인관계** – 갈등이나 용납할 수 없는 행동 관리
5. **역할** – 역할에 대한 이해와 상충하지 않는 역할들

6. 변화 - 변화의 관리와 소통 방법
7. 문화 - 관리위원회와 공개적이고 공평한 절차

학습활동 14.2 사업장 스트레스

당신의 조직은 사업장 스트레스를 줄이기 위해 무엇을 할 수 있는가?

연구 사례 14.2 실업과 건강

그림 14.2는 직업별 실업률을 표시하였고 사회 전반적으로 실업 분포가 일정하지 않지만, 사회경제적 지위가 낮은 사람일수록 실업자가 될 가능성이 더 크다는 것을 보여준다. 실업자들은 장기적인 질환, 정신과 질환 및 심혈관 질환 발생률이 더 높다. 연구에서 적극적인 노동시장 프로그램 등 사회적 보호시스템이 탄탄하게 갖추어진 국가에서는 실업률이 급증해도 자살률은 장기적으로 감소세를 유지할 수 있음을 보여줌에도 불구하고 실업은 자살률 증가와도 연관성이 있었다(Stuckler 등, 2009). 실업은 세 가지 주요 방식으로 사망률과 이환율에 영향을 준다.

1. 재정적 문제로 인해 삶의 기준이 낮아지고 사회적 통합이 하락될 수 있다.
2. 실업은 괴로움, 불안 및 우울증의 촉발인자가 될 수 있다.
3. 실업은 흡연 및 음주와 같은 건강치 못한 행태들로 이어질 수 있다. 이에 대한 근거 자료 요약은 제2장 6절 3항 Marmot Review(2010)에서 찾아볼 수 있다.

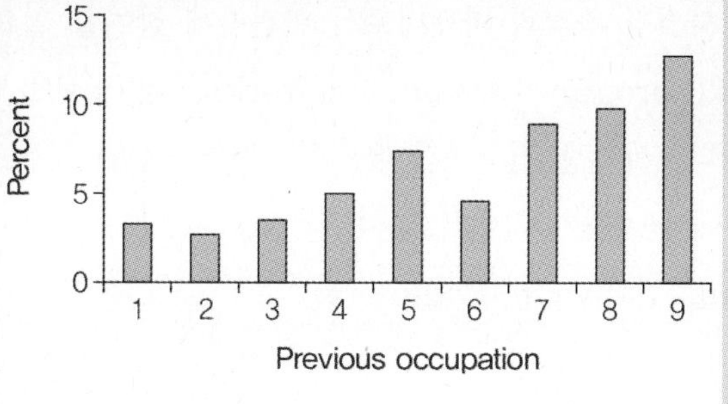

1. 경영진 및 고위 관리직
2. 전문직
3. 준전문가 및 기술직
4. 행정보조 및 비서직
5. 숙련직
6. 서비스직
7. 영업직 및 고객 서비스직
8. 공정 제어 및 기계공
9. 초급직

그림 14.2 실업과 건강(Office for National Statistics licensed under Open Government Licence v.3.0)

사업장 건강에 대한 책임

업무와 건강 사이의 관련성은 상당한 것으로 보이지만 여러 사람들에 의해 다양한 방법으로 나타난다. 사업장 환경 특성을 정의하는 것 중 하나는 업무와 건강에 관한 안건이 서로 다른 다양한 집단들이 모여 있다는 것이다. 핵심 관계자는 근로자나 피고용인, 노동조합이나 직원조합, 고용주와 경영진, 산업보건 담당자, 안전보건 공무원, 공중보건 전문가, 환경보건 공무원이다.

근로자

피고용인이 안전하고 건강한 조건에서 일하도록 보장하는 것은 항상 근로자 조직의 우선순위에 있었다. 하지만, 노동조합 회원 수가 전체 노동인구의 2/5보다 조금 낮았던 1970년대 중반부터 감소하여 2013년에는 1/4보다 조금 높은 수준까지 감소했다(www.gov.uk/government/publications/trade-union-membership-statistics-2012-to-2013-user-survey). 또한, 고용형태의 변화로 시간제 근로자(주로 여성)가 노동인구 중 상당한 비율을 차지하게 되었다. 그래서 노동조합과 근로자 간의 협의가 좁혀지지 못하고 있다. 핵심 목표집단으로 근로자는 의사결정 과정의 파트너로서 완전하게 참여할 필요가 있다. 이는 사업장 건강증진 유럽네트워크(European Network for Workplace Health Promotion, ENWHP)에서도 인정하는 점이다. 사업장 건강증진 유럽네트워크(ENWHP)는 효과적인 사업장 건강증진은 의사결정 과정에 근로자가 참여하고 파트너십을 기반으로 하는 사업장 문화를 발전시키는 것이라고 표명하고 있다(www.enwhp.org).

고용주와 경영자

고용주와 경영자는 조직의 생존을 최우선시 한다. 건강이 조직의 목적과 연관성을 보여줄 수 있는 면에서 의미가 있는 것이다. '확실한' 편익의 예는 생산성 향상이며 이는 병가율, 결근율, 이직률 등이 감소하고, 숙련직원의 채용과 유지에 기인한다. 기업 이미지 상승 등의 '유연한' 편익도 영향을 받는다.

산업안전보건법(Health and Safety at Work Act, 1974)에 따르면 고용주는 모든 근로자의 건강, 안전 및 복지를 책임져야 한다. 사업장에서의 건강과 안전 문제에 대한 태도와 인식이 변화하고 있다. 영국의 인적자원개발 표준(Investors in People standard)은 고용주에게 인센티브를 주는 정부 전략의 하나이고, 널리 채택되어 왔었다. 근로조건개선 표준(Improving Working Lives standard)도 고용주를 평가하는 기준으로서, 양질의 인적자원 관리 모델의 또 다른 예이다. 직장헌장(Workplace Charter, http://wellbeingcharter.org.uk/index.php)에서는 일련의 사업장에 대한 기준을 정하고 있다. 연구 증거에 의하면, 상급 경영진 수준에서 리더십과 헌신은 효과적인 건강증진 계획과 건강한 사업장을 만드는데 필수요소이다. 2014년에 영국 국영보건서비스(NHS) 신탁에 대한 조직적 감사에서 확인된 바에 의하면, 환자 사망률이 높은 신탁의 경우 불건강으로 인한 직원 결근율이 높았고, 신탁 중 24%는 직원의 정신적 웰빙을 모니터링하지 않았으며, 28%는 직원을 위한 비만 계획을 수립하지 않았다(www.rcplondon.ac.uk/sites/default/files/implementing_nice_web_0.pdf).

학습활동 14.3 고용주와 건강한 사업장

사업장 건강증진을 장려하려면 고용주에게 어떤 책임을 부여해야 하는가?

산업보건 담당자

많은 유럽 국가에서 산업보건은 법에 명시된 보건의료 분야이다. 영국에서는 고용주가 응급처지 이외의 산업보건서비스를 제공해야 하는 의무는 없다. 산업보건간호사(Occupational Health Nurses, OHNs)는 면허 취득 후 연수과정을 받은 전문 간호사로서, 산업보건담당자 중 중요한 요소이다. 산업보건간호사(OHNs)는 사업장 근로자들의 건강과 웰빙에 대한 책임이 있다.

산업보건서비스의 주요 기능은 아래와 같다.

- 작업환경 감시, 예: 새로운 기술의 영향
- 위해물질 관리에 대한 계획과 조언
- 근로자 건강 감시, 예: 업무 적합도 평가, 병가의 분석
- 응급처치와 응급대처 조직
- 근로자를 위한 업무와 환경 맞춤

지난 20년간 사업장은 상당한 변화와 불확실성을 경험하고 있다. 서비스 부문의 급성장,

대규모 조직의 분화, 정보기술(IT)의 거대한 성장 등이 있었다. 따라서 기업의 보건서비스 제공은 고용정책, 작업환경 및 전반적인 기업 정책과 함께 살펴봐야 할 필요가 있다.

산업보건 공무원과 환경보건 공무원

산업보건 공무원과 환경보건 공무원은 사업장들이 안전법규를 지키는지를 확인할 책임이 있다. 그들은 사업장들이 보건안전 규정을 이행하도록 강제하고, 이행하지 않을 시 처벌을 할 수 있는 권한을 가지고 있다. 사업장에 대한 책임은 보건안전청(HSE)과 지방당국에 고용된 환경보건 공무원 간에 분담한다. 현재는 유럽연합(EU) 산업안전보건 법령이 있다.

사례 학습 14.2 유럽 산업안전보건청 캠페인

유럽 건강한 사업장(European Healthy Workplaces) 캠페인은 산업안전보건 관련 이슈들에 대한 인식을 제고하는 역할을 맡고 있다. 최근 "부담 경감(Lighten the Load)" 캠페인은 유럽에서 업무관련 질병 중 가장 흔한 형태인 근골격계질환(MSDs)을 다루기 위한 통합적 접근을 홍보하고 있다. 유럽연합(EU)에서만 근로자 중 25%가 요통으로 고생하고 있고, 23%는 근육통을 앓고 있다. 2012~2013년까지 이 캠페인은 보험료를 안전성과에 연동시키는 등의 방법을 통한 위험요인 예방에 초점을 두었다. 2014~2015년까지 이 캠페인은 업무 과부하, 불확실성 및 낮은 수준의 업무재량권을 포함한 사업장 스트레스에 초점을 두었다(https://osha.europa.eu/en/campaigns/index_htm/).

보건과 안전을 관리할 때 근로자를 참여시키는 것은 중요하다. 안전 담당 대표자가 매년 많은 부상과 업무관련 질환들을 예방하고 있다. 아직은 안전 담당 대표자가 보편적으로 존재하는 것은 아니다. 사업장 중 46%(공공부문 92%, 민간부문 39%)와 근로자의 68%(공공부문 98%, 민간부문 59%)만이 안전 담당 대표자에게 보호받고 있다.

사업장에서의 건강증진

사업장에서의 건강증진에는 두 가지 접근방법이 있다. 가장 흔한 방법은 사업장 내에서 개인의 생활습관과 행위를 대상으로 하는 것이다. 이 방법은 일차적으로 사업장을 프로그램이 전달되는 장소로 보고 있다.

이보다 어렵지만 잠재적으로 더 효과적인 방법은 사업장과 그 사업장의 조직 및 문화를 대상으로 하는 것이다. 사업장에서의 건강증진은 다음과 같이 범주화할 수 있다.

- 응급처치와 의학적 치료
- 검진, 예: 골밀도 검사
- 재해로부터 보호
- 위험요소와 감염의 관리
- 건강한 생활습관과 실천을 위한 교육과 조언
- 좀 더 건강한 환경을 제공하기 위한 정책과 규정, 예: 급식 선택
- 서비스 제공, 예: 운동시설, 검진, 상담, 금연

사례 학습 14.3 건강한 사업장 계획의 예

- 온라인 개인 맞춤형 건강 조언 및 정보 서비스 제공
- 여성뿐만 아니라 특히 남성의 건강검진 참여를 장려하기 위해 러시아워에 기차역에서 '고객접점(Moment of Truth, MoT)' 클리닉 제공
- 점심시간 동안 사업장에서 신체활동 개시, 예: 빨리 걷기
- 예를 들어 자전거 보관소, 샤워장, 승강기 대신 계단 사용을 장려하는 계단 안내물 및 직원식당과 자판기에서 건강에 좋은 항목 등을 제공함으로써 건강한 생활습관 장려
- 운동을 장려하기 위한 사업장의 물리적 환경 변화, 예: 서로 적당한 거리에 핵심 장소 위치하기

전체 조직을 대상으로 한 건강증진이 개인의 생활습관을 대상으로 하는 것보다 더 효과적이라는 근거가 있다(Noblet and LaMontagne, 2006). 예를 들면, 보다 신축적인 근무시간과 휴식시간을 통한 조직의 문화와 관습을 바꾸는 방법이 개인 스스로 필요한 변화를 할 것이라고 전제하는 것으로 근무시간 후 긴장완화 강좌 제공 등의 프로그램보다 파급효과가 훨씬 더 유의하다.

사업장 건강증진을 위한 요소들은 다음과 같다.

- 주로 위험요인 평가와 정보를 통한 건강교육, 예: 흡연, 음주/약물사용, 신체활동, 과체중/비만
- 건강한 급식, 샤워 시설, 직원휴게실 등을 통한 유익한 사회적, 물리적 환경
- 검진 프로그램
- 웰니스 챔피언(wellness champions)을 포함한 안전

전체조직 수준의 접근은 국제기구로부터 가장 상위 수준으로 인정받고 지지받아 왔다. 예를 들어, 사업장 건강증진 유럽네트워크(ENWHP)는 1997년에 사업장 건강증진에 관한 룩셈부르크 선언문(Luxembourg Declaration)을 채택하였다. 이 선언문에는 성공적인 계획은 아래 가이드라인을 따라야 한다고 명시하고 있다:

- **참여**(participation) - 전 직원의 참여
- **통합**(integration) - 모든 조직의 분야, 정책 및 의사결정 속에 건강을 포함
- **프로젝트 관리**(project management) - 수요분석, 기획, 실행, 평가의 문제-해결 순환을 따르는 프로그램
- **포괄성**(comprehensiveness) - 개인과 환경에 초점을 맞추는 계획을 모두 포함

사업장 건강증진의 파급효과를 최대화하기 위해 접근방법은 개인 위주의 생활습관에 초점을 두는 것에서 전체 조직 활동까지 포함시키는 더 포괄적으로 변화할 필요가 있다.

사업장에서 효과적인 건강증진 중재에 대한 근거가 쌓여가고 있지만, 아직도 부족하다. 사업장 건강 프로그램의 일반적인 근거는 이 프로그램들이 근로자의 건강을 향상시키고 생산성을 증가시킨다는 것이다. 56건의 연구에 대한 메타분석 결과(Chapman, 2005)는 사업장 건강 프로그램이 다음의 결과로 이어질 수 있음을 찾아내었다.

- 병가 27% 감소
- 보상 및 장애 비용 청구 32% 감소
- 투자수익률(return on investment, ROI) 6배

여러 가지 체계적 검토에서 확인한 바에 의하면, 사업장에서 영양 중재와 관련된 증거는 공통적으로 확인되지만, 건강교육과 물리적인 사업장 환경변화(식당과 자판기에서 건강한 선택 항목 제공을 통한) 같은 중재의 효과성에 대한 근거는 제한적이거나 충분하지 못하다(Maes 등, 2011; Mhurchu 등, 2010). 만보기와 활동적인 출근(active travel to work)과 같은 사업장 신체활동 중재들이 개인의 신체활동 선택으로 이어질 수 있고, 나아가 전반적인 체력 향상, 신체활동 행위 개선, 신체 치수 감소, 출근율 개선, 업무 스트레스 감소 등에 기여할 수 있다는 연구 근거들도 있다(Dugdill 등, 2008).

결 론

사업장은 접근성(생산가능 인구의 3/4이 고용)과 국민 건강에 직간접적인 기여에 대한 중요성 때문에 건강증진을 위한 주요 공간으로 인식되고 있다. 전통적으로 위험물질과 불건강 예방 중심의 개인 대상 프로그램에 초점이 맞추어져 왔다. 오늘날 새로운 과제는 그 포커스를 전체 조직 공간을 포함하도록 확대하는 것과 불건강에서 벗어나 긍정적 건강과 웰빙으로 옮기는 것이다. 이런 포괄적이고 복합적인 접근법이 효과적이라는 것을 입증하는 근거가 계속 나오고 있다. 이러한 방법을 통한 사업장 건강증진 효과는 근로자 건강증진은 물론 산업계와 사회 전반적인 생산성과 경제적 편익 증가를 포함한다. 근로자, 경영자, 고용주, 산업보건담당자, 산업보건 공무원 및 환경보건 공무원 등 다양한 집단들이 사업장에서의 건강증진에서 역할을 수행하고 있다.

추가 토론을 위한 질문

- 자신이 잘 아는 사업장 한 곳을 떠올리자. 건강증진을 위해 어떤 영역에 우선순위를 둘 것이고, 그 이유는 무엇인가 ? 목표로 할 만한 다른 인력이나 업무형태(예: 교대 근무)가 있는가? 누구를, 어떻게 참여시킬 것인가?

요 약

이 장에서는 사업장 공간 내에서 건강증진을 실행함으로써 얻어지는 잠재적 편익을 살펴보았다. 개인의 생활습관에 초점을 맞추거나 전체 조직을 대상으로 하는 중재방법 사이의 갈등이 논의되었다. 평가연구들이 전체 조직에 대한 접근이 더 효과적임을 보여주고 있었다. 사업장 건강증진에 관여하는 다양한 파트너의 역할을 확인하였고 논의하였다.

추천문헌 및 자료

European Network for Health Promotion website www.enwph.org. This website is a useful resource for up-to-date information.

National institute for Health and Care Excellence(NICE), www.nice.org.uk. NICE has produced various documents synthesizing research evidence of effective health promotion practice in the workplace. Topics covered inculude smoking in the workplace, physical activity and mental health.

Black,C., 2008. Working for a Healthier Tomorrow London, TSO and Department for Work and Pensions(2013) improving Health and Work: Changing lives the Government's Response. Department of Work and Pensions, London. These two reviews identify the impact of work on health, and the reforms on sickness, unemployment and early interventions.

Boorman,S., 2009 NHS Health and Wellbeing Review. Department of Health. London. Available online at: http://www.nhshealthandwellbeing.org/FinalReport.html(accessed 07.03.15).

Scriven, A., Hodgins, M.(Eds.), 2012. Health Promotion Settings: Principles and Practice. Sage, London. Part Three of this book is devote to the workplace setting.

학습활동에 대한 피드백

14.1 업무를 통해 얻는 편익은 급여, 개인의 정체성과 사회적 지위에 대한 업무의 기여도 및 업무가 제공하는 대인관계 형성 기회 등이다. 하지만, 특히 업무 관련 위험물질, 직무 불안성과 장기 근무 시간 등으로 인해 업무가 개인의 건강을 해롭게 하는 경우도 있다.

14.2 과업과 업무 재조직은 중재의 가장 성공적인 형태이다. 이것은 소통, 자율적 업무집단 형성 및 노사 간 관계 구조를 조정하기 위한 전사적 중재 등의 개선을 위해 다양한 시스템 해법들을 제시한다. 이러한 중재법에서는 개인적 지원의 필요성을 배제하지 않으며, 초기 단계부터 스트레스와 그 원인에 대한 직원의 인식을 제고한다.

14.3 고용주의 책임은 다음과 같다.

- 직원들이 부담 없이 건강한 선택을 할 수 있는 여건 조성
- 직원들의 가정생활과 양립 가능한 신축성 있는 근무 약정 창출
- 담배연기 없는 근무 환경 보장
- 현장에서 제공되는 모든 급식에 건강한 선택 항목이 있도록 보장
  - 경영자들의 정신 건강에 대한 자각
  - 신체활동 장려를 위한 능동적 출퇴근 계획
  - 교대근무자를 위한 24시간 식당. 웰빙 헌장 표준(http://wellbeingcharter.org.uk/Whats-Involved.php)에서는 리더십, 문화 및 의사소통 등 3가지 영역을 중시한다.

참고문헌

Black, C., 2008. Working for a Healthier Tomorrow. TSO, London. Available online at: https://www.gov.uk/government/uploads/system/uploadslattachment_data/fila/209782/hwwb-working for-a-healthier-tomorrow.pdf (accessed 07.03.15).

Chapman, L.S., 2005. Meta-evaluation of worksite health promotion economic return studies: 2005 update. American Journal of Health Promotion 19(6),1-11 .

Department of Health, 2004. Choosing Health: Making Healthy Choices Easier. TSO, London. Available online at: http://webarchive.nationalarchives.gov.uk/+/dh.gov.uk/en/ publication sandstatisticslpublicationslpublicationspolicyandguidanceldh_4094550 (accessed 07.03.15).

Dugdill, L., Brellle, A , Hulme, C., McCluskey, S., Long, AF., 2008. Workplace physical activity inlerventions: a systematic review. International Journal of Workplace Health Management 1(1),20-40. Available online at: http ://eprints.whiterose. ac.uk/35781 (accessed 07.03.15).

Dooris, M., Hunter, D.J., 2007. Organisations and settings for promoting pUblichealth. In: Uoyd, C.E., Handsley, S., Douglas, J., et al. (Eds.), Policy and Practice in Promoting Public Health. Sage and the Open University, London (Chapter 4).

European Network for Workplace Health Promotion, 1997. The Luxembourg Declaration on Workplace Health Promotion in the European Union. European Network for Workpla ce Health Promotion, Luxembourg. Available online at: http://www.enwhp.orgifileadmin/downloads /freelLuxembourg_Deciaration_June2005_final.pdf (accessed 21.09.15).

Foresight, 2008. Mental Capital and Wellbeing: Making the Most of Ourselves in the 21st Century. Government Office for Science, London. Available online at: https://www.gov.uk/government/ publicationslmental-capital-and-wellbeing-making-the-most-of-ourselves-in-the-21st-century (accessed 07.03.15), Sudbury, HSE books.

Health and Safety Executive, 2012. The Causes of Stress. Available online at:http://www.hse. gov.uk/stress/furtheradvice/causesofstress.htm (accessed 20,01.16).

Maes, L., Van Cauwenberghe, E., Van Lippevelde, w., Spit taels, H., De Pauw, E., Oppert, J-M., Van Lenthe, F.J., Brug, J., De Bourdeaudh uij, I., 2011, Effectiveness of workplace interventions in Europe promoting healthy eat ing: a system atic review. European Journal of Public Health 1-6. Available online at: http://eurpub. oxfordjournals.org/content/eurpub/ early/2011/07/22/eurp ub.ck r098.full.pdf (accessed 07.03.15).

Marmot, M., 2010. Fair Society, Healthy Lives. Institute of Heaith Equity, London. Available online at: htt p://www. instituteofhealthequity.org/projects/fair-society-healthylives-the-marmot-review (accessed 07.03.15).

Marmot, M., Wilkinso n, R., 2006. The socia l determinants of health, second ed. World Health Organisation, Geneva. Available online at: http://www.euro.who.int/_data/assets/pdCfile/ 0005/98438/e81384.pdf (accessed 20.01.16).

Ni Mhurchu, C., Aston, L., Jebb, S., 2010. Effects of worksite health promotion interventions on employee diets: a systematic review, BMC Public Health 10, 62. Available online at: http://www.biomedcentral.com/1471-2458/10/62 (accessed 07.03.15).

Noblet, A., laMontagne, A.D., 2006. The role of workplace health promotion in addressing job stress. Health Promotion International 21, 346-353. Available online at: http://heapro. oxfordjournals.orglcontent/21/4/346.full.pdf+html (accessed 21.09.15).

Office for National Statistics, 2009. Economic and Labour Market Review: Further Labour Market Statistics, Unemployment Rates by Previous Occupation. (Cited in Marmot 2010, page 68.)

Shain, M., Kramer, D,M., 2004. Health promotion in the work place: framing the concept; reviewing the evidence. Occupational and Environmental Medicine 61, 643-a48. Available online at: http ://oem ,bmj.com/content/6117/643.full.pdf+html (accessed 21,09.15).

Stuck ler, D., Basu, S., Suhrcke, M., et al., 2009. The public health effect of econom ic crises and alternative policy responses in Europe: an empirical analysis, Lancet 374,315-323.

Waddell, S., Burton, A.K., 2006. Is work good for your health and well being? Occupation al Health Review 24,30-31. Available online at:https://www.gov.uk/ government/uploads/ lsystem/uploadslattachment_data/filel214326/hwwb-is-work-goodfor-you.pdf (accessed 21.09.15).

Wanless, D., 2004. Securing Good Health for the Whole Population. Stationery Office, London. Available online at: http://webarchive.nationalarchives.gov.ukl+/http:/www.hm-treasury.

gov.uk/media/D/3/Wanless04_summary.pdf (accessed 07.03.15).
Wilhelm, K., Koves, V., et al., 2004. Work and mental health. Social Psychiatry and Epidermiology 39(11), 866–873.

제 15 장

근린주거지역에서의 건강증진

학습 목표

이 장을 마치면

- 근린주거지역(neighborhood)의 의미를 정의할 수 있다.
- 건강증진 생활터로서 근린주거지역을 논할 수 있다.
- 근린주거지역에서의 개입과 장소 기반 접근방식(place based approach)을 구분할 수 있다.
- 장소 기반 접근방식의 의미를 이해할 수 있다.

핵심 개념 및 정의

근린주거지역(neighborhood)은 좀 더 넓은 지역(도시, 근교, 또는 농촌 지역) 내 지리적으로 정의된 공동체(community)이다. 근린주거지역 내 주민들 간에는 높은 수준의 사회적 교류와 네트워크가 형성되어 있는 경우가 많다.

공동체(community)는 동일 장소에 거주하거나 공통적인 특징(예, 게이 공동체)을 공유하는 사람들의 집단이다.

사회적 자본(social capital)은 사람 간의 사회적 네트워크로서 가치와 행동의 공유 및 서로에게 유익한 협력을 특징으로 한다.

장소 기반 접근방식(place based approach)은 특정 지역(일반적으로 낙후 지역)의 문제를 다루기 위해 지역 공동체를 포함한 여러 다른 이해관계자들을 규합하는 접근방식이다.

주제의 중요성

이 파트의 다른 장에서 살펴보았듯이, 건강한 생활터는 건강과 건강증진 활동을 위한 지지 환경의 역할을 하는 물리적 및 사회적 생활터이다. 이 장에서는 근린주거지역의 개념을 알아보고 여러 요인들(물리적, 사회적, 경제적)이 근린주거지역에 어떻게 기여하는지도 살펴본다. 근린주거지역의 관계와 네트워크를 기술하기 위해 사회자본의 개념이 연결되는지도 검토한다. 최근 근린주거지역이 다른 정책과 실제 영역에서 얼마나 광범위하게 사용되는지, 건강증진 생활터로서 얼마나 유용한지에 대해서도 논의한다. 근린주거지역은 근린 환경, 서비스, 사람과 같이 건강증진을 위한 도약대로 이용될 수 있는 여러 수준 또는 구조들을 포함한다. 근린주거지역 생활터에 초점을 맞춘 다양한 프로그램들을 우수한 실천 사례의 예로 기술한다. 그러한 다차원적 전략에 대한 평가에는 많은 어려움이 따르며, 근린주거지역 건강증진의 평가와 증거를 제공하는 기반에 관련된 문제를 논의한다.

건강도시(Healthy Cities) 프로그램은 가장 잘 알려지고 가장 규모가 큰 생활터 접근방식이다. 이것은 장기 국제 개발 프로그램으로, 의사결정에서 건강에 우선순위를 두며 건강 개선과 지속 가능한 발전을 위한 포괄적 지역 전략을 촉진하는 것을 목표로 한다. 농촌 지역의 건강마을(Healthy Villages) 프로그램은 건강도시 프로그램과 유사한 문제를 다룬다. 건강은 지역 주민들에 의해 정의되지만 일반적으로 합의된 건강마을의 정의에는(http://www.who.int/healthy_settings/types/index.html 참조) 감염성 질환 비율이 낮은 공동체, 기본 보건의료서비스에 대한 접근성, 안정적이고 평화로운 사회환경이 포함된다. 그 외에, 생활터 접근방식의 특징을 잘 보여주는 총체적이고 다면적인 활동 연계가 학교, 작업장, 병원(이 파트의 다른 장에서 논의), 대학, 시장, 섬 지역, 가정에서 활용된다. 근린주거지역은 이러한 생활터와 이 파트에서 탐구한 다른 생활터 간의 연계가 이루어진다. 근린주거지역은 영국의 많은 정책 문서에서 건강증진을 위한 중요한 생활터로 확인되고 있다.

> 우리가 살고 있는 환경, 사회적 네트워크, 우리가 안전하다는 느낌, 사회경제적 상황, 지역 근린주거지역 내 가족과 자원이 개인의 건강에 영향을 미칠 수 있다(보건부, 2004. 77쪽).

학습활동 15.1 근린주거지역 또는 공동체?

근린주거지역(neighborhood)과 공동체(community)는 자주 이용되는 단어이다. 이 둘은 동일한 것인가?

근린주거지역의 정의

근린주거지역은 서로 아는 사람들의 공동체가 빚어낸 고유한 정체성을 지니고 있으며 우체국, 상점, 보건소와 같은 필수서비스들의 제공 단위가 되는 소규모 지역으로 정의된다. 비전문가들 간의 네트워크와 지지체계는 근린주거지역의 중요한 요소이다. 근린주거지역은 흔히 간선도로, 철도나 녹지 등의 지리적 특성에 의해 경계가 지어지는데 이는 농촌이나 도시도 마찬가지이다. 핵심 요소는 주민이 근린주거지역을 스스로 정의하고, 근린주거지역의 미래, 제공 서비스, 외형에 대해 투자하고 있다고 느끼는 것이다. 사람들 사이의 교류가 점차 단절되고 익명으로 이루어짐과 동시에 종교나 민족성과 같은 공동체의 핵심적 상징들이 응집력과 의미를 잃어가는 현대 사회에서 정체성과 자부심을 고취시키는 근린주거지역의 역할은 과거에 비해 더욱 중요하다. 근린주거지역은 사람들이 살고 일하고 놀이하는 직접적 환경을 제공하며 노인, 저소득층과 같은 취약계층은 자신들 대부분의 삶을 동일한 근린주거지역에서 영위한다.

근린주거지역의 정체성은 근린주거지역이 형성되는 초기에 확립되어 쉽게 변화하지 않는다(Robertson 외, 2008). 근린주거지역의 정체성은 대체로 거주민들의 사회계급과 지위에 근거하여 형성되는데 때로는 주택과 같은 물리적 특성의 영향을 받는다. 근린주거지역은 종종 내부적으로 더 잘게 분화되기도 하며 이들의 공동체 의식은 일상적인 사회적 상호작용과 친구, 가족, 이웃 간 네트워크에 근거를 둔다. 따라서 근린주거지역은 객관적 구성요소와 주관적 구성요소를 결합시킨다.

근린주거지역을 파악하기 위해서는 통계 등 객관적 자료의 수집에서부터 사람들의 생각, 느낌과 기억 등 주관적 자료수집에 이르기까지 다양한 방법들을 이용할 필요가 있다. 주택, 범죄 문제 등의 주제에 대해서는 이미 수집, 정리되어 있는 지역 통계(www.ons.gov.uk)를 활용할 수 있으며 이 자료는 다른 근린주거지역과의 비교에 이용할 수 있다. 영국의 우편번호별 지역들에 관한 상세 정보는 웹사이트(http://neighbourhood.statistics.gov.uk)에서 확인할 수 있다. 지역사회 프로파일을 이용하거나 근린주거지역을 직접 다니며 확인하면 지역의 시설, 물리적 환경, 교통노선, 사회적 네트워킹의 기회에 관한 정보를 구할 수 있고 근린주거지역의 모습을 보다 전체적으로 파악할 수 있다.

근린주거지역이 건강증진의 핵심적 생활터라 불리는 이유는 무엇인가?

학습활동 15.2 근린주거지역은 불평등의 해결을 위한 환경으로 이용될 수 있는가?

불평등에 관한 Marmot 보고서(2010)는 건강하고 지속 가능한 지역 및 공동체를 창출하고 발전시킨다는 정책 목표를 가지고 있다. 근린주거지역이 왜 건강불평등을 완화하는 핵심 경로로 여겨지는 것인가?

근린주거지역이 건강증진의 핵심적 생활터로 간주되는 이유는 건강을 위한 인프라를 제공하기 때문이다. 근린주거지역은 물리적, 사회적 환경과 사람들의 건강을 지원할 막대한 가능성을 지닌 지원요소로서의 서비스 제공이 상호작용하는 장이다. 근린주거지역은 다음과 같은 요소들을 지니고 있다.

- **물리적 환경** – 대기오염과 소음공해의 수준, 에너지 효율성을 포함한 주택의 질, 교통량, 녹지공간의 가용성 등
- **사회적 환경** – 주민들 사이의 사회적 교류의 양, 지역사회 모임이나 자원봉사 모임 등 지역 내에서 활동하는 그룹이나 조직의 수, 상호상조 활동의 정도. 사람들 사이의 신뢰와 관심의 관계를 뜻하는 사회자본의 개념은 사회적 환경과 제공되는 서비스 모두와 관련이 있다.
- **근린주거지역 내 제공서비스** – 상점, 우체국, 의료기관, 종교시설, 스포츠 시설, 회관과 같은 장소가 있다. 여기에는 교통 체계, 회관에서 매주 열리는 주택 및 복지 관리사의 회의, 법률 기관의 외부활동도 포함된다.

근린주거지역의 요소들 중 무엇이 안녕수준에 영향을 미치는지 정확하게 규명하기는 어렵다. 연구에 따르면 사람들이 근린주거지역에 가치를 부여하는 이유는 우애, 안전, 평온함과 같은 측면을 통해 삶의 질에 영향을 주기 때문이다(Bowling 외, 2006; 통계청, 2007). 근린주거지역이 생활터로서 널리 주목받는 것은 위에서 살펴본 바와 같이 건강을 위한 맥락을 제공한다는 점과 아울러 건강상 필요를 해결하기 위한 주민참여의 수단으로 여겨지기 때문이다. 따라서 근린주거지역 활동에서 주안점은 스스로 건강을 증진하는 활동을 전개할 수 있는 역량을 강화하고 자립을 북돋우는 것이다.

사례 학습 15.1 Belfast 건강도시

학교, 병원과 같은 다른 생활터와 달리, '건강도시'는 아직 특정한 지위를 성취하지 못했다. '건강도시'는 정치적, 사회적 아젠다에서 건강을 우선적으로 고려하는 과정으로 정의할 수 있다. Belfast 건강도시는 1988년에 시작했고 99개 도시가 참여한 WHO 유럽 건강도시 네트워크에 가입했다. Belfast 프로그램 중 하나는 노인 친화적 환경에 초점을 둔 '삶의 과정과 역량강화'이며 다음과 같은 활동을 포함하고 있다.

- 도시 설계에 고령층 주민 참여
- 낮은 경계석 및 점자 블록 설치와 유지보수
- 공공장소의 많은 벤치
- 보행자 교차로 및 통행 소요 시간의 검토

물리적 환경

건물과 토지 이용과 같은 물리적 환경은 건강에 다각도로 영향을 미친다. 교통수단이나 자동차 이용은 건강과 연결되어 있다. 자동차는 기후변화를 야기하며, 개인 건강에 악영향을 미친다. 예를 들어, 중국의 한 고속 성장지역을 조사한 결과, 사람들이 자동차를 1대 구매할 때마다 체중이 1.8kg 증가했다(Rice, Grant, 2007). 개인소유 자동차 의존성과 같은 문제는 해결하기 벅찬 과제로 보인다. 영국 국민들의 승용차 보유율은 다른 유럽국가에 비해 낮지만 영국의 승용차 보유자는 자동차를 더 자주 이용한다. 그러나 과도한 자동차 의존성으로부터 벗어나는 것의 중요성에 대한 인식이 점차 확산되고 있다. 목표는 보행자와 자전거 이용자에게 질 높은 산책로와 자전거 도로를 제공하고 공공장소와 교외지역을 더 매력적인 곳으로 만드는 것이다. 영국 지역 공공기관에서는 지역 교통 계획을 수립해야 하며, 그 계획은 지속가능한 교통과 활동적인 이동에 대한 부분을 점차 늘려야 한다.

사례 학습 15.2 건강 걷기(Walking for Health)

영국 심장 재단과 농촌청의 주도로 시작한 건강 걷기(Waling for Health) 프로그램은 주민들을 지역 특화 걷기에 참여하도록 권장하기 위한 것이다. 보건의료전문가들에게는 만보계를 인센티브로 처방하도록 권장하였다. 이 프로그램의 편익은 다음과 같다.

- 활동적인 생활양식 및 신체 운동 촉진
- 긍정적 자기 이미지 형성과 사회적 관계 향상
- 근린주거지역의 공동체 의식과 사회적 상호작용 촉진 – 이를 통해 지리적 지역을 공동체로 전환하도록 도움을 줌
- 사회적 고립 방지
- 주민들이 바깥에서 더 많은 시간을 보내게 함으로써 반사회적 행동 방지
- 야생을 보호하고 특정한 지리의 지역적 특성을 강화하는 동기 부여

주택이 건강에 미치는 영향은 19세기부터 알려져 있었다. 주요 건강결정요인으로서 주택의 역할은 이 책의 자매편인 졸저(Naidoo와 Willis, 2010)와 이 책의 제2장에서 논의되었다. 질 낮은 주택은 편의시설이 거의 없는 궁핍한 근린주거지역에 자리하고 있다. 낙서, 쓰레기, 판자로 덧댄 창문, 강에 버려진 분뇨는 모두 방치된 환경의 징후이다. 이는 근린주거지역의 안전성에 대한 주민들의 인식에 악영향을 미치고 근린주거지역에 적극적으로 참여 및 기여하겠다는 의지를 약화시킨다. 이러한 주제들이 지역사회 의제 중 높은 우선순위를 부여받는 경우

도 자주 찾아 볼 수 있다. 주택과 관련된 건강상의 불이익은 부분적으로 비용 부담이 가능한 주택의 양과도 관련되어 있다. 임대료가 상승함에 따라 사회적 주택공급의 양은 감소한다. 난방이 부적합한 주택 역시 건강에 대한 위험요인이다. 추위는 매년 잉글랜드와 웨일즈에서 과도하게 발생하는 겨울철 초과 사망을 잘 설명한다. 따뜻한 주택의 비용을 감당할 역량은 분명 중요한 요인이다. 2007~2008년 기준으로 독거 연금 생활자의 절반과 유급 노동자가 없는 가구의 2/3가 소득의 10% 미만을 연료에 소비하는 일명 연료 빈곤층이었다(Marmot, 2010).

사회적 환경

지역사회 내에서의 삶의 질은 강력한 건강결정요인이다. Wiikinson(1996)은 건강한 지역사회들을 대상으로 한 연구를 통해 지역사회의 삶의 질에 기여하는 몇 가지 요인을 밝혀냈다.

사례 학습 15.3 지역사회 내에서 삶의 질

미국 펜실베이니아 주의 작은 마을 Roseto(인구 1,600명)는 이웃해 있는 다른 지역보다 심장질환 사망률이 현저하게 낮다. Roseto 주민은 이탈리아 남부 Roseto 마을에서 이주해 온 사람들의 후손인 이탈리아계 미국인으로 구성되어 있다. 이 마을은 '공통의 목표의식, 차별적 과시를 배제하는 동료애로 놀랍도록 단합되어 있었으며. 한 사람도 버림받지 않도록 하는 이웃에 대한 관심과 삶의 중심이자 보루인 가족에 그 어떤 위기상황에서도 재앙으로부터 안전과 보호수단을 제공했다'는 점에서 여느 마을과 달랐다. Roseto 마을이 보여주고 있는 무시할 수 없는 건강상의 우위는 이러한 사회적 특징들과 관련해서만 설명될 수 있다. 젊은 층들이 마을을 떠나면서 지역사회와 가족 간의 연대는 약화되고 주민들은 물질적 가치와 과시적인 소비에 더욱 관심을 가지게 되었다(Bruhn과 Wolf, 1979, Wilkinson(1996, 116쪽)에서 재인용).

사회자본은 아는 사람과 낯선 사람들을 모두 포함하여 사람들 간의 사회적 응집력과 관계의 누적된 경험을 뜻하며 이들 간의 상호 신뢰, 수용, 인정, 존경을 특징으로 한다. 사람은 사회적 존재이며 사회적 상호작용의 질은 개인과 공동체의 행복에 필수적이다. 사회자본은 공공재와 관련된 공공영역에서 집단행동의 토대를 제공한다. 사회 자본의 정의는 다양하지만 그 주요한 지표로 다음과 같은 것을 이용한다.

- 사회적 관계와 사회적 지원
- 공식적, 비공식적 네트워크
- 자발적 연대를 포함한 지역사회와 시민의 참여

- 신뢰와 공동체 의식성
- 모든 공동체에 대한 소속감
- 사람들의 배경과 상황의 다양성에 대한 이해와 가치 부여
- 다른 배경을 가진 사람들에게도 동일한 기회 부여
- 다른 배경을 가진 사람 간의 강력하고 긍정적인 관계 수립

지역사회 네트워크는 특정 지역 내의 학교, 레저, 생활과 관련된 활동을 통해 구축된다. 부모 특히 어머니들은 근린주거지역 안에서의 연계를 구축하는데 아주 적극적인 것으로 밝혀졌다(Robertson 외, 2008). 학교나 여가시설과 같은 건물을 그 주목적 이외에도 지역사회 행사나 네트워크의 활동 공간으로 활용하는 것은 흔한 일이다. 따라서 학교, 우체국과 같은 서비스의 중단으로 지역사회가 위협을 받을 때마다 저항의 목소리가 높아지는 이유를 이해할 수 있게 해준다.

사회자본의 구축은 일정 소득수준 이상의 수입이 있는 경우에만 가능하다는 증거가 있다. 만약 사람들이 (의식주를 확보하는 수준의) 생존에 매달려 있다면 보다 폭넓은 공동의 문제로 시야를 확대할 수 없을 것이다. 사회자본이 항상 좋은 것만은 아니라는 사실 또한 인정해야 한다. 주거지역에서의 마약 거래와 범죄는 강력하고 밀접하게 연결된 네트워크에 의존한다. 사회 자본이 더 적은 근린주거주역은 여러 측면에서 더욱 강력한 지역사회와 차이가 있다. 자발적 참여의지가 약하면 약할수록 근린주거지역은 그만큼 안전하지 않다고 인식되며 사회화나 타인에 대한 신뢰 역시 더 낮을 것이다.

연구 사례 15.1 사회자본과 건강

미국 Marmot 보고서 '공정한 사회의 건강한 삶(Fair Society Healthy Lives)'(2010)에서 지적하듯이 '우리는 일정 범위의 환경에서 살고 성장하고 배우고 일하고 나이 먹어 가며, 우리의 삶은 주거 공동체, 근린주거지역, 관계 공동체, 사회적 구조의 영향을 받는다.' E2.3 단원은 사회자본을 건강과 연결하여 설명하는 증거를 요약하여 제시한다. Winkinson 등(2009)을 인용하여 가장 강력한 스트레스 원인은 낮은 계층과 사회적 네트워크의 결핍이라고 지적한다. 낮은 통합 수준과 외로움은 사망률을 증가시킨다. 사회자본은 회복탄력성과 사회적 지지의 근원으로 작용하며 연결은 허약한 건강 및 다른 어려움에도 버틸 수 있는 완충지대 역할을 한다. 일부 연구에서 사회적 네트워크가 치매와 인지저하를 방지하는 요인으로 작용한다는 것이 밝혀졌다. 더욱 복잡한 건강 욕구를 가지고 더 오래도록 생존한다는 것은 사람들이 나이가 들수록 사회적 지지 체계와 네트워크에 더욱 더 의존하게 될 것을 시사한다. 사람들의 지역사회 참여는 그들의 삶을 더 잘 통제시키고 심리사회적 안녕에 기여함으로써 결과적으로 다른 건강상의 결과 변화를 야기하게 된다.

범죄와 범죄에 대한 공포는 모두 건강 위해요인으로서 우울증, 부정적 정신건강을 포함한 부정적인 영향과 관련되어 있다. 이러한 부정적인 영향은 스트레스와 우울증처럼 직접적일 수도 있고, 사회적 고립이나 취약하다는 느낌과 관련된 부정적 정신건강과 같이 간접적이기도 하다. 폭력이나 폭력의 위협보다는 덜하지만 지나친 소음이나 사소한 말다툼과 같이 사려 깊지 않고 배려 없는 행동은 삶의 질에 부정적인 영향을 미친다. 21세기 초의 영국 신노동당 정부에서는 일명 반사회적 행동의 해결이 이슈가 되고 중요한 사항이었다. 스코틀랜드 정부의 프레임웍 긍정적 결과 촉진(Promoting Positive Outcomes)의 목표는 음주, 약물, 박탈감과 같은 반사회적 행동의 원인을 다루는 것이다.

서비스

충분한 서비스 인프라는 근린주거지역의 삶과 건강에 필수적이다. 주민들이 지역에서 상점, 우체국과 같은 필수적인 서비스를 이용할 수 없다면 그 지역 밖으로 이동해야 한다. 이는 사회적 관계의 감소로 이어질 뿐 아니라 추가 비용(시간과 이동)이 발생하게 된다. 이와 같은 내용은 여러 지역사회에서 인지하고 있으며 학교나 상점을 유지하기 위해 많은 투쟁을 해왔다. 하지만 많은 도시계획 의사결정을 들여다보면 이런 사실을 인지하지 못하는 것으로 보인다. 특히 마을 밖 슈퍼마켓이 증가하면 지역의 소규모 판매점의 생존과 교통량에 심각한 영향을 미친다. 패스트푸드 판매점에 대한 접근성은 낙후된 근린주거지역에서 더 두드러진다. 예를 들면, 영국에서 수행된 맥도날드 판매점의 위치에 관한 연구결과를 보면 가장 낙후된 지역 매장의 공급량이 4배 더 높았다(Cummine 등, 2005).

근린주거지역의 활동에 대한 평가

주택 재생, 공동체 시설과 같이 근린주거지역 개선을 위한 다양한 활동이 이루어지고 있다. 성인 교육, 여가 활동, 문화 활동 등 지역사회 활동들은 건강증진과 관련하여 매우 높은 잠재력을 가지고 있다.

모든 근린주거지역 개발 사업은 사회적 접촉과 신뢰 또는 사회자본을 증가시킴으로써 건강을 향상시키는 잠재력을 가진다.

사례 학습 15.4 지역사회 정원

지역사회 정원(community garden)은 많은 나라의 도시와 농촌지역에서 다양하게 찾아볼 수 있다. 여가 활동을 목적으로 하는 정원에서 아동을 대상으로 하는 정원, 학교정원, 치유와 치료를 위한 정원, 시범정원, 생태계 복원을 목적으로 하는 정원에 이르기까지 지역사회 정원은 다양한 기능을 수행하기 위해 조성된다. 이 정원은 대개 상당한 수준의 이타주의적 동기에서 시작한 상호지원과 공통의 호혜를 실현하는 수단으로서 특정한 지역사회의 적극적 지지와 드물지 않게 자선단체나 지방자치단체의 보조금 지원을 받는다. 지역사회 정원이 저소득에서 중간 정도의 소득수준에 이르는 도시 근린주거지역의 재생을 목표로 하는 풀뿌리 주민 발의형식을 취하는 경우도 있다. 지역사회 정원은 다양한 경로를 통해 건강수준의 향상에 기여한다. 즉, 참가자들이 과일과 채소를 쉽게 접할 수 있게 해주고 규칙적인 운동과 공동체 상호작용의 기회를 제공하며, 훈련과 여가 생활을 위해 정원을 개방하거나 자신이 쓰고 남은 생산물을 판매하여 경제적 자립을 가능하게 한다(McGlone 등, 1999; Ferris 등, 2001; Dickinson 등, 2003).

장소 기반 접근방식이나 근린주거지역을 생활터로 하는 접근방식은 사회적 및 물리적 환경을 통해 전체 공동체를 대상으로 한다. 그 목표는 근린주거지역을 더욱 참여적으로 만들고 그 내부의 연결성을 증가시키고, 회복탄력성을 갖게 하는 것이다.

학습활동 15.3 근린주거지역 활동 평가

근린주거지역 개발 프로그램에 대한 평가에는 어떤 어려움이 있는가?

다음 예에서 볼 수 있듯이 건강한 생활양식에 직접적으로 기여하는 요인들을 생각해보면 추가적으로 고려해야 할 문제가 많다.

근린주거지역이 건강에 미치는 영향을 고려할 때의 어려움 중 하나는 맥락요인(환경과 관련된 요인)을 구성요인(사회경제적 지위, 생활양식 등 연구 대상 주민의 개인적 특성과 관련된 요인)의 영향과 분리하는 것이다(Kawachi와 Berkman, 2003). 건강 불이익을 구성요인과 관련하여 설명하면 한 지역의 인구통계 구성이 주민들의 건강결과를 결정한다고 주장하게 된다. 구성요인만을 고려하는 연구는 편견이 개재될 수밖에 없다. 개인과 환경 간의 관계가 지닌 복잡성뿐만 아니라 영향이 나타나기까지 요구되는 긴 기간으로 말미암아 건강결과의 차이가 장소의 특성 때문인지를 조사하는 연구를 어렵게 만든다. 다수준 분석을 포함, 맥락요인을 확인하기 위한 여러 방법론적 시도가 없는 것은 아니지만 근린주거지역 활동에서 원인과 결과 간의 관계를 확인하는 것은 여전히 어려운 일이다.

그러나 이러한 제한점을 고려한다 해도 근린주거지역의 재생이나 장소 기반 접근방식 즉,

불평등이 공간적으로 집중되는 현상을 해소하고자 하는 노력이 긍정적인 영향을 준다는 증거는 여전히 빈약하다(Macintyre와 Ellaway, 2003; Blackman, 2006).

결 론

사람, 장소, 건강 간의 관련성은 낙후된 물리적 환경과 사회적 배제가 초래한 영향을 통해 오래 전부터 인식되었다. 이러한 건강불평등이 위치, 지리, 장소에 기인한다는 인식은 더욱 최근에 생겼다. 근린주거지역은 노인과 저소득층을 포함한 많은 취약 집단을 접근하는 가치 있는 생활터가 된다. 근린주거지역은 현실 세계의 생활터로서 우선순위가 전문가가 아닌 주민들에 의해 결정될 잠재력이 높은 곳이다. 근린주거지역을 기반으로 하는 건강 평가는 사회적 조직, 사람들의 삶의 질과 같은 핵심 건강결정요인을 다룬다는 것을 의미한다. 근린주거지역 생활터에 초점을 맞출 때 사람들이 스스로 결정한 자신의 욕구를 다룰 기회를 갖게 된다는 점이 중요하다. 근린주거지역을 단지 전문가들의 외부활동을 위한 수단으로만 이용한다면 이 생활터가 지닌 가장 강력한 장점을 버리는 결과를 초래하게 된다.

학습활동 15.4 지역사회 보건 전문가의 역할

1차 의료진의 많은 구성원들(특히, 방문 간호사 및 일반의)은 스스로를 근린주거지역 공동체와 함께 일한다고 생각한다. 만일 그들이 지역사회 역량 구축과 사회자본 구축에 초점을 맞춘다면 그들의 역할은 어떻게 바뀔 것인가?

근린주거지역에 근거하여 활동하는데 많은 이점이 있다고 하더라도 이것이 만병통치약은 아니다. 사람들의 삶에 영향을 미치는 많은 요인들, 즉 사회보장 급여범위, 일자리 수 등은 국가 수준에서 결정된다. 그러나 생활터로서 근린주거지역은 참여, 형평성, 역량강화와 협력 등 건강증진의 핵심 원리들을 지지하는 창조적이고 영감이 넘치는 활동방법을 활용할 기회를 제공한다.

추가 토론을 위한 질문

• 자신의 근린주거지역이 어떤 건강증진 자원과 자산을 가지고 있는지 생각해 보자.

요 약

이 장에서는 건강증진 활동의 핵심적인 생활터로서 근린주거지역에 대해 살펴보는 한편 근린주거지역이 널리 관심을 끌게 된 이유에 대해서도 고찰해보았다. 근린주거지역 활동을 중심으로 한 획기적인 실천 사례들을 제시하고 그 활동들을 평가하는데 있어 제기되는 문제들에 대해서도 살펴보았다.

추천문헌 및 자료

Biddle, S., Seymour, M., 2012. Healthy neighbourhoods and communities: policy and practice. In: Scriven, A., Hodgins, M. (Eds.), Health Promotion Settings: Principles and Practice. Sage, London, pp. 92–110. A useful chapter that outlines the role of local government in England in place-based approaches.

Gowman, N., 1999. Healthy Neighbourhoods. Kings Fund, London. Available online at: http://www.kingsfund.org.uk/sites/files/kf/field/field_publication_file/healthy-neighbourhoods-natasha-gowman-kings-fund-1-february-1999.PDF (accessed 07.03.15). Although dated, this is a useful summary of the arguments for neighbourhoods as a healthy setting.

Macintyre, S., Ellaway, A., 2003. Neighbourhoods and health: an overview. In: Kawachi, I., Berkman, L.F. (Eds.), Neighbourhoods and Health. Oxford University Press, Oxford, pp. 20–43. A useful summary of the evidence for neighbourhoods impacting on health, covering both theoretical and methodological issues.

Stewart, M., 2007. Neighbourhood renewal and regeneration. In: Orme, J., Powell, J., Taylor, P., et al. (Eds.), Public Health in the 21st Century: New Perspectives on Policy, Participation and Practice, second ed. McGraw Hill/Open University Press, Berkshire, pp. 170–184. An account of the development of neighbourhood intitiatives, exploring their role in tackling inequalities and building social capital and partnership working.

Wilkinson, R., Pickett, K., 2009. The Spirit Level: Why Equality Is Better for Everyone. Penguin, London. This book argues that greater equality in society is directly linked to better health outcomes for everyone.

Government departments have neighbourhood strategies, for example, Department for Social Development, Northern Ireland at www.dsdni.gov.uk/index/urcdg-urban_regeneration/neighbourhood_renewal.htm.

Useful websites include the following:

Joseph Rowntree Foundation, www.jrf.org.uk/, which conducts research into neighbourhoods and communities.

London Healthy Urban Development Unit, www.healthyurbandevelopment.nhs.uk, which works to create healthy sustainable communities through the use of planning regulations and processes.

학습활동에 대한 피드백

15.1 근린주거지역과 공동체는 흔히 같은 의미로 혼용된다. 근린주거지역은 사람들이 살고 있는 지리적 영역을 의미한다. 공동체는 공통적인 특성을 공유하는 사람들을 가리키며 그 특징은 살고 있는 지리적 위치가 될 수도 있지만 (기독교 공동체, 흑인 공동체와 같이) 종교 또는 인종과 같은 다른 특성일 수도 있다. '장소 기반 접근방식'은 또한 특정 지역 내에서 복합적인 건강결정요인을 다루는 전략을 기술하기 위해 이용된다.

15.2 Marmot 보고서(2010)에 따르면 근린주거지역의 여러 측면(공해, 녹지, 개활지, 교통, 음식, 주택, 지역사회 참여)이 건강에 중요한 영향을 미치고 있다. 가장 빈곤한 근린주거지역 주민의 수명은 가장 부유한 근린주거지역 주민에 비해 평균 7년이 더 짧았다(Marmot, 2010). 근린주거지역 개입을 통한 불평등 해소가 그 외의 방법으로는 접근이 어려운 많은 사람들에게 다가갈 수 있는 비용-효과적인 전략일 수 있다.

15.3 근린주거지역 및 공동체 활동에 대한 평가는 여러 가지 이유로 매우 어렵다. 첫째, 근린주거지역 활동에는 사회적 융합과 재생을 위한 장기적 과정이 포함된다. 장기 평가 프로젝트에 대한 예산 지원, 지속적 관심과 자원을 유지하는 것은 어렵다. 많은 프로젝트들은 단기간의 예산 지원을 바탕으로 하므로 이를 지속하기가 쉽지 않다(예, 건강생활센터는 복권기금으로 지원). 프로젝트는 예산 확보를 위해 당초의 취지와 다른 방향으로 진행될 수도 있다. 또한 예산지원이 특정한 활동이나 결과를 전제 조건으로 할 수 있으며 이로 인해 지역사회 역량과 네트워크 구축이라는 장기적 활동을 어렵게 할 수 있다.

15.4 지역사회 개발을 다루고 있는 제10장에서는 역량강화가 더욱 건강한 근린주거지역의 형성에 어떻게 기여하는지를 보여주고 있다. 이 장은 건강의사결정에 대한 참여가 어떻게 안녕을 강화시키는지를 보여준다. 하지만 많은 보건의료전문가들은 이 역할에는 의학 및 전문 지식이 필요하지 않기 때문에 지역사회 보건의료종사자가 아닌 지역사회 개발 활동가들에 의해 수행되어야 한다고 주장할 수도 있다.

참고문헌

Blackman, T., 2006. Placing Health: Neighbourhood Renewal, Health Improvement and Complexity. Policy Press, Bristol.

Bowling, A., Barber, J., Morris, R., et al., 2006. Do perceptions of neighbourhood environment influence health. Journal of Epidemiology and Community Health 60, 476-483.

Bruhn, J.G., Wolf, S., 1979. The Roseto Story. University of Oklahoma Press, Norman, OK.

Cummins, S., McKay, L., Macintyre, S., 2005. McDonalds restaurants and neighbourhood deprivation in Scotland and England. American Journal of Preventive Medicine 4, 308-310.

Department of Health (DoH), 2004. Choosing Health: Making Healthy Choices Easier. DoH, London. Available online at: http://webarchive.nationalarchives.gov.uk/+/dh.gov.uk/en/

publicationsandstatistics/publications/publicationspolicyandguidance/dh_4094550 (accessed 07.03.15).
Dickinson, J., Duma, S., Paulsen, H., Rilveria, L., Twiss, J., Weinman, T., 2003. Community gardens: lessons learned from California's healthy cities and communities. American Journal of Public Health 93, 1435-1438.
Ferris, J., Norman, C., Sempik, J., 2001. People, land and sustainability: community gardens and the social dimensions of sustainable development. Social Policy and Administration 35, 559-568.
Kawachi, I., Berkman, L.F. (Eds.), 2003. Neighbourhoods and Health. Oxford University Press, Oxford.
Macintyre, S., Ellaway, A., 2003. Neighbourhoods and health: an overview. In: Kawachi, I., Berkman, L.F. (Eds.), Neighbourhoods and Health. Oxford University Press, Oxford, pp. 20-43.
McGlone, P., Dobson, B., Dowler, E., et al., 1999. Food Projects and How They Work. Joseph Rowntree Foundation, York.
Marmot, M., 2010. Fair Society, Healthy Lives. London Institute of Health Equity. Available online at: http://www.instituteofhealthequity.org/projects/fair-society-healthy-lives-the-marmotreview (accessed 07.03.15).
Naidoo, J., Wills, J., 2010. Public Health and Health Promotion: Developing Practice, third ed. Bailliere Tindall, London.
Office of National Statistics, 2007. West of Scotland Twenty-07 Study NOS, London. See details at: http://www.sphsu.mrc.ac.uk/research-programmes/ss/sineq/20-07.html (accessed 07.03.15).
Rice, C., Grant, M., 2007. The Potential of Car-free Developments: Practicalities and Health Impacts. WHO Collaborating Centre for Healthy Cities and Urban Policy, Bristol.
Robertson, D., Smyth, J., McIntosh, I., 2008. Neighbourhood Identity: People, Time and Place. Joseph Rowntree Foundation. Available online at: http://www.jrf.org.uk/system/files/2154-neighbourhood-identity-regeneration.pdf (accessed 07.03.15).
Squires, P., 2006. New Labour and the politics of antisocial behavior. Critical Social Policy 26 (1), 144-168.
Wilkinson, R.G., 1996. Unhealthy Societies: The Afflictions of Inequality. Routledge, London.
Wilkinson, R., Pickett, K., 2009. The Spirit Level: Why Equality Is Better for Everyone. Penguin, London.

제 16 장

건강증진 의료서비스

학습 목표

이 장을 마치면
- 건강증진 의료서비스의 개념을 이해할 수 있다.
- 건강증진을 위한 의료서비스의 잠재력에 대해 토론할 수 있다.

핵심 개념 및 정의

건강증진병원 질 높은 의료서비스를 제공하고, 조직 구조와 정체성, 직원 및 환자의 적극적인 참여, 물리적 환경 및 지역사회 내에서의 역할 등을 포함하는 건강증진 역량 개발을 위한 병원

건강한 약국 적극적인 건강 상담 및 지역사회와의 소통과 개입을 통해 질 높은 약제 서비스를 제공하는 약국

주제의 중요성

이 장에서는 학교, 교도소, 지역, 직장 등 건강과 건강증진의 주요 사업 또는 기본 목표의 모든 환경을 살펴본다. 물론 병원이 건강을 다루는 곳이지만, 치료서비스 제공을 중점적으로 다루었던 병원과 같은 크고 복잡한 조직을 건강상의 이익에 가치를 두며 존재 목적의 일부로 보는 곳으로 바꾸는 것은 큰 방향 전환이자 도전이다(8장 참고). 건강증진병원은 환자의 순응도를 중요시하는 질병을 치료하는 장소가 아니라 건강증진을 목표로 한 환자에게 권한을 부여하며 환자, 친척, 친구 및 직원의 전체 커뮤니티를 돌보는 장소이다. 건강증진병원에는 다양한 프로젝트가 포함되어 있지만 전체적인 목표는 동일하다.

- 병원의 모든 직원과 환자를 위해 보다 건강한 직업환경, 생활환경을 만든다.
- 자가 관리, 회복 및 재활 프로그램을 확대한다.
- 직원과 환자의 참여를 장려한다.
- 건강 문제에 관한 정보와 권고 제공한다.
- 지역사회 자원 및 사회적 응집력의 주체로서의 역할을 한다.
- 특히 환경적 영향과 관련하여 사회적 책임을 다한다.

병원은 학교나 직장과 마찬가지로 자체적인 질서, 문화 및 가치를 지닌 사회 시스템이다. 따라서 건강증진병원의 개발 과정에는 경영 구조의 적응, 높은 수준의 정치적 책무 및 직원과 환자의 참여가 필요하다.

건강증진병원의 정의

장이란 일반적으로(지리적 경계를 포함한) 정해진 역할을 가진 사람들의 범위나 조직 구조와 같은 물리적 경계를 갖는 것으로 이해할 수 있다.

이 책의 앞부분에서 보았듯이, 장 접근법은 세계 에이즈의 날과 같은 건강증진 프로젝트를 수행하는 것이 아니며, 특정 부서나 또는 베테랑 직원에게 건강증진을 위임하는 것도 아니다(Johnson 및 Baum, 2001), 물론 두 가지 활동 모두 더 광범위한 발전의 일부로 사용될 수는 있다. 건강증진에 대한 장 접근방식은 건강증진을 위한 보다 좋은 환경을 조성하기 위해 전체적인 조직 및 실무 변화에 초점을 맞추고 있다. 도전과제는 보건 당국으로 하여금 사실상 건강증진이 추가적인 부담이 아니라 이미 핵심사업의 일부라는 것을 인식하도록 하는 것이다.

세계보건기구의 건강증진병원 정의(Nutbeam, 1998)는 건강증진병원이 갖추어야 할 조건을 이해하는데 도움이 된다.

> 건강증진병원은 질 높은 종합 의료 및 간호를 제공할 뿐만 아니라 건강증진의 목표를 포용하는 기업의 정체성을 개발한다. 또는 환자 및 모든 직원 구성원을 위한 적극적이고 참여적인 역할을 포함하는 건강증진 조직의 구조와 문화를 개발하고 건강증진을 위한 환경으로 발전하며 지역사회와 적극적으로 협력한다.

1990년 세계보건기구 유럽 지역 사무소가 건강증진 이니셔티브를 시작함으로써 병원은 전체적인 건강을 위한 장으로 입증되었다. 현재 이 네트워크에는 39개국에 위치한 669개의 기관이 참여하고 있다. 병원이 건강증진을 위한 가장 주된 기관이지만 1차 의료기관과 약국 또한 건강증진에 기여할 수 있다.

이 장에서는 건강증진을 위한 의료서비스의 가능성을 검토하고 우수 사례를 통해 실현 가능한 예시를 제공한다.

병원이 건강증진의 핵심 환경인 이유

많은 의료 종사자들은 건강증진이 항상 의료와 병원의 핵심 업무였다고 생각한다. 하지만 사실상 건강증진은 치료 중심적인 의료서비스 모델을 추구해온 기존 병원 상황과 맞지 않을 수 있다.

- 환자의 역할은 수동적이다.
- 직원 역량, 업무 내용과 시간은 주로 임상 업무 및 보살핌에 전념한다.
- 환자의 병원 직원과의 소통은 일반적으로 특정 질병과 관련된 간단한 '상담'이다.
- 입원 환자는 질병이 이미 발생한 상태이므로, 예방을 강조하면 질병에 대한 책임이 환자에게 있다고 느낄 수 있다.
- 병원 자체는 건강에 도움이 되는 환경이 아니지만, 병원은 당연히 건강증진의 중심에 있다.
- 인구의 20%는 1년 이내에 환자의 입장으로 현지 병원을 방문할 것이며, 더 많은 사람들이 가족과 친구로서 병원을 방문할 것이다(NHS 연합, 2014).
- 병원은 주로 지역 사회에서 가장 많은 일자리를 제공한다. 유럽의 모든 일자리 중 8%가 의료 분야에 있다(European Commission, 2012).
- 환자와의 소통은 건강과 질병에 대한 인식이 높은 시기이므로, 생활 습관을 바꿀 수 있는 좋은 동기가 될 수 있다.
- 직원은 존경과 신뢰를 받을 수 있다.

최근 몇 년간 환자 순응에 집중하던 방식에서 환자 중심의, 환자의 생각과 지식을 인정하는 방식으로의 전환이 일어나고 있다(전문가 환자 프로그램의 개요는 제9장 참조).

환자가 자신의 치료에 적극적으로 개입하고 환자의 궁금증에 대해 충분한 설명을 제공할 때 환자의 건강이 크게 개선되는 것을 증명하는 여러 사례가 있다(Coulter and Ellins, 2007; Coulter et ai., 2008; www.nationalvoices.org.uk).

입원 환자의 대다수는 한 가지 이상의 만성 질환이 있다. 이 환자들은 질병을 이겨 나가야 할 뿐만 아니라 생활양식의 변화, 복잡한 약물 및 영양 요법의 준수 및 전체적인 컨디션 관리를 위한 도움을 필요로 한다. 급성 질환의 경우 환자가 정보와 조언을 더 잘 수용한다는 증거가 있다. 이러한 병원의 활동이 이미 일어난 일에 대한 '후속조치'로 보일 수 있기 때문에 병원은 환자에게 행동 변화의 잠재적 이익을 인식할 수 있게 돕는 '기회의 창'이 된다.

학습활동 16.1 응급 진료 및 건강증진

응급실 또는 사고 및 응급 처리 부서의 역할은 언제든지 급성 환자와 부상을 신속하게 치료하고 돌보는 것이다. 이러한 부서에서는 건강증진의 역할을 어떻게 할 수 있는가?

건강증진병원은 병원 직원과 지역사회에도 이익을 가져다 줄 것이다. 직원의 질병 및 결근율이 낮아지며 직원 근무기간도 향상될 것이다.

지역 사회는 해당 지역에 책임감과 소통에 뛰어난 큰 규모의 고용주를 얻게 되는 이익을 볼 것이다. 건강증진병원은 지역사회의 소득이 되고(인력 임금을 통해) 대기업이 환경보전에 기여하는 방법(예 : 재활용 및 로컬 푸드 유통을 통해)을 보여주며, 지역사회에서 접근 가능한 건강 관련 전문지식을 제공할 것이다.

학습활동 16.2 건강증진병원의 지표

병원의 기존 성과 관리 방법은 생산성과 관련이 있다(예 : 응급 입원 횟수, 불필요한 절차 및 입원 환자 체류).
건강증진 병원의 지표에는 어떤 것들이 있는가?

세계보건기구 건강증진병원 네트워크에서는 병원이 가질 수 있는 영향력을 인식함으로써 시작되었으며 4개 분야에 초점을 맞추고 있다(WHO, 2007).

1. 환자의 건강증진
2. 직원의 건강증진
3. 조직을 건강증진 중심의 환경으로 전환
4. 병원이 있는 지역사회 건강증진

환자의 건강증진

병원은 주로 건강증진의 주요 초점을 질병 관리와 환자 예방에 둔다.

하지만 심각한 질병을 앓고 있는 환자의 경우에도 입원 시 부분적으로는 건강한 경우가 많으며(감정적, 사회적, 영적으로) 이러한 건강상태(자기 관리, 심리적 안녕 또는 사회적 접촉)는 유지할 수 있다.

병원을 포함한 많은 의료환경에서 건강증진 전략은 MECC(Making Every Contact Counting) 이니셔티브와 같이 임상 방문 중 보건교육 또는 기타 예방 조언을 제공할 때 행해지는 기회주의적 방법이라는 인식이 있다. 알코올 관련 문제에 대한 위험 평가 또는 클라미디아 검사 제공과 같이 보다 조정된 중재 전략을 위한 기회도 있다.

사례 학습 16.1 모든 소통 및 접촉을 의미 있게

MECC는 모든 NHS 및 지방 당국 직원을 통해 환자 및 서비스 사용자를 위한 간단하고 시의적절한 조언을 제공하는 기본 기술을 교육함으로써, 공중 보건 자문의 전달을 근본적으로 확대하기 위한 전국적인 계획이다. 30초에서 3분 정도의 짧은 개입은 기회가 주어질 때마다 행해져 사람들의 생활습관에 대한 문제 인식과 의지를 높이고 평가한다. NHS Midlands와 East의 예를 들면,

- 매년 수백만 명의 사람들과 접촉이 있는 28만 8천 명의 직원이 해마다 MECC를 열 번만 전달하면 매년 생활습관 변화를 가져다 줄 새로운 기회가 288만 번 생긴다.
- 20명 중 1명이 계속해서 긍정적인 행동변화를 일으키면 총 14만 4천 명이 건강을 향상시키게 되는 것이다.

www.makingeverycontactcount.com.

전문가들이 환자의 건강증진에 기여하는 바는 비교적 적으며, 오히려 환자 본인과 환자의 친구, 친척들이 주요한 영향을 끼친다.

그렇기 때문에 환자 스스로가 파트너로서 본인의 건강에 동참할 수 있도록 정보 및 교육 제공을 통해 의사결정 및 진단, 치료 과정에 권한을 부여하는 것은 중요한 건강증진 전략이다.

환자와 입원 전 정보를 함께 상의, 결정하고, 컴퓨터를 기반으로 치료 옵션에 대한 의사 결정권을 제공하며, 감염 통제에 환자의 적극 개입을 도모하는 방법들은 평등성, 권한 부여 및 참여와 같은 건강증진 원칙이 병원 업무의 기반이 될 수 있음을 보여준다.

보다 나은 삶의 질과 심리·사회적 기능을 고려하며 환자의 건강을 유지하는 데는 다음과 같은 내용이 포함된다.

- 개인 정보 보호(예 : 데이터 보호, 침대 주위의 커튼)
- 관계 중심의 돌봄

- 동물 치료 제공
- 환자의 심리·사회적 활동(예 : 문화 활동, 종교 서비스, 환자 도서관, 토론, 환자 인터넷 카페)을 장려하기 위한 제안 및 옵션 제공
- 광대로 분장한 의사 등과 같이 재미있는 환경 제공
- 미술 치료법 사용
- 가족, 친구, 또래 및 (비의료인) 간병인을 위한 적절한 방문 시간 제공
- 친척이나 친구들이 병원에 머물 수 있도록 시설을 제공(특히 어린이와 말기 환자와 같이 매우 취약한 환자 그룹의 경우)
- 간병인이 없는 환자 방문 및 지원 서비스 조직
- 전문 인력(예 : 임상 심리사, 사회 복지사, 목회 간병인)을 통해 입원환경, 입원환자의 특정 질병(예 : 암, 말기 질환) 또는 생활의 변화(예 : 질병으로 인한 업무 상실)와 관련된 스트레스나 불안에 대한 정신적 사회적 지원 제공(www.hph-hc.cc; Hancock, 2012)

사례 학습 16.2 병원 음식

흔히 환자들이 언급하는 부실한 병원 서비스의 한 측면은 음식의 질에 관한 것이다. 영양가 있는 음식 섭취는 수술이나 치료 후 회복하는 환자에게 매우 중요하다. '더 나은 병원 음식 (http://www.sustainweb.org/hospitalfood) 캠페인'은 NHS가 음식만으로 약 2억 5천만 파운드를 소비하며, 음식, 관련 계약, 직원 비용으로 5억 파운드를 소비한다고 한다. 이 비용으로 약 1,200개의 병원에서 1년에 약 3억 환자 식사가 제공되며 직원 및 방문객에게 수백만 끼의 식사가 제공된다. 환자에게 제공되었을 때 지나치게 많이 익거나 다 식어버린 음식은 버려지게 된다. 매년 버려지는 식사비용은 약 1천 8백만 파운드에 달한다. 이에 식량 준비와 노동에 들어가는 비용이 포함된다면, 버려지는 식사비용은 연간 1억 4천 4백만 파운드 이상으로 상승한다. 지난 몇 년간 환자 영양실조, 품질이 좋지 않은 식품 및 병원 영양 공급 업체의 위생 기준미달 등에 대한 상당한 우려가 있었다. 유럽 평의회(Council of Europe)는 2003년 병원의 식품 및 영양에 관한 Resolution ResAP (2003년)를 통해 음식, 음료, 영양에 관련된 임상 표준을 수립했다. 하지만 여기에 식품의 품질은 포함되어 있지 않다. 스코틀랜드는 최근 식품 품질에 대한 보고를 법적으로 의무화했으며, 이에 따라 영국에서도 케어 품질위원회(Care Quality Commission)를 통한 모니터링이 요구되고 있다.

선진국 중 경제수준이 의료서비스에 대한 접근성을 제한하지 않는 시스템은 NHS가 유일하지만, 의료서비스에 대한 접근성은 여전히 환자들이 우려하는 부분이다. 영국인의 6%(미국 33%, 네덜란드 5%)는 아파도 비용 때문에 병원에 가지 않거나 처방전을 받지 못한다(www.

commonweathfund.org). 1,400만 명은 교통 문제로 병원 약속을 놓치거나, 거절하거나, 찾지 않는다. 급성기 의료시설의 규모가 커지고 수가 줄어듦에 따라 이러한 문제는 더 증가하게 될 것이다. 또 어떤 사람들은 언어의 장벽이나 차별에 대한 두려움 때문에 치료를 받을 수 없다. 서비스 이용이 낮은 데에는 사용자의 필요를 충족시키지 못하는 서비스가 원인일 수 있다. 집시와 여행자, 학습 장애를 가진 사람들, 새로운 이민자를 포함한 소수 그룹이 호소하는 주된 문제점은 의사소통, 종교에 대한 이해, 식이 선호도 및 동의를 구하는 것에 관한 것이다(Bhopal, 2007).

WHO는 유럽 인구의 절반이 의료서비스에 대한 지식이 제한되어 있다는 보고와 함께 행동을 촉구했다.

의료서비스를 보다 이해하기 쉬운 환경으로 전환시키는 과정에서 보건 부문이 정보, 서비스 및 치료에 대한 장벽을 제거해야 함을 인식했다(WHO, 2013). Brach et al.(2012)는 보다 쉬운 이해를 위한 의료서비스 제공기관의 특성을 다음과 같이 설명했다.

- 모든 사람은 건강 정보 이해에서 어려움을 겪을 수 있음을 인식하고, 모든 사람들에게 건강 정보 이해를 위한 도움을 제공한다.
- 교습 방식과 같은 의사소통 전략을 사용한다. 예를 들어 환자를 무안하게 만들지 않는 선에서 환자에게 제공된 정보를 반복하여 말해보도록 요청함으로써 환자의 이해를 보장한다. 또한 Ask me 3과 같은 도구를 사용한다. Ask me 3은 환자가 자신의 치료에 대해 보다 나은 이해를 하고 스스로 관리할 수 있도록 돕는 세가지 질문을 할 수 있도록 권장하는 도구이다(내 건강상의 문제는 무엇인가? 앞으로 무엇을 해야 하는가? 왜 그렇게 하는 것이 중요한가?).
- 전자 환자 포털을 사용하는 등 건강 정보 및 서비스와 검색지원에 접근하기 쉽게 할 수 있게 한다.
- 이해하기 쉽고 설명에 따라 행동하기 쉬운 인쇄물, 시청각 자료 및 소셜 미디어 콘텐츠를 디자인한다.
- 이해도가 낮은 환자의 경우 치료환경의 전환, 외과적 치료, 약에 대한 소통과정에 위험한 상황의 가능성을 인식한다.

직원의 건강증진

병원의 신체적·사회적 환경은 직원 건강에 영향을 미친다. 병원은 신체적 위험(예 : 생물학적·화학적 및 방사능 노출), 정신적 위험(예 : 스트레스, 야간 교대) 및 사회적 위험(예 : 사회생활에 부정적인 영향을 주는 야간 근무, 괴롭힘 및 직원에 대한 폭력)의 가능성이 있는 위험한 환경이다.

학습활동 16.3 NHS의 비만한 직원

2014년, NHS의 최고 경영자는 노동력의 3분의 1이 비만하다고 밝혔다. 이것이 사실이라 해도, 과연 얼마나 중요한 일인까?

직원 건강에 영향을 미치는 환경의 다른 측면은 비교적 적게 다루어진다. 예를 들어, 지역사회의 환자, 직원, 방문객은 기능 및 미적 디자인을 비롯한 병원의 물리적 환경에 영향을 받는다. 1859년, 플로렌스 나이팅게일(Florence Nightingale)은 다음과 같이 이야기 했다.

> 사람들은 병원의 환경이 마음에 영향을 준다고 한다. 하지만 그렇지 않다. 병원의 물리적 환경은 몸에도 영향을 준다. 우리는 빛의 신체에 대한 영향에 대해서는 알고 있는 반면 형태나 색깔이 미치는 영향에 대해 잘 알지 못한다. 하지만 환자가 접하게 되는 물체의 다양한 형태와 색채는 실제적인 회복의 수단이 된다.

그러나 오늘날의 많은 환자들, 방문객들과 직원들이 접하는 병원 환경은 영혼이 없고 단조로우며 우울하다. 한 보고서(Commission on Architecture and Built Environment, 2004)는 열악한 작업 환경의 다음과 같은 요소들을 지적했다.

- 형광등
- 소음
- 개별 환기/통풍구 제어 불가
- 운동시설부족

연구 사례 16.1 병원과 건강증진 환경

병원의 물리적 구조가 환자의 건강에 영향을 줄 수 있다는 연구결과가 많이 발표되었다. 교차 감염 발생률, 수면, 입원일수, 사생활, 커뮤니케이션, 사회적 지지 등과 같은 결과들이다. 이러한 연구들은 다음과 같이 결론을 내린다.

- 1인실은 획득감염 발생을 줄이고, 환자의 사생활을 존중하며, 사회적 지지를 강화한다.
- 방음 벽지나, 잡음 없는 방송, 1인실 등으로 소음을 줄일 수 있다.
- 자연 풍경이 보이면 스트레스를 줄인다.
- 환기와 조명을 개선하면 환자의 건강 성적이 좋아진다.

NHS 직원들의 건강에 대해 조사한 Boorman Report(2009)에서는 직원들이 말하는 자신들의 웰빙이 환자 만족도 및 NHS 트러스트 성과와 분명하게 관련된 것을 확인했으며, 직원들이 질환으로 인해 결근을 많이 한다고 지적했다.

학습활동 16.4 병원 내 폭력

병원 직원을 대상으로 한 폭력행위는 계속 늘어나고 있는데, 언어폭력, 위협, 신체적 가해 행위 등이 이에 해당한다. 응급실과 정신과병동의 인력이 이와 같은 폭력 대상이 되는 경우가 가장 많다. 병원은 직원들의 건강을 보호하기 위해 무엇을 할 수 있는가?

연구 사례 16.2 건강증진병원(HPH) 만들기

NHS는 24시간 운영되기 때문에 직원들은 신체적·정신적 부담이 크며, 위험에 노출될 수도 있다. 런던의 한 병원 직원들을 대상으로 한 조사 결과 다음과 같은 사실이 확인되었다.
직장까지 차로 이동하는 직원이 적다.

- 신체활동이 적으며, 직장 내 운동시설을 이용하지 못한다.
- 과일과 야채를 적게 먹으며, 구내식당에서는 이러한 식품 가격이 비싸다. 직원 절반 이상이 점심 휴식 시간을 갖지 못한다.
- 직원들 중 10%가 흡연자이다.

그 보고서는 다음과 같이 권고한다.

- 정신적·사회적 환경을 개선하며, 문화에 관심을 갖고, 업무에 적절한 보상과 휴식을 제공한다.
- 직장 내 따돌림이나 희롱 문제에 잘 대처한다.
- 근무 교대 일정 및 순환 근무를 개선한다.
- 구내식당 및 자판기에서 건강하지 않은 식품 이용을 줄인다.
- 공중보건 문제에 앞장설 지도부를 형성한다.
- 직무 보건과 인적자원 서비스를 통해 질환예방을 중시한다.

병원과 지역사회

병원은 주위의 주민이나 직장인들의 건강에 영향을 준다. 최근에 이루어진 NHS 역사에서 가장 큰 자본개발 프로그램은 대규모 주차장, 에너지 밀집형 냉난방과 조명 및 막대한 폐기물 배출 등으로 이어졌다. 따라서 지속가능성이 HPH에서 중심 과제가 되었다.

병원들은 다음과 같은 활동을 통해 자신이 소속된 지역사회의 건강증진에 기여할 수 있다.

- 건강상태에 대한 체계적 보고(예를 들어, 도로에서 일어나는 사고의 빈도와 원인은 운송 계획과 관련된 데이터를 생산하는데 도움이 된다.)
- 구체적 실천 프로그램들(예를 들어, 정보, 카운슬링, 훈련)을 학교나 다른 보건의료 공급자 및 지역사회 단체 등과 협력하여 조직화 한다. 예를 들면, 남은 약을 쓰레기와 함께 버리지 않기, 유아용 카시트, 천식관리 등이 그것이다.
- 책임성 있고, 건강에 도움을 주며, 윤리적인 고용주 되기

조직에서의 건강증진

병원은 건강증진 활동을 하는 곳일 뿐만 아니라 건강을 만들어 내는 사회적 조직이다. 그러므로 HPH는 건강증진과 관련된 비전과 개념, 가치, 기본적 전략들(형평성, 역량강화, 참여, 협력, 지속가능성)을 병원의 구조와 문화 속으로 흡수시켜야 하며, 그렇게 할 때 좋은 성과를 얻을 수 있다(그림 16.1 참고).

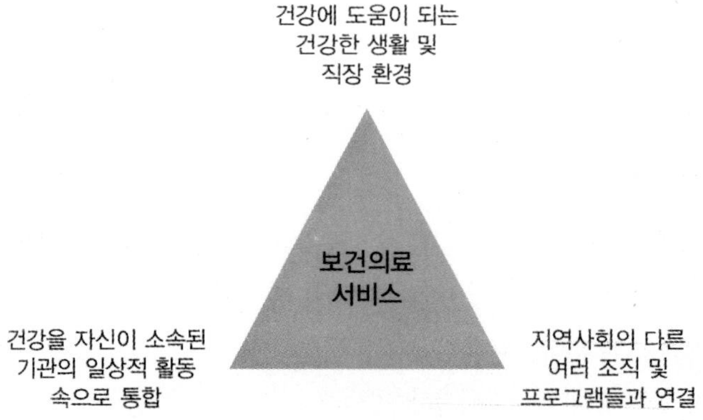

그림 16.1 건강을 증진하는 보건의료서비스

건강한 조직 환경 개발을 위해 생태학적 사회 시스템적으로 접근하자면 위로부터 및 아래로부터의 변화 모두가 필요하다. 조직적 발전과 정치적 의지 등이 위로부터 변화이며, 분명하게 제시되는 혁신적 프로젝터, 모든 이용자들의 참여, HPH의 가치를 병원의 목표 및 핵심사업 속으로 흡수시키는 등이 아래로부터의 변화들이다. HPH는 병원의 구조 및 철학 속으로 흡수될 수 있다. 이를 위해 병원 발전의 다른 전략들과 연계할 필요가 있다(예를 들어, 보건교육, 환자의 권리, 자조운동, 직업건강, 병원위생, 생태학적이고 지속가능한 발전운동, 개인 및 조직 발전, 질 관리).

학습활동 16.5 건강증진 병원(HPH)이 되어야 하는 이유

병원이 HPH가 되어야 하는 이유와 HPH를 반대하는 이유를 세 가지 제시해 본다.

HPH 운동

HPH 네트워크는 1990년 WHO 유럽사무소의 주도로 시작되었으며, 현재는 모든 대륙에 걸쳐 39개 국가에서 활동하고 있다. 이 프로그램은 개념과 전략을 개발하고, 컨퍼런스나 소식지 등을 통해 시범 프로젝트를 발굴하여 보급함으로써 우수한 활동을 촉진하고자 한다(www.healthpromotinghospital.org). HPH는 직원과 환자, 병원이 속한 지역사회의 건강을 강조한다.

HPH 네트워크에 가입한 병원들은 다음과 같은 조건을 충족해야 한다.

- 건강증진에 대한 공식적 정책을 준비해야 한다. 그리고 지정된 4년 동안 병원의 문화 속으로 건강증진을 도입하기 위한 HPH 액션플랜을 개발하고 평가한다.
- 병원에서 HPH 개발과 활동을 담당할 코디네이터를 지명하고, 국제적 HPH 네트워크 운영에 필요한 연회비를 지불한다.
- 전국적 · 국제적 차원에서의 경험과 정보를 공유한다. 예를 들면, HPH 개발, 우수활동(프로젝터) 사례, 표준/지표 도입과 활용 등이 해당된다.

조직 구조가 복잡한 병원들이 많고, 병원의 보건의료전문가들 대부분이 건강증진을 자신의 역할로 쉽게 받아들이지 않는 경향으로 인해 HPH는 어려운 과제가 될 수 있다. Whitehead

는 오타와헌장의 대상 조직들 중 병원이 가장 드러나지 않으며, HPH의 일부로 건강한 환경을 만드는데 중점을 둔 정책들은 '건강에 미치는 영향에 대해 평가할 수 있는 증거가 거의 없다'고 지적한다. HPH의 영향과 성과에 대한 연구는 거의 찾을 수 없다. HPH 전략이 최대의 성과를 얻기 위해서는 몇 가지 프로젝터를 통해 집중적으로 실행되어야 할 뿐만 아니라, 병원의 서비스(질) 관리 시스템의 일부로 통합되어야 할 것이다.

사례 학습 16.3 아프리카에서의 HPH

남아프리카 농촌의 한 지역병원은 다른 상황들에 HPH 개념이 적용될 수 있음을 보여주는 사례가 되었다. 남아프리카 HPH의 활동으로는 직장안전과 감염통제에 대한 교육 워크숍, HIV/AIDS와 관련된 폐쇄 네트워크를 통해 제공되는 보건교육, 건강한 식생활 및 매주 직원들을 위한 건강한 걷기 행사 등이 시행되고 있다.

건강증진과 약국

약국은 일반약과 처방약을 보관하여 판매 조제하는 곳이다. 영국 약국백서(DH, 2008)에서는 약국이 단순히 약품을 분배하는 곳에서 건강과 웰빙 및 자기관리를 증진하는 곳으로 변화해야 한다고 제안했다. 약국은 경미한 질환들을 접하는 최초의 장소이며 장기적 질환을 가진 환자를 지원하는 곳이 될 수 있다. 지역사회 약국은 다음과 같은 이유로 이러한 기능을 수행하기에 적절하다.

- 매일 약 120만 명의 주민들이 약국을 방문한다.

표 16.1 약국 서비스와 건강증진

1차 예방	보건교육	건강증진
• 예방접종에 대한 조언 • 클라미디아 검사 • 긴급 피임 이용 • 도움이 될 주민들에게 스타틴 약물 제공	• 지속적 약물 복용 • 만성질환에 대한 조언(예, 천식) • 질환 관리 기술훈련(천식에 흡입제 이용) • 증상 관리 • 언론 홍보에 참여 • 지역에서 의무적 혹은 자발적 보건지식 교육	• 니코틴 대체제를 이용하는 금연프로그램 • 항생제 처방 모니터링 • 임신검사 • 소비자 친화적 약국(적절한 위치와 분위기 및 개점시간)

- 많은 약사들이 단골 이용자들과 좋은 관계를 유지하고 있으며 이러한 이용자들 중에는 장기 질환이나 신체적·정신적 장애를 가진 환자들도 포함된다.
- 약사들은 약물에 전문적 지식이 있어 공중보건 활동을 하거나 건강증진 및 질환 예방에 기여할 수 있다.

학습활동 16.6 건강증진약국

약국은 어떻게 건강증진에 참여할 수 있는가?

표 6.1에 제시한 바와 같이 약국은 건강증진에 기여할 수 있다. 그러나 건강증진약국의 발전을 가로막는 장애물들도 있는데, 다음과 같은 것들이 그것이다.

- 논의가 이루어지기에는 기밀이 보장되지 않는 장소
- 건강증진 및 행동변화와 관련하여 약사에 대한 훈련이 부족
- 상업적 활동을 우선시 하는 약국의 기능

사례 학습 16.4 건강생활 약국(Healthy Living Pharmacy, HLP) 프로그램

HLP 프로그램은 2010년 포츠머스(Portsmouth)에서 시작되었다. 건강생활 약국의 기준에는 다음과 같은 사항들이 포함된다: 약국 인력의 보건전문가로 훈련, 사생활을 보호하는 상담실과 같은 적절한 시설, 우수한 질의 NHS 서비스(예 : 약품 공급 및 자기관리 조언과 같은 핵심적 서비스 외에도 긴급 피임, 금연프로그램, 체중관리 및 NHSD 건강 체크 등). HLP 프로그램에 대한 평가는 매우 긍정적이다. 예를 들어, HLP 고객들은 보통 약국 고객들보다 금연 일자를 정하는 비율이 2배나 높다. 불과 1개월 만에 포츠머스 약국들은 3,900개 이상의 음주 관련 조치를 하고 29명을 알코올 서비스 전문가에게 직접 의뢰하는 성과를 낳았다.

연구 사례 16.3 지역사회 약사의 역할

지역사회 약사가 공중보건에서 담당할 수 있는 다양한 역할에 대한 연구결과가 있으며, 특히 금연 서비스, 식생활 및 생활양식 서비스, 긴급 피임약 제공, 감염통제와 예방, 심혈관계 건강증진, 혈압 조절과 예방, 약물의 오남용 및 중독 관리 등에서는 중요한 역할을 하고 있다. 그러나 고령자의 낙상 예방, 생물학적 테러나 기후변화, 질환의 대유행, 예방접종, 골다공증 예방 및 위험평가 등에 약국이 참여한다는 증거는 없다.

결 론

보건의료서비스는 여전히 의학적 진단과 치료를 위주로 하지만 HPH의 개념에는 뿌리가 깊으며 많은 병원들과 최근에는 약국도 포함하는 사례가 있다. HPH에는 건강증진의 원칙들이 적용된다. 건강증진 활동은 모든 단계에서 진행될 수 있다. 개별적 의료인들이 환자 혹은 보호자를 접할 때 건강증진이 포함된 체크리스트를 이용하는 방법에서부터 소비자의 참여를 확대하고 환경 영향을 줄이기 위한 병원 차원의 프로그램까지 다양하다. 이와 같은 넓은 범위의 다양한 활동들이 병동이나 부서 차원에서 진행될 수 있는데, 미술치료 이용이나 건강한 로컬 푸드 제공 등도 포함될 수 있다. 모든 활동들은 건강증진의 핵심 원리에 근거해야 한다. 즉, 건강을 전체적으로 바라보는 개념, 역량강화, 참여, 영역들 사이의 협력, 형평성, 지속가능성 등이 그것이다.

조직이 구조적으로 HPH를 지원할 필요가 있다. 즉, 경영, 예산, 구체적 목표와 표적, 조직의 일상적 업무에 건강증진을 실행하기 위한 액션플랜 등이 그것이다. 병원의 모든 직원들은 건강증진을 자신들의 업무로 만들어야 한다. 이것은 특히, 진단 및 치료 등과 관련된 교육을 주로 받은 급성치료 부서의 직원들에게는 어려운 문제가 될 수도 있다. 건강증진을 서비스 질 평가 모니터링의 구체적 측면의 하나로 다루면 핵심 업무에 건강증진 활동을 조화시킬 수 있다. 병원 내에서 이루어지는 모든 의사결정에 건강영향평가를 반영하는 구조도 HPH의 발전에 기여할 수 있다.

추가 토론을 위한 질문

- 현재 자신이 근무하는 보건의료 시설을 생각하자. 그 곳 에서 형평성과 협력, 참여, 역량강화 등을 증진하는 활동들이 존재하는가?
- 서비스가 건강증진 방향으로의 발전을 가로막은 요인들은 무엇이며, 이를 어떻게 대처해야 하는가?

요 약

이 단원에서는 병원이 건강증진을 중시해야 하는 이유를 살펴보았다. 최근에는 보건의료 시설 및 다양한 보건의료전문가들이 제공하는 건강증진 활동을 강화하기 위해 개발된 전국적 혹은 국제적 정책들도 확인하였다. 보건의료서비스 시설에서 건강증진 원칙들을 적용하는 방법에 대해 논의하고 몇 가지 사례들을 살펴보았다.

추천문헌 및 자료

Groene, O., Garcia-Barbero, M. (Eds.), 2005. Evidence and Quality Management. WHO, Copenhagen. Available at: http://www.euro.who.int/__data/assets/pdf_file/0008/99827/E86220.pdf (accessed 08.03.15). Summarizes evidence on HPHs and knowledge on implementation of the concept implementation.

Hancock, T., 2012. The healthy hospital: a contradiction in terms? In: Scriven, A., Hodgins, M. (Eds.), Health Promotion Settings: Principles and Practice. Sage, London, pp. 126-40. An interesting discussion of the potential of the hospital as a health promotion setting.

McHugh, C., Robinson, A., Chesters, J., 2010. Health promoting health services: a review. Health Promotion International 25, 230-37. A useful summary of the evidence on the benefits of health promoting services. Available online at: http://heapro.oxfordjournals.org/content/25/2/230.full.pdf+html (accessed 21.09.15)

World Health Organization, 2004. Standards for Health Promotion in Hospitals. WHO Office for Europe, Copenhagen. Available online at: http://www.euro.who.int/__data/assets/pdf_file/0006/99762/e82490.pdf (accessed 08.03.15).

World Health Organization, 2006. Putting HPH Policy into Action: Working Paper. WHO Collaborating Centre on Health Promotion in Hospitals and Health Care, Vienna. Available at: http://www.hph-hc.cc/fileadmin/user_upload/HPH_BasicDocuments/Working-Paper-HPH-Strategies.pdf (accessed 08.03.15).
Theory-driven background paper on 18 HPH core strategies, including examples and selected evidence.

World Health Organization, 2007. Integrating Health Promotion into Hospitals and Health Services. Concept, Framework and Organization. WHO Office for Europe, Copenhagen. Available at: http://www.euro.who.int/__data/assets/pdf_file/0009/99801/E90777.pdf (accessed 08.03.15).

Health Promotion Hospital website: www.hph-hc.cc.

학습활동에 대한 피드백

16.1 응급실은 건강증진 활동에 적절한 장소가 될 수 있다. 보건의료 시스템으로 진입지점일 뿐만 아니라 지역사회와 강하게 연결되는 경향이 있기 때문이다. Bensburg and Kennedy (2002)는 건강증진 전략의 여러 가지 사례들을 제시해 준다. 위험도 사정(아동 및 음주)으로부터 보건정

보(응급 소아서비스를 많이 이용하는 보호자에게 퇴원 후 진찰 예약 등의 정보를 제공하는 접수실 간호사) 및 보건교육(천식, 관리교육 및 F/U 전화 상담, 대기실을 보건지식 제공 장소로 이용)에 이르기까지 다양한 사례들이다.

16.2 HPH는 비엔나 권고안(Vienna Recommendations)에서 제시된 핵심적 원칙들을 충실히 따른다.

- 인구집단들 사이의 욕구와 가치관, 문화에 차이가 있음을 인식한다.
- 존엄성과 역량을 강화한다.
- 다른 단계의 보건의료 시스템 및 지역사회와 가능한 한 밀접하게 연계한다.

16.3 NHS의 인력들도 일반 주민들과 비슷하여 비만율이 높다. 보건복지정보센터(Health and Social Care Information Centre, 2013)는 성인 인구의 1/4 정도가 비만인 것으로 추정했다. NHS 감독관의 주장이 사실이라면, NHS 직원의 비만율은 평균 이상이다. 이와 같은 상황에는 NHS 근무환경도 한 가지 요인이 되었다. 예를 들어, 교대근무 제도나 건강한 식단이 준비되지 않은 구내식당 등이다. 직원의 비만은 건강을 해치고 케어의 일부 측면에도 영향을 준다. 예를 들면, 수기 조작에 지장이 생기고 건강한 식습관 및 식단에 대한 건강증진 메시지를 전달할 의욕이 상실된다. 그러므로 NHS 인력의 비만율이 높은 것은 큰 문제라 할 수 있다.

16.4 가장 흔한 대응은 무관용의 원칙이다. 이것은 직원 교육프로그램 및 공적인 캠페인을 통해 강조되는 메시지로, 직원들에게 폭력 사건이 생기면 공식적 프로토콜에 따라 보고하게 하는 것이다. 이와 같은 프로그램은 직원들의 건강을 보호해 주는 것처럼 보일 수 있지만 그러한 사건을 발생시킨 시스템적 문제를 다루지 못한다. 예를 들어, 간호업무에 대한 초기의 연구들은 이러한 간호 전문 인력에게 힘이 없는 것에 초점을 맞추었다. 그 원인에 대해서는 간호업무를 주로 여성인력이 담당하고, 그 기능이 의학에 보조적이어서 자체 업무의 가치가 의학에 흡수되어 버리므로 수동적이고 순응적이 된다는 식으로 설명했다.

16.5 HPH가 좋은 개념인 이유는 다음과 같다.

- 직원 및 환자의 웰빙이라는 병원의 비전에 조화를 이룬다.
- 환자의 건강 결과를 향상시키는데 도움이 될 수 있다.
- 직원들이 이직을 줄이는데 도움이 된다.
- 탄소 폐기물을 줄인다.

16.6 약국은 일반약과 처방약이 보관 판매되는 장소로 알려져 있다. 하지만 약국은 금연, 생식건강, 음주문제 지원 서비스 등과 같이 훨씬 많은 서비스를 제공할 수 있다. 약국은 이용성(예약이 필요 없다)이 높고 익명성이 있어 건강증진 시설로서 많은 역할을 할 수 있다. 약사들은 의약품과 건강증진에 전문가가 될 수 있다. 일부 약국에서는 경미한 질환 관리나 건강한 심장 클리닉과 같은 보충 서비스를 제공헌다.

참고문헌

Agomo, C.O., 2012. The role of community pharmacists in public health: a scoping review of the literature. Journal of Pharmaceutical Health Services Research 3 (1), 25-33.

Bensberg, M., Kennedy, M., 2002. A framework for health promoting emergency departments. Health Promotion International 17, 179-88. Available online at: http://heapro.oxfordjournals.

org/content/17/2/179.full.pdf+html (accessed 21.09.15).
Bhopal, R., 2007. Ethnicity, Race and Health in Multicultural Societies. Oxford University Press, Oxford.
Boorman, S., 2009. NHS Health and Wellbeing. Department of Health, London. Available at: www.nhshealthandwellbeing.org/pdfs/staff%20H&WB%20case%20studies%20vFinal%2023-11-09.pdf (accessed 06.02.15).
Brach, C., Dreyer, B., Schyve, P., Herrnandez, L.M., Baur, C., Lemerise, A.J., Parker, R., 2012. Attributes of a Health Literate Organization. Institute of Medicine. Available online at: https://www.iom.edu/~/media/Files/Perspectives-Files/2012/Discussion-Papers/BPH_HLit_Attributes.pdf (accessed 07.03.15).
Commission on Architecture and the Built Environment, 2004. The Role of Hospital Design in the Recruitment, Retention and Performance of NHS Nurses in England. Available online at: www.cabe.org.uk.
Coulter, A., Ellins, J., 2007. Effectiveness of strategies for informing educating, and involving patients. Patent Medical Journal 335, 24-27.
Coulter, A., Parsons, S., Astra, J., 2008. Where Are the Patients in Decision Making about Their Own Care? WHO, Copenhagen. Available online at: http://www.who.int/management/general/decisionmaking/WhereArePatientsinDecisionMaking.pdf (accessed 06.02.15).
Delobelle, P., Onya, H., Langa, C., Mashamba, J., Depoorter, A., 2010. Advances in health promotion in Africa; Promoting health through hospitals. Global Health Promotion 17, 33-36.
Department of Health, HM Government, 2008. Pharmacy in England: building on strengths-delivering the future. Cm 7341, Stationary Office, London. Available online at: https://www.gov.uk/government/uploads/system/uploads/attachment_data/file/228858/7341.pdf (accessed 21.09.15).
Dooris, M., 2006. Healthy settings: challenges to generating evidence of effectiveness. Health Promotion International 21, 55-65. Available online at: http://heapro.oxfordjournals.org/content/21/1/55.full.pdf+html (accessed 21.09.15).
European Commission, 2012. Action Plan for the EU Health Workforce. Available online at: http://ec.europa.eu/dgs/health_consumer/docs/swd_ap_eu_healthcare_workforce_en.pdf (accessed 06.02.15).
Hancock, T., 2012. The healthy hospital: a contradiction in terms? In: Scriven, A., Hodgins, M. (Eds.), Health Promotion Settings: Principles and Practice. Sage, London, pp. 126-140.
Health and Social Care Information Centre (HSCIC), 2013. Statistics on Obesity, Physical Activity and Diet -England, 2013. Published online February 20, 2013. Available at: http://www.hscic.gov.uk/catalogue/PUB10364.
Institute of Health Equity/Barts and the London, 2011. Strategy for Health promoting Hospitals. Available online at: http://www.instituteofhealthequity.org/projects/barts-and-the-londonnhs-trust-health promoting-hospitals-strategy (accessed 06.02.15).
Johnson, A., Baum, F., 2001. Health promoting hospitals: a typology of different organizational approaches to health promotion. Health Promotion International 16, 281-287.
McHugh, C., Robinson, A., Chesters, J., 2010. Health promoting health services: a review of the evidence. Health Promotion International. Available online at: http://heapro.oxfordjournals.org/content/early/2010/02/23/heapro.daq010.full.pdf+html (accessed 07.03.15).
McKee, M., 2000. Settings 3 - health promotion in the health care sector. In: International Union for Health Promotion and Education. The Evidence of Health Promotion Effectiveness. Shaping Public Health in a New Europe. Part Two: Evidence Book. ECSC-EC-EAEC, Brussels.

NHS Confederation, 2014. Key Statistics on the NHS. Available online at: http://www.nhsconfed.org/resources/key-statisticson-the-nhs.

Nightingale, F., 1859. Notes on Nursing. What It Is and What It Is Not 84. Lippincott, Williams and Wilkins, Philadelphia.

Nutbeam, D., 1998. Health Promotion Glossary. WHO, Geneva. Available online at: http://www.who.int/healthpromotion/about/HPR%20Glossary%201998.pdf?ua=1 (accessed 06.02.15).

Ulrich, R., Simring, C., Joseph, A., Choudhary, R., 2004. The Role of the Physical Environment in the Hospital of the 21st Century: A once in a Lifetime Opportunity. Available online at: https://www.healthdesign.org/chd/research/role-physicalenvironment-hospital-21st-century (accessed 06.02.15).

Whitehead, D., 2004. The European health promoting hospitals (HPH) project: how far on? Health Promotion International 19, 259-267. Available online at: http://heapro.oxfordjournals.org/content/19/2/259.full.pdf+html (accessed 21.09.15).

World Health Organization, 1997. Vienna Recommendations on Health Promoting Hospitals. WHO, Vienna.

World Health Organization, 2004. Standards for Health Promotion in Hospitals. WHO, Copenhagen.

World Health Organization, 2007. Integrating Health Promotion into Hospitals and Health Services: Concept, Framework and Organization. WHO, Copenhagen. Available online at: http://www.euro.who.int/_data/assets/pdf_file/0009/99801/E90777.pdf.

World Health Organization, 2013. Health Literacy: The Solid Facts. WHO, Copenhagen. Available online at: http://www.euro.who.int/__data/assets/pdf_ file/0009/99801/E90777.pdf (accessed 08.03.15).

제 17 장

교도소의 건강증진

학습 목표

이 장을 마치면
- 교도소 건강증진의 개념을 이해할 수 있다.
- 교도소 내에서 건강증진을 시도할 때의 과제를 토론할 수 있다.
- 수감자의 건강을 증진 또는 악화시킬 수 있는 요인을 확인할 수 있다.

핵심 개념 및 정의

건강증진 교도소는 수감시설의 직원, 정신 및 체계를 세우고 수감자의 건강과 안녕을 강화시킨다.
수감자 형사 범죄로 구속되거나 재판 중 구금된 사람

주제의 중요성

지난 25년 동안 다양한 정책 문서들은 교도소를 건강증진의 장소로 인식하고 있다. 유럽의 30개국 이상이 현재 세계보건기구(WHO)의 교도소 보건 프로젝트 (HIPP) 네트워크 회원이다. 교도소가 중요한 건강증진의 핵심 장소인 이유는 다음과 같다. 수감자는 사회에서 가장 소외된 집단 중 하나이기 때문에 이들의 건강증진은 건강불평등을 완화하는 수단이다. 그러나 교도소에는 건강한 생활방식을 유지할 수 없게 하는 교도소 생활 특징 및 건강증진의 어려움이 많은 반면, 건강증진을 가능하게 하는 개입방법과 그 효과에 대한 증거들도 많아지고 있다. 이러한 증거들은 여러 장소들과 마찬가지로 수감자, 직원 및 더 넓은 지역사회의 건강증진을 위해 교도소 내에서 통합된 시스템 접근법이 가장 효과적임을 시사하고 있다.

교도소가 건강증진의 장소인 이유

자유와 선택을 제한하는 교도소는 건강증진과 어울리지 않을 것 같지만, 교도소가 건강증진에 적합한 환경으로 인식되는 몇 가지 이유가 있다.

- 수감자는 대표적인 건강불평등 집단이며, 사회적으로 소외된 집단이다.
- 수감자들은 교육을 받아들여야 하는 청중이다.
- 수감자들은 일반적으로 접근하기 어렵고 어려움에 처한 집단이다.
- 수감자는 여러 번 또는 단기간의 형을 선고받는 경우가 많으므로 그들의 건강증진은 가족과 공동체에 영향을 미친다.

사례 학습 17.1 사회적으로 소외된 수감자

다음 통계는 많은 수감자가 평생 동안 소외된 경험이 있음을 분명히 보여준다.

- 수감자는 아동보호나 실업을 경험할 확률이 일반인구보다 13배나 높다.
- 모든 수감자의 20~30%가 학습 장애 또는 어려움을 대처하는 능력에 장애를 가지고 있다.
- 수감자의 1/3은 투옥되기 전에 영주권이 없었다.
- 여성 수감자의 49%, 남성 수감자의 23%가 불안과 우울증에 시달린다.
- 여성 수용자의 절반이 가정 폭력을 경험했으며 1/3이 성적 학대를 당했다.
- 수감자의 절반은 공인된 자격증이 없다.
- 모든 수감자의 절반 정도는 독서 능력이 11살 이하 수준이다.
- 수감자는 일반인보다 흡연, 약물, 문란한 성관계와 같은 건강하지 않은 행태의 위험이 높다.

Prison Reform Trust(2013) and Condon et al.(2006)

수감자들의 건강상태는 지역사회 주민들보다 좋지 않다. 수감생활은 사회적 소외와 정신건강을 악화시키는 경향이 있으며, 마약 투여를 위한 주사기 공유와 같은 위험 행동들을 증가시킨다. 아울러 수용시설의 과밀화도 지속적인 문제를 일으킨다. 최근의 추정치는 전체 75,000명 정도의 수감자 중 12,000명이 한사람을 위해 설계된 방에 두 사람이 수용된 것으로 알려져 있다(www.howardleague.org). 과도하게 많은 수감자들이 모일 경우 건강과 안전 상태를 저하시킬 뿐만 아니라 전염병의 확산속도가 높아져 전염병이 증가하고 수감자들의 적절한 교육훈련 기회, 운동, 신선한 공기 등에 대한 접근도를 떨어뜨릴 수 있다. 따라서 위와 같은 건강불평등의 관점에서 수감자는 주요 건강대상 집단이다.

학습활동 17.1 역설적인 건강증진 교도소

사람들의 자유를 박탈하는 교도소를 건강증진을 위한 수단으로 이용하는 것은 모순이라고 생각하지 않습니까?

교도소 건강증진의 장애요인

교도소는 폐쇄된 공동체이다. 건강증진의 주요 원칙인 자유와 권한이 매우 제한되는 교도소를 건강증진의 장소로 사용한다는 것은 모순된 이야기로 들릴 수도 있다(De Viggiani, 2006a). 교도소에서는 수감자가 의사를 결정하거나 자율성을 발휘하기 어렵다. 아울러 수감생활의 단조로움과 권태로움은 수감자들을 흡연이나 약물남용, 위험한 행동들로 이끌 수 있다. 또한 교도소의 문화는 모든 요소들이 건강증진의 원칙과 상반된 집단구타, 희생, 폭력 등이 존재한다. Woodall et al.(2014, p.480)은 다음과 같이 주장하였다. "수감자를 억제하는 기능을 가진 교도소가 수감자가 석방될 때 그들의 삶을 통제할 수 있는 역량을 강화시키는 임무가 있다는 것은 역설적이다."

그러나 다른 이들은 교도소에서의 건강증진이 장기적이고 안정된 환경을 보장할 수 있고, 수감자들에게 직접적인 영향을 미치는 장점이 있다고 주장한다(Ramaswamy & Freudenberg, 2007). 수감자는 신체적 · 정신적인 고위험 행동의 비율이 매우 높다. 예를 들어, 수용자의 흡연율(80% 이상으로 추정)은 일반 인구(RCR 2013)보다 훨씬 높다. 영국은 미국, 캐나다, 뉴질랜드에서 시행되고 있는 대부분의 금연 교도소를 점차 늘려가고 있다(ASH, 2014). 수감자들을 대상으로 하는 건강증진 프로그램은 수감자의 가족과 취약한 지역사회에까지 영향을 미칠 수 있다. 매년 투옥으로 인해 영향을 받는 친인척은 영국에서 백만 명 정도로 추정된다(Williams, 2006). 가족 구성원의 수감생활은 남아 있는 가족들에게 감정적·정신적·재정적 스트레스를 종종 발생시킨다. 수감자들이 석방될 때 도움을 요청하는 경우에도 프로그램이 시행될 수 있다. 마지막으로 교도소의 건강증진은 교도관 및 직원들에게도 영향을 미칠 수 있다. 교도소 직원 집단은 작지만 중요한 대상이다. 교도관과 직원들의 건강과 안녕은 그들이 담당하고 있는 수감자에게도 좋은 영향을 끼칠 것으로 기대된다.

교도소의 건강증진 활동

수감자의 건강과 교도소의 건강증진 체계를 수립하는 것은 비교적 새로운 현상이다. 교도소의 건강과 관련하여 최초로 개최된 세미나는 1991년 유럽 이사회와 핀란드 법무부에서 주관한 것이었다. 1995년 WHO는 유럽에서 교도소 보건 프로젝트(HIPP, Health in Prisons Project)를 시행하였다. 이 프로젝트는 핵심 우선순위로 전염병, 정신보건, 약물 부문의 세 가지를 선정하였다. 또한 HIPP는 '모든 수감자는 예방 조치를 포함하여 공동체에서 이용할 수 있는 것과 동등한 수준의 의료 서비스를 차별 없이 받을 권리가 있다.'라는 근본적인 원칙도 발표하였다(World Health Organization / UNAIDS, 1998).

사례 학습 17.2 교도소 보건 프로젝트(HIPP, Health in Prisons Project) 전략

- 공중보건 향상과 건강불평등 감소를 위해 공중보건과 교도소의 보건체계를 통합한다.
- 교도소 내의 인권과 의료윤리는 국가적 규약으로 전 세계에 인식하도록 독려한다.
- 교도소의 보건서비스는 수감자의 재활과 정착, 특히 약물남용과 정신보건 문제에 중점을 두어 재범을 줄이는데 기여해야 한다.
- 수감자의 전염병 이환을 감소시켜야 한다.
- 모든 교도소의 보건서비스를 지역사회의 건강증진서비스에 대등하도록 표준화해야 한다(WHO regional office for Europe 2004).

건강한 교도소 프로젝트(WHO, 1998)는 잉글랜드와 웨일즈에서 추진되고 있는 국제적 전략으로 건강증진 정책, 건강유지 환경, 예방보건의료의 접근성에 우선순위를 두고 있다. 교도소 건강은 보건서비스 접근도로서 좁게 개념화되었지만 2004년 공중보건 백서에서는 중요한 공중보건의 목표로 영국에서 확인되었다(DH, 2004). 영국에서는 공중보건 기능을 지방정부로 이전하였지만, 수감자들의 건강은 국민보건서비스(NHS)의 책임으로 남아 있다.

교도소의 건강증진은 오랫동안 지속된 건강불평등을 감소시키고, 사회적이고 체계적인 건강 결정요소를 개선시키기 위한 시도이다(De Viggiani, 2006b). 교도소 보건체계의 통합은 서비스 제공 수준을 일반적인 국가보건서비스(NHS)와 대등하게 만들었지만, 건강 결정요인을 개선하는 운동까지 촉진시키지 못했다. 넓은 의미의 건강 결정요인인 낮은 교육열, 문맹률, 노동경험 미흡 등의 문제를 해결하기 위해 교도소 전반에 걸친 포괄적인 방법이 필요하다. 그러나 교도소의 건강증진은 선별검사, 임상검사 및 질병통제를 강조하는 비교적 좁은 의학적 관점에 머물러 있다고 주장되어 왔다(Woodall and South, 2012).

학습활동 17.2 품격(Decency)과 건강증진

품격(decency)의 개념은 건강증진을 위한 주요 토대가 된다. 당신은 이 개념을 무엇이라고 이해하고 있는가?

생활터 접근법은 개인, 조직 및 환경 요인의 상호작용으로 건강이 결정된다는 건강생태 모델에 기반하고 있다(Dooris, 2009). 따라서 학교 건강증진과 마찬가지로 건강증진 교도소는 그림 17.1에서와 같이 개인의 건강 필요부터 수감자와 직원들의 생활터로서의 사회적 공동체까지 모든 삶의 측면에 대한 고려가 필요하다.

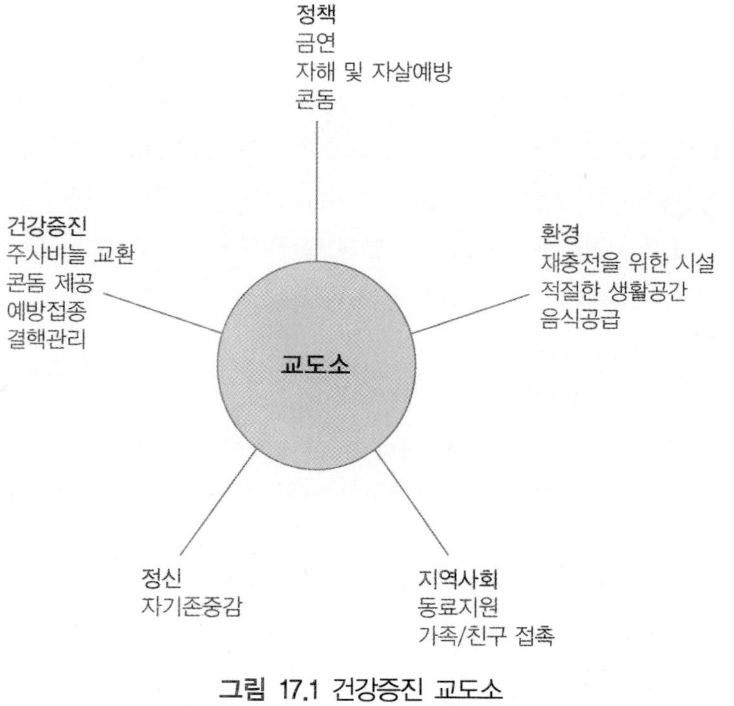

그림 17.1 건강증진 교도소

효과적인 개입의 예

교도소 건강증진이 낯설게 느껴지는 이유는 효과에 대한 증거가 부족하기 때문이다. 그러나 다른 분야의 건강증진과 마찬가지로 개인 행태뿐만 아니라 교도소의 사회적·물리적 환경 등을 포함한 체계적이고 포괄적인 방법들이 이론적으로 가장 효과적일 것으로 판단된다.

교도소 전반에 걸친 포괄적 방법을 개발하기 위해서는 다음 세 가지를 고려해야 한다.

- **건강증진 정책** : 금연 정책, 전염병 예방 정책
- **건강유지 환경** : 의미 있는 일을 할 수 있는 기회
- **예방과 보건교육** : 성병 예방, 분노 관리, 결핵 및 B형간염 예방접종

교도소가 건강증진을 위한 효과적인 환경이 될 수 있다는 사례도 축적되고 있다. 예를 들면 교도소의 주사바늘 교환프로그램의 효과성을 검토한 결과, 이들은 효과적이며 교도소의 안전이나 보안을 훼손하지 않았다(Lines et al 2005). 이 프로그램은 호주에서 첫번째로 시작되었으며 그 효과에 대해 논쟁중에 있다. 또한 대체 요법이 도움이 된다는 증거가 있다. 그리고 이러한 조치들이 HIV의 확산을 줄이고 약물 중독자들의 건강을 증진시킬 수 있었다(Gatherer et al., 2005). 영국 북서부 교도소에서 수감자를 대상으로 한 금연서비스를 실시하여 지역사회 내 다른 그룹의 금연율과 같거나 그보다 나은 금연율 41%를 달성하였다(MacAstrill and Hayton, 2007). 다른 프로젝트들은 수감자가 신체활동을 증가시키고 정신건강을 향상시키는 원예 및 요리 활동에 참여할 수 있는 다양한 기회를 제공하고 있다(www.groundwork.org.uk).

수감자의 건강에 영향을 미치는 복합적인 결정요인(개인적·사회적·환경적)에 초점을 맞추기 위해서는 접근법 간의 조율이 필요하다. 또한 정책지원, 상관의 지지와 리더십, 정책 조율 노력을 포함하여 직원들과 수감자 모두가 참여할 수 있는 기반 확충이 필요하다.

결 론

교도소에서 건강증진을 위한 많은 시도가 있었지만, 건강불평등과 사회적인 차별 및 소외를 비교적 안전하고 예측 가능하도록 감소시킬 수 있는 기회를 더욱 많이 활용해야 한다. 교도

소는 지난 25년 동안 WHO와 영국 및 유럽공동체들에 의해 건강증진의 효과적인 장소로 확인되어 왔다. 건강 행태와 관련한 여러 프로젝트가 시행되어 교도소의 문화적・물리적・사회적 환경을 모두 포함하는 시스템에 초점을 맞춘 프로그램이 효과적인 것으로 평가되었다. 교도소 건강증진 프로그램에 대한 투자는 수감자의 건강증진뿐 아니라 재범 방지에도 도움을 주기 때문에 훌륭한 사회적인 투자가 된다.

요 약

이 장에서는 교도소가 건강증진의 장소가 되어야 하는 이유를 살펴보고, 교도소 건강증진의 가장 중요한 정책들과 전략을 간략히 설명하였다. 또한 교도소에서의 건강증진 장애요인들을 살펴보고 토론하였으며, 건강한 교도소의 가능성을 나타내는 성공적인 프로그램의 사례를 제시하였다.

추가 토론을 위한 질문

"교도소의 건강증진은 모순된 용어이다." 이 명제에 대해 찬반 의견을 제시하시오.

추천문헌 및 자료

World Health Organization, 2014. Prisons and Health Copenhagen, WHO. Available online at: http://www.euro.who.int/_data/assets/pdf_file/0005/249188/Pnsons-and-Health.pdf?ua=1 (accessed 08.03.15).

De Viggiani, N., 2006. A new approach to prison public health? Challenging and advancing the agenda for prison health. Critical Public Health 16 (4), 307–316. A persuasive proposal to advance prison health through moving 'upstream' to address the determinants of health.

Woodall, J., South, J., 2012. Health promoting prisons: dilemmas and challenges. In: Scriven, A., Hodgins, M. (Eds.), Health Promotion Settings: Principles and Practice London. Sage, pp. 170–185. A useful summary of some of the challenges faced by health promotion in the prison setting.

학습활동에 대한 피드백

17.1 건강증진 생활터의 핵심은 선택과 역량강화이다. 많은 사람들은 자유와 선택을 제한하는 환경에서 건강증진은 불가능하다고 주장한다(De Viggiani, 2006a).

17.2 교도소의 품격(decency)은 교도소 생활의 모든 측면을 지탱하는 것으로 논의되어 왔다(Wheatley, 2001). 이는 깨끗한 시설, 수감자의 관심사에 대한 신속한 대응, 위해로부터의 보호, 교도관의 공정하고 일관된 대우를 포함한다.

참고문헌

Action on Smoking and Health, 2014. Smokefree Prisons. Fact sheet Available online at: www.ash.org.uk/files/documents/ASH_740.pdf.

Condon, L., Hek, G., Harris, F., 2006. Public health, health promotion and the health of people in prison. Community Practitioner 79 (1), 19–22.

Department of Health, 2002. Health promoting prisons: a shared approach. Department of Health, London. Available online at: http://webarchive.nationalarchives.gov.uk/20130107105354/http://www.dh.gov.uk/prod_consum_dh/groups/dh_digitalassets/@dh/@en/documents/digitalasset/dh_4034265.pdf (accessed 21.09.15).

Department of Health, 2004. Choosing Health: Making Healthier Choices Easier. Cm 6374. Stationery Office, London. Available online at: http://webarchive.nationalarchives.gov.uk/+/dh.gov.uk/en/publicationsandstatistics/publications/publicationspolicyandguidance/dh_4094550 (accessed 21.09.15).

De Viggiani, N., 2006a. Surviving prison: exploring prison social life as a determinant of health. International Journal of Prisoner Health 2 (2), 71–89.

De Viggiani, N., 2006b. A new approach to prison public health? Challenging and advancing the agenda for prison health. Critical Public Health 16 (4), 307–316.

Dooris, M., 2009. Holistic and sustainable health improvement: the contribution of the settings approach to health promotion. Perspectives in Public Health 129, 29–36.

Gatherer, A., Moller, L., Hayton, P., 2005. The World Health Organisation European Health in Prisons Project after 10 years: persistent barriers and achievements. American Journal of Public Health 95 (10), 1696–1700.

Lines, R., Jurgens, R., Betteridge, G., Stover, H., 2005. Taking action to reduce injecting drug-related harms in prisons: the evidence of effectiveness of prison needle exchange in six countries. International Journal of Prisoner Health 1 (1), 49–64.

MacAstrill, S., Hayton, P., 2007. Stop Smoking Support in HM Prisons: The Impact of Nicotine Replacement Therapy. University of Stirling.

Prison Reform Trust, 2013. Prison Fact File. Available online at: www.prisonreformtrust.org.uk/Publications/Factfile.

Ramaswamy, M., Freudenberg, N., 2007. Health promotion in jails and prisons: an alternative paradigm for correctional health services. In: Greifinger, R.B., Bick, J., Goldenson, J. (Eds.), Public Health behind Bars. From Prisons to Communities. Springer, New York, pp. 229–248.

Royal College of Physicians and Royal College of Psychiatrists, 2013. Smoking and Mental Health. RCP, London. Available online at: https://www.rcplondon.ac.uk/sites/default/files/smoking_

and_mental_health_-_full_report_web.pdf (accessed 21.09.15).

Williams, M., 2006. Improving the Health and Social Outcomes of People Recently Released from Prisons in the UK. The Sainsbury Centre for Mental Health, London.

Wheatley, P., 2001. Prison Service Conference Speech. HM Prison Service Internal Communications Unit.

Woodall, J., South, J., 2012. Health promoting prisons: dilemmas and challenges. In: Scriven, A., Hodgins, M. (Eds.), Health Promotion Settings: Principles and Practice. Sage, London.

Woodall, J., Dixey, R., South, J., 2014. Control and choice in English prisons: developing health promoting prisons. Health Promotion International 29 (3), 474-482. Available online at: http://heapro.oxfordjournals.org/content/29/3/474.full.pdf+html (accessed 21.09.15).

World Health Organization, 1998. Promoting Health in Prisons - a Good Practice Guide. WHO, Geneva.

World Health Organization Regional Office for Europe, 2004. Strategic Objectives for the WHO Health in Prisons Project: 2004–2010. WHO, Copenhagen.

World Health Organization/UNAIDS, 1998. HIV/AIDS, Sexually Transmitted Diseases and Tuberculosis in Prisons; Joint Consensus Statement. WHO, Geneva.

제4부
건강증진의 실행

제4부에서는 건강증진을 어떻게 추진할 것인가에 대한 실질적인 문제를 다룬다. 성공적인 사업을 위해서는 건강증진 핵심원칙의 준수, 개인기술과 훈련, 실천을 견인하는 적절한 모형과 작업 틀의 사용 등 여러 요인들이 동시에 필요하다. 건강증진 프로그램과 활동은 다음과 같은 원칙에 의해 견인되어야 한다(Rootman et al, 2001).

- 개인과 지역사회가 자신들의 건강 영향 요인을 조절할 수 있도록 하는 역량강화
- 개발과 평가 과정의 전 단계에서 모든 관심 있는 사람의 참여
- 사회적 정의에 대한 관심에 따른 형평성
- 여러 분야와 기관들이 함께 일하는 부문 간 협력
- 초기 투자가 끝난 후에도 어떤 변화가 유지될 수 있도록 하는 지속가능성
- 정책개발, 법제화, 조직개선, 지역사회개발, 옹호, 소통, 교육 등이 결합된 다중 전략

성공적인 사업은 체계적이고 구조화된 접근을 필요로 하는데, 제4부는 이것에 초점을 두고 있다. 사업 기획은 몇 가지 단계로 나누어 볼 수 있다.

1. **해결해야 할 문제 확인**
   문제가 무엇인가?

문제의 원인과 기여요인은 무엇인가?

사람들의 필요와 사람들이 사는 환경 및 지역사회의 특성은 무엇인가?

2. **해결방안 도출**

문제를 해결할 수 있는 방법은 무엇인가?

작동하는 무엇에 대해 알고 있는 내용이 있는가?

실무자는 무엇이 작동할 것으로 믿는가?

어떤 자원을 활용할 수 있는가?

3. **개입 방안 점검**

개입 방안이 효과적인가?

그것을 어떻게 알 수 있는가?

4. **개입 확산**

개입 방안이나 사업을 그대로 하면 되는가 아니면 재조정해야 하는가?

주어진 자원으로 실행하기에 적절한가?

지속가능한가?

Nutbeam(1998)은 기획단계를 그림 1과 같이 6단계로 나누어 연관질문과 함께 제시하였다. 그림에서 보는 것과 같이 사업 수행에는 필요분석, 기획, 평가 등 3개의 주요 단계가 있다. 제4부에서 우리는 이러한 단계를 나누어 각 장에서 차례로 다루고자 한다.

제18장은 (지역사회, 실무자, 연구자들에 의해 파악된) 필요가 우리가 수행한 활동들을 어떻게 뒷받침하는지에 대해 다룬다. 필요를 측정하는 과정은 사망률, 유병률, 서비스 이용 통계 등 객관적 지표뿐 아니라 대상자의 주관적 인지도를 평가하는 것도 포함한다. 필요분석 방법들은 역량강화와 능력배양을 지원하는 다양한 참여적 방법을 포함하고, 투입과 산출에서 형평성에 초점을 두는 등 그 자체가 건강증진적이어야 한다. 자원과 조직 측면의 제약은 질병감소 목표에 우선순위를 두게 하는 경향이 있지만, 건강의 결정인자를 이해하는 것은 건강증진사업을 상향식으로 이끄는 데 도움을 줄 것이다.

기획에 대한 체계적 접근은 건강증진사업가가 문제 또는 필요 영역을 명확히 분석하고, 적절한 목적, 목표, 실행계획을 세우는데 도움을 줄 것이다.

제19장은 건강증진사업을 기획할 때 고려해야 할 요인들을 다룬다. 기획은 실무자를 위해 중요한 도구로서 구조화되고 합리적인 실무자의 작업량 접근이 가능하도록 한다. 기획은 투

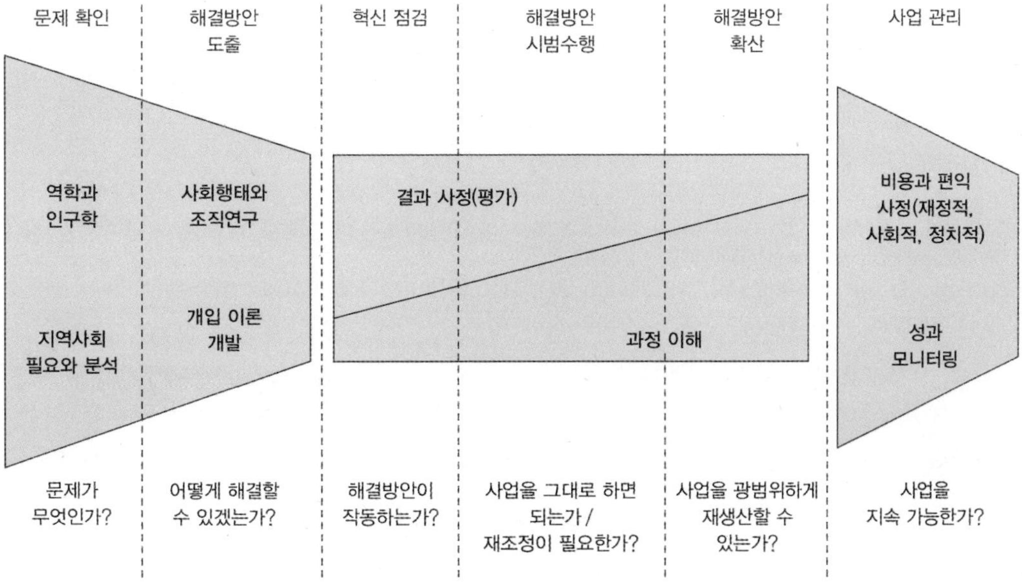

그림 1. 사업기획과 평가의 단계

명성과 책임성을 부여하여 모든 이해관계자가 제안된 계획을 평가하고 진행을 감시하도록 도와준다. 또한 기획은 심사숙고된 사업에 기여하여 실무자가 건강증진을 위한 전문성과 역량을 개발하고 형성할 수 있도록 도와준다.

평가는 오랜 동안 성공한 사업의 필수요소로 인식되어 왔지만 가끔 소홀히 취급되기도 한다. 실무자의 관점에서 보면, 프로젝트나 사업 진행이 가시화 되도록 과정을 검토하고 변화를 측정하는 것은 이상적인 기획과 전문적 실천의 부분들이다. 다른 이해관계자 입장에서 평가는 자신의 목소리가 반영되도록 하고, 그들의 가치와 우선순위가 인식되도록 하는 수단이다. 평가는 사업이 비용효과적일 뿐 아니라 수용 및 지속가능하다는 근거를 형성하는데 도움을 준다. 이러한 근거는 의사결정에 정보를 제공하지만 실제 건강증진 현장에서는 가끔 이를 간과하기도 한다. 평가는 전문적인 건강증진사업을 개발하는데 매우 중요한 단계이다. 제20장은 사업성공의 결과와 적절한 지표를 파악하는 것의 중요성과 실무자가 자신의 건강증진 사업 활동을 평가하는 방법에 대해 다룬다.

위에 기술된 세 개의 장에서는 내재된 가정 및 가치에 대한 비평과 방법론에 대한 정보를 결합하여 건강증진 실무에 대한 비판적인 설명을 제공한다. 이러한 의도는 실무자들이 심사숙고하여 효과적인 사업을 개발하는데 도움을 줄 것이다. 즉 건강증진의 핵심원칙을 운용할 수 있게 하고, 건강증진을 위해 원하는 결과를 산출하고 구체적인 근거기반을 형성하도록 도와줄 것이다.

참고문헌

Nutbeam, D., 1998. Evaluating health promotion progress problems and Solutions. Health Promotion International 13(1), 27–44.

Rootman, I., Goodstadt, M., Hyndman B., et al., 2001. Evaluation in health promotion. Principles and perspectives. Copenhagen, WHO Europe.

제 18 장
건강필요평가

학습 목표

이 장을 마치면
- 필요의 개념을 이해할 수 있다.
- 필요를 확인하는 다양한 접근방법을 비판적으로 평가할 수 있다.
- 필요를 반영한 프로그램을 개발하고, 정책과 실천이 그것에 반응하는 방법에 대해 논의할 수 있다.

핵심 개념 및 정의

필요는 단순히 바라거나 원하는 것 이상으로 요구되거나 필수적인 것이다.
건강필요평가 필요를 확인하거나 현 상태와 바라는 상태 간의 격차를 확인하는 체계적 과정
욕구 무엇인가가 부족하거나 결핍된 상태
공급 원하는 것이나 필수적인 것을 공급 및 사용가능하도록 하는 것
지역사회 프로파일 장소나 지역사회 특성에 관한 정보를 글이나 도표로 표현하는 것
질보정 수명(QALY) 질보정 수명은 수명의 양과 질을 결합하여 질병의 영향을 측정하고 의학적 중재의 가치를 평가하는데 활용하고 있다.

주제의 중요성

건강증진 기획의 첫 번째 단계는 개인이나 인구집단이 보다 더 건강해지는데 필요한 것을 평가하는 것이다. 보건의료는 흔히 개인을 대상으로 하며, 공중보건은 인구집단의 건강과 복지수준을 대상으로 한다. 건강증진실무자는 개인이 살고 있는 공동체를 고려하여 개인의 필요를 평가한다. 앞의 글에서 살펴보았듯이, 개인 건강에 관한 경험은 그들이 거주하는 곳의 영향을 받는다. 지역 내 가용한 서비스, 시설, 네트워크에 관한 건강증진실무자의 현장 지식은 필요평가의 중요한 요인이다. 근린주거지역 내에는 학교 및 직장과 같은 환경에 있는 사람들도 있고, 특별한 건강필요를 가지고 있는 인구집단도 있게 마련이다. 건강증진실무자는 개인을 파악하고, 그들의 건강을 관리하며, 보다 건강한 생활습관을 장려할 수 있는 방법을 알아야 한다. 또한 사람들의 삶의 방식과 건강문제 및 그들이 경험하는 기회를 이해하고, 이러한 지식이 인구집단 건강필요의 체계적 평가에 활용될 수 있어야 한다.

'필요평가'라는 용어는 정보를 모으는 과정을 의미하며, 특정 인구집단이 직면하고 있는 문제와 건강필요를 검토하는 체계적인 방법으로 건강수준 향상과 불평등을 감소시키기 위한 합의된 우선순위 설정과 자원 배분에 이르게 한다(Cavanagh & Chadwick, 2005, p.3). 국가, 광역자치단체 또는 기초자치단체 수준에서의 필요 평가 목적은 다음의 두 가지이다:

1. 건강수준 향상을 위한 활동 중 어떤 활동에 가장 높은 우선순위를 두어야 하는지 파악하기 위해
2. 우선순위가 높은 특정 집단 또는 공동체를 선택하여 건강수준 향상을 위한 중재와 비용부담의 표적화에 도움을 주기 위해

국가보건서비스(National Health Service, NHS)는 여러 제도 개선을 통해 지역 주민이 우선순위 설정에 참여하는 것을 강조해왔는데, 이는 온정주의적인 의료적 모형(paternalistic medical model)에서 참여적인 소비자 주도 모형(participatory consumer-led model)으로의 이동을 의미한다. 건강필요를 파악하고, 보건의료에 참여할 수 있는 권리는 1978년 세계보건기구(WHO)의 알마아타 선언(Alma Ata Declaration)을 통해 전 세계적으로 인정을 받게 되었다. 지역사회 참여는 세계보건기구의 '모든 이들에게 건강을(Health For All)'의 주요한 원칙 중 하나로 채택되었다(WHO, 1985).

이 장에서는 지역건강필요의 평가방법과 건강증진을 위한 기획에 활용하는 방법을 제시하였으며, 건강상태에 대한 정보의 주된 출처를 소개하는 제3장과 함께 읽으면 도움이 된다.

건강필요의 정의

'필요'라는 개념을 널리 사용하지만, 종종 잘못 이해하기도 한다. 사람들은 이전 외투가 해어져 못 입게 되거나 다른 사람들의 외투와 비교하여 낡아 보일 때, 또는 단지 다른 외투를 좋아하게 되어 새로운 외투가 필요하다고 생각할 수도 있다. 이와 같이 필요는 사람들이 원하는 무엇 또는 다른 사람들과 비교할 때 부족한 그 무엇이 될 수 있다.

학습활동 18.1 건강필요의 정의

건강필요를 어떻게 정의하는가?

경제학자들은 '필요'라는 용어가 감정적인 요소를 반영하고 있다고 주장하며 의미 그대로 사용하는 것을 꺼려하는 경향이 있다. 건강필요가 의미하는 것은 실제로 사람들이 원하고 요구하는 것으로, 그 한계가 없는 것이다(Cohen, 2008). 따라서 건강필요를 파악하는 것은 우선순위를 파악하는 문제라고 할 수 있다.

필요에 대한 또 다른 관점은 보편적 필요가 존재한다는 것이다. 매슬로우의 욕구위계이론(Maslow, 1954)은 사실상 모든 인간의 필요가 건강필요라고 제안한다(그림 18.1).

학습활동 18.2 인간의 필요

- 중요한 인간의 필요 10개를 목록으로 만드시오.
- 어떤 필요가 다른 필요보다 더 근본적인가?
- 이들 필요는 특정 국가에 관계된 것인가? 보편적인 것인가?

인간의 자아실현을 위해서는 물리적·사회적·정서적 필요가 충족되어야 한다. 도얄과 고흐(Doyal & Gough, 1992)는 인간 존재의 궁극적 목적이 사회에 충분히 참여하는 것이며, 이를 위해 신체적 건강과 자율성에 대한 기본적인 필요가 충족되어야 한다고 주장하였다. 이러한 필요는 특정 국가나 특정 시기에 따라 상대적인 것이 아닌 기본적인 권리이며 평화, 안식처, 교육, 소득, 안정적인 환경, 지속가능한 자원, 사회정의 및 형평성과 같은 건강을 위한 전제조건(WHO, 1986), 사회 안전망, 사회적 관계, 여성의 고용, 인권의 존중과 빈곤의 완화(WHO, 1997)를 포함한다. 유엔 아동인권선언(UN, 1959, Article 6)에서는 '아동은 그들 인

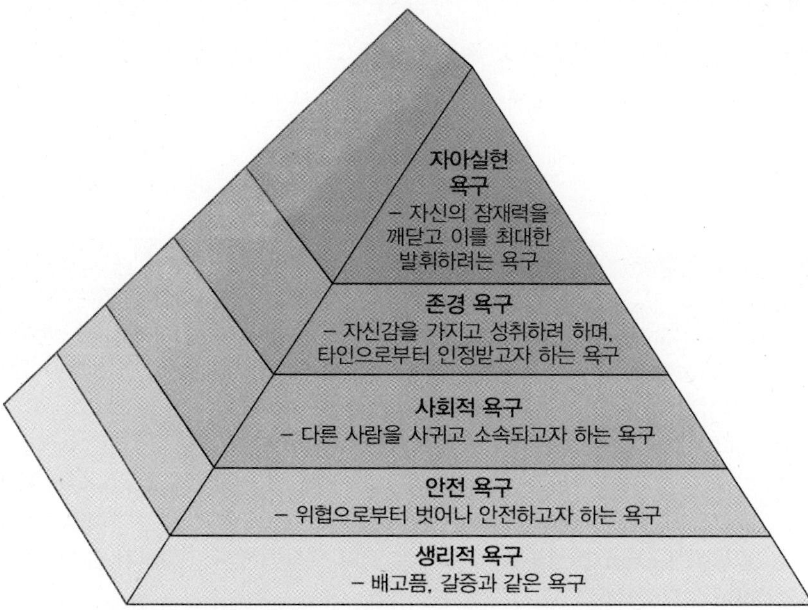

그림 18.1 매슬로우의 욕구위계 이론

격의 완전하고 조화로운 발달을 위해 사랑과 이해가 필요하다.'고 선언하였다. 그러나 이러한 필요에 대해 이론의 여지가 없는 것은 아니다. 필요가 충족되었다고 말하려면 사람들은 얼마나 건강해야 하는가?

브래드쇼(1972)는 건강 및 사회적 필요를 다음과 같이 네 가지로 구분하였다.

1. **규범적 필요** : 전문가 또는 전문집단가가 정의하는 욕구
2. **인지된 필요** : 고객, 환자, 관계자 또는 서비스 이용자가 정의하는 욕구
3. **표출된 필요** : 느낀 욕구가 경제적 수요가 되었을 때의 욕구
4. **상대적 필요** : 사람들, 집단 또는 지역이 기준보다 부족할 때 발생하는 욕구

규범적 필요

규범적 필요는 전문가가 정의하는 객관적 필요이며, 필요를 충족시키는 방법 또한 전문가가 정의한다. 규범적 필요는 개인 또는 인구집단이 필요한 기준에서 얼마나 떨어져 있는지에 대한 전문가의 판단을 반영하며, 직업이나 법적 기준과 같은 일부 외적 기준과는 상충될 수 있다. 따라서 식품위생에 관한 훈련과정을 마치지 않은 레스토랑의 관리자에게 훈련은 필요하다. 또는 의료 전문가가 '임상적으로 정상'에 해당하는 생리적 지표의 범위로 정의한 기준에서 벗어난 사람들이 규범적 필요가 있는 이들에 해당한다.

규범적 필요는 절대적이거나 객관적인 '사실'이 아니다. 고객의 판단과 다를 수 있는 전문가의 판단을 반영할 뿐이다. 보건의료 전문인들은 그들이 무엇을 제공할 수 있는지에 따라 필요를 판단하려 한다. 따라서 규범적 필요를 판단하는 능력은 전문가의 전문성과 권위에 대한 사회적 인식, 전문가의 지위에 영향을 준다.

사례 학습 18.1 규범적 필요와 아동 발달

성장도표는 다른 인구집단과 기간에서 수집된 자료에 기반을 둔다. 2006년 출간된 WHO 성장도표(www.rcpch.ac.uk/research/uk-WHO-Growth-Charts)는 규범적 기준으로 그 역할을 담당하는데, 이 도표가 모유 수유를 하고 있고, 적정한 수태기간과 출생 시 체중을 갖고 태어나고, 적정한 사회경제적 환경에서 살아가고 비흡연 산모에게서 태어나는 등 특정한 기준들을 충족하는 아동을 대상으로 측정되기 때문이다. 성장도표의 자료는 미국, 노르웨이, 오만, 브라질, 인도와 가나에서 태어난 아동으로부터 수집하였고 모든 아동에게서 유사한 선형 성장 패턴을 보이고 있다. 하지만 전문가들은 별도로 아동 한 명의 성장도표를 그려볼 수 있는데, 그 예로 조산 여부를 고려하지 않거나 신생아기 체중감소를 평가하지 않고 성장도표를 그려보는 것이다.

인지된 필요

인지된 필요는 사람들이 실제 원하는 것이다. 인지된 필요는 고객에 의해 파악되는 것으로 서비스 필요로 지칭되는 서비스, 정보 또는 지지 등과 관련된 것일 수 있다. 보건의료 및 사회복지 분야에서의 상향식 접근법은 서비스 이용자의 관점을 보다 많이 수용하려는 움직임을 의미한다. 저자들의 또 다른 책(Naidoo & Wills, 2010)의 제6장은 환자와 대중의 참여를 지향하는 정책적 추진 요인의 일부를 다루고 있다. 개인의 인지는 필요를 제한할 수 있다. 개인은 단지 치료나 서비스 관점에서 무엇이 가용한지 모른다는 이유만으로 자신에게 필요한 것이 없다고 생각할 수 있다.

표출된 필요

표출된 필요는 인지된 필요로부터 발생하지만 말이나 행동으로 표출된, 즉 수요가 된 필요를 의미한다. 따라서 고객이나 인구집단이 도움 및 정보를 요구하거나 서비스를 이용하고 있는 경우 필요를 표출하고 있는 것이다. 표출된 필요는 비록 포괄적이고 완전하지 않지만 서비스 제공의 적절성을 측정하는데 종종 활용된다. 표출되지 않은 객관적인 필요도 존재한다. 보건서비스는 환자 중 일부가 이용하는데 이는 그림 18.2에 제시한 것처럼 잠재적인 필요의 일부에 불과하다.

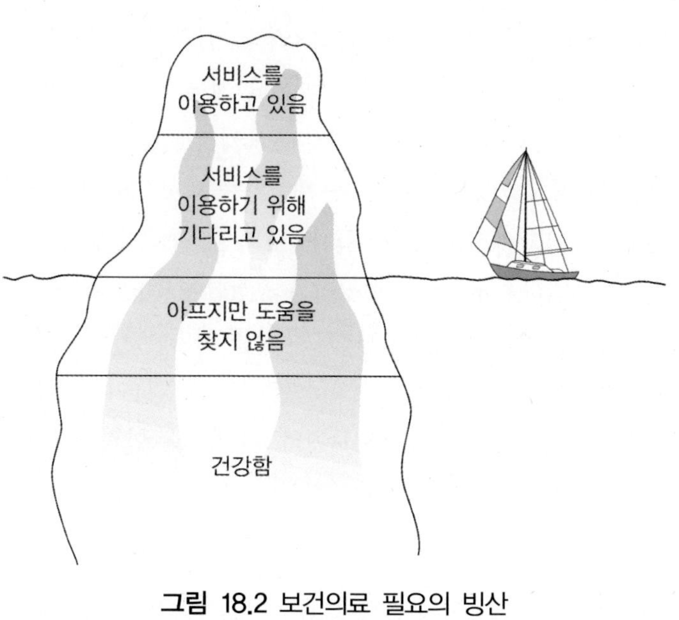

그림 18.2 보건의료 필요의 빙산

사람들은 필요를 적절하게 충족시킬 수 있는 서비스가 아니지만, 이용 가능한 다른 서비스가 없기 때문에 그 서비스를 이용하기도 한다. 표출된 필요가 충족되지 않는 수요의 형태로 나타나는 대표적인 사례는 대기자 명단이다. 어떤 필요는 이를 표현할 수 없거나 표현하지 않으려 하기 때문에 표출되지 않기도 한다. 그 이유는 언어적 어려움이나 지식의 부족 때문일 수 있다. 표출된 필요는 인지되었지만 표출되지 않은 필요는 제외되기 때문에 표출된 필요를 수요의 한 지표로 간주하면 안 된다. 튜더 하트의 역보호의 법칙(inverse care law)[1]은 단지 서비스나 치료를 덜 이용한다는 것이 필요가 더 적다는 것을 의미하는 것이 아니라는 중요한 점을 지적한다(Tudor Hart, 1971). 서비스로 인해 가장 많은 편익을 얻을 수 있는 이들은 종종 그 서비스를 이용할 가능성이 가장 낮은 이들이다. 사람들의 필요는 다양한데 기득권 집단과 관점이 같거나 많은 이들의 필요로 하는 것처럼 보이는 가장 크고 힘 있는 목소리를 내는 이들에게 귀 기울기는 경향이 있다. 따라서 표출된 필요에 반응하는 것은 서비스 제공 측면의 불평등을 보다 증가시키는 결과를 초래할 수 있다.

상대적 필요

특정 개인이나 인구집단이 처한 상황이 다른 개인 및 인구집단과 비교하여, 서비스와 자원이 부족하거나 필요로 할 때 상대적 필요가 있다고 할 수 있다. 예를 들어, A 지역에서는 치매 환자가 보호시설에 거주하며 주간보호서비스를 이용할 수 있지만, B 지역에서는 이것을 이용할 수 없을 경우 B 지역 내 치매 환자의 필요가 있다고 할 수 있다. 영국의 국가보건서비스 하에서는 절대적인 필요(규범적으로 정의된 필요)에 근거하여 사람들의 필요를 평가하더라도, 그들 필요의 충족 여부는 대체로 상대적 필요에 근거하여 판단할 수 있다. 지역 내 건강필요가 어느 정도 충족되고 있는지 여부는 제공되는 서비스와 대기자 명단의 길이에 따라 비교할 수 있다. 어떤 의미에서 상대적 필요는 형평성, 즉 동일한 필요에 대해 같은 서비스를 제공하는 것을 의미한다. 너트빔은 '형평성은 공정함에 관한 것이다. 건강 형평성은 사람들의 필요가 웰빙에 대한 기회의 분포를 이끄는 것을 의미한다.'고 서술하였다(Nutbeam, 1998, p.7). 물론 이러한 필요분석 방식은 서비스를 받는 사람들이 적절한 공급을 받고 그들의 필요가 충족되었다는 것을 전제로 한다. 보건의료서비스는 아직까지 시장 환경에서 필요보다 수요에 의해 제공되는 경향이 있다.

---

1) 역주) Julian Tudor Hart가 1971년에 제시한 것으로 좋은 의료서비스 또는 사회서비스의 이용 가능성은 그 서비스를 이용하는 인구집단의 필요와 역관계를 갖는 경향이 있다는 점을 지적하였다.

영국의 국가보건서비스는 필요에 대한 충족이 이익을 누릴 수 있는 개인의 능력과 관련되어 있다는 점을 알리기 위해 건강필요와 함께 '건강이득(health gain)'이라는 용어를 사용한다. 건강이득은 다음과 같이 정의한다 :

- 조기사망률을 감소시킴으로써 수명을 연장하는 것
- 삶의 질을 개선하고 행복을 향상시켜 수명에 삶을 추가하는 것

건강이득은 건강이 질병 없는 상태라는 의학적 모형에 그 뿌리를 두고 있다. 건강필요는 서비스 또는 치료에 의해 성공적으로 충족시킬 수 있는 문제로 정의할 수 있고, 건강이득은 제3장에서 논의된 질보정 수명(QALYs) 또는 장애보정 수명(DALYs)으로 측정되고 있다. 필요는 무한한 반면 자원은 한정되어 있기 때문에 보건당국은 효과적인 돌봄으로 알려진 기능으로 그들 스스로의 역할을 제한한다. 그러나 일반인들은 나쁜 건강을 단지 보건의료서비스로 치료할 수 있는 문제가 아니라 훨씬 더 폭 넓은 개념으로 규정하고 있음을 지역사회 조사 결과를 통해 보고받곤 한다. 건강을 위한 많은 우선순위는 수명 연장같은 협소한 결과물을 넘어서며 주거, 지역사회 안전, 교통연결 등과 같은 건강에 영향을 미치는 구조적인 영향에 대해 보건당국이 책임 있게 행동할 것을 요구한다. 필요를 충족시키는 것은 국가가 제공할 수 있는 것과 관련된다. 따라서 보건경제학자는 공급과 필요를 구분하고 있다. 우리가 앞서 봤듯이 필요는 동시대의 문화에, 수요는 사람이나 집단이 욕구를 표출하는 능력과 대중매체에 의해, 공급은 정치적 압력에 의해 영향을 받을 수 있다. 이러한 서로 다른 해석은 그림 18.3에 제시하였다.

브레드쇼의 연구는 공공, 전문가, 위탁 조직, 서비스 제공 조직 등 사회의 서로 다른 그룹은 필요에 대한 다른 정의를 가지고 있다는 것을 보여주는데 유용하다(Bradshaw, 1994). 우리는 필요가 객관적이지 않다는 것을 알 수 있으며 또한 필요는 우리의 개입과 연결할 수 있는 관찰 가능한 실체라는 것을 알 수 있다. 필요의 개념은 상대적인 것이며, 가치나 태도 및 다른 의제에 의해서 영향을 받는다.

브래드쇼(Bradshaw)의 연구는 공공, 전문가 또는 시운전 또는 제공 조직이 모두 다른 필요 정의를 갖고 있는지 여부에 관계없이 사회의 다양한 그룹을 보여주는 데 도움을 준다.

학습활동 18.3 건강필요와 보건의료서비스 중재

출산 시 여성이 이용할 수 있는 중재들을 고려해 보자. 의학은 이러한 필요들을 창출하였는가? 아니면 필요는 기술의 진보를 요구하는가?

- 출산 유도를 위한 프로스타글란딘(prostaglandin)
- 통증 경감을 위한 경막외마취
- 전자형 태아 모니터링
- 벨트형 자궁수축 모니터링
- 비응급 제왕절개술

위의 논의에서 분명한 것은 필요에 대한 정의가 누구의 해석과 가치를 활용하느냐에 따라 달라진다는 점이다. 사람들의 건강필요는 20년 전과 동일하지 않다. 질병의 성격이나 유병률, 사람들의 기대와 필요를 충족시킬 수 있는 보건의료서비스의 능력도 다르기 때문이다.

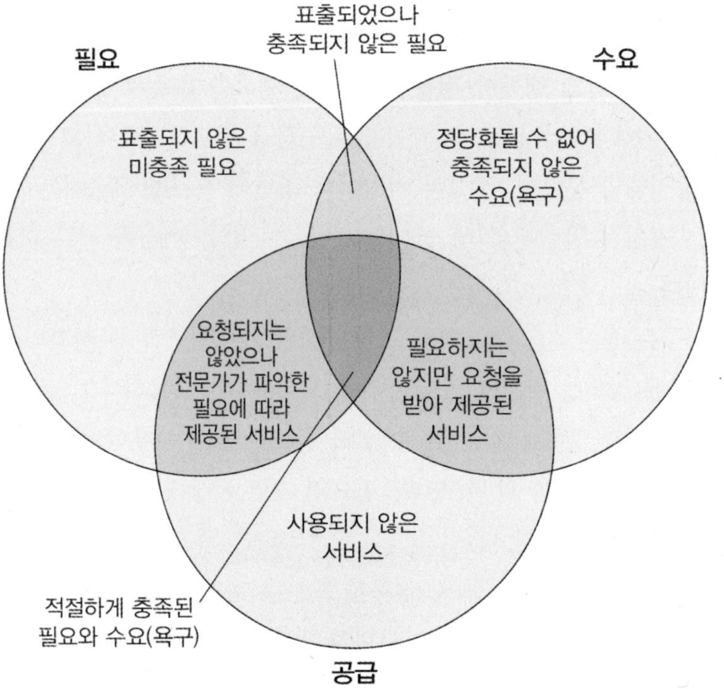

그림 18.3 필요(needs), 욕구(wants), 공급(supply), 수요(demand)

건강필요를 평가하는 목적

건강필요를 평가하는 과정은 새로운 것이 아니다. 다음 장에서 볼 수 있듯이 필요를 이해하는 것은 기획을 위한 기본적 과정의 핵심적 요소이다. 자료 수집을 포함한 필요평가는 그 결과에 따라 목적을 도출하는 첫 단계이다. 지역주민의 건강 및 사회복지필요를 파악하는 것은 정확하고 적절한 정보를 얻어 우선순위를 설정하고 충실한 정보와 근거에 기초한 의사결정에 기여할 수 있는 방법 중 하나이다. 이러한 전반적인 목적은 다음과 같이 단계별로 제시할 수 있다.

1단계 : 중재의 방향을 적절하게 설정하는 것을 돕는다.

필요를 평가하는 것은 임상 현장에서 일상적으로 이루어지는 일이다. 다음과 같은 사항의 자료를 수집하여 필요한 도움이 무엇인지 판단한다 :

- 개인에 대한 자료 예, 연령
- 건강에 대한 이력 예, 투약 경력, 수술 기록, 일상생활 수행 활동
- 현재의 건강상태 예, 환자가 보고하는 증상
- 현재의 건강상태에 대한 측정 예, 혈압, 통증 정도, 산소 포화도

통합된 돌봄 체계는 환자의 치료와 관련된 많은 전문가와 기관을 위해 단일한 평가 기록을 제공할 뿐만 아니라 유사한 증상 또는 질병을 진단받은 모든 환자들에게 돌봄에 관한 안내서를 제공할 수 있다. 이는 필요에 대한 해석과 제공하는 치료의 변이를 줄이는 것을 목적으로 한다. '공통평가체계'는 영국에서 제공되는 모든 아동의 서비스와 영역 간 공유되는 평가도구이다. 이의 목적은 아동이 받고 있는 서비스에 의해 충족되지 않은 추가적 필요를 확인하는 것이다.

일선 현장에서 개인고객을 대상으로 일하는 실무자들은 고객이 필요 평가 과정에 참여하는 것이 중요하다는 점을 더 널리 인식하게 되었다. 예를 들어 간호 업무는 종종 너무 융통성이 부족하고 판에 박힌, 즉 환자와 함께 하기보다 환자에게 일방적으로 제공하기만 한다는 비판을 받아 왔다. 질병 간호에서 건강 간호로 이동하면서 처방은 협상으로 대치되어 가고 있다. 개인의 생각, 느낌, 경험을 이해하는 것은 치료 및 간호과정의 중요한 일부분이 되고 있다.

학습활동 18.4 표출된 필요

고객들이 임상 상황에서 그들의 필요를 표출하기 어려워하는 이유는 무엇 때문인가?

환자의 필요는 전문가가 인식하는 필요에 부합하지 않을 수 있으며, 전문가는 필요를 그들이 제공할 수 있는 것으로 국한할 수 있다. 예를 들어, 저개발 국가에서 위생 프로그램의 주요 목적은 건강수준을 개선하고 설사성 질환의 발생을 낮추는 것이다. 하지만 마라 등(Mara et al., 2010)의 연구에서의 근거를 요약하면, 가구주들이 건강과 관련된 이유로 변기를 사용하는 경우는 드물다. 대신 위생과 관련된 필요에는 프라이버시와 편안함을 추구하고, 곤란한 상황을 피하고, 현대화를 원하고, 수풀의 불편함이나 위험(예를 들어, 뱀, 쥐, 비, 강간의 위험 또는 여성에 대한 공격)을 피하고, 사회적 동의 또는 상태가 포함된다.

학습활동 18.5 환자의 필요를 충족하기

젊고 건강한 남자 환자가 심정지를 겪었다. 병동 간호사는 심장 재활에 관한 조언과 건강한 식습관, 운동 및 안전한 음주에 관한 정보를 제공하였다.

- 이 간호사는 환자의 필요를 충족하였는가?
- 보건교육과 정보제공은 적절한 중재인가?

2단계 : 인구집단의 필요를 파악하고, 불평등을 감소시킨다.

지역사회 건강필요를 충족시키기 위해 필요가 무엇이고, 이것을 다루기 위해 지역사회가 가지고 있는 역량은 무엇인지, 그들의 필요를 충족시키는데 어떤 인구집단이 어떤 장애를 가지고 있는지 여부를 명료하게 파악하는 것이 필수적이다. 기획의 필요조건 중 하나는 건강형평성에 대한 검토이다. 건강형평성 검토는 지역의 전략적 협력자와 다른 기관들이 불건강을 초래하고 일정한 인구집단의 서비스 접근성에 영향을 미치는 요인으로서 불형평성의 역할을 체계적으로 검토하는 것이다(NICE, 2003). 건강형평성 검토는 서로 다른 분류에 의한 인구집단(사회경제적 집단, 지리적 구분, 연령, 성, 장애, 소수 인종집단)이 동일한 방식으로 필요를 충족시키고 있는지, 가장 적절한 서비스가 제공되고 있는지 여부를 보여준다(예를 들어, 런던 루이스햄의 보로에서 수행된 NHS 건강 체크 프로그램에 관한 건강형평성 평가를 보자. www.healthcheck.nhs.uk/document.php?0=4430 [accessed 22.09.15]).

사례 학습 18.2 건강 프로파일

잉글랜드 건강보건국은 지역보건당국(www.localhealth.org.uk)을 설립한다. 지역보건당국은 소지역과 지역당국에 건강정보를 제공한다. 건강정보에는;

- 전체 인구수와 연령별 인구수
- 영어를 잘하지 못하거나 전혀 하지 못하는 인구 비율
- 빈곤가구에 살고 있는 인구 비율
- 가임기 여성 1,000명당 조출생률
- 빈곤가구에 살고 있는 0~15세 인구 비율

3단계 : 소수집단, 사회적으로 소외된 집단의 특별한 필요를 파악하고 대응한다.

한 사회 내에는 이전부터 서비스 필요를 위한 평가를 회피하였거나 이러한 필요 평가로부터 배제된 사회적, 인구학적 또는 정체성에 근거하여 분류할 수 있는 인구집단들이 존재한다. 이러한 접근하기 어려운 집단들은 서비스가 그들에게 관심을 갖지 않고, 그들의 의견을 들으려 하지 않으며, 적절하지도 않다고 생각할 수 있다. 예를 들면, 집시 유랑민들의 건강에 관한 연구들은 다음과 같은 내용을 소개하였다:

> 보건의료종사자와 집시 유랑민들 사이에는 인종차별을 받을 것이라는 우려 및 편견과 함께 광범위한 커뮤니케이션 장애가 존재한다. 여러 가지 이유로 보건의료 접근성에 대한 장애를 경험하게 되는데 그 중 하나는 의사가 유랑민을 그들의 환자로 등록하거나 방문하는 것을 꺼려하기 때문이다(Parry et al, 2004 p.8).

모성과 아동건강에 관련된 조기 중재는 중요하다고 인식되는 반면, 일부 집시 유랑민들은 여전히 복합적이고 지속적인 건강필요가 확인되고 있지 않다. 많은 부모들은 지원을 받는데 장애요인이 존재한다:

- 서비스 부족
- 부족한 안내문
- 낙인에 대한 두려움
- 낮은 문해력

연구 사례 18.1 건강정보 이해능력

현재 33명 중 1명은 이민자이다. 세계보건기구는 유럽 인구의 8%가 이민자(WHO, 2013)라고 추정하고 있다. 이민자는 일반 인구에 비해 서비스 접근성과 정보와 건강증진 서비스 이용 수준이 낮다. 건강정보 이해능력을 높이는 효과적인 전략은 다음과 같다:

- 기획단계에서 이민자 참여시키기
- 환자 네비게이터(Patient Navigator)
- 번역된 신호 또는 그림 문자
- 단순한 언어의 사용
- 교육 자료에서 이미지, 사진과 도표의 사용
- 보건서비스 제공자에 대한 훈련 제공
- 로마 아동의 건강을 개선하는 1개 사업에 이용된 건강 중재자(Health mediator) (www.changemakers.com/intrapreneurs/entries/improving-health-roma-childrentogether-better-health-us [accessed 09.03.15])

4단계 : 위험집단을 표적화한다.

건강필요평가는 서비스를 충분히 받지 못하는 사람과 특정 위험요인을 갖는 인구집단을 확인하는 과정을 도와줄 수 있다. 위험집단의 개념은 건강증진 활동이 가장 필요가 높은 집단에게 제공되도록 하기 위한 하나의 수단으로 출발하였다. 위험집단은 특정한 질병 또는 상태에 취약한 인구집단으로 정의할 수 있다. 위험집단의 취약성은 유전적 특성, 생활습관, 경제적·사회적·환경적 특성이 원인일 수 있다. 규범적 필요는 평균보다 더 열악한 건강수준을 가지는 인구집단 파악의 역학적 연구에 근거를 두며, 보통 규범적 필요를 기준으로 표적 집단을 설정한다. 예를 들면, 불건강 및 조기사망 위험이 가장 높고 사회경제적 수준이 더 낮은 인구집단은 가장 흔히 위험집단으로 파악되는 집단 중 하나이다. 상대적 필요는 서비스 이용률이 낮은 위험집단을 파악하는데 활용되는 개념이다.

고위험집단에 초점을 두는 것은 '피해자 책임전가(victim-blaming)'를 초래할 수 있다. 건강문제는 특정 인구집단에게 특이적인 것으로 보일 수 있으며, 이 때 그들의 불건강이 마치 그들 자신의 행동때문인 것처럼 보일 수 있다(Naidoo & Wills, 2005). 예를 들면, 젊은이들은 수많은 건강증진 캠페인의 목표대상 집단이다. 그러나 특정한 행동이 위험요인이지 젊다는 것 자체가 위험요인은 아니다. 최근까지 남성 동성애자는 헌혈이 거부되었지만, 동성애자인 것이 위험요인이 아니라 그들이 하는 행태가 위험요인이다. 또한 많은 건강증진사업가들은 그들이 중요하다고 생각하는 문제에 대해 지역사회 내 여러 인구집단 및 공동체와 협력적 관계 속에서 일하기를 선호하기 때문에 표적화라는 개념을 거부하기도 한다.

5단계 : 자원을 할당한다.

영국의 국가보건서비스는 아파도 치료를 받지 못하는 인구집단이 존재하지만 일단 국가보건서비스의 서비스를 받으면 괜찮아질 것이라고 단언하였다. 경험에 비추어 보건의료에 대한 수요는 그 한계가 존재하지 않을 수 있음을 알려준다. 보건의료서비스가 제공됨에 따라 그에 대한 기대치도 증가한다. 기술이 발전할수록 장애나 만성질환을 가지고 있는 이들은 보다 더 오래 살고, 더 많은 보건의료서비스를 필요로 하게 된다. 건강 및 삶의 조건이 전반적으로 향상되어 사람들은 보다 더 오래 살게 되었고 인구집단 내 노인들이 차지하는 비율도 증가하였다. 그러나 한정된 자원으로 인해 이러한 모든 필요를 충족시키기는 불가능하다.

대부분의 의사와 보건의료종사자들은 어떤 형태로든 우선순위 설정 및 보건의료서비스 분배가 불가피하다고 생각한다. 대기자 명단이 항상 존재하지만 분배는 대기자 명단보다 폭넓은 개념으로 얼마나 많은 재원을 서로 다른 형태의 건강관리 또는 치료서비스에 지출할지에 대한 의사결정을 포함한다. 분배에 관한 이슈는 사회적 정의와 형평성에 대한 문제뿐만 아니라 누가 투자의 우선순위를 결정할 것인가에 대한 문제도 제기한다. 대중의 관점은 의사들의 관점과 다를 수 있다. 예를 들면, 불임치료는 개인에게 매우 가치있는 것일 수 있지만 사회 전체적 관점에서는 그렇지 않을 수 있다. 일반 대중들은 골다공증 선별검사(골밀도 측정)에 높은 가치를 부여할 수 있지만 보다 많은 정보를 가지고 있는 의사들은 그렇게 생각하지 않고 그 효과에 대해 의문을 제기할 수 있다.

NHS제도 하에서 지역마다 고가의 표적항암치료제인 허셉틴(herceptin)과 같은 약물의 지역별 접근성이 다르다고 주목을 받기도 하지만, 실제로 NHS서비스를 제공하는 일차의료트러스트(PCTs)마다 약물 소비량의 변이도 크다. 인구집단의 연령과 필요, 각 지역의 서비스 비용은 이러한 현상의 일부만을 설명할 뿐이다. 예를 들면, 런던 시내에 있는 이슬린톤(Islington) PCTs는 필요를 보정하더라도 런던 변두리에 있는 브라크넬(Bracknell) PCTs보다 정신보건 분야에 4배의 비용을 지출한다(Kings Fund, 2006).

미국 오레곤(Oregon) 주의 보건의료종사자들과 일반 대중으로 구성된 보건위원회는 보건의료서비스의 우선순위를 설정하기 위한 복잡한 공식을 고안하여 그들이 제공하지 않을 일부 서비스를 선정하였다(www.oregonhealthdecisions.org/index.htm#welcome). 영국의 보건의료서비스가 더 이상 무료가 아니고, 필요한 모든 이들이 이용할 수 없을지 모른다. PCTs

들은 향후 NHS가 특정 서비스를 제공하지 않은 것을 검토하기 시작하였다. 예를 들면, 선천성 기형이나 손상을 교정하거나 기타 각 PCTs가 별도로 정한 기준에 해당하는 성형수술 외에 단순 미용 목적의 성형수술은 무료로 이용할 수 없다. 많은 일차의료기관들은 일차의료, 외래 수술(day-case surgery)[2], 정신질환자의 지역사회 보호서비스가 더 많이 제공될 수 있도록 보건의료서비스의 우선순위에 대한 대중의 관심을 유도한다.

학습활동 18.6 우선순위

아래 중재의 전형적인 비용(실제 비용은 아님)을 생각해 보자. 우선순위 결정에서 어떤 요인을 고려할 것인가?

지역 심리 간호사에 의한 가정방문	50파운드
편도절제술	250파운드
고관절 치환술	1,000파운드
집단시설에 학습장애가 있는 사람을 수용	연간 30,000파운드
임신 중절	200파운드
간단한 심리치료 중재(10주)	1,500파운드
정신건강문제가 있는 노인에 대한 주간보호	주당 200파운드

건강필요평가

필요평가는 전문가, 일반 대중, 주요 정보 제공자(교사 또는 경찰관과 같이 특별한 견해를 가지는 지역사회 구성원)의 관점에서 수행될 수 있다. 또한 개인에서 특정 인구집단(예, 노인 인구 또는 특별한 건강문제를 가지고 있는 이들) 또는 지역사회 공동체로부터 국가 전체 인구집단에 이르는 서로 다른 수준에서 수행될 수 있다. 건강필요는 일반적인 보건의료서비스와 지역사회 프로파일, 중재프로그램 기획 및 서비스 설계에 필요한 정보를 제공할 수 있다.

라이트(Wright, 1998)는 건강필요를 평가하는 세 가지 접근방법을 다음과 같이 제시하였다:

1. **역학적 접근** : 문제의 크기와 속성에 초점을 둔다.
2. **이해집단 중심 접근** : 이해당사자의 견해에 초점을 둔다.
3. **공동체 접근** : 공동체가 건강필요를 충족시키기 위해 필요한 행동이 무엇인지 파악하고

2) 역자 주: 병원에 하루를 넘겨 입원하지 않고 당일에 수술을 마치고 퇴원하는 치료법

우선순위를 설정하여 결정할 수 있도록 다양한 방법을 사용한다.

모든 경우 건강필요평가는 대중의 영향을 미치는 주요 쟁점을 확인하는 체계적이고 명확한 과정이다. 건강필요평가는

- 단순히 질병이 아닌 건강에 관한 것이며
- 단순히 수요를 뜻하는 것은 아닌 필요에 관한 것이며
- 단순한 반응이 아닌 평가이다.

건강필요평가는 다음과 같은 공통적 질문에 답을 해야 한다:

- 어떤 정보가 필요한가?
- 필요한 정보를 어떻게 발견할 것인가?
- 정보를 얻게 되면, 수집한 정보로 무엇을 하려 하는가?
- 정보에 따라 행동할 때 행동의 범위와 한계는 무엇인가?

어떤 정보가 필요한가?

필요평가의 첫 번째 단계는 인구학적·사회적 특성, 행태, 가치, 생활습관, 문화적 환경, 역사적 정황을 고려하여 관련된 인구집단 또는 지역사회를 정의하는 것이다. 지역사회에서 일하는 간호사는 종종 지역사회의 건강수준을 파악하고 지역사회 주민들이 보다 건강해지거나 건강한 상태를 유지하는데 필요한 자원을 파악하기 위해 지역사회 프로파일을 작성하는데 참여한다. 지역사회 프로파일은 다음과 같이 정의되고 있다 :

> 행동 계획을 개발하거나 지역사회 주민의 삶의 질 향상을 위한 수단으로서 지역사회의 능동적인 참여하에, 한 인구집단 또는 지역사회의 필요와 지역사회 내 존재하는 자원에 대해 포괄적으로 기술한 것(Hawtin & Percy Smith, 2007, p.5)

지역사회 프로파일의 단일한 표준형식은 없다. 그림 18.4는 주요 요소들을 도식화하여 제시하고 있다:

- **지역사회 구성** : 지역사회 인구의 연령 구조, 사회적 네트워크, 지역사회가 조직화된 방식, 기능적 측면과 관련된 지역사회 역량, 조직

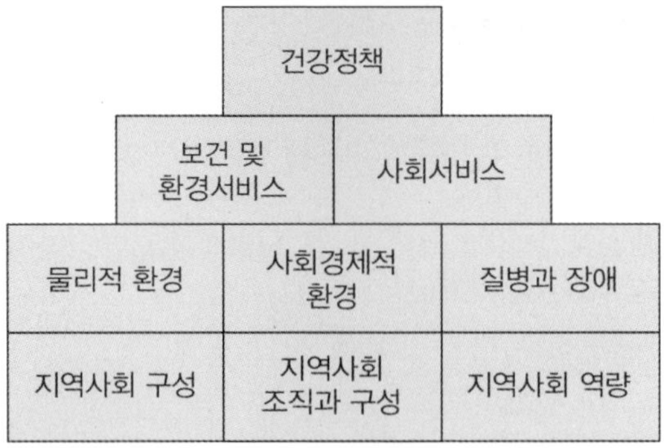

그림 18.4 지역사회 정보 프로파일(Annett & Rifkin, 1990)

- **사회경제적 환경** : 경제활동 및 실업 수준, 자동차 소유, 주거, 교통 연계, 녹지지대, 대기오염
- 보건 및 사회서비스의 가용성, 효과성 및 서비스 제공으로 인한 영향
- **건강을 위한 현지 전략** : 건강을 향상시키기 위한 프로그램, 재개발 사업

건강 프로파일(제3장 참고)은 NHS에서 편찬하고 지역의 주민건강의 짤막한 정보를 제공한다. 건강 프로파일은 특정 지역과 다른 지역 간 5개 영역(지역사회, 어린이와 청소년 건강, 성인 건강과 생활습관, 질병과 건강수준, 기대수명과 사망원인)에 걸친 건강수준의 차이를 보여주고 있다.

정보를 수집하기

인구조사 자료, NHS, 지역보건당국의 자료와 같이 정기적으로 수집하여 활용 가능한 정보는 지역사회의 잠재적 필요와 이를 충족시키기 위해 활용 가능한 것들에 관한 전반적인 모습을 제시할 수 있다. 이들 자료를 통해 미충족 필요가 존재하는 지역을 인식하고, 보건의료 공급 측면의 불평등을 경험하는 인구집단을 파악할 수 있다. 효과적인 중재에 대한 정보 또한 이미 활용가능하다(제20장을 참조하시오). 건강필요의 속성과 최선의 실천방법, 기존 서비스 전달에 관한 전문가의 견해가 중요한 것처럼 건강필요에 대한 해당 지역사회의 인식과 지역사회 내 서비스 또는 중재에 대한 기대는 기획을 위해 필수불가결한 요소이다.

1990년대의 NHS 개혁은 지역사회 서비스의 구체화에 주민 참여의 필요성을 강조하였다. 우리의 또 다른 저서에서는 환자와 일반 주민의 참여를 강조하는 이러한 변동을 다루고 있으

며, 이것은 다음과 같은 여러 원인에 기인한다:

- **윤리적 측면** – 사람들은 자신의 목소리를 낼 권리가 있다.
- **실용적 측면** – 사람들이 스스로 해결책을 찾아내는 경우가 보다 더 적절하고 이용할 가능성이 높다.
- **정치적 측면** – 권위자와 전문가는 특정한 경우에 대해 기득권을 가지고 있거나 사람들의 필요를 이해하는데 한계를 보일 수 있다.

지역사회로부터 정보를 수집하는 목적은 지역사회 관점에서의 이슈를 이해하는 것이다. 제10장에서 보았듯이 그러한 정보에 기반을 둔 중재는 지역사회에 대한 일반적 해석이나 느낌에 기반을 두고 건강필요를 해석하는 외부 전문가가 제시한 중재보다 더 효과적일 가능성이 높다.

지역사회 지식을 수집하는 것은 여러 방식으로 가능하다. 제10장에서 이에 대해 더 자세히 다루었다. 하향식으로 진행되는 공식적 상담이 있을 수 있다. 그 상담은 환자의 서비스 만족도와 치료의 호텔 객실적 측면에 국한되곤 한다. 옹과 험프리스(1994, 89)는 이를 불충분한 것으로 간주하고:

> 이용자를 단지 서비스에 만족하거나 불만족하는 소비자로 보는 것만으로는 부족하다. 이용자는 필요를 공동으로 정의하고, 우선순위를 부여하며 평가하는 지위에 있다. 이러한 접근법은 지역사회의 관점이 보건의료의 우선순위를 설정하는 원리로 활용될 수 있다는 일종의 근본적인 변화를 의미한다.

'공동생산(co-production)'은 작업 방식을 기술하는데 사용되는 용어이다. 시민, 정책담당자, 서비스 이용자, 서비스 공급자들이 함께 작업하여 서비스를 만들고 결정한다. 공동생산은 서비스를 이용하는 사람들이 이런 서비스를 디자인하는데 가장 중요한 요인으로 인식하는 원리에서 기초하고 있다. 이러한 검토방식이 항상 성공적인 것은 아니다. 변화된 검토방식도 때로는 사람들을 능동적으로 과정에 참여하는 이들이 아닌 수동적인 정보제공자로 간주한다. 심의결과가 무시되는 것처럼 보이기도 한다. 공청회를 위한 시간, 장소, 홍보에도 불구하고 참석인원이 저조할 수 있다. 공청회를 통해 수렴된 의견이 지역사회를 대표하지 못하거나 특정 인구집단의 의견만을 대표할 수 있다.

많은 보건 및 지역 당국자들은 지역사회 필요에 대한 보다 광범위한 개요를 얻기 위해 일회성 심의보다 다양한 방법을 활용하고 있다. 이러한 접근법은 역학적 자료를 수집하는 전통 방식으로부터 벗어나 자료 수집단계에서 사회 및 환경적 요인과 지역사회 참여의 중요성을 반영하는 기법으로 이동하고 있는 것을 대표적으로 보여준다. 이러한 접근법은 다음의 내용을 포함한다:

- 공청회와 포럼
- 이용자 및 핵심 정보제공자와의 면담
- 초점집단
- 라디오 방송의 시청자 참여와 같은 지역사회 미디어 활용
- 지역사회 건강 패널과 시민위원회
- 신속 평가, 민족지적 연구, 관찰과 같은 연구방법
- 참여적 평가

신속 평가(rapid appraisal)는 도시나 농촌 지역에 모두 적용할 수 있는 연구방법의 하나로 많은 비용을 들이지 않고 대상인구의 건강필요와 우선순위를 빠르게 파악하려는 목적에 부합하도록 고안되었다. 신속 평가는 문제와 해결책을 파악하기 위해 2차 자료를 활용하고, 연구자들은 해당 분야에 대한 지식을 가진 이들을 면담한다. 핵심 정보제공자들은 다음과 같다 :

- 지역사회에서 일하며 지역사회의 관심사항에 대한 전문가적 견해를 가지고 있는 사람 : 예, 교사, 방문보건요원, 경찰
- 지역사회 지도자로 인식되거나 지역사회 일부를 대표하는 사람 : 예, 종교 지도자, 자치단체 의회의원, 자조집단 지도자
- 비공식적 네트워크에서 중요한 역할을 하거나 지역사회 커뮤니케이션에서 중요한 역할을 하는 사람 : 예, 상점주인, 인쇄업자, 아동 교통정리원

학습활동 18.7 신속 평가

지역사회 필요를 평가하는 하나의 방법으로서 신속 평가의 장점과 단점을 제시하시오.

참여적 평가(그림 18.5)는 지역사회 구성원을 정보 제공자뿐 아니라 그들의 지식과 경험의 가치로 활용한다. 사람들이 제기하는 지역의 문제를 기술하는데 지도 만들기, 지역 다니기,

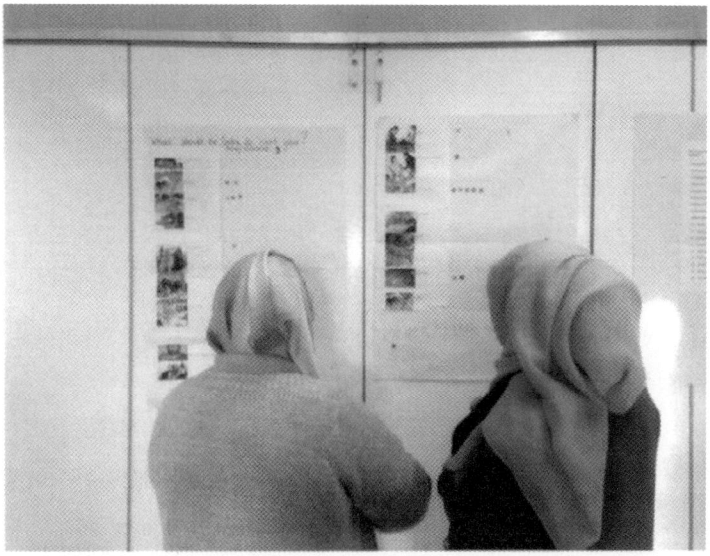

그림 18.5 건강필요평가에 대한 참여적 접근으로 지역사회 행사에서 사용한 운동의 우선순위 설정 방법

시간범위 제시, 사진, 개인 이야기 등 다양한 방법이 사용될 수 있다. 이 방법은 지역사회 자원과 자산을 맵핑하는데 초점을 둔다.

참여적 평가의 장점은

- 연구결과를 공유하는 강력한 힘이 있으며
- 훈련하는 사람들의 능력을 구축할 수 있고
- 일반적인 전문가 관점과는 다르게 문제를 설명할 수 있으며
- 지역사회에 어떤 자원이 있고, 부족한지에 초점을 둘 수 있다.

참여적 평가의 단점은

- 지역주민의 관점은 역학적 자료와 같이 가치가 없을 수 있으며
- 시간이 많이 소요되고
- 확인된 문제에 영향을 미칠 때 지역주민의 잘못된 기대가 반영될 수 있다.

문해력 수준이 낮은 경우에는 자료 수집에 다른 기술이 필요하다. 참여적 평가방법은 매우 가시적이며 동일한 정보를 명확히 하거나 제거하는 활동의 범위를 사용할 수 있다. 참여적 인터뷰나 집단 미팅에서 사용되는 도구는 브레인스토밍, 맵핑, 서열화, 다이어그램을 포함한다. 맵핑

훈련은 지역의 특정 자산의 위치를 명확히 하거나 변화가 있는 지역사회를 확인하는데 사용될 수 있다. 서열 정하기나 매트릭스 점수 부여는 건강필요 개발의 우선순위에 적용할 수 있다.

누구의 필요가 중요한가?

지역사회 공동의 일이나 보건의료분야에서의 참여를 중시하는 변화가 모든 이들을 참여시키는 것은 아니다. 표현할 수 있는 기회를 이용하기 어려운 개인이나 집단이 존재하기 마련이다. 잠재적 서비스 이용자 또는 미래의 서비스 이용자, 기존 집단에 속해있지 않은 이들, 어떤 견해를 갖기에 아직 이성적으로 성숙하지 않은 이들(예, 어린이, 정신질환자, 학습장애자)이 바로 그들이다. 서비스 이용자와 아이들을 효과적으로 참여시킬 때 참고할 수 있는 안내서들이 많이 있다. 예를 들어, https://www.nwleics.gov.uk/files/documents/guide_to_involving_children_and_young_people/Guide%20to%20Involving%20Children%20and%20Young%20People.pdf (accessed 11.03.15)에 접속하여 살펴보자.

학습활동 18.8 접근하기 더 어려운 상황

- 어떤 인구집단이 더 접근하기 어려운지 그 이유를 생각해 보시오.
- 어떤 집단이 더 접근하기 어려운가?

우선순위 설정하기

우선순위 영역을 선정하는데 활용하는 전통적인 공중보건학적 접근방식은 다음의 기준들을 포함하고 있다:

1. 인구집단 전체나 특정 인구집단 내에서 조기사망 또는 피할 수 있는 불건강의 주요 원인에 해당하는 경우
2. 불건강 또는 조기사망을 경험하는 인구집단에게 현저한 불평등이 존재할 때
3. 효과적인 중재가 가능하고, 그 중재가 건강의 여러 측면을 향상시키는 경우

또한 지역사회가 결정하는 당뇨병과 같은 특정 건강문제나 노인인구와 같은 특정 인구집단이 우선순위가 높은 영역으로 추가될 수 있다.

우리는 이 장에서 사람들의 필요를 파악하는 것이 기획과정의 첫 단계가 될 수 있다고 제시하였다. 그러나 이러한 주관적 해석은 경제적 우선순위에 의해 조정될 수 있다. 사람들은 단순한 감기나 귀의 감염증에 항생제를 요구하는 것처럼 그 효과가 의심스러운 중재나 치료에 대한 필요를 표현할 수 있다. 따라서 건강증진사업가가 간단한 필요평가를 통해 우선순위를 설정하기 위한 적절한 근거를 확보하기 어려울 수 있다. 지역의 건강증진 계획에 포함시켜야 할 사항을 결정하는데 영향을 미치는 다음과 같은 다른 요인들이 존재한다:

- 질병을 감소시키려는 국가 차원의 대상 설정
- 국가 차원의 주제 : 예, 세계 에이즈의 날
- 해당 분야의 주요 건강결정 요인 : 예, 대기오염 또는 빈곤
- 가용한 기술과 가능성 있는 편익에 기초한 실용주의
- 비용과 인력 규모
- 장기적인 전략
- 기존의 활동
- 변화와 평가에 대한 수용성, 비용효과성
- 고객의 선택
- 전문가의 견해

사례 학습 18.3 건강필요평가 기획 시 질문해야 할 사항

- 다루어야 할 건강필요의 범위를 규정하는 당신의 관심영역은 무엇인가? 전체 인구집단에 관심을 가지고 있는가? 아니면 노인 또는 여성과 같은 특정 인구집단에 관심을 가지고 있는가?
- 문제의 크기는 어느 정도인가? 얼마나 많은 사람들이 동일한 건강필요를 가지고 있는가?
- 환자, 서비스 공급자 및 지역사회의 견해는 무엇인가? 과거의 업무를 통해 알 수 있는 것은 무엇인가? 지역사회 현장에서 만날 필요가 있는 사람은 누구인가?
- 지역사회와 국가의 평균수준을 비교하는 통계 수치는 어떠한가? 그 문제는 다른 것과 비교할 때 당신의 업무에 얼마나 중요한가?
- 이미 당신이 수행하고 있는 중재는 무엇인가? 그 문제에 대한 답을 가지고 있는가? 다른 기관들은 무엇을 하고 있는가?
- 다른 곳에서 효과가 있었던 것은 무엇인가? 검토할 수 있는 관련된 문헌이나 사업이 존재하는가? 해당 분야에서 최선의 실천방법 사례가 존재하는가?
- 미래에 당신이 할 수 있고 실천해야 하는 것은 무엇인가? 모든 조건과 우선순위를 고려하고 행동계획을 개발하시오.

결 론

이 책은 건강증진에서 다양한 긴장이 존재한다는 것을 보여주었다. 제5장에는 Beattie가 파악한 긴장에 대해 기술하고 있다. 이러한 긴장, 끌어당기는 힘은 중재 계획을 수립하는데 사용되는 정보 유형과의 관계에서 기술할 수 있다.

- 필요를 파악하는 방법. 참여적, 밑에서 위로 접근, 협상적 접근 vs 전문가에 의해 위에서 아래로 접근
- 사용되는 자료의 차이. 주관적・개인적・지역사회의 관점의 자료 vs 객관적・일차적인 역학적 자료의 사용

접근방법이나 자료를 측정하는 많은 방법이 존재하지만 어떤 것이 최선의 방법인지에 대한 합의는 존재하지 않는다. 필요를 측정하기 위해 어떤 방법을 선택할 것인지는 그 목적과 맥락에 따라 달라질 것이다. 개인 및 공동체의 필요를 파악하고 이해함으로써 소비자 중심주의 및 공공서비스에 참여하는 것을 장려하는 절차는 그 서비스를 보다 상황에 맞게 변화시키려는 노력으로 이어지고 있다. 그 결과 환자들은 간호 과정을 통해 건강에 해로운 자신의 상태를 파악하도록 장려되고 있다. 보건기관은 역학적 자료가 제시하는 객관적 측정치와 더불어 그들이 담당하는 인구집단의 견해, 믿음, 건강행태를 규명하기 위한 다양한 방법을 활용하고 있다. 또한 자발적인 사회단체에 대한 재정지원의 일부분은 고객들의 서비스 이용뿐만 아니라 건강필요를 감시하는데 사용해야 한다.

NHS를 포함한 공공부문은 국민의 견해를 통합하여 기획과정에 포함시키고자 한다. 그러나 필요를 평가하는데 활용되는 대부분의 정보는 전문가적 관점, 즉 건강에 대한 의학적 모형에 매몰되어 특정 지표와 필요와의 직접적인 관계를 가정하는 관점에 근거하여 수집된다. 예를 들어, 건강에 관한 통계지표가 관상동맥질환의 발생률이 평균 수준보다 높다는 점을 보여준다면, 지역의 보건계획수립 담당자는 심장질환 치료 및 재활 서비스의 공급을 더 늘려야 하며, 관상동맥질환의 위험요인을 다루는 건강증진 프로그램이 필요하다고 생각하는 것은 당연하다. 건강증진사업가는 기획을 위한 필요평가가 국민의 견해와 국민 스스로 생각하는 필요를 고려하도록 하는데 중요한 역할을 하며, 건강의 사회적 모형에 의한 건강 측정 지표를 활용한다. 담당자가 맡고 있는 환자나 고객의 건강상태를 파악하고 그들의 건강수준이 보다 광범위한 지역사회 차원에서 비교할 때 얼마나 차이가 있는지를 아는 것은 건강증진사업가가

적절한 중재계획을 수립하기 위한 필수업무이다.

건강필요를 평가하는 것은 건강수준을 향상시키거나 우선순위를 결정하는데 모두 중요하다. 그러나 건강증진사업가에게 필요를 파악하는 과정이 단지 우선순위를 설정하기 위한 기초 작업인 것만은 아니다. 한정된 자원으로 인해 건강증진을 위해 활용 가능한 방법과 수정 가능하다고 생각하는 변화에는 한계가 있다. 전문가적 견해, 실천적 지혜, 기존 활동을 통해 가능하다고 생각하는 것들의 경계를 파악할 수 있을 것이다.

추가 토론을 위한 질문

- 당신의 사업에서 건강필요는 어떻게 정의되는가?

요 약

이 장은 필요의 정의 방법을 제시하였다. 필요에 대한 인식은 고객 및 전문가의 관점과 필요를 평가하는 방법—고객의 표현 정도, 서비스 이용 수준, 역학적·사회적 자료—에 따라 다르다. 이 장의 결론은 필요가 상대적이며 역사적 맥락과 함께 가치와 태도의 영향을 받는다는 것이다. 또한 특정 필요를 파악하고 충족시키는 건강증진의 역할도 살펴보았다.

추천문헌 및 자료

Green J., Tones K., Cross R., Woodall J., 2015. Health Promotion: Planning & Strategies, third ed. Sage, London. A useful text illustrating approaches to promoting health. Chapter 5 discusses needs assessment.

Health Development Agency, 2005. Clarifying approaches to health needs assessment, health impact assessment, integrated impact assessment, health equity audit and race equality impact assessment. HDA, London. Practical guides to assessing health needs to inform decisions and assess impact through auditing provision, access and outcomes.

Robinson J, Elkan R 1996 Health needs assessment : theory and practice. Churchill Livingstone,

학습활동에 대한 피드백

18.1 필요는 해결을 요구하는 문제의 경험과 관련되어 있다.
건강필요를 이해하기 위한 두 가지의 다른 접근이 있다.

- 주관적 · 상대적 개념으로 전문가에 의해 판단되며 그 필요를 충족할 수 있는지 여부에 영향을 받는다.
- 객관적 · 보편적 개념으로 근본적인 권리에 관련되어 있다.

18.2 중요한 인간의 필요는 모든 생명체와 관련된 것을 포함하는 것으로 음식, 물, 안전한 거처와 인간에게 특이하게 요구되는 필요로 사회관계, 사회적 인정, 자유, 표현의 자유와 같은 것이다. 모스로우(1943)는 필요의 위계질서에 대해 제안했는데 가장 근본적인 필요는 생리적인 것이고 다음이 안전, 사랑, 소속감, 존중, 자기실현 순으로 높아진다. 인간의 필요는 국가에 관계없이 모든 사람에 공통되는 것이다.

18.3 일단 이런 개발은 의학적인 장점의 결과로 보일 수 있다. 그러나 분만의 과정에서 의학적 개입은 의사들이 산파에 대해 통제를 시도하는 것으로 보일 수 있다. 중재의 범위에 따라 여성을 소외시키고 분만을 불편하고 힘든 경험으로 만들 수 있다. 다른 한편으로 이런 서비스의 이용 가능성은 새로운 필요를 만들 수 있다. 임신한 여성에 의해 아래와 같은 다양한 필요가 제시될 수 있다.

- 분만과 출산 과정에 자신을 돌보는 산파가 있기를 바람
- 수중분만
- 남편이 분만과정에 동반
- 가정분만

직접 느끼고 경험한 이러한 필요는 서비스 제공자들에게 인식되고, 충족될 수도 있으며 그렇지 않을 수도 있다.

18.4 보건의료종사자들은 고객의 필요를 평가하는데 있어 고객의 관점과 인식을 확인하기 위해 더욱 노력하고 있다. 그런데 가끔 보건의료종사자들이 인식하는 것은 그들과 고객의 관점이 다르다는 것이다. 고객의 정보에 대한 필요는 종종 무시되거나 병원 절차 등에 한정된 것으로 보기도 한다. 고객 중심에 대한 강조에도 불구하고 보건의료종사자들은 자신이 제공하는 서비스에 국한하여 필요를 파악한다. 보건의료종사자는 고객 정보에 대한 필요를 자신들이 제공할 수 있는 정보에 국한하여 해석한다. 반면 모슬로우가 제안한 신체적 만족은 자신들의 범위를 벗어나는 것으로 간주하는 경향이 있다.

18.5 의료적 · 개인적 접근은 간호 전문적인 역할의 한 부분으로 이해되기 때문에 채택이 잘 된다. 간호사들은 관상동맥질환의 예방이 위험요인에 관심을 두는 것으로 이해하고 있다. 그러나 이것은 상황에 적합하지 않을 수 있다. 그런데 환자들은 직장에 복귀하거나 언제 다시 성적인 관계가 가능할 것인지와 같은 다른 건강에 관한 필요에 관심을 가질 수 있다. 개인의 건강에 대한 필요를 파악하는 것은 환자 자신의 관심에서 출발해야 한다.

18.6 아래와 같은 요인들을 고려해야 한다.

- 비용 – 다른 서비스에 대한 상대적 비용과 기회비용, 이 비용을 다른 곳에 쓴다면 어떠한가?
- 양 – 이 서비스를 통해 얼마나 많은 사람이 이득을 얻는가? 양적으로 많이 제공되는 것이 좋은 것인가?
- 효과 – 치료와 돌봄의 결과는 무엇인가? 이것은 건강을 향상시키고, 질병을 치료할 수 있는가?
- 질 – 이 서비스를 통해 가장 개선될 수 있는 건강관련 삶의 질의 영역(신체적, 정신적, 사회적,

안녕, 통증, 자기 돌봄)은 무엇인가?

18.7. 신속 평가는 대상집단의 필요나 우선순위에 대해 아무것도 모르는 가상적인 상황에 유용할 수 있다. 지역사회의 문제점이나 관심을 깊게 이해할 수 있게 하고 지역의 소속감을 제공할 수 있다. 그러나 보건정책부서가 요구하는 문제의 크기에 대한 양적 분석을 제공하지 못한다. 또한 개인적인 관심을 넘어 지역사회의 관점에서 문제를 파악하는데 어려움이 있다.

18.8. 지역사회를 완전히 이해하거나 파악하기 어려운 집단이 있다. 노숙자, 실직자, 이주민, 흑인, 소수인종 집단 등이 그것이다. 노숙자, 실직자처럼 어떤 집단은 보건의료서비스 경험이 유사한 집단으로 구분하기도 한다. 그러나 자신의 관점을 표현할 수 있는 목소리나 수단을 갖지 못한 집단도 있다. 어떤 집단은 모임의 장소에 나타나지 않는 비공식적인 경우도 있다. 많은 집단은 공식적이고, 행정적인 조직에 대한 거부감이 있다.

참고문헌

Annett, H., Rifkin, S., 1990. Improving Urban Health. WHO, Geneva. Available as a scanned document online at: http://apps.who.int/iris/bitstream/10665/62112/1/WHO_SHS_NHP_88.4.pdf (accessed 11.03.15).

Bradshaw, J.R., 1972. The taxonomy of social need. In: McLachlan, G. (Ed.), Problems and Progress in Medical Care. Oxford University Press, Oxford. Available online in a collection at: http://www.york.ac.uk/inst/spru/pubs/pdf/JRB.pdf (accessed 11.03.15).

Bradshaw, J., 1994. The conceptualisation and measurement of need: a social policy perspective. In: Popay, J., Williams, G. (Eds.), Researching the People's Health. Routledge, London, pp. 45-59.

Cavanagh, S., Chadwick, K., 2005. Health Needs Assessment: A Practical Guide. Health Development Agency, London. Available at: http://www.webarchive.org.uk/wayback/archive/20140616173814/http://nice.org.uk/nicemedia/documents/hna.pdf (accessed 11.03.15).

Cohen, D., 2015. Health economics. In: Naidoo, J., Wills, J. (Eds.), Health Studies; an Introduction, third ed. Palgrave/Macmillan, Basingstoke, pp. 377-401.

Doyal, L., Gough, I., 1992. A Theory of Human Need. Macmillan, London.

Hart, T., 1971. The inverse care law. Lancet 1, 405.

Hawtin, M., Percy-Smith, J., 2007. Community Profiling: A Practical Guide, second ed. Open University, Buckingham.

Kings Fund, 2006. Local Variations in NHS Spending Priorities. Kings Fund, London.

Mara, D., Lane, J., Scott, B., Trouba, D., 2010. Sanitation and health. PLoS Medicine 7 (11), e1000363. http://dx.doi.org/10.1371/journal.pmed.1000363.

Maslow, A.H., 1954. Motivation and Personality. Harper & Row, New York.

Maslow, A., 1943. A theory of human motivation. Psychological Review 50, 370-396.

Naidoo, J., Wills, J., 2010. Public Health and Health Promotion: Developing Practice, second ed. Baillière Tindall, London.

NICE, 2003. Health Equity Audit. A Guide for the NHS. Available online at: http://webarchive.nationalarchives.gov.uk/20130107105354/http://www.dh.gov.uk/prod_consum_dh/groups/dh_digitalassets/@dh/@en/documents/digitalasset/dh_4084139.pdf (accessed 09.03.15).

Nutbeam, D., 1998. Evaluating health promotion progress, problems and solutions. Health Promotion International 13 (1), 27-44. Available online at: http://heapro.oxfordjournals.org/

content/13/1/27.full.pdf+html (accessed 09.03.15).
Ong, B.N., Humphris, G., 1994. Prioritising needs with communities: rapid appraisal methodologies in health. In: Popay, J., Williams, G. (Eds.), Researching the People's Health. Routledge, London, pp. 59-85.
Parry, G., Cleemput, P.V., Peters, J., Moore, J., Walters, S., Thomas, K., Cooper, C., 2004. The Health Status of Gypsies and Travellers in England. Department of Health, London. Available online at: https://www.sheffield.ac.uk/scharr/research/publications/travellers (accessed 11.03.15).
Wright, J. (Ed.), 1998. Health Needs Assessment in Practice. BMJ Publishing, London.
World Health Organization, 1978. Report on the Primary Health Care Conference: Alma Ata. World Health Organization, Geneva. Available online at: http://www.euro.who.int/__data/assets/pdf_file/0009/113877/E93944.pdf (accessed 1.11.03.15).
World Health Organization, 1985. Targets for Health for All. WHO Regional Office for Europe, Copenhagen.
World Health Organization, 1986. Ottawa Charter. WHO, Geneva. Available online at: http://www.who.int/healthpromotion/conferences/previous/ottawa/en/ (accessed 11.03.15).
World Health Organization, 1997. The Jakarta Declaration. Leading Health Promotion into the 21st Century. Available online at: http://www.who.int/healthpromotion/conferences/previous/jakarta/declaration/en/ (accessed 09.03.15).
World Health Organization, 2013. Health Literacy: The Solid Facts. WHO, Copenhagen. Available online at: http://www.euro.who.int/__data/assets/pdf_file/0008/190655/e96854.pdf (accessed 11.03.15).

제 19 장

건강증진 중재 기획

학습 목표

이 장을 마치면
- 주의 깊은 기획과 준비의 가치를 이해할 수 있다.
- 필요평가가 효과적인 활동으로 연결되는데 필요한 것을 이해할 수 있다.
- 결과로부터 사업의 활동을 구분할 수 있다.
- 실현가능한 목적과 목표를 규명할 수 있다.

핵심 개념 및 정의

목적(aims)은 성취하고자 하는 광범위한 목적(goals) 또는 그에 대한 기술(statement)이다.
비상계획(contingency plan)은 일상적이지 않은 사건에 대응하기 위한 조직의 계획이다.
이정표(milestones)는 진행과정을 표시하는 날짜와 관련된 핵심 사건이다.
목표(objectives)는 목적하는 바를 성취하기 위한 사업을 위해 요구되는 특별한 활동이다.
성과(outcomes)는 변화(change), 효과(effects)와 결과(results)를 나타낸다.
산출(outputs)은 완료된 것 또는 생산된 것이다.
계획(plan)은 출발점으로부터 마지막 시점까지 어떻게 성취할 것인가와 성취하고자 하는 것을 말한다.
정책(policy)은 광범위한 목적과 활동의 틀을 정하는 실무를 위한 가이드라인이다.
프로그램(programme)은 모든 활동을 위한 포괄적인 용어이다.
이해관계자(stakeholders)는 중재에 의해 직접적으로 영향을 받거나 지원을 필요로 하는 이들이다.
전략(strategy)은 목적과 방법, 기본적인 원칙을 나타내는 광범위한 활동 틀이다. 이는 근거 및 밝혀진 필요와 경험을 바탕으로 한다. 이는 프로그램 전략 또는 수행 전략 등 모든 수준에서 사용될 수 있다.

주제의 중요성

우리는 제18장에서 필요평가와 표적 정하는 방법을 어떻게 수행하는지, 이 과정 수행의 중요성과 이를 성취하였을 때 그 맥락에 관한 것을 살펴보았다. 제18장에서는 기획의 첫 단계인 필요평가의 논의를 담았다. 중재 또는 사업 수행의 이유, 예상되는 변화와 개선 등을 명확히 하는 것은 매우 중요하다. 예산제공자, 관리자, 참여위원, 기타 이해관계자들은 실제 일어날 활동에 대해 인지하기를 원할 것이다. 가장 적합한 접근을 결정하는데 있어 다른 이들과 함께 일하고, 가장 좋은 효과를 위한 활용 가능한 자원들을 이용하고, 누가, 언제, 무엇을 할 것인가의 명확한 활동계획을 수립하는 것이 필요하다. 이 장에서는 광범위한 전략 기획에서부터 프로젝트 기획과 소규모 보건교육 기획에 이르는 각기 다른 수준에서의 기획을 다루었다. PRECEDE-PROCEED 모형(Green과 Kreuter, 2005)은 널리 사용되고 있어 상세히 리뷰하였다. 그 다음으로는 질(quality)과 감사(audit)의 문제와 기획과 관련되어 이를 어떻게 다룰 것인가에 대해 고려하였다.

기획의 이유

건강증진사업가는 일반적으로 합리적으로 보이는 것들을 발견하는 것은 아무런 문제가 없다. 사업 영역도 다른 사람에게 이어받거나 직장의 상급자에게 위임받거나 이용자의 요구에 따라 결정된다. 이런 것들로 인해 건강증진사업의 기획 수립이 사치나 시간 낭비로 보일 수도 있으나, 건강증진 기획 또는 현재 업무의 선행적인 부분에서 건전한 이유가 된다. 기획은 가장 영향이 클 곳에 대한 직접적인 자원을 돕기 때문에 중요하다. 기획은 건강증진이 간과되지 않고, 업무 활동에서 우선순위를 결정하는 것을 보장한다.

기획은 다른 형태로 이루어지고 각기 다른 수준에서 활용된다. 기획은 간호과정에서와 같이 개인적 클라이언트를 위한 최적의 서비스 또는 돌봄을 제공하는데 사용될 수 있으며, 산전관리 교실과 같은 집단 활동에서도 가능하다. 기획은 전체 인구집단을 표적으로 대규모 건강증진 중재에서 적용될 수 있다.

기획 과정의 공식화 정도 또한 다양하다. 일대일 중재를 기획할 때, 비공식적이며 아무도 참여하지 않을 수 있다. 집단 중재를 위한 기획은 그들의 목적과 목표가 무엇인지 어떠한 방법들, 활용가능하거나 수용 가능한 자원을 찾아내기 위해 다른 전문가뿐만 아니라 표적 집단과 접촉할 수 있다. 문서화된 계획서는 합의된 결과와 방법에 대한 기술서나 지침서로 활용하도록 작성될 수 있다. 대규모 중재 기획은 일반적으로 좀 더 장기간의 협동적인 활동이 관여될 것이다. 종종 사업추진단(또는 특별위원회 또는 지역 포럼팀)은 관심집단 또는 이해관계자를 파악하고 그들의 지원과 전문성을 얻기 위해 구축될 것이다. 문서화된 계획에는 대개 목표와 방법뿐 아니라 무엇을, 언제 성취하기 위한 시간계획, 상세한 재원확보와 예산, 업무를 누가 책임질 것인지, 어떻게 중재를 평가할 것인지 등이 포함된다.

최근에는 체계적인 기획이 보다 강조되고 있는데, 그 이유는 경제적 책임이 더 커지고, 표적집단에 더 많은 초점이 맞추어지며, 프로젝트 개발의 일부분으로 근거를 포함해야 하는 필요 때문이다. 실무자에게는 중재에 대한 논리, 목적, 채택된 접근방법에 대한 이유를 분명하게 해주는 것은 특히 중요하다.

건강증진의 기획 순환과정

기획은 여러 개의 핵심단계 또는 논리적 단계로 이루어지는데 이는 건강증진사업가로 하여금 원하는 결과를 성취할 수 있도록 한다. 얻어지는 이득은 성취하고자 하는 것을 명확하게 하는 것인데 즉, 중재의 목적이다. 기획은 5가지 단계로 구성된다.

1. 필요평가
2. 목적설정 - 당신이 성취하고자 하는 것
3. 목표설정 - 정확하고 측정 가능한 결과
4. 당신의 목표를 성취하기 위한 방법, 중재 또는 전략을 결정
5. 미래의 개선을 얻기 위한 결과평가

몇몇 기획 모형은 선형적 형태로 제시된다. 또 다른 것들은 그림 19.1에서와 같이 평가가 과정으로 순환되는 것을 나타내는 순환과정을 보여준다.

이는 어떻게 의사결정이 이루어지는지를 기술하는 논리적이고 단순한 접근방법으로 보인다. 사업 목표 또는 목표 달성을 위한 최선의 방법과 실제 사업 수행과정이 일치하지 않을 수도 있지만, 기획은 단편적이면서도 점진적인 과정을 거친다. 완벽한 설계란 불가능하지만, 사업 수행에서 발생하는 수많은 상황들은 작더라도 즉각적인 의사결정에 영향을 끼친다.

학습활동 19.1 기획 순환과정

보건사업 중재 또는 프로그램을 기획하기 위해 가장 적절한 시작점은 무엇이라고 생각하는가? 그 이유는 무엇인가?
당신이 관여했던 어떤 계획된 활동을 생각해 보라. 출발점은 무엇이었는가? 그 이유는 무엇인가?

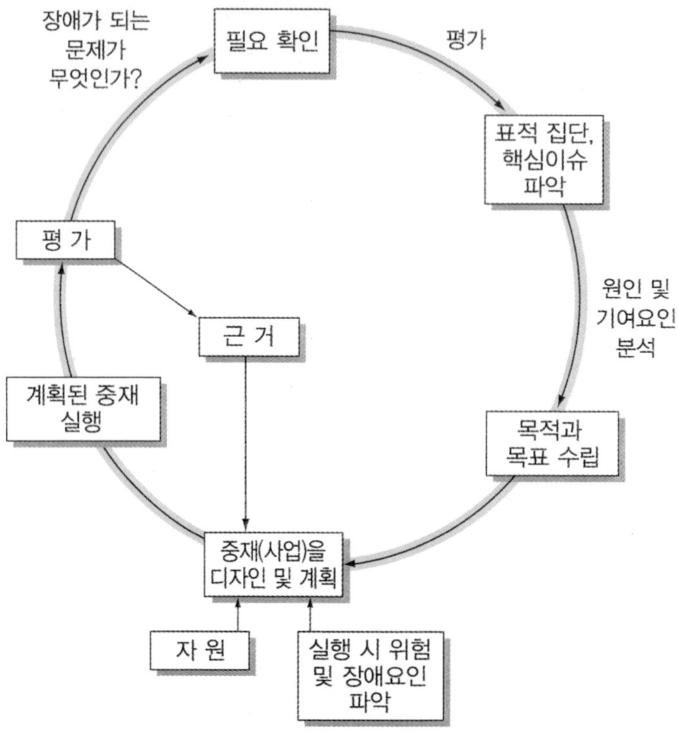

그림 19.1 건강증진의 기획 순환과정

미국 전설의 야구선수인 '요기(Yogi)' 베라(Berra)의 유명한 문구에서 "만약 당신이 어디로 가는지 모른다면 언제 거기에 도달할 것인지를 어떻게 알겠는가?"라고 하였는데 이는 기획의 도전과 우리가 성취하고자 하는 것에 대해 아는 것의 중요함을 요약한 것이다. 모든 종류의 과정은 우리가 무엇을 할 것인가를 전제하는 것이다. 즉, 우리가 무엇을 생각하는 것에 대한 질문은 문제와 상황에 대해 언급하는 것이다. 예를 들면 참여자에 대해 그들은 어떻게 배우고 무엇이 그들을 동기화할 것인지, 필요한 자원에 대해서 등이다. 그러나 이런 것들에 대해 밝혀진 것이 드물다. 논리모형은 무엇을 할 것이고 무엇을 성취할 것인지를 나타내주는 프로젝트/프로그램의 서술(또는 묘사)이다. 모형은 프로그램이 보여주는 투입, 산출과 기대되는 결과를 보여주는 것을 나타낸다. 이는 '만약 - 그리고 나서(if-then)' 시리즈의 관계를 통한 프로그램의 논리를 검정한다. 이들 '만약 - 그리고 나서' 시리즈의 관계는 프로그램의 변화이론과, 조기, 중간, 장기적인 결과를 유도하게 되는 것으로 예측되는 활동이 어떻게, 왜 기대되는지에 대해 나타낸다. 그래서 만약 우리가 이들 활동을 수행하게 된다면 이 산출이 성취될 것이다. 즉, 만약 우리가 이들 산출을 제공하면 이 목표를 성취하게 될 것이다. 만약 목적

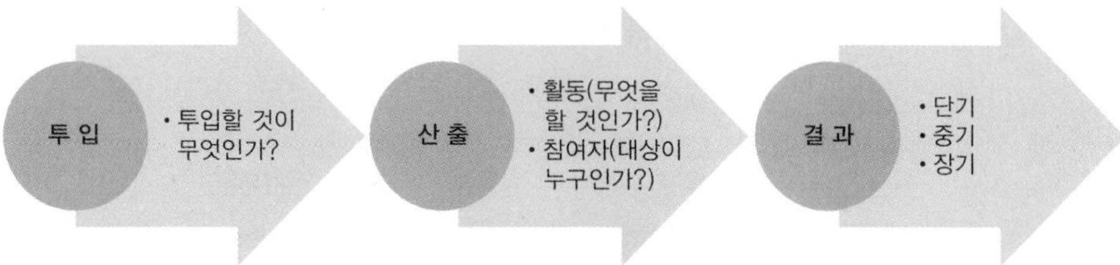

그림 19.2 논리모형의 고리(the logic chain)

이 성취된다면 이는 궁극적인 목적을 달성하는 데에 기여하게 될 것이다. 논리 고리의 단점은 목적(purpose)이 산출로부터 멀어져 있거나 평가할 수 없는 경우를 포함할 수 있다는 것이다. 그림 19.2는 프로그램의 연결 논리 고리가 수행됨을 나타낸다.

그림 19.3은 어린이 및 젊은이들과 함께 일하는 직원을 위한 전문적 개발 중재와 관련된 간단한 논리모형을 나타낸다. 변화이론은 *만약(if)* 적정하고 개선을 위한 기회의 형태로 교육

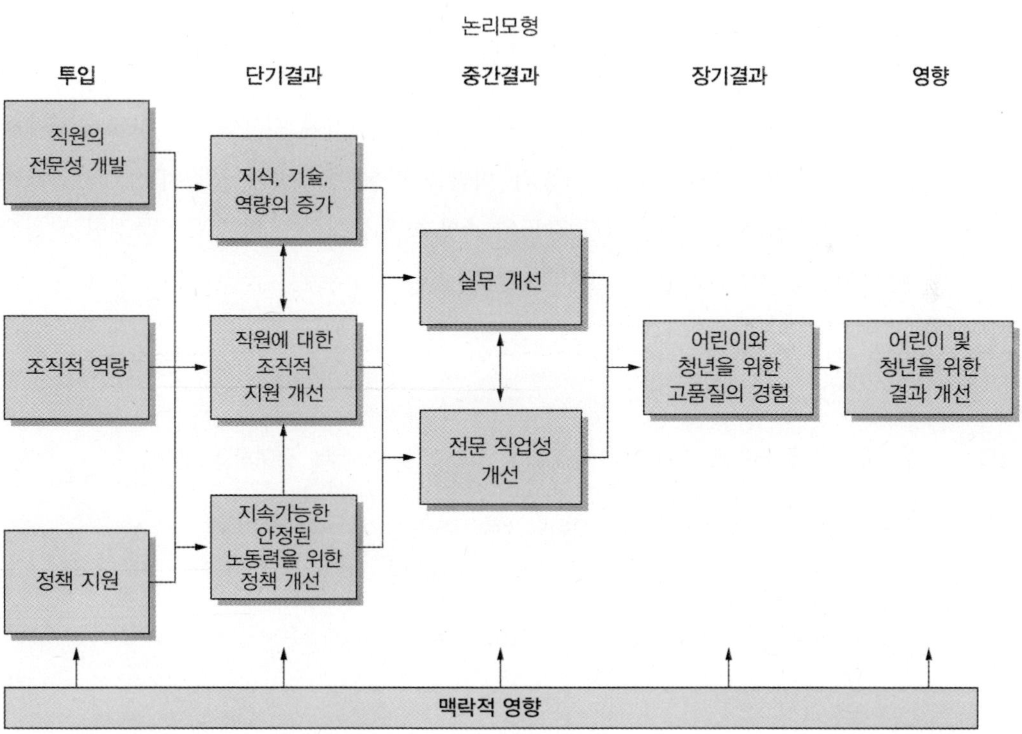

그림 19.3 어린이 및 청년과 함께 일하는 직원의 전문성 개발을 위한 간단한 논리모형(Harvard Graduate School of Education. Harvard Family Research Project – The Evaluation Exchange XI 4 [periodical] http://www.hfrp.org/evaluation/the-evaluation-exchange/issue-archive.)

과 조직적 지원을 통한 직업전문성 개발이 있다면, 이는 증가된 직원 인력, 개선된 실무의 중간적 결과를 가져올 것이다. *만약(if)* 직원이 있고 그들이 보다 전문적이라면, 긍정적 결과를 가져올 가능성 있는 젊은이들에게 보다 의미 있고 풍부한 활동이 있게 될 것이다.

전략기획

전략이란 광범위한 프로그램을 포괄하는 용어로 사용되는 경향이 있다. 따라서 전략은 몇 개의 다른 목표와 프로젝트를 가질 수 있다. 종종 실무자들은 백지를 가지고 일을 시작하기보다 국가적으로 결정된 이슈가 있는 광범위한 정책 맥락에서 일한다. 전략은 기업적이거나 국가적일 수도 있고 많은 이해관계자와 관련된다. 이해관계자 분석은 관련된 파트너 및 이슈와 관련된 그들의 관심을 찾아내는데 도움을 준다. 예를 들면 모든 지방 정부는 아래의 내용을 포함하게 되는 비만문제 해결을 위한 전략이 요구된다.

- 서비스, 프로젝트, 활동의 상세한 설명서
- 비용, 투입, 질적 표준의 명시
- 예상되는 결과. 이는 어떻게, 언제 목표를 측정할 것인가를 구체화하는 것보다 현재의 목적으로 표현된다. 예를 들면, 아동기 비만을 향상하기 위한 보건서비스의 목표는 5~16세 어린이들에서 주당 2시간 강도의 스포츠에 참여하는 퍼센트가 특정한 날짜까지 90% 이상이 되는 것이다.

학습활동 19.2 전략을 기획하기

당신은 알코올 섭취를 줄이기 위한 지역 전략을 기획하는 업무부서에 관여하고 있다.

1. 당신이 관여하고 있는 이 프로젝트 기획에 누가 참여하는가?
2. 당신이 채택한 목적의 선택에 영향을 미치는 것은 무엇인가?
3. 만약 당신이 활용성을 통제하기로 결심했다면 성취 가능한 결과는 무엇인가?
4. 적절한 활동 또는 중재는 무엇인가?
5. 당신이 성취하고자 하는 것에 영향을 주는 요인은 무엇인가?

프로젝트 기획

프로젝트 기획은 소규모의 활동이고 시간은 제한적이면서 명확한 변화를 초래할 수 있도록 목적을 가지는 구체적인 프로젝트를 수립하는 것을 말한다. 소규모 건강증진 프로젝트의 예는 뇌수막염에 관련한 대학생의 인지를 높이는 프로젝트, 보건교사들에게 발표기술을 훈련하는 프로젝트, 학교 어린이들에게 안전한 길을 안내하는 지도 만들기 프로젝트 등이 있다.

학습활동 19.3 프로젝트 수행하기

학습 활동 19.2에서 개관한 전략은 주치의 훈련 프로젝트와 실무 간호사가 조기에 문제 음주사용을 찾아내는 프로젝트를 예로 들 수 있다. 이 프로젝트는 전체 알코올 감소전략의 한 부분이며 아래와 같은 세심하고 상세한 기획을 포함한다.

- 적절한 목표 설정. 예 : 인구집단에서 문제 음주를 줄이는 목표를 적절히 설정할 수 있는가? 그렇지 않다면 왜 그런가?
- 가장 적절한 목표는 어떻게 성취할 수 있는가? 예를 들면, 훈련은 단일 학제 또는 다학제적인가? 이 훈련은 인증을 받았는가? 누가 그 세션을 마치는데 적절한가? 받아들일 수 있는 일정 또는 기간은 얼마나 되는가? 어떻게 이 세션의 재원을 확보할 것인가? 언제까지 이 프로젝트를 지속할 것인가?
- 이 프로젝트를 어떻게 평가할 것인가? 성공을 판단할 수 있는 기준은 무엇인가?

대부분의 보건 실무자의 기획 종류는 소규모에 관여하는 것일 것이다. 예를 들면, 당신이 개인적인 환자를 대상으로 하는 보건교육 세션 또는 특별한 이슈에 관련된 소집단에 대한 세션을 기획하기를 원한다. 위의 사례를 활용하여 상세한 단일 세션을 계획하기 원한다면 아래의 것들이 당신에게 요구될 것이다.

- 세션 종료 때 참여자들이 성취해야 하는 상세한 목표를 설정하기. 예를 들면, 문제성 알코올 사용에 의한 증상과 행동에 대한 인지(예: 미흡한 출근, 특히 아침과 같이 업무 시간 지키기)
- 활용 가능한 자원의 범위를 조사하고 세션에 이용 가능한 자원 선택하기
- 서로 다른 활동의 세션과 각기 할당된 시간 계획하기
- 세션을 평가하는 방법 계획하기

기획모형

기획은 활동의 규모와 관계없이 아래의 질문과 관련된 몇 개의 단계를 통한 체계적인 업무가 요구된다.

- 문제의 특성은 무엇인가?
- 누가 관련되는가?
- 원인과 기여요인은 무엇인가?
- 문제를 극복할 수 있는 것에는 무엇이 필요한가?
- 중재를 수행하는 방법은 무엇인가?
- 성공여부를 알 수 있는 방법은 무엇인가?

제1단계: 문제의 특성은 무엇인가?

이슈의 범위는 중요한데 진단 단계로 누구에게 왜 이 문제가 있는지를 이해하는 것이다. 제18장에서 보았듯이 우선순위는 지역사회 프로파일의 필요평가에서 도출되는 필요로부터 항상 얻어지지 않는다. 질병과 사망을 보고하는 국가 또는 지역 역학자료 보고와 추세에 기반을 두어 정의될 수 있다. 동일하게 역학자료로부터 얻어진 원인은 지역주민 스스로 발견한 원인과 일치하지 않을 수 있다. 제18장에서 살펴본 바와 같이 무엇이 변할 수 있는지를 확인하는 것도 중요하다. 만약 그 문제 또는 이슈가 잘못 이해되거나 진단되면 모든 것은 잘못 인식될 것이다.

제2단계: 무엇을 얻을 것인가? 목적과 목표 설정하기

목적(aims)은 건강문제를 감소하거나 특별한 분야에서 건강을 개선하는 것과 관련된 광범위한 궁극적 목적(goal)이다. 예를 들면, 알코올과 관련된 질병의 수치를 감소시키는 것과 그러한 의도를 기술할 것 등이다. 목표(objectives)는 구체적이어야 하고, 참여자들이 중재 종결 시 성취해야 할 것을 정의하는 기술내용이 있어야 한다. 따라서 목표는 이런 식으로 측정가능함이 필요하다. 목표 설정에는 균형감이 필요한데 실현 가능하면서도 도전적이어야 한다. 목표를 기술할 때 SMART 원칙이 권고된다.

Specific(특이성)

Measurable(측정가능성)

Achievable(성취가능성)

Realistic(현실성)

Time-bound(시의성, 기간 명시)

건강증진 목표는 교육적, 행태적, 정책, 과정 또는 환경적 결과로 말할 수 있다.

- 교육적 목표는 3가지 범주로 나눌 수 있고 대개 학습자에 관련하여 표현된다.
  - 증가된 지식수준과 관련한 지식목표
  - 태도와 신념에서의 변화와 관련된 정서적 목표
  - 새로운 역량과 기술의 습득과 관련된 행태적 또는 기술목표

이들은 단기성과 결과로 유도될 수 있다.

중간적 결과는 아래의 것을 포함한다.

- 생활양식의 변화와 증가된 서비스의 이용을 포함하는 행태적 목표. 예 : 폭음의 양을 줄이거나 음주 운전율이 감소하는 것
- 정책을 개발하거나 수행하는 것을 포함하는 정책목표. 예 : 직장에서 금주정책의 시행
- 건강증진을 성취하는 과정 목표. 예 : 참여와 부문 간의 협력
- 건강증진을 위한 환경 변화를 포함하는 환경적 목표. 예 : 알코올 광고와 판매를 제한하는 것

학습활동 19.4 건강목표 설정하기

주치의와 실무 간호사들에 의한 알코올 관련 문제를 조기 발견하기 위한 프로젝트의 적절한 목표는 무엇인가?

또한 목표는 건강의 결정요인과 관련한 측면, 성취하고자 하는 가장 중요한 것은 무엇인가에 관한 가치를 반영한다. 이러한 측면과 가치는 당신이 가지고 있는 것일 수도 있고, 당신 조직으로부터 온 것일 수도 있다.

학습활동 19.5 기획에서 결정요인의 역할

약물예방 전략에서 포함될 수 있는 다른 목적들을 고려해 보시오.
1. 약물사용과 관련된 위험을 감소시키고, 환자가 안전하게 약물을 사용하도록 하는 것
2. 위해한 약물 사용의 수준을 감소하는 것
이들 서로 다른 목적에 반영된 가치와 관점은 무엇인가?

제3단계: 목표를 성취하기 위한 적절한 방법 알아내기

언급된 문제에 관련하여 어떻게 할 것인가를 결정하는 것은 목표에 의존할 것이며, 활용 가능한 효과적인 중재의 근거, 활용 가능한 재원, 인력의 전문성에 의존하게 될 것이다. 특정 목표를 달성하기 위한 방법은 다른 목표 달성에는 적절하지 않을 수 있다. 예를 들어 태도를 바꾸는 데는 참여형 소규모 그룹이 효과적이지만, 특정 지식을 전달해야 할 때에는 좀 더 공식적인 강습회가 보다 효과적일 수 있다. 지역사회 개발은 지역사회 관여와 참여가 증가되어 있을 경우에는 효과적이지만, 지방정부의 정책 변화가 목표라면 부적절할 것이다. 대중매체는 건강 이슈에 대한 지역주민의 인지를 높이는 데에는 효과적일 것이나 그들의 행동 변화를 설득하는데 있어서는 비효과적일 것이다. 그러므로 기획의 다음 단계에서는 주어진 목표를 달성하는데 논리적으로 어떤 방법을 선택해야 할지 결정해야 한다. 이 단계에서 시간, 자원 및 기술의 제약 때문에 적절한 절충안을 찾아야 할지 모른다. 하지만 이러한 과정은 투입의 양이나 보완적 방법의 사용 등에 관한 것이지 목적을 달성하지 못할 부적절한 방법의 사용을 의미하지는 않는다.

제4단계: 자원 발견과 투입

목표와 방법이 결정되었을 때 전략을 수행하는데 필요한 구체적인 자원이 있는지를 고려하는 것이다. 자원은 인적 자원, 재정적 자원, 재료와 장비를 포함한다. 재원은 더 큰 규모의 중재를 위한 중요한 이슈로, 더 큰 중재를 위해서는 기존의 서비스와 인력에 추가적인 투입이 필요하다. 더 큰 규모의 중재에서 당신은 예상 비용을 추계하여 반영한 예산 확보가 필요하다. 이에는 프로젝트와 관련된 직접비용과 고정비용을 포함한다.

학습활동 19.6 재정기획

학습 활동 19.4에서 논의되었던 문제음주 사용자를 조기 발견하기 위한 주치의와 실무 간호사의 훈련에 필요한 재정기획은 무엇인가?

재정관리 체계는 정기적으로 지출과 잔고를 모니터링한다. 이는 대개 할당된 재원의 양, 지출된 금액의 양, 매월 각 재정 명세의 두 가지 측면(축소지출 또는 과지출)의 변이를 모니터링함으로써 이루어진다.

제5단계: 평가방법 계획

평가는 당신이 설정한 목표와 관련되어야 하지만, 보다 덜 공식적으로 수행될 수도 있다. 예를 들면, 교육 세션과 관련하여 당신은 세션 종결시점에 참여자의 관점을 묻거나 진행하면서 잘된 점과 다음에 더 향상시키기 위해 반영할 점이 무엇인지 몇 시간의 투자를 결정할 수 있다. 또한 당신은 보다 더 정형화된 방법에 평가를 디자인할 수 있다. 예를 들면, 참여자들에게 설문지를 무기명으로 제출하게 할 수 있으며 이를 세션 시간에 계획할 수 있다. 프로젝트 평가는 제20장에서 좀 더 상세히 논의될 것이다.

제6단계: 실행계획 수립

이는 상세하게 기술된 계획으로 업무내용, 각 업무별 책임자, 사용될 자원, 일정표, 평가방법을 포함한다. 또한 필요하다면 당초 계획대로 업무가 진행되는지를 확인하기 위해서 중간 평가지표를 포함시킬 수 있다. 많은 요인이 프로젝트의 지속 가능성을 위협할 수 있다. 프로젝트의 구조에 내재하고 있는 외부적 요인과 어떤 가정(assumptions)이 프로젝트 계획에서 핵심 요구 사항인지 분명히 해야 한다. 특히 많은 재원이 책정된 프로젝트는 더욱 그러하다. 예를 들어, 프로젝트들은 지역사회 참여 또는 성공적인 재원마련 여부에 달려있다.

간트차트(Gantt chart, 그림 19.4)는 이 단계에서 매우 유용한 도구이다. 간트차트는 이들 활동이 수행되는 시간표에 업무내용과 이들 업무를 책임지고 있는 사람을 나타낸다. 간트차트는 프로젝트 임무의 상호 의존하는 그래프 형태의 그림이며, 각 단일 업무가 전체 업무에

	3월	4월	5월	6월	7월	8월	9월	10월
마케팅과 홍보	H A							
참여자 모집		A						
기획 세션				H	H			
인증			H A					
예비적 필요평가 설문지				H R				
재료준비, 자원수집					H A			
장소, 시간, 다과 준비 검토						A		
활동 : 훈련 세션							H	
과정 후 세션								H R
평가보고서								H R

3명의 담당자 참여

H : 건강증진사업 인력
A : 행정 공무원
R : 연구자

그림 19.4 간트차트(Gantt chart)

어떻게 기여하는지를 나타낸다. 수행은 훈련 세션과 같은 프로젝트의 활동이다. 평가, 리뷰, 최종 완성된 보고서는 프로젝트 결과와 목표달성 여부를 기록한다. 프로젝트 완료와 장기 및 중간 결과를 평가하기 위한 최종 리뷰 간에는 어느 정도 시간을 가지는 것이 유용하다.

제7단계: 활동 또는 계획의 수행

의도하지 않은 이득뿐 아니라 예상치 못한 문제와 그것을 어떻게 다룰 것인가에 대한 기록을 유지하는 것은 유용하다. 이렇게 얻어진 정보는 평가 과정에서 피드백되어 반영될 수 있다. 또한 프로젝트에서 나온 보고서, 뉴스레터, 프레젠테이션 등 어떤 형태의 결과물이든 문서화하고 보급시키기 위한 계획은 필요할 것이다.

기획모형

논리적 틀(logistical frameworks, log frames)은 국제적인 프로젝트 개발에서 널리 사

학습활동 19.7 논리적 틀의 사용

아래의 논리적 틀을 완성하시오.

프로젝트	성과 평가지표	증명 방법	중요 위험과 가정
목표 여성 청소년들의 과음으로 인한 위해한 결과 줄이기			
결과 집에 도착하기 위한 안전한 택시 이용 인식 높이기			
산출 택시 번호가 있는 지갑 카드			
술집(화장실)에 포스트 붙이기			
술집(화장실)에서 안내 방송하기			
활동 여성 운전자를 고용한 특정 택시 회사와 함께 일하기			
술집 주인과 함께 일하기			

용되며, 프로그램의 활동을 확인하고 완료를 지연시키는 내재된 위험을 밝혀낸다. 논리적 틀은 이전에 기술된 논리모형(logic model)과 다르다. 논리적 틀은 표의 형태로 제시된다. 표의 맨 왼쪽 줄에는 프로젝트가 달성해야 할 4가지 목적, 즉 목표, 결과, 산출, 활동들의 결과가 기술된다. 표의 맨 위 줄에는 증명할 수 있는 지표, 증명 방법(즉, 증명하는데 필요한 정보), 프로젝트에 영향을 줄 수 있는 가정과 외부요인들이다. 논리적 틀은 활동을 모니터하고 결과를 평가하고 목적과 수단을 함께 고려하는 것을 보장해 준다. 단점이라면 잠재적으로 융통성이 없고 시간이 많이 걸린다는 점이다.

PRECEDE－PROCEED 모형

그림 19.5는 가장 잘 알려진 초기 기획 모형 중 하나인 PRECEDE–PROCEED 모형을 수정・보완한 것이다(Green과 Kreuter, 2005). PRECEDE란 교육의 진단에서 소인성(predisposing) 요인, 강화(reinforcing) 요인, 가능(enabling) 요인을 말한다. 이 모형은 건강의 다양한 결정요인을 인식하고, 궁극적 목적인 삶의 질을 평가함으로써 시작한다. 건강은 삶의 질에 영향을 미친다. 다음으로 이 모형은 건강서비스 이용을 포함한 건강행태에 영향을 미치는 환경적, 조직적 요인을 확인한다. 이것은 소인성 요인 즉 개인적 동기, 지식, 태도, 믿음과 같은 개인적 요인과 강화요인 즉 역할모델(role model), 동료, 고용주의 태도와, 가능 요인 즉 행태나 환경의 변화를 지지하거나 방해하는 자원과 기술을 고려한다. 제기된 필요의 진단뿐만 아니라, 제안된 프로그램의 수행 능력 또한 고려되고 있다.

이 모형은 설명된 것처럼 각 단계로 나눌 수 있다. 사업의 우선순위 대상은 건강결정 요인들의 연쇄고리에서 원인의 중요성, 유병률, 변화가능성에 기초한 평가과정의 각 단계(단계 1~4)를 통해 정해진다. 평가과정의 결과는 사업의 개발을 이끌어 낸다(단계 5). 그 다음에 평가(단계 6)는 평가과정에서 중요한 대상으로 확인된 요인에 대한 사업의 영향을 찾아낸다.

PRECEDE－PROCEED 모형의 단계

단계 1. 건강상태 및 삶의 질과 관련된 바람직한 결과를 확인한다. 삶의 질에 관련된 지역주민들 느끼는 관심사와 문제 확인(예 : 실업, 범죄).

단계 2. 생활습관 및 환경과 관련된 바람직한 결과를 확인한다. 지역주민들의 건강수칙(예 : 서비스 이용, 자가 치료 및 관리, 생활습관 및 환경적 요인) 확인.

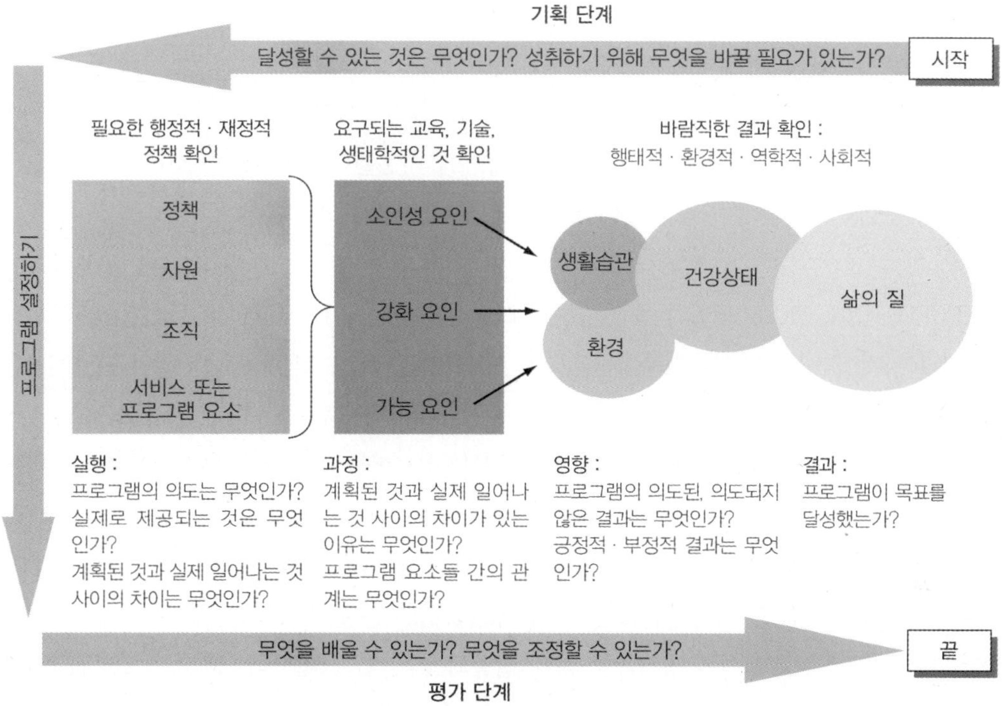

단계 1 건강상태 및 삶의 질과 관련된 바람직한 결과를 확인한다. 삶의 질에 관련된 지역주민들이 느끼는 관심사와 문제 확인(예 : 실업, 범죄)

단계 2 생활습관 및 환경과 관련된 바람직한 결과를 확인한다. 지역주민들의 건강수칙(예 : 서비스 이용, 자가 치료 및 관리, 생활습관 및 환경적 요인) 확인.

단계 3 요구되는 교육, 기술 및 생태적인 것을 확인한다. 예 : 변화하고자 하는 동기에 영향을 미치는 믿음, 가치, 태도; 기술과 자원; 사회적 요인(예 : 수입), 사회적 규범, 사회적 지지

단계 4 필요한 행정적 · 재정적 정책을 확인한다. 프로그램의 실행이 이런 요구에 얼마나 잘 응하는가?

단계 5 개입의 실행이 이전 단계와 논리적으로 연계되어 따라온다. 또한 이 단계에서는 개입의 관리와 행정을 고려해야 한다. 행정진단에는 자원 및 조직관계의 평가, 일정표 작성이 포함된다.

단계 6 프로그램의 영향과 결과는 개입의 평가에 사용된다. Green과 Kreuter(2005)는 기획 과정 전체를 통해 통합적인 활동이 있어야 한다고 강조하였다.

그림 19.5 PRECEDE–PROCEED 기획 모형(Green, L.W., Kreuter, M.W., 2005. Health Program Planning: An Educational and Ecological Approach. fourth ed. McGraw–Hill Higher Education, NY.)

단계 3. 요구되는 교육, 기술 및 생태적인 것을 확인한다. 예 : 변화하고자 하는 동기에 영향을 미치는 믿음; 가치, 태도; 기술과 자원; 사회적 요인(예 : 수입, 사회적 규범, 사회적 지지)

단계 4. 필요한 행정적 · 재정적 정책을 확인한다. 프로그램의 실행이 이런 요구에 얼마나 잘 응하는가?

단계 5. 개입의 실행이 이전 단계와 논리적으로 연계되어 따라온다. 또한 이 단계에서는 개입의 관리와 행정을 고려해야 한다. 행정진단에는 자원 및 조직관계의 평가, 일정표 작성이 포함된다.

단계 6. 프로그램의 영향과 결과는 개입의 평가에 사용된다. Green과 Kreuter(2005)는 기획 과정 전체를 통해 통합적인 활동이 있어야 한다고 강조하였다.

PRECEDE-PROCEED 모형의 목적은 보건교육 전문가들을 가장 효과적인 사업 유형으로 이끌어 가려는 것이다. 보건교육 전문가들은 역학, 사회심리, 교육 및 행정학에서 인용된 지식을 이용하여 최적의 개입에 도달할 수 있다. 이 모형은 서로 다른 학문 분야의 전문지식에서 도출된 상호보완적인 융합이라고도 부를 수 있다. 실제로 이 모형을 위에서 설명한 그대로 사용하는 경우는 드물고, 종종 일부를 수정해서 사용한다(http://www.lgreen.net/precede.htm 참조). 예를 들면, '삶의 질'과 같은 공개적인 의제를 가지고 기획 과정을 시작하는 일은 흔하지 않다. 우선순위가 고려된 주제, 대상집단 혹은 생활터(setting) 등을 처음부터 확정하고 들어간다. 예를 들면, 영국의 보건백서는 특정 질병들에 집중되어 있다. 그래서 실제로는 PRECEDE 모형은 필요평가 단계보다는 행태 진단에서 흔히 시작한다.

PRECEDE-PROCEED 모형은 여러 가지 입장에서 비판받을 수 있다. 보건교육 기획모형으로서 PRECEDE는 의료계를 반영한다. 전문가가 기획 과정을 지배하게 된다. 일반 국민은 문제의 확인 과정에는 참여하겠지만, 이러한 문제를 해결하는 방법과 수단은 전문가에 의해 결정된다. 보건교육은 개인이나 집단의 행태 변화를 달성하는 것이 주요 목표이다. 건강의 사회적 · 정치적 · 환경적 맥락은 모형의 2단계와 3단계에서 체계적으로 걸러진다. PRECEDE 모형이 건강증진 기획 모형이 아니라 보건교육 모형이라는 점에서 이를 어느 정도까지는 설명할 수 있다. 보건교육을 위해 특별히 개발된 모형을 다른 형태의 건강증진에 적용할 수 있을 것이라고 기대할 수는 없다. 그러나 비록 교육이 환경 변화를 포함하지 않지만, 대부분의 사람에게 교육이란 가치, 믿음 및 태도를 명백히 설명해 주고, 자기역량강화를 용이하게 하고 자율성을 지지하는 것을 포함한다. PRECEDE-PROCEED 모형에서 이러한 활동은 행태 변화라는 가장 우선적인 목적에 종속되고 만다. PRECEDE-PROCEED 모형은 교육적 관점보다 사회심리나 행태적 관점이 지배적이며, 명칭 그 자체가 오해를 일으킨다는 주장이 있다. 그러나 PRECEDE-PROCEED 모형은 어떠한 이슈도 적용할 수 있는 매우 구조화된 기획 모형이다. 행태의 변화가 목표라면 PRECEDE-PROCEED 모형은 유용한 모형이다.

질과 감사

질 보장(quality assurance), 질 관리(quality management) 또는 감사(audit)를 통한 실행 사업의 질 평가는 전문가적 실천의 중요한 측면이다. 이는 사업표준을 개선시키고 비용-효과적인 사업을 규명해주며, 외부기관에 가치성을 입증시켜 주며 활동들이 이해관계자의 요구를 충족하고 있는지 확인시켜 준다. 영국에서는 보건의료 필요를 밝혀내고 이해하기 위한 전략적 과정이 1990년 이후 시작되었다. 그것의 목적은 얼마나 이용 가능한 자원을 사용하는가와 인구집단 건강을 향상시키고 건강불평등을 감소시키며 의료서비스 이용자들에게 접근성, 질, 경험 및 결과들을 개선시키는데 기여하는 활동들과 관여된 적절한 서비스를 보장하고 감시하는 것이다. 최근에는 이런 과정을 임상위원회가 수행하는데 지역의 요구, 건강결정요인, 불평등을 평가한다. 이런 서비스 위원회의 도입과 계약 체결은 질에 대한 명시의 필요를 강조하게 되었다. 또한 공공부문 활동의 감사에 대해 점차적으로 강조되어 왔고, 임상적 감사(clinical audit)는 잘 확립되어 있다. 사고나 응급실 및 구급차 대기시간 감소, 병원에서의 원내감염 감소 등 목표도 잘 설정되어 있었다. 널리 사용되지 않은 목표도 있었으며, 임상적인 우선순위를 왜곡한다는 비난을 받기도 하였다. 실제로 영국 정부는 '목표의 모닥불(bonfire of the targets)'을 언급했다. 목표를 설정하는 것은 서비스나 활동의 수준과 관련된 성과를 측정하는 것이다. 질은 수요자가 활동을 인식하는 방법보다 수치 분석에 덜 관심이 있다. 최근 Commissioning for quality and innovation(CQUINS)과 같은 자세한 설명서를 통해 질에 대해 더욱 강조되었다. 지속적인 질 향상, 총체적인 질 관리, 외부 표준의 사용은 모두 서비스를 향상시키고, 프로그램 개발에 있어서 다양한 것들에 대한 해답을 준다. 보건의료에 있어 질은 다음과 관련이 있다.

- 안전한 치료(위해한 치료 또는 중재의 방지)
- 효과성(모범 사례에 부합하는 치료)
- 환자/이용자 경험을 향상

건강증진에서 질의 핵심적 원칙은 다음과 같다(Speller 등, 1997)

- 형평성(equity) – 사용자가 동등한 접근성을 갖고 서비스에서 얻는 편익이 동등해야 한다.
- 효과성(effectiveness) – 서비스가 의도했던 구체적 목표를 달성해야 한다.

- 효율성(efficiency) – 서비스는 최소의 비용으로 최대의 편익을 달성해야 한다.
- 접근성(accessibility) – 시간, 거리 및 관습에 대한 서비스에 사용자가 쉽게 접근할 수 있어야 한다.
- 적절성(appropriateness) – 사용자가 요구하는 서비스여야 한다.
- 수용성(acceptability) – 서비스가 사용자의 합리적 기대를 충족시켜야 한다.
- 민감성(responsiveness) – 서비스가 표출된 사용자의 요구에 대응해야 한다.

질이란 '목적에 부합한다'는 개념을 내포하지만, '뛰어나다'는 개념을 뜻하기도 한다. 질 보장 또는 감사는 달성가능하고 바람직한 수준의 질로 설명되고, 이런 수준의 달성 정도를 평가하는 체계적인 과정, 평가 후 이런 수준이 실현될 수 있도록 해주는 행동을 의미한다. 질 보장은 지속적인 평가와 향상이 실행되는 과정이기 때문에 사업수행 기간 중 특정 시점에서 도출된 결과에 초점을 맞추는 평가의 개념과는 다르다. 질 시스템은 질 보장과 질 관리를 포함한다.

질은 올바른 방식으로 일을 하는 것이다. '유럽 건강증진 질 평가 도구(European Quality Instrument for Health Promotion, EQUIHP)'의 기준은 사업의 개발, 벤치마킹, 평가를 지원하기 위한 것인데(Bollars 등, 2005) 아래와 같다. 이것은 적절한 설계, 양질의 관리, 핵심 원리를 조화시킨 실행과 연관된 질의 평가지표에 대해 명시한 것이다.

사례 학습 19.1 유럽 건강증진 질 평가 도구

1. 건강증진 원리의 틀
   이 접근은 건강에 대한 긍정적이고 포괄적인 접근, 광범위한 건강 결정요인에 대한 관심, 참여, 역량강화, 형평과 평등을 포함한 건강증진의 원칙을 모두 포용한다.
2. 프로젝트의 발전과 실행
   a. 분석–건강문제와 그것의 결정요인, 맥락(context)의 체계적인 분석에 기초한 프로젝트
   b. 목적과 목표–프로젝트의 목적과 목표를 분명히 정의해야 함
   c. 표적 집단–프로젝트에서 영향을 미칠 사람들을 분명히 정의해야 함
   d. 중재–효과적인 중재를 위한 전략과 방법이 분명해야 함
   e. 실행 전략–앞으로 실행할 중재의 방법에 대해 정확하게 기술해야 함
   f. 평가–중재에 대한 효과(결과평가)와 질(과정평가)은 평가되어야 함
3. 프로젝트 관리
   a. 리더십–프로젝트 관리에 총체적 책임감과 권한을 가지고 임명된 사람

b. 기획과 문서－프로젝트의 사업계획과 조직이 확실히 세워져 있어야 함
c. 역량과 자원－프로젝트가 성공적으로 수행됨에 있어 필수적인 전문성과 자원이 이용가능한가?
d. 참여와 전념－프로젝트에 다양한 관계자들이 포함되고 프로젝트에 전념하는 것이 명확하게 그려져야 함
e. 커뮤니케이션－모든 참여자들(대상집단과 이해관계자)에게 프로젝트에 관한 정보 공지 방법을 명확하게 설정해야 함

4. 지속성
프로젝트의 지속성이 보증되어야 함

http://ec.europa.eu/health/ph_projects/2003/action1/docs/2003_1_15_a10_en.pdf

감사(audit)는 성과를 향상시키기 위해 서비스나 프로그램을 철저히 검사하는 체계적인 과정이다. 감사는 특정 영역, 예를 들어 사업조직 및 관리 또는 훈련에 집중하여 수행되기도 한다. 어떤 측면에서의 감사의 목적은 해당 사업에서 최선의 실행으로 얻을 수 있는 결과와 비교함으로써 향상 가능한 영역을 제시해 주는 총체적인 그림을 제공하는데 있다. 감사의 핵심 부분은 서비스가 사용자의 필요를 충족시켰는지를 파악하는 것으로서 지역주민의 관점에서 수집하고 분석하기도 한다. 따라서 감사는 내부검토를 받거나 독립적인 외부기관(예 : 감사위원회)에 의해 철저히 검사를 받게 된다.

결 론

건강증진사업을 구축하는 기획 모형을 채택하는 데에는 여러 가지 합리적인 이유들이 있다. 건강은 사회적으로 복잡한 결정요인들에 의해 얻어진다. 이러한 사실에 대한 인식은 건강증진 활동들에 대한 세밀한 기획과 종종 다른 기관들과의 협력을 필요로 한다. 고려할 필요가 있는 요인들이 기획된 개입의 수준에 따라 차이가 있더라도 서로 다른 수준에서의 활동들은 모두 기획으로부터 편익이 발생한다.

체계적 접근은 다음을 통해 보장될 수 있다.

- 동의된 전략적 목표에 상응함
- 프로젝트의 중요한 단계에서 핵심 이해관계자의 참여
- 표적 집단/수혜자의 실제 문제와 이슈에 상응함

- 목표는 실행 가능하고 현실적으로 성취될 수 있어야 함
- 성공은 측정 가능하고 입증할 수 있어야 함
- 프로젝트로 생긴 이익이 지속가능하다는 것을 보장함

기획은 프로젝트 · 프로그램 · 중재를 개발, 수행, 평가하는데 표준 모형을 제공한다. 기획 순환과정은 프로젝트의 결과가 새로운 프로젝트와 프로그램에 피드백될 수 있게 한다. 많은 건강증진 프로젝트가 실패하는 이유는 계획의 구상이 잘못되었거나 원인분석을 제대로 하지 않아 단순한 교육적 또는 행태적 목표들을 가진 경우, 건강에 대한 편협한 환원주의자 관점을 가지거나 기존의 근거들을 고려하지 않았기 때문이다.

실제로 건강증진 기획의 수립과정은 기획 모형이 제시하는 것보다 훨씬 복잡하다. 이는 어떤 일이 생긴 것을 결정하는데 있어서의 합리적 의사결정은 단지 하나의 요인이기 때문이다. 역사적으로 의미 있는 사건, 주요 인물들의 의지나 리더십 및 정치적 맥락 등을 포함하는 다른 많은 요인들도 마찬가지로 중요하다. 따라서 어떤 건강증진사업이라도 기획 모형에서 제시한대로 진행되는 경우는 무척 드물다. 그렇다고 해서 모형이 쓸모없다는 것은 아니다. 모형은 활동을 구성하는데 도움을 주고, 중요한 단계를 누락하지 않도록 하는 체크리스트와 같은 역할을 해준다. 엄격한 속박으로서가 아니라 경험의 측면에서 수정될 수 있도록 모형이 존재하는 것이다.

제20장은 평가 단계로 이어진다. 개입의 평가 및 구체적 목표의 실현에서 건강증진의 기여 정도를 판단하는 것이 건강증진을 보건사업의 중요한 항목으로 확립하는데 있어 핵심사항이다.

추가 토론을 위한 질문

- 건강증진사업을 기획할 때 어떤 요인을 더 고려할 것인가? 당신의 건강증진사업에서 질을 어떻게 평가할 것인가?

요 약

이 장에서는 기획 과정에서 사용하는 용어를 명확하게 정의하고, 건강증진사업의 기획 이

유에 대해 논의하였다. 기획은 서로 다른 수준에서 일어나므로 이에 따라 서술하려고 애를 썼다. 건강증진을 위해 특별히 개발된 2개의 기획 모형에 대해서는 구체적으로 설명하였다. 기획의 사정과 평가는 질 보장과 감사를 통해 논의하였다.

추천문헌 및 자료

Davies, M., Kepford, J., 2006. Planning a health promotion intervention. In: Davies, M., Macdowall, W. (Eds.), Health Promotion Theory. Understanding Public Health Series. OUP, McGrawHill, Maidenhead. *A useful short summary of some key factors to take into account.*

Ewles, L., Simnett, I., 2010. Promoting Health: A Practical Guide, sixth ed. Baillière Tindall, Edinburgh. *Chapter 7 gives further details and a practical guide to Ewles and Simnett' model. Chapter 8 discusses project planning in more detail.*

Green, J., Tones, K., Cross, R., Woodall, J., 2015. Health Promotion. Planning and Strategies, second ed. Sage, London. *Chapter 4 provides a readable and detailed discussion of systematic approaches to planning, and discusses various planning models.*

Taylor, V. (Ed.), 2012. Leading for Health and Wellbeing. Sage, London. *Chapter 7 focuses on leading at a local level including performance management. Chapter 8 focuses on project management.*

학습활동에 대한 피드백

19.1 그림 19.1에서 기획 순환과정은 필요평가로부터 시작을 하는데, 이를 통해 프로그램이 집중해야 할 부분과 특정한 표적 집단을 파악할 수 있기 때문이다. 기저에 있는 원인, 문제를 유발하는 기여 요인, 다루어야 할 필요가 있는 영역 등이 그 다음에 밝혀지기 때문이다.

19.2

1. *이 프로젝트 기획에 누가 참여하는가?* 가능한 파트너들을 파악하고 팀을 만들어야 한다. 선출직 의원, 주류 판매 허가를 받은 사람, 치안판사, 경찰서, 알코올 관련 문제를 다루고 있는 자원봉사단체 등이 될 수 있다.
2. *목적의 선택에 영향을 미치는 것은 무엇인가?* 현재의 상황을 분석하는 것은 대규모 자원이 요구되거나 가장 변화 가능한 이슈들을 파악할 수 있다.
3. *성취 가능한 결과는 무엇인가?*
   우리는 어디에 가기를 원하는가? 목표는 다음을 포함할 수 있다.
   - 알코올 사용 촉진을 감소
   - 알코올 관련 반사회적 행동을 감소
   - 청소년을 알코올 관련 위해로부터 보호
4. *활동 또는 중재. 우리는 어떻게 거기에 도달하는가?*
   가능한 활동은 지역 위원들을 위한 워크숍, 지역 내 알코올 광고금지, 조기발견 및 의뢰에 대해 주치의와 간호사를 대상으로 한 세션을 통한 인지도 증가, 공공장소에서 음주를 금지하는 지역법률 적용, 청소년 클럽이나 지역사회센터에서 교육 세션 등이 있다.

5. *우리가 성취하고자 하는 것에 영향을 주는 요인은 무엇인가? 무엇이 우리에게 방해가 되는가?* 지역의회는 주류 허가권과 같은 선제적 정책에 협조적이지 않을 수 있다. 알코올 관련 기업은 지역에서 경제적인 영향력을 가지고 있다.

19.3

- 문제 음주를 줄이는 목표는 하나의 개입 프로젝트로는 달성하기가 현실성이 없고 너무 오랜 기간이 소요된다.
- 단일 학제적 훈련은 실무자가 서로의 역할을 이해하고 덜 경쟁적인 장점을 가지는데 반해 다학제적인 접근은 문제의 정도를 서로 이해한다는 이득이 있다.
- 프로젝트의 성공을 평가하는 기준은 프로젝트에 참여한 직원들의 자료를 포함할 수 있다. 예를 들면, 훈련에 참여한 비율과 종료 시 인증 받은 직원들의 수 등이다. 대상집단에서 문제 음주자가 감소했다는 것은 프로젝트의 최종 목적이지만 자료수집에는 더욱 어려움이 있다(예 : 자가 보고에 의존할 것인가? 또는 혈액이나 간기능 검사와 같은 독립적인 확증적인 방법을 사용할 것인가?). 문제 음주가 감소했다는 확증에도 불구하고 이것이 프로젝트에 기인했는지 또한 의심스럽다. 이상적으로는 프로젝트에 기인한 긍정적인 결과를 확인할 수 있는 대조 인구집단을 둘 필요가 있다.

19.4 교육훈련 세션은 다음과 같은 교육목표를 가질 수 있다.

1. 문제성 알코올 사용과 관련 있는 유해한 결과 및 증상들에 대한 참가자들의 지식 증가
2. 문제성 알코올 사용의 범위와 그것과 관련이 있는 인구사회학적 요인(예 : 성, 연령, 직업유무, 직장)에 대한 참가자들의 지식 증가
3. 알코올과 알코올 사용의 문화적 묘사에 대한 참가자들의 태도를 조사하는 것. 사회적 음주자와 알코올 중독자의 사이에 있는 많은 단계들의 범위를 인지하는 것. 많은 사람들의 문제가 되는 알코올 사용에 기여하는 사회적, 언론, 또래 집단의 압력에 대한 인식
4. 참가자가 문제성 알코올 사용자를 발견하는 효과적인 평가도구를 사용할 수 있는 것
5. 참가자가 문제성 알코올중독자를 발견하고 적절한 개입을 할 수 있는 변화단계(stages of change) 이론을 사용할 수 있는 것

19.5 첫 번째 목적은 약물 사용 그 자체를 예방하기보다 위험 요소를 줄이는데 집중을 하는 위험감소의 방법이고 약물을 지속적으로 사용하는 사람들을 대상으로 한다. 빈곤, 사회적 불평등과 차별을 포함하는 약물관련 위험 취약성에 영향을 주는 사회적 요인들의 복잡한 상호작용을 인식하는 것이다. 이런 활동에는 주사바늘 교환, 동료 교육, 상담이 포함될 수 있다. 두 번째 목적은 단순히 질병감소 접근인데 공급을 통제하는 활동을 강제하거나 교육을 하는 것에 집중을 하는 것이다.

19.6 직접비용에는 다음과 같은 항목들이 포함된다.

- 직원 인건비–급여, 노령퇴직연금, 국민보험제도의 고용주 보험료, 매년 증액분
- 자본비용. 예 : 컴퓨터
- 특별활동비. 예 : 훈련을 위한 지역사회센터 임대료, 훈련과정에서 사용할 물품 구입비
- 전화료, 우편료, 사진 인화료
- 교통비 및 출장 수당
- 직원 개발을 지원하기 위한 훈련 및 회의비

고정비용은 시설운영비, 난방비, 전기료, 전화비용 등의 경비가 포함된다.

19.7

프로젝트	성과 평가지표	증명 방법	중요 위험과 가정
목표 여성 청소년들의 과음으로 인한 위해한 결과 줄이기	알코올로 인한 사고나 응급실, 병실 등에 입원하는 것을 감소	병원통계	과음으로 인한 위해한 결과가 안전과 관련된 것과 대조적으로 건강과 관련될 것(예 : 과음한 상태에서 운전) 병원입원은 과음한 상태의 여성들에 의한 것을 찾기
결과 집에 도착하기 위한 안전한 택시이용 인식 높이기	과음한 상태의 여성들에 의한 안전한 택시 사용 증가	택시기록	여성 청소년들이 택시를 이용할 자원(돈)이 가능한가와 귀가 시 대중교통을 이용할 수 없는 경우
산출 택시 번호가 있는 지갑 카드	택시를 홍보하는 카드 출판 및 배포	카드 출판 및 배포를 확인할 수 있는 자료	여성 청소년들이 택시를 부를 때 카드를 사용해야 하고 택시비용을 지불할 수 있는 돈이 있어야 함
술집(화장실)에 포스터 붙이기	포스터를 생산하고 술집(화장실)에서 부착	포스터 부착을 검정할 수 있는 술집 현장조사	여성 청소년들이 포스터를 읽고 그 안의 정보를 활용해야 함
술집(화장실)에서 안내방송하기	술집(화장실)에서 안내방송 틀기	술집(화장실)에서 안내방송 모니터링	여성 청소년들이 방송을 들어야 하고 방송에서의 정보를 활용해야 함
활동 여성 운전자를 고용한 특정 택시회사와 함께 일하기	택시회사에서 고용한 여성운전자 자료	택시운전자의 성별에 대한 택시회사 기록	여성 청소년들이 여성 택시운전자를 좀 더 안전하게 느껴야 하고 요청 시 여성운전자를 제공하는 택시회사를 더 이용해야 함
술집 주인과 함께 일하기			

참고문헌

Bollars, C., Kok, H., Van den Broucke, S., et al., 2005. European Quality Instrument for Health Promotion with User Manual Woerden: NIGZ. Available online at: http://ec.europa.eu/health/ph_projects/2003/action1/docs/2003_1_15_a10_en.pdf (accessed 11.03.15).

Ewles, L., Simnett, I., 2010. Promoting Health: A Practical Guide, sixth ed. Baillière Tindall, London.

Green, L.W., Kreuter, M.W., 2005. Health Program Planning: An Educational and Ecological Approach, fourth ed. McGraw-Hill Higher Education, NY.

Speller, V., Evans, K., Head, M., 1997. Developing quality assurance standards for health promotion in the UK Health Promotion International. Perspectives 12, 215-224. Available online at: http://heapro.oxfordjournals.org/content/12/3/215.full.pdf (accessed 22.09.15).

제 20 장

건강증진 중재의 평가

학습 목표

이 장을 마치면

- 프로젝트 관리에 있어 평가의 중요성을 이해할 수 있다.
- 복합중재 평가의 어려운 점을 사정할 수 있다.
- 과정, 영향 및 결과평가 간의 차이점을 이해할 수 있다.
- 프로젝트를 평가하기 위한 적절한 방법을 구별할 수 있다.
- 건강증진을 위한 근거 기반을 구축할 수 있는 평가방법에 대해 토론할 수 있다.

핵심 개념 및 정의

평가(evaluation) 무엇인가의 값어치나 가치를 측정하는 것

근거-중심 실천(evidence-based practice) 환자 진료에 대한 의사결정에 있어 임상전문가, 환자의 가치관 및 최고의 연구 근거 등의 명백한 활용

비용-효과(cost-effectiveness) 제공받는 상품이나 서비스를 위해 소비해야 하는 돈으로 경제적 의미의 용어

수용성(acceptability) 필요, 요구나 표준을 충족시키기에 적절함

형평성(equity) 공정하거나 공평한 상태 또는 (질적) 수준

결과(outcome) 최종의 결과 또는 귀결

영향(impact) 즉각적인 효과

주제의 중요성

평가는 중재의 (화폐)가치나 영향력 측정을 가능케 하는 모든 계획된 활동들을 통합하는 영역이다. 또한 평가는 여러 다른 역할도 수행한다. 보건의료종사자 측면에서 평가는 그들의 술기와 역량을 개발하는데 도움을 준다. 투자자(재정후원자) 측면에서 평가는 자원이 어디에서 가장 유용하게 쓰였는지를 입증해 준다. 일반인 시각에서 평가는 자신의 의견이 전달될 기회를 제공한다. 실천에 있어 건강증진을 평가하는 것이 왜 중요한지 그 이유가 더 있다. 비교적 새로운 학문영역으로 건강

증진 측면에서 건강증진 활동의 평가를 통해 그것의 가치를 입증하라는 많은 요구가 있다. 더군다나 모든 사업은 근거-기반이어야 한다는 확신의 동력이 있다. 근거 기반은 임상진료뿐만 아니라 건강증진에도 많은 영향을 미친다. 언제나 자원은 제한되어 있기 때문에 중재에 대한 비용-효과분석은 중요하다. 따라서 건강증진사업의 평가에 대한 수요를 유인하는 요인들이 많아진다.

건강증진의 평가는 그리 간단한 일이 아니다. 건강증진 중재는 다른 유형의 활동들, 오랜 사업기간 및 자신의 고유 사업목적을 갖고 있는 여러 협력자들을 내포한다. 건강증진은 여전히 보건서비스 영역에 속하지만, 그 주요 평가모형으로는 평가도구로 각광받아온 무작위 대조군 임상시험(randomized controlled trials, RCTs)과 같은 실험연구에 근거한 계량적 연구방법이 있다. 건강증진은 한 걸음 더 나아가 질적 연구방법론을 포함하면서 내용분석의 특성을 고려한 총체적 평가 전략의 대상으로 논의되기도 한다.

이 장의 핵심은 건강증진 중재를 평가하는 것이다. 물론 연구의 평가는 건강증진사업가가 해야 할 역할의 일부분이지만, 이번 주제에 대해 더 상세한 토론을 원하는 독자들은 우리 동료들이 출판한 책(Naidoo & Wills, 2010)의 제2장과 제3장을 참고하기 바란다. 이 장에서는 근거중심의 건강증진을 구축하는데 있어 평가의 정의, 평가연구에서 사용된 연구방법론의 범위와 근본적 원리, 수행되는 방법과 그 평가의 역할을 기술하고 있다.

평가의 정의

평가는 목적, 학문적 영역과 가치관에 따라 다양하게 정의되는 복잡한 개념이다. 평가에 대한 포괄적인 정의는 다음과 같다. '서로 다른 이해 당사자들이 다양한 목적을 위해 사용할 수 있는 지식을 산출하기 위해 시행한 사업(프로그램)이나 중재의 특성에 대한 체계적 검토와 사정'이다(Rootman et al., 2001, p.26). 이 정의는 평가라는 목적의 중요성을 알려줄 뿐만 아니라 평가하는데 여러 가지 이유가 있다는 사실 때문에 유용하다. 평가는 다음의 몇 가지에 대한 정보를 제공할 수 있다.

- 중재가 그 목적과 목표를 달성하였는지의 여부
- 중재가 수행되어진 방식
- 중재의 비용-효과

평가를 착수할 때 그 목적을 명확히 하는 것이 중요한데, 이는 수집해야 할 정보가 무엇이며, 그것을 수집하는 방법을 결정해주기 때문이다. 가치에 중점을 둔 평가의 목적은 연구와는 구별된다(Springett, 2001). 또 다른 측면에서 평가는 사업 기획과 수행을 위해 사용가능한 자원들을 활용하기 때문에 자원의 이용을 정당화하고 방어하기 위해 그 분명한 목적의 제시가 요구된다.

학습활동 20.1 평가의 역할

영양 상태를 향상시키기 위해 설계된 지역사회 건강증진 중재(프로그램)를 도입하려는 당신에게 (로또복권 기금으로부터 배정된) 제한된 예산과 빠듯한 일정이 주어졌다고 가정하자. 기금출연자, 지역학교들, 공공주택 및 주거시설 제공자들, 지역자치 연합회, 일차보건의료요원, 사회복지요원 및 지역사회 등이 이해당사자들에 포함된다. 당신이 제안한 활동계획에는 평가를 포함하며, 이를 위해 예산과 시간(사업기간)의 5~10%를 할당해야 한다. 몇몇의 이해당사자로 구성된 위원회가 당신에게 평가를 생략하고 중재에 모든 자원을 사용하라는 요구를 제안하기 위해 접근하였다. 당신은 어떻게 반응할 것인가? 제안된 평가를 변호하기 위해 당신은 어떠한 주장을 펼칠 것인가?

평가는 실무자의 관점에서 결과를 측정하고, 목적이 달성되었는지 판단하고, 사용된 방법들이 적절하고 효율적이었는지를 알아보기 위해서도 필요하다. 그런 후에 이런 산출물들은 사업을 더욱 발전시키기 위해 다시 기획과정으로 피드백 된다. 중재에 대한 평가는 수행된 사업의 근거자료를 제공하므로 다른 실무자들이 자신의 사업이 최대한 효과를 얻을 수 있는 부문에 자원 투입을 집중시킬 수 있도록 해준다. 일반인의 시각에서 평가는 기대를 분명하게 정의하고, 그 기대가 충족된 정도를 측정하는데 도움을 준다. 또한 평가는 어떤 전략이, 그리고 왜 그 전략이 가장 큰 영향력을 미치는지를 결정하는데 도움을 준다. 평가 없이 사업(중재)의 확장이나 자원을 더 많이 배정하기 위한 합당한 사유를 만드는 것은 매우 어렵다. 심지어 사업이 이미 구축되고 효과적인 중재로 확산될 때, 특정 지역에서는 평가에서 발견될 수 있는 예상치 못했던 효과가 발생할 수도 있다. 혁신적인 프로젝트들이 더 근본적이고 많은 비용이 소요되는 평가를 요구할지라도, 모든 중재를 평가해야 하는 여러 가지 분명한 이유가 있다.

평가를 위한 근거에는 다음의 이유들이 포함된다.

- 자원 배분 방법의 평가(노력)
- 목적 달성을 경제적 측면에서 자원의 합리적인 사용 여부로 평가(효율성)
- 영향과 결과, 중재의 가치 여부 측정(효과성)
- 중재나 프로그램의 형평성에 기여 여부 평가(형평성)
- 중재나 프로그램의 전달(체계)의 적절성, 실행가능성 및 지속가능성 판단(실행가능성)
- 중재의 총체적 편익 평가(효능)

- 미래의 계획 알리기
- 다른 사람에게 결정의 정당성 증명

왜 평가하는가?

평가는 서비스 제공을 위해 사용가능한 자원들을 활용한다. 수요가 있는 곳에 항상 서비스가 제공되듯이, 서비스 제공보다는 오히려 평가에 이렇게 자원들을 사용하는데 대한 강한 합리적 이유가 있어야 한다. 새로운 중재나 시범적인 중재들은 엄격한 평가를 필요로 한다. 왜냐하면 효과성이나 효율성에 대한 근거 없이 그러한 중재들을 계속해야 한다고 주장하기 어렵기 때문이다. 평가가 노력의 가치가 있는지 여부를 결정하는데 사용할 수 있는 다른 기준은 그것이 얼마나 잘 수행될 수 있는가와 연관되어 있다. 평가 활동에 참여한 다른 집단으로부터 협력을 얻는 것이 불가능하다면, 평가하려고 시도하는 것 자체도 가치가 없을 수 있다. 만약 평가가 초기에 고려되지 않은 채 '뒤늦은 생각'으로 추가되었다면, 평가는 노력할 만한 가치가 없는 부분적이며 바이어스의 발생 가능성을 내포한다.

평가는 그것이 나중에 차이를 만들어 낼 수 있는 경우에만 가치가 있다. 이것은 평가의 결과들이 관심 있는 이해당사자들에게 접근 가능한 형태로 해석 및 피드백 되어야 할 필요가 있음을 의미한다. 때로는 평가가 굉장히 부적절한 형태로 사장되기도 한다. 더더구나 평가(업무)보고서들은 관리자 이상에게 보고되지 않거나 전문용어로 채워진 학문적 연구물로 잘 알려지지 않은 전문학술지들에 발표될 수 있다.

무엇을 평가할 것인가?

건강증진 목표는 개인의 변화, 서비스 이용이나 환경의 변화일지도 모른다. 평가를 필요로 하는 즉, 흡연감소 중재프로그램과 연관이 있는 목표의 가능한 영역은 다음 사항을 포함할 수도 있다.

- 간접흡연 위해와 같은 지식의 증가
- 다른 사람이 내뿜은 담배연기를 들이마시지 않으려는 등 태도의 변화
- 금연과 같은 행동의 변화

- 스트레스를 줄이기 위해 이완방법 등을 배우려는 새로운 기술의 습득
- 일반의사가 저소득계층을 위해 니코틴 보조제를 처방할 수 있도록 해주는 기금 마련 등의 건강한 정책 수립
- 담배 광고 및 판촉 금지, 어린이 탑승용 자동차 내에서의 흡연 금지 등 환경 개선
- 일인당 흡연할 수 있는 담배량과 흡연자 수 감소 등 위험요인 절감
- 금연클리닉 개설률, 금연상담용 도우미 전화 운용으로 인한 상담 수 등 서비스의 이용(량) 증가
- 호흡기계질환 및 관상동맥질환의 (발생, 유병)률 감소 등 이환율 감소
- 폐암으로 인한 사망 감소 등 사망률 감소

이런 모든 요인이 건강과 관련이 있을지라도 이들은 분명히 분리되어 있으며, 더욱이 지식 증가와 행동 변화 사이의 확실한 연계성은 없다. 따라서 중재프로그램의 어떤 특성들(건강박람회에서 받은 홍보물의 개수 또는 앞으로 운동을 더 좋아할 것이라고 보고한 사람의 수 등)만을 측정해서 당초 정해진 목표(즉, 신체활동의 증가 여부)를 평가하는 것은 부적절하다. 명시된 목표를 위해 적절한 (보건)지표의 선택은 중요하다. 이 주제는 적절한 지표의 선정을 위해 논리모형(logic model)의 활용을 강조한 제19장에서 이미 논의한 바 있다.

학습활동 20.2 무엇을 평가할 것인가?

일차보건의료사업으로 성인 남성을 위한 건강관리클리닉(well-man clinic)이 개설되었다. 그 목적은 중년 남성의 건강상태를 모니터하고, 건강한 생활양식을 실천하도록 정보와 조언을 제공해줌으로써 결국에는 장기적으로 고혈압이나 흡연과 같은 건강위험을 줄이는데 있다. 사업이 진행되면서 담당 간호사는 50~65세의 모든 남성들을 30분이 소요되는 보건교육 프로그램에 초청한다. 이 시간에 생체지표(몸무게, 혈압)를 측정하고, 생활양식(즉, 식이, 흡연, 음주, 약물 섭취, 성생활, 운동 등)에 대해 질문하고, 건강한 생활양식을 받아들일 수 있도록 개별적인 맞춤정보와 조언을 제공해준다. 이 중재프로그램은 간호사의 업무량과 근무시간의 상당한 부분을 차지한다.
당신은 이 프로그램을 어떻게 평가할 것인가?

과정평가, 영향평가 및 결과평가

평가는 항상 불완전하다. 즉, 중재의 모든 요소를 측정하는 것은 불가능하다. 대신 우선순

위를 두어야 할 평가기준과 반드시 측정되어야 할 목표가 먼저 결정되어야 한다. 과정평가, 영향평가, 결과평가 간의 구별은 항상 필요하다. 소위 형성평가(formative evaluation) 또는 조명평가(illuminative evaluation)라고도 하는 과정평가(process evaluation)는 사업의 수행과정을 사정하는데 관심을 둔다. 결과는 즉각적인 측면(영향), 중간적인 혹은 장기적인 측면(결과)으로 구분할 수 있다. 영향평가와 결과평가(impact and outcome evaluation)는 모두 중재의 효과를 사정하는데 관심을 둔다.

제19장에서 평가는 중재나 프로젝트의 다음의 다양한 특성들과 연관이 있어야 한다고 설명하였다.

- **효과성**과 중재가 의도하였던 결과를 달성한 정도. 중재가 작동하고 있는가? 중재나 프로젝트의 결과로서 달성된 어떠한 변화들이 있는가? 중재나 프로젝트가 다른 대안의 프로그램보다 더 잘 수행되고 있는가?
- **효능(efficacy)**과 중재가 최소 비용 대비 최대 편익을 달성하는 정도. 프로젝트가 (투입하는) 돈의 가치를 실현하는가? 프로젝트가 다른 중재보다 더 비용-효과적인가?
- **수용성**과 중재가 필요를 충족시켜주는 정도. 사람들이 서비스에 반응하거나 받아들이는가? 사람들이 제공된 서비스에 대해 만족해하는가?
- **형평성**과 중재가 동등한 접근성을 보장해주며 얻게 될 편익이 동등한 정도. 중재가 필요로 하는 사람들에게 동등한 접근성을 가능하게 해주는가? 더 많은 필요를 갖는 사람들이 더 많은 편익을 얻는가?
- **질(quality)**. 프로젝트 또는 중재가 최선의 가능한 방식으로 제공되고 있는가? 그것은 지속가능한가? 그것은 수용가능한가? 수행에 따른 장애물은 무엇인가?

과정평가

과정평가는 참여자, 실무자 및 기금출연자와 같은 이해당사자들의 관점으로부터 이루어진다. 건강증진 중재와 그 촉진요인이나 억제요인에 대한 이해당사자의 인식과 반응이 조사될 수도 있다. 목표(집단)에 충족되었는지, 사업의 추진일정과 예산에 부합되었는지 등의 좀 더 많은 객관적 자료들이 요구될 수 있다. 과정평가의 목표는 실용적이다. 즉, 그 중재가 유사하거나 다른 목표 집단을 대상으로 비슷한 장소나 다른 장소에서도 반복, 수정 및 재현될 수 있는가?

과정평가에는 다음의 4가지 핵심 질문들이 포함된다(Hawe et al., 1994; Nutbeam, 1998).

1. 프로그램이 목표 집단에 제공되고 있는가(프로그램 접근성)?
2. 참여자들이 프로그램에 만족하는가(프로그램 수용성)?
3. 프로그램의 활동이 모두 실행되었는가(프로그램 완전성)?
4. 프로그램에 사용된 재료와 부품은 모두 양질인가(프로그램의 질)?

과정평가는 광범위한 질적 혹은 '유연한' 방법론을 적용한다. 이러한 방법의 예로는 면접, 일기, 관찰 및 문서의 내용분석(content analysis) 등이 있다. 이런 방법들은 어떤 특정 프로그램과 요인이 성공이나 실패에 결정적인지에 대한 많은 정보를 제공해주지만, 그 프로그램들이 다른 지역에서 재현된다면 무슨 일이 발생할지 예측하기는 어렵다. 이렇게 과정평가는 '구조화된' 과학적 방법론들을 사용하지 않기 때문에 그 결과들을 대표성이 없는 것으로 여겨 쉽게 버릴 가능성이 있다. 하지만 과정평가는 건강증진에 결정적이다. 우리는 건강증진 중재가 서로 다른 인구집단에 따라 어떻게 해석되고 반응되는지, 그 중재 자체가 건강을 증진시키는지를 이해할 필요가 있다. 이를 위해 과정평가가 필요하다.

영향평가 및 결과평가

건강증진 프로그램의 평가는 대체로 중재의 결과로서 달성된 효과와 특정 변화를 규명하는 데에 관심을 둔다. 중재의 효과는 그 정도에 따라 다음과 같이 평가될 수 있다.

- **영향** – 지식의 증가나 태도의 변화와 같은 즉각적인 효과 혹은 산출물
- **결과** – 생활습관의 변화와 같은 장기 효과(long-term effects)

평가를 위한 도전은 어떠한 변화가 발생되었는지, 중재에 기인하여 변화가 도출되었는지를 결정해야만 한다. 흔한 기대는 건강증진이 이환율과 사망률의 감소에 기여할 것이라는 점이다. 하지만 이러한 효과는 매우 적을 수도 있으며, 여러 해 동안 나타나지 않을 수도 있다. 평가의 시기는 어떤 자료가 수집될 수 있는지, 그 중재로 인해 기인된 효과를 얼마나 신뢰할 것인지 등에 영향을 미칠 수 있다. 아래의 학습활동 20.3 사례에서 이를 설명하고자 한다.

일반적으로 영향은 중재나 프로젝트의 즉각적인 결과로 발생된다. 예를 들어 중학교를 위한 건강증진 프로그램이 마지막 세션으로 프로그램 검토를 포함할 수도 있다. 학생들은 프로그램이 시작된 이후로 어떻게 변화했는지, 그들의 미래 행동에 영향을 미칠 것인지에 대해 어떻게 생각하는지를 학생들에게 물어볼 수 있다.

학습활동 20.3 언제 평가할 것인가? : 심혈관질환(cardiovascular disease, CVD) 감소프로그램의 영향과 결과

심혈관질환(CVD) 감소프로그램은 다음의 5가지 효과를 보일 수 있다.

1. 심장동맥질환(coronary heart disease)과 뇌졸중(stroke)의 위험요인에 관한 지식을 향상시킨다.
2. 위험요인 선별검사(risk factor screening) 기회를 갖도록 사람들의 동기부여와 관심을 증가시킨다.
3. 더 많은 사람들이 선별검사 클리닉에 방문하도록 설득한다.
4. 심장동맥질환과 뇌졸중에 관한 언론 보도율을 높여준다.
5. 심혈관질환으로 인한 조기사망률(premature mortality rate)을 감소시킨다.

이러한 결과 중 어느 항목을 즉각적으로, 6개월, 12개월, 5년 후에 평가할 수 있는가?

결과평가는 장기효과의 사정을 포함하기 때문에 좀 더 어려울 수 있다. 앞서 언급된 예로 설명하면, 프로그램이 1년 뒤 학생의 행동에 영향을 미쳤는지 결정하기 위해 결과평가를 사용할 수도 있다. 이것을 확인하는 한 가지 방법은 참여자들의 프로그램 전・후 (흡연, 음주 및 운동과 같은) 건강관련행태(health-related behaviour)를 비교하면 될 것이다. 하지만, 어떤 건강증진 프로그램으로도 무관하게 1년 후 학생의 행태에 변화가 야기되기도 한다. 그래서 두 집단에서 동일한 변화가 발생했는지를 관찰하기 위해 중재 프로그램에 참여한 학생들을 그렇지 않은 비슷한 학생들과 비교하는 것이 더 나을 수 있다. 모든 행태 변화가 건강증진 프로그램의 결과로 보며, 이에 그 영향력을 과대추정하려는 위험을 피하기 위해 학생들의 두 번째 혹은 대조집단이 필요하다. 사전 및 사후연구(pre-and post-studies), 실험연구(experimental studies)는 효과를 판단하기 위한 가장 신뢰할 만한 방법이다.

학습활동 20.4 결과 대 산출물 : 차이점은 무엇인가?

결과와 산출물 사이의 차이점은 무엇인가?

결과평가는 영향평가 보다 더 복잡하고 비용이 많이 든다. 1년 후에 동일 학생들을 찾아가서 그들로부터 새로운 정보를 얻으려면 시간과 자원이 필요할 것이고, 대조군으로 활용될 학생들의 정보를 얻는 것도 시간과 자원을 수반한다. 그러나 이런 문제점에도 불구하고, 결과평가는 오랜 기간 동안 지속된 변화를 측정해주기 때문에 일반적으로 가장 선호하는 평가방법이다. 영향 혹은 결과에 관한 자료를 이용한 연구결과들은 종종 산술적으로 표현되며, 이는 다시 신뢰성을 향상시킨다. 계량적이거나 '구조화된' 자료들은 과정평가에서 사용된 '유연한' 자료들보다 좀 더 구체적이고 사실적이다.

평가 연구방법론(evaluation research methodologies)

평가는 규칙 등의 엄격한 적용과 반사성의 정도가 차이나도록 수행된 다양하고 많은 활동들을 내포한다. 가장 단순한 단계에서 평가란 어떤 역량이 있는 보건의료종사자가 당연한 절차로서 무엇을 실행하였는지를 기술하는 즉, '그 상담이 어떻게 진행되었는가?' 또는 '환자는 내가 말하는 것을 이해하였는가?' 등의 업무활동을 평가하고 측정하는 과정이다. 여기에는 건강증진 중재에 대한 비공식적인 피드백이나 검토의 과정이 포함된다. 또한 사정(assessment)이 (연구자의) 의도와 직접 연결되어 있다면 평가는 좀 더 공식적이거나 체계적 검토활동과 연관이 있다. 평가는 사전 정의된 프로젝트나 중재 또는 프로그램의 일부분으로서 일련의 중재들로 이루어질 수 있다. 당신이 무엇을 알기 원하는지에 따라 평가는 다음 사항에 초점을 두게 된다.

- 효과성 측정(RCTs, 비무작위 할당 설계, 환자-대조군연구)
- 변화 과정의 이해 - 일반적으로 질적 방법을 사용하는 과정평가는 중재가 실패하거나 실행되는 이유에 대해 깊은 통찰력을 제공해 줄 수 있다.
- 비용-효과의 측정 - 비용-편익분석(cost-benefit analysis) 또는 비용-효과분석을 활용하는 경제적 평가

학습활동 20.5 평가 연구방법론

한 병원의 간호사는 심장병 환자들이 금연할 수 있도록 지원하는 프로그램을 마련하였다. 이 중재 프로그램은 환자의 흡연행태를 사정하고 개별 (금연)계획을 세워주기 위해 면담시간을 예약해주는 핵심 보건의료종사자의 확보도 포함된다. 퇴원 후 환자들은 6주 동안 매주 한 번씩 전화 추적조사를 받게 된다. 사업팀은 목표 집단에서 금연의 성공이 그 프로젝트에 의해 비롯되었는지 어떻게 평가할 수 있는가? 당신이 선정한 연구방법의 장점과 한계점은 무엇인가?

평가는 서로 다른 다양한 연구방법들을 사용한 연구로서 공식적으로 자주 수행된다. 증명

(proof), 실험과 같은 고전적인 과학적 방법은 그동안 시행하였던 연구들과는 달리 모든 요인들을 통제하면서 이루어지며, 실험실 조건 하에서 가장 잘 완성될 수 있다. 그러나 국민의 건강이 이슈로 발의되는 곳 어디에서든지 평가를 수행하기란 불가능하고 비윤리적이다. RCT는 증명에 이어 그 다음으로 엄격한 과학적 연구방법이다. 이는 사람을 중재군(실험군)이나 대조군에 무작위로 할당하여 배정한다. 무작위 할당(random allocation)이란 건강에 미치는 영향요인으로 잘 알려진 연령, 성, 사회계층과 같은 변수에 따라 중재군과 대조군의 두 집단 간에 비슷하게 분포하도록 하는 것을 의미한다. 그러고 나서 중재군에서 파악된 어떠한 변화라도 대조군에서의 변화와 비교된다. 대조군과는 달리 중재군에서만 발생된 이러한 변화들은 건강증진 프로그램에 의해 기인되었을 수 있다.

학습활동 20.2의 건강관리클리닉 사례에서 RCT 연구는 목표대상자의 모든 남성들을 중재군(선별검사를 위해 초청함)이나 대조군(초청안 함)으로 무작위 할당을 하게 된다. 그러고 나서, 중재 프로그램을 수행한 후 두 집단을 비교하게 된다. 중재군이 대조군보다 건강상태나 건강관련행태에서의 그 성과가 통계적으로 유의하게 개선되었다면, 그 중재는 효과적이라고 간주하게 된다(그림 20.1).

무작위 대조군 임상시험 수행에 필요한 엄격한 과학적 기준을 실제 생활의 조건에서 충족하기란 쉽지 않다. 대부분의 건강증진 프로그램들은 파급 효과를 나타내며, 실제로 그렇게 설계된다. 대상자의 다른 집단들을 격리시키거나 중재 프로그램이 시행되는 기관 밖으로 빠져나가지 않도록 보장하는 것은 불가능하다. 하지만 RCT 설계는 중재군에서 관찰된 변화들이 통계적인 유의성이 매우 큰 정도라면, 이는 건강증진 프로그램에 의해 기인된 것임을 의미한다.

또한 평가연구는 변화에 포함된 그 과정의 이해에 초점을 맞춘 질적 연구방법을 활용할 수도 있다. 이런 유형의 평가는 중재로 인해 발생되는 상세 내용 및 어떤 특성이 효과적인지에 관한 정보를 제공해준다. 질적 연구방법론과 도구의 활용을 통해 이러한 목적을 달성하게 되며, 사례연구는 이런 접근방법의 하나이다. 건강증진 중재는 여러 가지 방법들을 활용하여 집중적으로 연구를 하는 '사례'에 해당된다. 이는 평가자로 하여금 중재가 참여한 연구대상자들에게 어떻게 영향을 미치는지에 대한 상세한 결과를 얻도록 해준다. 사례연구는 전형적으로 작은 규모이며, 그 결과는 계량적 용어보다 기술적으로 표현된다. 각각의 사례연구는 유일무이하고, 그 결과는 다른 상황에 일반화시킬 수 없다. 연구방법으로서 사례연구의 강점은 규명된 효과가 실제적이며, 그 프로그램에서 도출되었다는 매우 높은 신뢰성을 보이는 점이

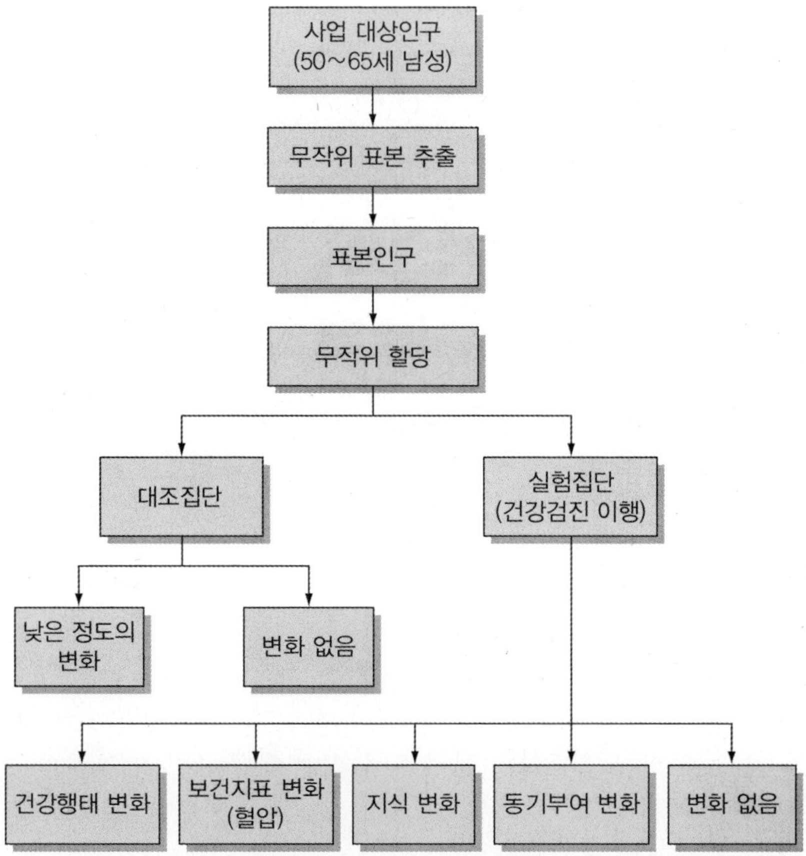

그림 20.1 건강관리클리닉을 평가하기 위한 무작위 대조 임상시험

다. 학습활동 20.2의 건강관리클리닉 사례에서, 질적 사례연구 접근방식(qualitative case study approach)은 선별검사 기회와 실무 간호사를 만나게 된 남성 표본을 대상으로 한 심층 면접조사를 포함하게 된다. 면접조사는 연구대상자인 남성에게 클리닉을 방문하도록 한 초청을 어떠한 동기로 수용하게 되었는지, 어떻게 경험을 발견하였는지, (그렇다고 한다면) 그 중재가 어떤 영향을 미쳤는지를 탐색하기 위해 수행된다.

RCT와 사례연구는 건강증진 중재의 효과를 구별하기 위해 활용되는 방법이다. 유의한 경향을 파악하고자 시행하는 설문조사(survey), 코호트(cohorts)를 시간 경과에 따라 추적하는 관찰연구 등의 다른 연구방법들도 많다. 실제로는 연구방법들이 겹치거나 혼합되어 사용되기도 한다. RCT는 증명처럼 과학적, 계량적 의학연구모형으로 구축되어 고차원 연구방법에 해당되며, 일반적으로 사례연구보다 더 가치 있고 신뢰할 만하다고 여겨진다.

복합 중재에 대한 평가

많은 건강증진 중재들은 다양한 이해당사자들과 서로 다른 프로그램 요소들을 내포하므로 복합적이며 개인, 조직, 서비스나 인구집단 수준에서 효과를 나타낸다. 어떤 중재는 특별한 상황(맥락, context)에서만 가능하기도 하다. 즉, 그 상황의 특성을 고려하고 그러한 상황의 특성을 중재에 활용하고자 한다는 뜻이다. '슈어스타트(SureStart)'와 같은 지역사회 프로그램은 복합 중재의 한 사례에 해당한다. 목적은 단지 직접 효과만이 아니라 상황에 영향을 미치고 효과를 극대화시키도록 변화를 유인하는데 있다.

따라서 이런 중재를 평가하기 위해 임상시험(experimental trials)과 같은 평가의 과학적 방법론의 사용은 적절하지 않다. 복합 중재의 평가는 그 무엇이 '작동하는지' 규명하기 위해 중재를 제외하고 모든 요인을 걸러내는 대신 중재의 '촉매(trigger)' 효과를 상세히 풀어헤쳐 분석하는데 있다. Pawson과 Tilley(1997)는 이를 투입－결과의 상호작용 관계에서 무엇이 발생하였는지에 대해 탐색하기 위해 블랙박스(black box) 내부를 들여다보는 과정으로 설명한다. 결과평가와 과정평가는 동시에 수행될 필요가 있다. 평가에 대한 Pawson과 Tilley(1997)의 사실적 접근방법(realistic approach)은 이를 실천하는 수단을 제공하며, 다음과 같이 요약될 수 있다.

$$\text{상황, 맥락} + \text{기전} \rightarrow \text{결과}$$

달리 말하면, 평가는 다음 사항을 이해하기 위해서 추진된다.

- 중재가 어떻게 결과를 유도하는가?, 변화가 발생되는 기전은 무엇인가?
- 변화가 나타나는 이유를 어떤 요인으로 설명할 수 있는가?, 중재로 인한 효과를 설명할 수 있는 요인들은 있는가?

사실적인 평가는 평가에 대한 '이론적 모형에 근거한(theory－driven)' 접근방법 중 하나이다. 평가는 연구가설과 함께 시작해서 그 이론을 지지할 것인지, 변조할 것인지 또는 채택할 것인지의 실증적 근거를 찾고자 노력하는 전통적인 과학적 방법론을 따른다고 가정한다. 평가에 대한 변화이론(theory－of－change)을 적용한 접근방법에는 다섯 가지 절차가 있다.

1. 장기 목표와 그 이면에 깔린 가정들을 규명하라.
2. 목표를 달성하기 위해 필요한 전제조건을 밝힐 수 있는 후향적 단계를 제시하라.
3. 예상된 변화를 이끌어 낼 수 있는 주도적인 중재를 확인하라.
4. 새로운 계획을 평가하기 위해 결과 측정지표를 개발하라.

5. 계획의 논리를 설명하기 위한 기안문을 작성하라.

복합 중재가 수많은 요소들을 내포하고 있는 중재이기에, 그런 프로그램을 평가하는 데에는 다음의 여러 가지 영역의 복합성을 고려해야 한다.

- 중재의 요소 간 상호작용
- 중재가 목표로 두고 있는 집단이나 조직 수준의 개수
- 결과의 개수와 변이
- 중재의 유연성 정도 또는 재단하는 방법

그러나 아스펜연구소(Aspen Institute)의 초기 보고서에 의하면, 좋은 변화이론은 '그럴듯하고, 실천-가능하며, 검증 가능하다(Connell & Kubisch, 1998).'

사례 학습 20.1 사실적인 평가

사실적인 평가는 결과에 영향을 미치는 요소 및 중재가 서로 다른 상황에서는 상호 차이 나게 작동되는 이유를 찾아내고자 하는 접근방법이다(Pawson & Tilley, 1997). (Pawson은 사실적인 평가를 https://www.youtube.com/watch?v=xJSehOBa751에서 설명하고 있다.) 이것은 우리에게 중재가 어떻게 지속적으로 반복될 수 있는지에 대해 이해할 수 있도록 도움을 주기에 중요하다. 사실적인 평가는 '무엇이 수행되는지, 누구를 위하여, 무엇을 기대하는지, 어떤 정도로, 무슨 내용으로, 어떻게?' 등을 이해하고자 노력한다. 평가의 주요한 과업은 중재가 어떻게 기대되는 효과를 이끌어내는지, 어떠한 기전이 어떤 결과를 생성해 낼 것인지의 변화이론을 추출하고 검증하는데 있다. '작동하는' 프로그램은 서로 다른 다양한 수준에서 성공적으로 운용될 필요가 있다. 예를 들면, 보건교육 프로그램의 평가 시에는 다음 사항을 이해할 필요가 있다.

- 계획 - 프로그램의 발상이 설득력 있는가?, 정보가 신선하고 흥미로운가?
- 개인 - 교사/강사는 효과적인가?, 청중/학생은 흥미로워하는가?
- 기관 - 프로그램은 개별지도, 강의, 가상 학습 환경이나 대중매체로 (초·중·고등)학교, 대학 또는 교도소에서 제공될 수 있다. 매체 수단은 차이를 나게 하는가?
- 하부구조 - 대상자들의 술기와 학습(역량)이 개선되기를 기대한다면 주변의 문화, 경제 및 환경이 학습(교육)에 가치를 두는가?

평가 설계는 잠재적인 프로그램 기전에 대한 가설의 구축에 의해 시작된다. 설계의 그 다음 단계는 기전의 작용에 따른 차이가 나타나는지의 평가 내용에 대한 가설을 구축하는 것이다. 또 다른 가설들은 '프로그램이 향후 누구에게서, 어떤 환경에서 성공할 것인지 또는 실패할 것인지'에 대해 예측해준다.

비용-효과의 평가

평가를 하는 또 다른 이유로는 바람직한 결과들이 가장 경제적인 방법으로 달성할 수 있는지, 건강증진에 대한 자원배분을 합리화할 수 있는지에 대해 결정하는 것이다. 건강증진의 경제적 이익과 손실을 산정하는데 다양한 방법이 있다. 비용-편익분석은 수행한 일이 가치 있는 일인가와 그 가치가 어느 정도인지를 산출하는 방법이다. 비용-편익분석은 건강증진 프로그램의 투입과 편익(산출) 양쪽의 가격에 의존한다. 그러고 나서 각 편익의 비용을 계산하는 과정이 진행된다. 이것이 비용-편익 비(cost-benefit ratio)로 알려져 있다. 건강 결과나 편익에 가격을 매기는 것은 매우 어려운 과제이다. 이런 문제에 대한 접근방법은 건강증진 중재에 대한 비용-편익 비와 다른 건강중재에 대한 비용-편익 비를 비교하는 것이다. 예방이 치료보다 더 저렴하고 건강증진이 재정을 절감해준다고 가정하기도 하지만, 반드시 그렇지만은 않다.

사례 학습 20.2 금연의 비용-효과

가격에 합당한 가치(value-for-money)를 부여하는 도구(www.thensmc.com/resources/vfm)는 사회마케팅(social marketing)과 행동변화 프로그램의 비용-효과를 산정하는데 도움을 준다. 금연은 다음에 의해 비용을 절약해준다.

- 국가보건서비스(National Health Service)에서 흡연 관련 질환에 이환된 국민을 치료하지 않아도 된다.
- 흡연 관련 질환에 이환된 국민에게 질병급여와 장애연금을 지불하지 않아도 된다.
- 아파서 쉬는 근로자들이 더 줄어들기 때문에 사업장에서 생산성이 증가된다.

  비용으로 산출하기에 더 쉽지 않은 다음의 기타 편익도 포함된다.
  - 간접흡연(second-hand smoke)에 대한 노출이 더 줄어든다.
  - 영유아와 청소년 중 (미래에) 흡연을 할 기회에 대한 금연의 효과

금연은 다음에 의해 비용을 지출하게 된다.

- 장수하는 국민에게 퇴직연금을 더 지불해야 한다.
- (담배의) 수요 감소에 따른 실직으로 인해 담배제조업과 소매업 종사자에게 실업급여를 지불해야 한다.
- 담배세에 의한 정부 수익의 감소
- 약물치료의 비용

일단 중재 수행이 결정되면, 경제성 분석(economic analysis)이 자원화의 가장 효율적인 방법을 결정하는데 도움을 줄 수 있다. 효율성(efficiency)은 최소 비용으로부터 산출된 최대

편익을 의미한다. 비용−효과는 동일 결과를 얻는데 사용한 금전적으로 서로 다른 방법들 중 하나의 비교이다. '비용−효과분석(cost−effectiveness analysis)은 우리에게 어떤 일을 하는데 있어서 가장 최선의 방법을 알려줄 수는 있지만, 그렇게 하는 것이 가치가 있는지 없는지를 알 수 없다는 의미에서 기술적 효용성을 말한다(Cohen 2015, p.393).' 기회비용(opportunity costs)은 자원이 무엇인가 즉, 건강증진 프로젝트에 배분될 때 희생되거나 사라지는 것을 의미한다.

경제성 평가(economic appraisal)는 제한된 자원 내에서 항상 경쟁적인 요청이 있기 때문에 평가에 있어 중요한 요소이다. 건강 관련 의사결정을 하는데 경제학의 활용은 마음에 안 드는 생각일 수 있으며 국민이 자신의 건강, 안녕이나 삶에 가치를 부여하려는 시도로부터 뒷걸음질치게 할지도 모른다. 그러나 국민, 사회 및 정부가 경제적 고려에 의해 영향을 받을 수밖에 없는 선택과 의사결정을 끊임없이 해야 한다는 것은 사실이다. 그래서 (정책) 의사결정과정을 투명하게 하고, 평가연구에서 경제학적 원리 및 개념을 포함하는 것이 중요하다. 국립보건의료효과연구원(National Institute for Health and Care Effectiveness, NICE)에 의해 정해진 의사결정을 지지하기 위해 활용되는 근거의 고찰은 대부분의 공중보건중재들(public health interventions)이 상당히 비용−효과적임을 말해준다(Owen 등, 2012).

어떻게 평가할 것인가? : 평가의 과정

평가하기 위해 무슨 정보가 필요하고 그 정보를 어떻게 수집할 지에 관한 결정이 필요하다. 이것은 접근 가능한 자료들을 적절한 시기에 수집할 수 있다는 확신을 위해 중재의 시작 단계에서 결정될 필요가 있다. 평가를 위해서는 여러 가지 단계들이 있다.

1. 프로그램을 설명하되, 그 목적과 목표를 명백하게 기술하라.
2. 모든 이해당사자들에게 관심 있는 이슈와 질문을 규명하라.
3. 정보수집 과정을 설계하라.
4. 자료를 수집하라.
5. 자료를 분석하라.
6. 권장사항을 작성하라.
7. 결과물을 전달하라.
8. 실행하라.

많은 전문가들은 평가과정이 건강증진 원칙에 충실해야 한다고 주장했다(Thorogood & Coombes, 2010; Morgan, 2006). 즉, 평가는 모든 이해당사자의 참여를 포함해야 하며, 평가는 참여자들의 역량을 강화하는 경험이어야 한다.

따라서 평가는 반드시 고려될 필요가 있는 몇몇 주요 측면들을 포함한다. 이런 특성은 다음과 같이 요약할 수 있다. 즉, '무엇을 측정할 것인가?, 누가 평가할 것인가?, 자료를 어떻게 수집하고 분석할 것인가를 포함해서 어떻게 평가할 것인가?, 결과를 토대로 무엇을 할 것인가?, 또는 이런 결과들을 실천으로 이행할 수 있는가?' 등. 이러한 핵심 특성들을 다음 절에서 바로 논의할 것이다.

무엇을 측정할 것인가?

건강증진 효과를 평가하기 위해 무엇을 측정할 것인가를 결정하기란 쉽지 않다. 이론적 측면에서 '건강(health)'의 용어에 대한 수많은 개념과 정의를 보면, 어떻게 그것을 평가해야 할지에 관해 합의된 적이 없었음을 알 수 있다. 건강의 의학적 모형을 수립하는 학자들은 이환율(morbidity), 장애율(disability) 및 사망률(mortality) 관련 자료들을 그 평가목적에 사용할 적합한 측정지표로 본다. 건강의 사회적 모형을 채택하려는 학자들에게는 좀 더 광범위한 측정지표들(예를 들면, 사회경제적 상태 혹은 생활환경의 질 등을 포함)이 적합할 것이다. 건강의 교육적 모형에 우선순위를 두는 학자들에게는 지식과 태도 변화의 측정이 최고의 지표일 것이다.

가장 중요한 원칙(golden rule)은 기획과정 중 세워진 목표를 측정해야 한다는 것이다(사업목표에 대한 자세한 설명을 위해서는 프로그램 기획에 관한 제19장을 참고하라). 이 원칙이 맞더라도 실제로는 적용하기 쉽지 않아서 많은 평가연구들이 이 원리를 지키지 않고 있다. 다양한 이해당사자들은 서로 다른 목표를 가질 수 있으며, 평가 시 이를 고려할 필요가 있다. 적합한 측정방법 이외에 합의되지 않은 채 수립된 목표에도 관심을 두어야 한다. 예를 들어, 늘어나는 다기관 협력(multiagency collaboration)이나 지역사회 참여(community involvement)와 같은 (사업의 추진) 과정에서의 목표들은 측정하기 어렵다. 어떤 관련성 있는 자료들의 수집은 일상적으로 측정할 수 없기 때문에 특별한 노력을 필요로 한다. 특히 사람들의 태도나 신념의 변화는 측정하는 그 자체가 어렵다.

건강증진 중재의 성공은 단지 행태 변화 또는 이환율 감소의 달성만을 의미하지 않는다. 예를 들면, 주사기 교체 지침은 마약중독자 중 인체면역결핍바이러스(human immunodeficiency virus, HIV) 감염률의 감소만으로 판단될 수 없다. (사업지침의) 수용률(take-up rate)과 같은 성공의 다른 지표들 또한 중요하다. 많은 경우에 행태 변화로부터 이환율의 정확한 변화를 예측하는 것은 현실적이지 않다. 비록 주사기 공동 사용과 HIV 감염 간에 연계가 있더라도 다른 위험요인들 때문에, 이 사업의 수행으로 인한 위험감소(risk reduction)를 예측하는 것은 현명하지 못할 수 있다.

제19장에서 보았듯이 논리모형의 사용에 따라 당신은 특정 사업기간 동안 - 프로젝트나 포괄적인 사업/복합 중재의 일부분이듯 - 그러한 일련의 활동으로 인해 초기·중기·장기 효과들이 어떻게, 왜 나타나는지에 대해 설명해주는 변화이론을 활용할 것이다. 실무자들과 참여자들로부터 얻게 된 연구 근거와 지식은 프로그램에 더 배가될 것이다. 예를 들면, 자신의 생애 동안 자녀를 갖고자 하는 건전한 (가족계획의) 시작이나 어른이 되듯이 부모가 되기 위해 새롭게 준비하려는 총괄목적을 지닌 산전교육 프로그램의 평가의 경우 측정해야 할 다양한 범주의 결과를 갖게 될 것이다.

- 단기 : 임신기간 동안의 식이, 흡연 등에 대한 지식, 행태
- 중기 : 임상적 중재의 감소, 신생아 체중, 감정 등과 같은 출산 결과
- 장기 : 산후우울증의 감소, 인지 발달 및 최종 교육 성취도

논리모형은 다음의 특성을 갖게 될 것이다.

- 분만 동안 산통에 대한 지식이 통증완화제를 덜 사용하게 해주는지 또는 부모가 되기 위한 (철저한) 준비가 자녀의 어린 시절 교육 성취도를 가늠할 수 있는 읽기와 같은 부모의 조기 개입을 더 많이 하게 되는지 등 건강의 결정요인과 건강결과 간에 명백한 가설을 연계해보라.
- 중재 활동의 이론적 합리성(theoretical plausibility)과 기전을 검증해보라.
- 산전교육을 제공하는 보건의료인력의 역량과 같은 핵심적인 효과 중재요인을 규명하라.
- 하위 인구집단 중에서 상이한 효과, 그리고 그 예로서 수용도에서의 잠재적 차이를 포함하여 중기 결과와 잠재적 위해를 구체화해보라.

일부 사업은 여러 개의 목표들을 세우게 되는데, 이중에는 다른 어떤 목표들보다 측정이 더 쉬운 목표도 있다. 이로써 가장 용이하게 목표를 측정하고 그 결과로부터 외삽방법에 의

해 추정을 가능하게 한다. 그러나 측정하려는 내용이 사업결과(즉, 행태적, 환경적 및 태도적 목표들의 결합 형태)의 서로 다른 수준이라면, 이를 실행하는 것은 정당하게 받아들여지지 않게 된다.

학습활동 20.6 성공지표

어린이 사고를 줄이기 위한 목표로 한 프로그램이 시행되었다. 이 사업의 주요 핵심 이해당사자들로는 지역사회와 병원-중심의 보건의료종사자(hospital-based health practitioners), 지역사회 단체(학부모 및 민간단체), 환경보건 공무원과 보건안전 담당공무원 등의 지방공무원(local authority staff)이 포함된다. 이 사업을 평가하는데 적합한 도구로서 다음의 지표들이 제안되었다.

- 캠페인 자료를 받는 사람의 비율
- 캠페인 인식
- 아동 안전장치의 판매
  - (계단 통로 설치 등) 안전 향상을 위한 가정환경의 변화 모색
  - (교통-서행조치 등) 지역 환경의 변화 모색
- 아동 사고의 수 감소
- 입원을 요하는 아동의 중증 사고의 수 감소

각 지표의 추가 논의를 위해 다음 질문을 드린다.
(이 지표는) 적절한가?
(이 지표는) 실용적인가?
누가 (이 지표를) 측정할 것인가?

성공을 판단하기 위한 경계선의 상한이 너무 높으면 부당하게 중재의 효과가 없다고 생각하게 되는 반면, 하한이 너무 낮으면 건강증진 노력의 가치가 없다고 판단할 수 있기에 그 사이에서 균형을 취할 필요가 있다. 올바른 측정 항목의 선택은 어떠한 변화가 중재 없이도 발생한다는 인식과 함께 추가적인 변화가 실현가능하며, 자원의 효율적인 활용을 담보하도록 현실적인 목표의 재수립을 포함한다.

학습활동 20.7 무엇을 성공의 근거로 판단할 수 있는가?

흡연을 중단하기 원하는 사람들을 위한 금연프로그램이 클리닉에서 시작되었다. 한 명의 건강증진사업가가 운영하는 클리닉의 6개 세션에 20명의 대상자들이 참여하였다. 6개월간 프로그램에 대한 평가 결과, 25% 참가자들이 흡연을 중단하였다. 이 프로그램은 성공적인가?

언제 평가할 것인가?

첫 번째 도전과제가 평가의 시기인데, 이는 그 결과에 영향을 미칠 수 있기 때문이다. 평가가 중재의 결과를 결정하려고 한다면, 더 장기간의 평가 일정이 바람직하다. 그러나 이것은 문제를 지니고 있다. 건강증진사업이 장기간의 과정에 해당하며 사업내용과 환경이 끊임없이 변하기 때문에 파악된 어떤 변화들이 다른 요인이 아닌 건강증진 그 자체의 투입에 의해 기인되었다고 확신하기가 어려울 수 있다. 건강증진 프로그램과는 무관하게 건강 관련 지식, 태도 및 행태도 끊임없이 변화한다. 또한 사회와 환경이 서로 다른 많은 요인들에 반응하여 변화하고 있다. 이런 문제에 대한 해결책으로 가능한 한 좀 더 일찍이, 그리고 짧은 기간 안에 평가해야 할지 모른다. 그러나 이렇게 평가하면 더 장기간에 걸쳐 나타나는 결과들을 놓치게 됨을 의미한다. 최선의 해결방안은 시간상 다른 주기별로 평가하는 것인데, 이는 더 많은 자원들을 필요로 한다.

누가 평가할 것인가?

성공은 자신들만의 이슈와 관심을 갖고 있는 지역주민이나 이해당사자들의 서로 다른 그룹에 따라 여러 가지 다양한 의미로 해석된다. 어떤 이해당사자들은 그들의 평가 의제를 다른 그룹에 부과하려고 불공평한 권력을 행사하기도 한다. 건강증진 중재에 참여했던 여러 다양한 지역주민 집단들은 무언가를 투입하였지만, 서로 다른 결과를 기대하고 있을지 모른다. 예를 들어, 특정 프로젝트의 자본 투자가들은 비용-효과적이라 해석될 수 있는 효율성이나 결과를 추구할지 모른다. 실무자들은 수행방법이 고객에게 수용 가능하고, 세워진 목표를 달성할 수 있는 근거를 확보하려고 한다. 관리자들은 성과지표에 의해 측정되고, 생산성이 증가되는 근거를 모색할 수도 있다. 고객들은 자신의 삶에서 건강 관련 행태를 통제할 기회를 찾을지도 모른다. 그래서 누구의 관점에서 평가를 수행할 것인지에 대한 틀을 명확히 제시하는 것이 중요하다. 서로 상반된 기득권이 포함되어 있는지를 간단히 확인하며, 규명하려는 시도가 곧 출발점이 된다. 그리고 난 후 각 그룹으로부터 자료들을 모아 여러 다른 이해당사자들의 관점을 계속적으로 도출하는 것이 이상적일 수 있다. 이런 과정을 다원론적 평가(pluralistic evaluation)라고 한다(Smith & Cantley, 1985). 광범위한 영역의 자료원을 이용하여 삼각측량법(methodological triangulation)의 과정을 활용하게 되면, 총괄적인 현황을 파악할 수 있다. 비록 결과들이 복잡하고 명확성이 떨어져도 서로 다른 이해당사자들의 관점을 고려한 다원론적 평가는 좀 더 완전하다. 다원론적 평가는 실무자뿐만 아니라 고객과

서비스 이용자의 역량을 강화하는 수단이다. 실제로, 다원론적 평가는 매우 복잡하고 비용이 많이 소요될 수도 있어서 일반적으로 평가 자체는 외부 연구팀이나 내부의 실무자에 의해 수행된다. 전자의 방법은 규모가 더 크고, 더 객관적인 경향이 있다.

학습활동 20.8 내부 또는 외부평가

구강보건프로젝트를 시작하면서 미리 평가를 준비할 필요가 있다. 다음의 두 가지 선택이 있는데, 이는 사업 운영에 관여한 참가자들에 의해 수행되는 조직 내 평가(in-house evaluation)나 외부연구팀에 의해 실시되는 외부평가(external evaluation)를 말한다. 각 방법에 따른 장·단점은 무엇인가?

어떻게 평가할 것인가? : 자료 수집과 분석

평가과정에는 관련 있는 자료를 모으고 분석하기 위해 어떠한 방법이 유용한지에 대한 의사결정도 포함된다. 각각의 단계는 다음처럼 별도로 구분하여 기술하였다.

자료 수집

실제적인 어려움은 총체적인 모습을 제공하고자 자료를 수집하고 다른 형태의 자료들을 결합할 때 발생한다. 예를 들어, 이환율과 사망률처럼 몇몇 관련 있는 자료는 이미 이용가능하며 접근가능하다. 또한 정책 기안문이나 건강감시 자료는 이미 존재하거나 얻었을지도 모른다. 하지만 일부 자료는 특별히 수집될 필요가 있으며, 태도 변화나 역량강화와 같은 영역에서는 이를 수행하기 쉽거나 공인된 방법이 없을 수 있다.

질적 자료 및 양적 자료와 같은 폭넓은 범주의 자료들이 평가연구에서 이용된다. 자료 수집방법 선정 시 사용 원칙의 지침은 적당하고 실행 가능한 도구를 활용하라는 것이다. '적당한' 도구란 평가의 목표에 부합하는데 도움이 될 만한 자료를 모으는 것을 의미한다. '실행 가능한' 도구란 제한된 예산과 시간 내에서 자료를 모으는 것을 의미한다(학습활동 20.6 참조). 과정평가는 종종 질적 자료를 사용하는 반면, 결과평가는 양적 자료를 더 자주 사용한다. 그러나 이런 두 가지 유형의 자료는 각각 다른 시점에서 다양한 방식으로 적용이 가능할 수도 있다.

보건의료계에서 주로 사용하는 의학적 모형은 계량적 방법론의 가장 엄격한 유형인 RCT

를 우선순위로 둔다. 그러나 이 장에서 고찰한 것처럼, RCTs는 그 내용이 중요하고 이미 잘 알려진 요인이라 하더라도 건강증진 중재를 평가하기에 적당하지 않을 수도 있다. 또한 RCTs는 잘못 이해될 수 있고, 불필요한 비용이 많이 들 수도 있다(Morgan, 2006). 건강증진을 이행하는 과정 그 자체에 대한 평가 요청은 또한 RCTs와 같은 계량적 방법론의 전문가 사용을 줄여준다. 평가에 참여하는 것이 역량강화가 되기 위해서 이해당사자들은 그 과정을 이해하고, 기여하며, 감독할 필요가 있다.

평가는 과정과 효과를 사정하게 되므로 비교 목적으로 사용할 기초자료(baseline data)를 확보하는 것이 필수적이다. 기초자료가 수집되지 않았다면, 영향이나 결과가 그 중재에 의해 기인된 것이라는 주장이 불가능하다. 기획은 평가과정에서 중재의 이전과 이후 자료(pre-and post-intervention data) 수집이 가능하도록 이를 고려하면서 충분한 자원을 할당할 필요가 있다.

자료 분석

데이터가 계량적인지 또는 질적인지, 어떤 유형의 중재나 연구가 수행되었는지, 그리고 무슨 자원들과 전문지식이 이용가능한지에 따라 자료를 분석하는 여러 가지 방법들이 있다. 자료 분석법을 수준에 맞게 설명해 놓은 많은 훌륭한 교과서들(예, Bowling, 2014)이 있으며, 분석방법의 좀 더 자세한 내용을 알기 위해 이들을 참고하면 된다. 그러나 자료 분석은 단지 연구방법론적 인식 및 전문적 식견에 대한 질문이 아니다. 물론 가치(관)가 자료 분석과정에 대해 영향을 미친다. 일련의 특정 분석 결과를 놓고 누구나 그 유의성이나 의미에 동의해야 한다고 가정하지만, 이는 반드시 그렇지 않을 수도 있다. 즉, 분석결과가 관련성이 있거나 유의한지에 대한 논박이 있을지도 모른다. 자료 분석은 모든 참여자들이 어떤 데이터가 유의미한지, 그리고 왜 그런지에 대해 말할 수 있도록 포괄적이며 역량 구축의 실천(capacity-building exercise) 단계이어야 한다.

건강증진을 위한 근거-중심 (방법)의 구축

평가는 어떤 건강증진 중재가 목적을 충족시키는데 성공적인지, 어떻게 이를 수행할 수 있는지를 밝히는 연구의 기초 확립에 도움을 준다. 따라서 평가는 다른 곳에서도 채택할 수 있는 효과적인 건강증진 프로그램을 규명해준다.

표 20.1 근거의 계층(hierarchy of evidence)

근거 수준	근거의 내용	적용 사례
1	잘 설계된 RCT에 대해 적어도 한 번이라도 체계적 고찰을 시행하여 얻어진 강력한 근거	메타분석 (meta-analyses)
2	적정 크기의 (표본으로) 적어도 한 번 적절하게 설계된 RCT로부터 얻어진 근거	상호 심사 저널 (peer-reviewed journals)의 논문
3	무작위 추출(randomization) 없이 잘 설계된 임상시험으로부터 얻어진 근거 : 코호트, 시계열(time series), 짝지은 환자대조군연구(matched-case controlled studies)	상호 심사 저널의 논문
4	한 센터나 연구팀 이상에 의해 수행되고 잘 설계된 비실험연구(non-experimental studies)로부터 얻게 된 근거	상호 심사 저널의 논문
5	임상근거에 중심을 두되 존중받는 권위로부터 얻게 된 견해 : 기술연구나 위원회 보고서	NICE 지침 근거중심 (임상)지침, 수술 및 임상 주경로 정부위원회
6	동료로부터 얻게 된 견해	동료, 전문가, 현장 보고서

근거-중심 건강증진(evidence-based health promotion)은 '다양한 과학과 사회과학연구 및 평가방법으로부터 도출된 근거를 사전에 고지하여 명백하고 적절하게 활용하고자 노력하는 하나의 공중보건학(public health)이다.'로 정의된다(Rychetnik 등, 2004). 이것은 어떤 연구결과도 근거로 활용될 수 있다는 의미이기도 하지만, 표 20.1에 요약해 놓았듯이 바이어스에 대한 민감성에 따라 유형화시킨 연구설계의 계층에 따른 근거 수준을 수용하게 된다. 계층은 동일한 질문이라도 서로 다른 유형의 연구(설계)를 이용하여 검증하고자 하는 평가에 있어서 어떠한 연구들에 가장 크게 가중치를 주어야 하는지를 알려준다. 근거-중심 방법은 중재의 효과성에 대한 질문에 관련이 있기 때문에 어떤 연구설계가 다른 연구디자인에 비해 더 타당하고 신뢰성이 있는지를 설명하면서 제시해준다. 이에 근거의 계층에서는 중재가 효과를 초래한다는 사실을 밝혀줄 수 있기 때문에 RCT에 높은 가중치를 부여한다. 따라서 이것이 '가장 좋은 기준(gold standard)'으로 알려져 있다. 이것은 근거로서 태도, 신념, 행태에 대한 이해를 제공해주는 질적연구설계(qualitative research designs)와 공중보건 중재의 수행 여부 및 방법에 의해 영향을 받는 맥락적 이슈(contextual issues)를 제외시킨 채 제시되어 있다.

근거-중심 방법은 대부분의 환자에게 가장 효과적인 치료 유형이 무엇인지를 파악하기 위해 여러 가지 다른 치료 프로토콜들을 사용한 RCTs를 적용해 온 의학 및 간호학 분야에서 견고하게 확립되었다. 건강증진에 적용할 근거-중심 방법을 고안하는 것은 더 어려운 일이다.

학습활동 20.9 근거-중심 건강증진

왜 근거-중심 건강증진 방법의 수립이 어려울 수 있는가?

예측 가능성(predictability), 반복 가능성(repeatability) 및 왜곡(위조) 가능성(falsifiability)은 어떤 결과들이 의학으로부터의 근거에서 평가될지에 대한 기준이며, 이들은 폭넓게 받아들여지고 있는 과학적 원칙에 근거한다. 예측 가능성은 적절하게 수행된 중재가 매번 그 예측 결과를 도출할지에 대해 알려주는 것을 말한다. 때때로 복제 가능성(replicability)으로도 언급되는 반복 가능성은 중재가 반복될 수 있으며, 중재가 어디에서나 그리고 언제나 수행되더라도 동일한 결과를 얻을 수 있음을 의미한다. 왜곡될 수 있다는 것은 중재가 효과적 중재로서 틀렸음을 입증하는 것이다. 일단 수행되었다는 가정 하에, 엄격한 평가연구로 중재가 작동하는지를 설명해주면 그 중재는 입증된다. 하지만 중재가 비효과적이거나 위해하다고 밝혀지면 그 중재는 잘못된 것이다. 이 장에서 우리가 고찰한 것처럼, 근거-중심 방법은 실제 세상에서는 거의 불가능한 상태들도 있다. 그리고 현실적인 평가방법으로 보여주었듯이 맥락은 결과에 영향을 주는 핵심이 될 것이다.

생의과학(biomedical science)에서 만약에 x(노출/중재)가 y(효과)보다 더 선행되었고 x와 y 간의 통계적 연관성이 있으며, x의 감소가 y의 감소를 유도하면서 x와 y의 연관성에 z 교란변수(confounding)가 없다면 인과성(causation)이 있다고 입증하는 것은 쉬운 일이다. 건강증진은 수많은 문화적, 사회적, 경제적, 정치적 요인들이 상호작용하는 환경에서 수행된다. 중재의 요인들 중에서 그 관련성이 밀접한 연관을 갖는 복잡한 상황을 가정한다면, 인과성을 직접적으로 증명할 수는 없다.

이것이 건강증진사업의 기초에 아무런 근거가 없다는 것을 의미하지는 않는다. 연구에 대한 메타분석 혹은 체계적 고찰(systematic review)은 효과성 검토(effectiveness review) 측면에서 여러 연구들로부터의 결과들을 함께 통합해준다. 효과성 검토는 건강증진에서의 성공에 대한 합리적 기대가 무엇인지를 말해줄 수 있는 지식 기반을 구축하는 수단이다. 예를 들면, 소아와 건강한 식사에 대한 EPPI 센터의 체계적 고찰(Thomas 등, 2003)은 다음의 질문에 답할 수 있는 근거를 제공해준다.

1. 4~10세 소아 중 건강한 식이 증진을 위한 어떤 중재가 더 많은 과일과 야채를 섭취하도록 하는데 효과적인가?
2. 어떠한 장애요인을 목표로 해야 하고, 어떠한 촉진요인을 구축해야 하는가?
3. 과일과 야채를 먹는데 도움이나 장애를 주는 것에 대해 어린이들과 부모들은 어떤 경험/개념을 갖고 있는가?
4. 어느 정도의 중재가 이러한 경험/개념을 갖추는데 필요한가?

영국에서의 독립적인 국가기관인 NICE는 양호한 건강증진 및 불량한 건강 예방과 치료에 관한 근거중심의 지침을 제공하기 위해 노력하고 있다. NICE 출판물에는 위험한 음주 예방(PH 24)에서부터 지역사회 참여(PH 9), 가정 폭력(domestic violence)과 남용(PH 50) 등의 건강증진을 위한 다양한 중재들이 포함되어 있다(https://www.nice.org.uk/guidance/published?type=ph).

학습활동 20.10 확실성 및 불확실성

당신이 개발 및 수행했던 중재를 생각해보라. 당신이 옳다고 어떻게 확신할 수 있는가?

우리가 확신하지 않거나 결과가 확실하지 않을 때에도 종종 결정은 이루어진다. 우리가 어떤 것을 진리라고 믿지만 그것에 대해 모를 수도 있으며, 제19장에서 언급했던 논리모형을 강조하기 위해 가정하는 추정들이 있다. 그림 20.2는 의사결정에 어떠한 신뢰성과 확실성이 영향을 주는지, 그리고 어떠한 부재가 있음에도 불구하고 우리의 실천을 그럭저럭 해냈는지에 대해 설명해주고 있다.

학습활동 20.11 근거의 부재 시에는

그것을 지지해줄 만큼 근거가 없다면 중재를 수행할 수 없을 것인가?

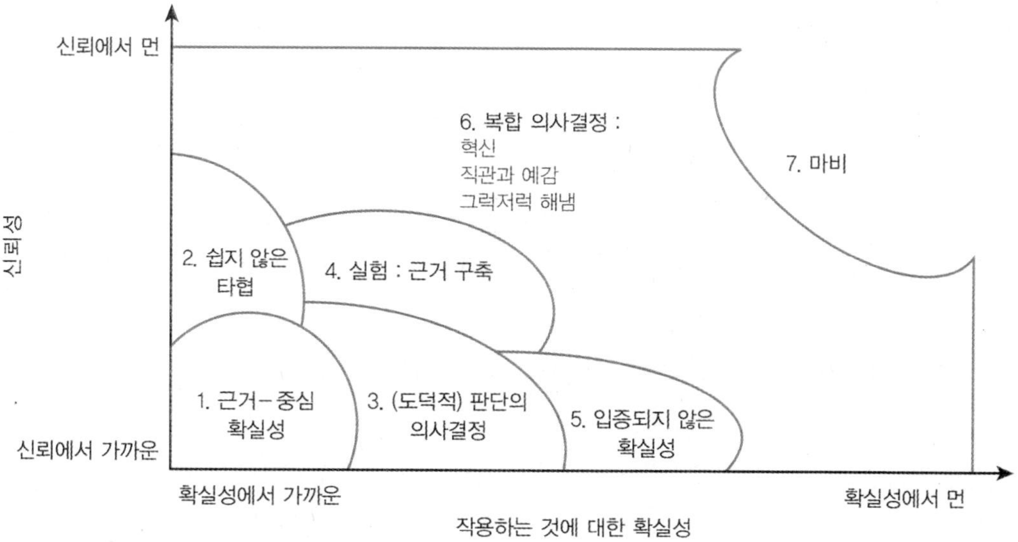

1. 실천과 결과를 연계해주는 근거, 즉 지침이 분명히 있다.
2. 수용 가능성이나 적용 가능할 만한 어떤 근거가 있지만, 불일치 또는 근거가 부족하다.
3. 실천의 효과 및 근거의 부족에 대한 확실성이 부족하다.
4. 이론적 합리성과 추정에 근거한 확실한 의사결정이 있지만, 근거가 없다.
5. 우리는 무엇인가를 실행하도록 보여야 할 필요가 있다.
6. 대부분의 (의사)결정들은 여기에서 이루어진다. 의사결정에서의 근거 부족은 다른 고려사항들로 인해 발생한다.
7. 근거가 (전혀) 없기 때문에 아무것도 하지 말아야 한다.

그림 20.2 확실성과 불확실성
(Stacey, R.D., 2002, Strategic Management and Organisational Dynamics: The Challenge of Complexity, third ed. Prentice Hall, Harlow.)

근거에 대해 정보를 얻는 것은 다음의 여러 가지 이유로 담당자들을 어렵게 할 수 있다.

- 관련성이 있는 근거를 찾기 어려울 때, 의사를 결정하기 전에 일련의 질문들이 있을 수 있다.
- 프로그램 또는 중재에 대한 적절한 근거가 이용가능하지 않을 수도 있다.
- 폭넓게 읽혀지지 않는 학술지에 발표된 것처럼 정보를 확보하기 어려울 수도 있다.
- 정보를 해석하기 어렵거나, 거의 보고되지 않아서 정보를 상세히 제공하기 어려울 수 있다.
- 오히려 정보가 너무 많을 수도 있다.
- 견해의 차이가 있을 수도 있다.
- 담당자의 경험과 일치하지 않는 연구의 발표로 인해 정보가 모순될 수도 있다.

이 장에서 우리가 수행한 사업에 대한 평가의 중요성을 주장하였다. 평가는 사업의 효과(기존 사업과의 차이점)에 대한 '증거'를 제공하고 명백하고 투명한 의사결정을 가능하게 한다. 또한 기존의 근거와 함께 작용할 수도 있는 논리와 이론이 어떻게 합리적인 설명을 제공해주는지를 보여준다. 그래서 기존의 근거에만 의존하는 것은 다음의 한계점을 갖게 된다.

- 그것은 전문가 견해의 가치를 떨어뜨리고 맥락을 무시해서 제한적일 수 있다.
- 과학적 모형은 반드시 양질의 중재가 아니더라도 양질의 연구들을 필요로 한다.
- 과학적 모형은 효과성을 입증해주는 실험에 의존한다. 하지만 건강증진 중재를 위해 효율성, 수용가능성, 질과 공평성과 같은 다른 고려사항들도 있다.

평가와 함께 무엇을 할 것인가 : 평가결과를 실천으로

평가결과를 전파할 때는 좋은 결과뿐만 아니라 기대만큼 성공적이지 못한 중재에 대해서도 관심을 가지는 것이 중요하다. 무엇이 작동하지 않았는지를 아는 것은 무엇이 작동했는지를 아는 것만큼 가치있다. 하지만 좋은 결과의 생산과 보급만 강조되고 있다. Hawe 등(1994)은 다음과 같이 언급하였다. '건강증진사업가들은 때때로 '실패'를 피하기 위해 평가를 받지 않으려고 한다. 어떤 시점에서 현재의 많은 사업들이 의도된 결과를 얻는데 실패한 경우로 밝혀질지 모르겠지만 이에 대해서는 부끄러워하지 않아도 된다. 오명은 실패한 프로그램에 붙여지는 것이 아니라 그 경험으로부터 배울 수 없거나 평가받지 못한 프로그램에만 붙여지게 된다.'

평가결과에서 실천으로의 전환은 많은 유형을 가질 수 있다. 평가의 결과는 이상적으로 작용과 반사작용(action and reflection)의 계속 진행되는 순환주기에 반영되어 중재를 더욱 지적이며 합리적으로 승화시킨다. 또한 평가는 이해당사자들의 활동을 더욱 진척시켜주며, 이런 과정에서 더 많은 지원을 받게 된다. 평가는 건강증진의 비용-효과의 판단뿐만 아니라, 근거 기반을 확보하는데 도움을 준다.

지식의 전환(knowledge translation)에 관한 수많은 연구들(예를 들면, Clar 등, 2011)은 근거에서 실천으로 전환하는데 (다음과 같은) 장애들이 있다고 언급한다.

- 시간 부족
- 연구결과의 희박한 이용가능성
- 정보의 중복과 포괄성 부족

- 관련성 부족

그래서 정책입안자들과 보건의료종사자들은 (다음에) 의존하게 된다.

- 단일 연구들
- 전문가들
- 정책 강령들

연구 및 평가결과에 대한 정책입안자들의 접근성 제고, 정책입안자들과 연구자들 간 상호작용의 기회 촉진, 정책연구소에서 연구 수용성 및 정책과 연계하려는 학자들을 위한 인센티브 부족과 같은 구조적 장애 알리기, 정책에 대한 연구의 타당성 증가는 전부 연구, 평가 및 실천 사이의 더 큰 동반 상승효과를 유발하는 방안들이다.

결 론

평가는 근거중심의 건강증진사업에 대한 책임과 개발에 기여하므로 건강증진사업가의 업무에서 중요한 측면을 차지한다. 여기에는 당신이 참여한 건강증진 활동의 평가가 포함된다. 평가의 목적은 무엇이 작용하였는지를 아는 것이며, 변화/결과의 본질을 이해하는 것이다. 감소된 사망률이나 입증할 수 있는 비용 편익과 같은 비현실적인 성공의 지표를 수용하라는 압력을 종종 받는다. 대부분의 건강증진사업가들은 지식, 행태, 태도, 서비스 이용 혹은 정책 과정에서의 변화를 이루려고 최선의 활동에 더 많이 몰입한다. 이것은 평가 목적을 위해 사용될 더욱 적합한 결과에 해당한다.

평가는 건강증진의 본질과 목적에 관한 이론적 논쟁에 정보를 제공해주는 실제적인 활동이다. 이런 토론은 관리적 혹은 재정적 결정력을 가진 관료들이나 전문가들에게만 한정될 수 없다. 여기에는 건강증진 활동의 표적집단인 대중을 포함해야 한다. 바로 이것이 참여자들이 효과를 결정하는데 목소리를 내게 하는, 다원론적 평가가 왜 그렇게 중요한지에 대한 이유이다.

평가는 그리 단순한 활동이 아니며, 건강증진을 수행하면서 소비하게 될지도 모를 자원들을 소모한다. 따라서 평가 여부, 평가 시기, 평가 방법에 대한 결정은 중요하다. 평가의 질문은 어떤 건강증진 중재의 계획 초기에 고려되어야 한다. 그렇게 행해질 경우, 가능한 최선의 방식으로 이루어질 수 있다. 이것이 가능하지 않은 경우에 불가능성의 인정이 더 나은 선택이며, 평가를 시행하지 않는다. 단지 지속적인 모니터링만이 할 수 있는 최선이 된다. 이것은 수용 가능하지만, 성과지표를 사용해 활동에 대해 정기적으로 모티터링하는 것과 좀더 철저히 평가하는 것은 다른 것이다. 이 두 가지를 혼동하지 않으면서 당신이 하는 일이 무엇인지를 명백하게 하는 것은 중요하다.

추가 토론을 위한 질문

- 당신이 수행한 건강증진 활동을 생각해보라. 그 평가에서 당신은 어떤 요인들을 고려할 것인가?

요 약

이번 장은 평가가 어떻게 정의되는지, 평가연구에서 이용되는 여러 가지 유형들의 연구방법론, 건강증진이 왜 평가될 필요가 있는지에 대해 알아보았다. 과정, 영향, 결과, 총괄평가를 포함한 평가의 다양한 종류들을 규정하였다. 원칙과 단계를 포함한 평가 과정의 개요를 서술하였다. 건강증진의 비용-효과를 입증해야 할 중요성과 건강증진을 위한 근거중심 구축에서의 평가의 역할을 언급하였다.

추천문헌 및 자료

Douglas, J., Sidell, M., Lloyd, C., Earle, S., 2007. Evaluating public health interventions. Ch. 11. In: Earle, S., Lloyd, C.E., Sidell, M., Spurr, S. (Eds). Theory and Research in Promoting Public Health. Sage Open University, London, pp.327–354. A succinct chapter that includes a detailed discussion of how evaluation criteria can be to public health and health promotion interventions.

Green, J., South, J., 2006. Evaluation. Open University Press, Maidenhead. A very readable account of the theoretical underpinnings of evaluation and the practicalities of doing evaluation. The real-life challenges and complexities of evaluation are discussed in depth.

Rootman, I., Goodstadt, M., Hyndman, B., McQueen, D.V., Potvin, L., Springett, J., Ziglio, E. (Eds), 2001. Evaluation in Health Promotion: Principles and Perspectives. WHO, Denmark. Available online at: http://www.euro.who.int/...data/assets/pdf_file/0007/108934/E73455.pdf (accessed 18.03.15). A very thorough and comprehensive account of the theoretical and methodological issues relating to the evaluation of health promotion interventions.

Thorogood, M., Coombes, Y. (Eds), 2010. Evaluating Health Promotion. Practices and Methods, third ed. Oxford University Press. Oxford. A useful guide that helps to explore the processes of implementation and evaluation methods.

NICE produces guidance documents and effectiveness reviews on a variety of topics, including public health and health promotion issues such as obesity and nutrition, exercise and smoking cessation: www.nice.org.uk.

학습활동에 대한 피드백

20.1 평가는 프로젝트나 프로그램의 중요한 영역이다. 그것은 추적을 하면서 진전 및 확인된 실행 이슈를 가능하게 해준다. 또한 프로젝트가 가치있게 수행되었는지 여부를 규명하고 프로젝트 수행 동안 적절한 관리가 가능하게 도움을 준다. 평가는 프로젝트의 재정 제공자에 회계책임을 다하게 되며, 실천에서 어떤 과정이 운용하거나 그렇지 않았는지에 대한 이유를 계속적으로 학습할 수 있도록 기여한다.

20.2 건강관리클리닉 평가에는 서로 다른 수많은 방법들이 있다. 일정 기간 시간의 변화에 따라 생활습관의 모니터링은 클리닉이 건강하지 않은 행태를 줄이도록 유도했는지의 여부를 판단하게 해준다. 이것은 비용이 소요될 수도 있으며, 참여자들을 추적하는데 어려움이 수반되기도 한다. 정기적인 생정통계의 모니터링은 건강수준 향상 여부를 알게 해준다. 또한 전-후 자료(before and after data)의 모니터링은 생활습관에 대해 건강한 변화를 지속할 때 인센티브를 제공할 수도 있다. 돈에 합당한 가치 도구(value-for-money tool)(www.thensmc.com/resources/vfm)를 가능한 한 활용해서 클리닉에 제공한 비용을 기록하고, 얻어진 건강 향상을 비용으로 환산하게 되면 중재의 비용-효과에 대한 자료를 제공해 줄 수 있다. 각 단계들이 참여 남성들에게 수용된 방법을 기록하거나 전문가들과 동료들의 코멘트를 얻으려고 하는 것이 평가과정의 한 부분이다. 대상자들이 이 프로그램에 참여하면서 무엇을 원하는지, 그리고 그 목표를 달성하였는지에 대해 질문하면서 평가를 진행 및 해결할 수도 있다. 참여자와 비참여자의 사회경제적 상태 비교가 이 프로그램이 사회적 및 건강불평등을 강화 또는 해소하고자 했는지를 결정하는데 도움을 준다.

20.3 단기 사후 프로그램 평가(post-programme evaluation)는 중재의 첫 번째와 두 번째 효과 또는 영향을 규명할 수 있다. 세 번째와 네 번째 효과는 후반기 즉, 6개월 후 평가 시에 분명해질 수도 있으며, 이를 흔히 결과라 한다. 중재프로그램 시행 후 12개월째 검진클리닉에의 참여율 증가는 더 이상 식별할 수 없으며, 참여 양상이 결국 프로그램 이전 수준으로 전환되기도 한다. 사망률의 감소도 5년 또는 그 이상 동안에는 판단할 수 없는데, 이는 그 기간 동안 건강증진 프로그램에 의해 기인되었는지를 알 수 어렵기 때문이다. 이렇듯 프로그램의 총괄적인 성공이나 실패에 대한 측정은 평가시기 즉, 이용 가능한 사업예산의 규모에 의해 영향을 받게 된다. 장기평가(long-term evaluation)는 더 많은 비용이 소요되는 추세인 반면 단기평가 비용은 사업 예산 내에 포함하기도 한다.

20.4 산출물(outputs)은 중재 또는 프로그램의 일부분(즉, 얼마나 많은 임산부들이 금연클리닉에 참

여하였는지)으로서 수행된 활동에 해당한다. 결과는 중재 또는 프로그램의 결과(즉, 프로그램의 결과는 향후 금연한 임산부의 수가 증가할지)로서 발생한 변화에 해당한다.

20.5 RCT는 (면접조사를 받은) 실험군이나 (면접조사를 받지 않았으나 치료계획과 일반적인 안내서를 받은) 대조군으로 각각 무작위 배정되어 병실에 도착한 흡연 환자들을 포함하게 된다. 두 집단에서의 성공률의 차이는 면접조사 중재에 의해 기인될 수 있다. 이런 평가방법은 과학적이며 정확하다.

사례연구평가(case-study evaluation)는 프로젝트에의 참여(여부)에 대해 환자들을 면접하며, 그들의 지식, 태도 및 (보고된) 행태를 조사한다. 이런 평가방법은 질적이며 보다 덜 정확하나 프로젝트에의 참여 과정에 대한 통찰력이 더욱 깊다.

20.6

	적합성	실행 가능성	누가 측정할 것인가
캠페인 자료를 받는 사람의 비율	어린이 사고에서의 감소와 직접적인 연계가 없다	있다	캠페인 문헌을 제공하는 장소에서 근무하는 캠페인 담당자 또는 일반 직원(즉, 보건담당자)
어린이 안전장비 판매	있다, 하지만 수입에 따라 영향을 받을 수도 있어서 형평성을 반영할 수 없다	있다	어린이 안전장비 제공자나 판매자
가정환경에 대한 변화(즉, 계단 출입구)	있다	불확실하다	보건담당자는 5세 미만 어린이에서의 변화를 모니터링할 수도 있다
지역환경에 대한 변화(즉, 교통 측정)	있다	있다	환경보건전문가 또는 지역교통 근무자
어린이에 대한 사고(발생) 수의 감소	있다	소형사고들은 정기적으로 기록되거나 보고되지 않는다	보건담당자 또는 병원담당자가 어린이에 대한 중형사고 (발생) 수에서의 변화를 모니터링할 수도 있다
병원 입원을 요하는 사고 (발생) 수의 감소	있다	있다	병원담당자

20.7 건강증진사업가는 이 결과에 만족할 수 있다. 흔히 사람들은 클리닉을 최후의 수단으로 참여하며, 6개월은 장기간의 행태 변화를 평가하기에 합당한 기간이다. 그러나 건강증진사업가의 관리자는 어떠한 방법을 사용하였든지 20%를 금연하려고 애쓰는 사람들의 평균 성공률이라고 강조할 수 있다. 클리닉은 시간 소비적이며, 20명은 그리 큰 집단이 아니다. 금연한 25%는 5명에 해당되는데, 그 중 4명은 느슨하거나 비용이 비싸지 않은 방법들을 사용하여 금연했을 수도 있다. 그러므로 단 한 명의 추가적인 금연자가 이 금연클리닉의 결과에 해당되는 셈이다.

20.8

내부평가

장점	사업의 배경을 안다 비용이 더 적게 소요된다 모두가 받아들일 수 있다
단점	(평가자들이) 사업에 너무 관여되어 있다 연구 전문성이 결여되어 있다 성공을 입증하려는데 바이어스가 발생한다

외부평가

장점	선입견 없는 태도 연구 전문성 신선한 관점
단점	비용이 많이 든다 위협이 발생할 수 있다 사업에 익숙하지 못하다

20.9 건강증진 분야에서 근거 기반을 제공하는 것이 왜 문제가 있는지에 대한 이유들이 여러 가지 있다. 여기에는 평가 시기, 무엇이 성공인지에 대한 파악, 중재로 인한 결과의 기인 여부, RCTs의 적용에 부적합성 등이 포함된다.

20.10 우리가 근거중심 실천을 이야기할지라도, 종종 중재는 근거가 없는 데도 수행된다. 우리 동료 서적인『건강증진에서 실행(안) 개발(Naidoo & Willis, 2010)』의 제3장에 건강증진을 위한 근거중심 실천의 도전을 토론하고 있으며, 무엇을 해야 하는지에 대해 어떻게 결정을 해야 하는지를 다음과 같이 몇몇 적절하게 고려해야 할 사항으로 제시하고 있다.

- 우리는 무엇을 알아야 하는가?(근거)
- 우리가 생각한 그 무엇을 합리적으로 적용할 수 있어야 하는가?(이론)
- 우리가 생각한 그 무엇은 반드시 이행되어야 하는가?(원칙)
- 우리가 생각한 그 무엇을 할 수 있어야 하는가?(자원)

20.11 외부근거는 이용 가능한 곳에서 알릴 수 있지만, 결코 개별 보건의료종사자의 전문성을 대체할 수는 없다. 외부근거가 중재의 목표 집단 전체에 모두 적용할 수 있을는지, 만약 그렇다면 효과를 달성하기 위해 그것을 어떻게 사용할는지의 여부를 결정하는 것은 전문성에 해당된다. 즉, 효과적인 중재를 위해서는 근거에 추가하여 다른 비판적인 영역 - 예를 들면, 기획과 평가에서의 직접 서비스 수혜자들의 필요와 기대, 다른 핵심 이해당사자들의 관심 및 보건의료종사자들의 역량 – 을 고려해야 할 필요가 있다. 의사결정에서의 더 많은 신뢰는 근거중심에 의한 결정과 당신이 행하는 것이 정확하고 강건한 연구에 근거한다는 것을 앎으로써 얻게 된다. 그러나 만약 중재를 버팀목해주는 가치가 올바르다고 믿게 된다면, 보건의료종사자는 자신의 결정에 더욱 더 신뢰하고 확신할 수 있다. 그리고 이론의 인지적 과정은 - 표면적으로 일단 그럴듯하게 적용되어지면 – 중재가 '상식적이다'라고 제안한다.

참고문헌

Bowling, A., 2014. Research Methods in Health: Investigating Health and Health Services. fourth ed. Open University, Maidenhead.

Clar, C., et al., 2011. When are the effects of interventions to improve the uptake of evidence from health research into policy in low and middle income countries? Systematic Review. Dfid, UK. Available online at: http://r4d.dfid.gov.uk/PDF/Outputs/SystematicReviews/SR_EvidenceIntoPolicy_Graham_May2011_MinorEditsJuly2011.pdf (accessed 17.03.15).

Cohen, D., 2015. Health economics. In: Naidoo, J., Wills, J. (Eds.), Health Studies: An Introduction. third ed. Palgrave Macmillan, Basingstoke, pp. 378–399.

Connell, J.P., Kubisch, A.C., 1998. Applying a theory of change approach to the evaluation of comprehensive community initiatives: progress, prospects and problems. In: Fulbright-Anderson, K., Kubisch, A.C., Connell, J.P. (Eds), New Approaches to Evaluating Community Initiatives. Vol. 2: Theory, Measurement and Analysis. Aspen Institute, Washington DC. Available online at: http://www.dmeforpeace.org/sites/default/files/080713%20Applying%2BTheory%2Bof%2BChange%2BApproach.pdf (accessed 17.03.15).

Green, J., South, J., 2006. Evaluation. Open University Press, Maidenhead.

Hawe, P., Degeling, D., Hall, J., 1994. Evaluating Health Promotion: A Health Worker's Guide. Maclennan and Petty, Sydney.

Morgan, A., 2006. Evaluation of health promotion (Chapter 14). In: Davies, M., Macdowall, W. (Eds). Health Promotion Theory. Open University Press, Maidenhead, pp. 169–187.

Naidoo, J., Wills, J., 2010. Public Health and Health Promotion: Developing Practice. third ed. Bailliere Tindall, London.

Nutbeam, D., 1998. Evaluating health promotion – progress, problems and solutions. Health Promotion International 13(1), 27–44. Available online at: http://heapro.oxfordjournals.org/content/13/1/27.full.pdf+html (accessed 22.09.15)

Owen, L., Morgan, A., Fischer, A., Ellis, S., Hoy, A., Kelly, M., 2012. The cost effectiveness of public health interventions. Journal of Public Health 34(1), 37–45. Available online at: http://jpubhealth.oxfordjournals.org/content/34/1/37.full.pdf+html (accessed 23.09.15).

Pawson, R., Tilley, N., 1997. Realistic Evaluation. Sage, London.

Rootman, I., Goodstadt, M., Hyndman, B., McQueen, D.V., Potvin, L., Springett, J., Ziglio, E., (Eds). 2001. Evaluation in Health Promotion: Principles and Perspectives. WHO, Denmark. Available online at: http://www.euro.who.int/.....data/assets/pdf_file/0007/108934/E73455.pdf (accessed 18.03.15).

Rychetnik, L., Hawe, P., Waters, E., Barratt, A., Frommer, M., 2004. A glossary for evidence based public health. Journal of Epidemiology and Community Health 58, 538–545. Available online at: http://jech.bmj.com/content/58/7/538.full.pdf+html (accessed 23.09.15).

Smith, G., Cantley, C., 1985. Assessing Health Care: A Study in Organisational Evaluation. Open University Press, Milton Keynes.

Springett, J., 2001. Appropriate approaches to the evaluation of health promotion. Critical Public Health 11(2), 139–152.

Stacey, R.D., 2002. Strategic Management and Organisational Dynamics: The Challenge of Complexity. third ed. Prentice Hall, Harlow.

Thomas, J., Sutcliffe, K., Harden, A., Oakley, A., Oliver, S., Rees, R., Brunton, G., Kavanagh, J., 2003. Children and Healthy Eating: A Systematic Review of Barriers and Facilitators. EPPI-Centre, Social Science Research Unit, Institute of Education, University of London, London, Available online at: http://eppi.ioe.ac.uk/EPPIWebContent/hp/reports/healthy_

eating02/Final_report_web_pdf (accessed 18.03.15).
Thorogood, M., Coombes, Y., 2010. Evaluating Health Promotion: Practice and Methods, third ed. Oxford University Press.

용어집

– 저자의 의도를 반영하기 위해 영어 해설과 병기하였다.

Acceptability	(충족도)
Adequacy to satisfy a need, requirement or standard.	필요, 요구, 기준을 만족시키는 정도

Advocacy	(옹호/지지)
The combined efforts of individuals and groups to gain political, social or organizational support for a specific health programme or goal.	특정 보건프로그램(사업)이나 목표를 달성하고자 정치적, 사회적 또는 조직적 지지를 얻기 위한 개인과 단체들의 복합적인 노력(활동)

Aims	(목적)
Broad goals or statement of what is to be achieved.	성취하고자 하는 것에 대한 진술 또는 광범위한 목표

Attitudes	(태도)
How a person feels about something, including affective and cognitive components.	개인이 대상에 대하여 느끼는 것으로 정서적인 요소와 인지적 요소를 모두 포함

Autonomy	(자율)
A person's ability to be independent and free and make his or her own decisions.	개인이 자유롭고 독립적으로 스스로 의사결정하는 능력

Behaviour change	(행태 변화)
Purposeful changes in behaviour and activity that individuals make to promote, maintain and protect their health.	개인들이 자신의 건강을 증진, 유지 및 보호하기 위해 시도하는 행동과 활동에서의 목적 지향적인 변화

Beneficence (doing good)	(선행, 선행의 원칙)
Actions taken to benefit and help other people.	타인을 돕거나 이롭게하기 위한 행동

Biomedicine	(생의학)
A discipline that focuses on the causes of ill health and disease within the physical body; it is associated with the practice of medicine and contrasts with a social model of health.	신체적인 불건강과 질병의 원인에 초점을 두는 학문분야로 건강의 사회적 모형과 대비되어 의학을 실천하는 것과 연관

Brief intervention	(단기중재)
A short, time-limited intervention to raise awareness of, and assess, a person's willingness to address a lifestyle issue.	생활양식 문제를 해결하려는 사람의 의지에 대한 인식을 높이고 평가하기 위한 단기간의 중재

Capacity building	(역량 구축)
Developing sustainable skills, structures, resources and policies to embed and multiply health gains.	건강 이득을 다지고 증대시키는 지속 가능한 술기, 구조, 자원 및 정책의 개발

Collaboration	(협력)
Working together towards agreed goals; usually refers to different agencies working together to achieve a synergistic effect(intersectoral collaboration).	합의된 목표를 향해 함께 일하는 것. 부서 간 협력은 보통 상승 효과를 얻기 위해 함께 일하는 다양한 기관들에 적용

Communication	(의사소통)
Use of media, mass media, multimedia, social media and new technologies to raise awareness and convey information and messages about health issues.	건강문제에 대한 경각심을 높이고 정보와 메시지를 전달하기 위해 미디어, 대중매체, 멀티미디어, 소셜미디어 및 신기술을 사용하는 것

Community **(지역사회)**

A group of people with a shared culture, values and norms; people may belong to several different communities focused around different aspects of life, e.g. workplace, neighbourhood, faith or leisure interests.

공유된 문화, 가치, 규범을 지니는 인구집단; 사람들은 삶의 영역에 따라 몇 개의 서로 다른 지역사회에 소속(예: 직장, 이웃, 신앙, 여가 관심사)

Community action **(지역사회 활동)**

Campaigns and activities undertaken collectively by people who identify themselves as a community in terms of geography or shared interests.

지리적, 공통관심사 등으로 지역사회의 일원으로 볼 수 있는 사람들이 총괄적으로 펼치는 캠페인, 활동

Community development **(지역사회 개발)**

Action taken to develop community infrastructures and capacity to articulate and meet needs.

필요를 연계시키고 충족시키기 위해 지역사회 기반(하부구조)과 역량을 구축하고자 노력하는 활동

Community profile **(지역사회 프로파일)**

A representation (written or graphical) of information regarding the characteristics of a place or community.

어느 장소 또는 지역사회(공동체)의 특성에 관한 (서면 또는 도표 형태의) 정보

Contingency plan **(비상계획)**

A plan for an organization to respond coherently to an unusual event.

일상적이지 않은 사건에 대하여 일관성 있게 대응하기 위한 조직 차원의 계획

Cost effectiveness **(비용효과)**

Economical, in terms of the money spent for goods or services received.

제공받은 재화 또는 서비스에 대하여 지출한 화폐단위 비용 측면에서 경제적인 정도

Curriculum **(교육과정)**

Lessons and academic content taught in a school or in a specific course or programme.

학교 또는 특정 과정이나 프로그램에서 제공하는 강의와 강의내용

Determinants of health **(건강결정요인)**

Factors that have an impact on health status, including personal, social, economic and environmental factors (see social determinants of health).

개인적, 사회적, 경제적, 환경적 요인들을 포함하여 건강상태에 영향을 미치는 요인들

Disease **(질병)**

An objective malfunctioning of some part of the body, detectable through medical testing and monitoring.

의학적 검사와 모니터링을 통해 진단한 신체의 특정 부분이 명백히 기능을 상실한 상태

Disease prevention **(질병 예방)**

Measures taken to prevent disease or slow its progress, e.g. reducing known risk factors, screening or pre-symptomatic intervention.

질병을 예방하거나 그 진행을 늦추기 위한 각종 수단들(예: 위험요인을 줄이기, 조기검진, 증상 발현 이전의 중재)

Employer **(고용주)**

A person or business that employs one or more people and in return gives that person or people wages or a salary.

한 명 이상의 사람을 고용하고 그 대가로 급여를 제공하는 사람 또는 회사

Empowerment **(역량강화, 임파워먼트)**

A process of gaining greater control over the decisions and actions that affect one's health; this involves developing skills and confidence, articulating needs and strategies, and taking action to meet needs.

스스로의 건강에 영향을 미치는 의사결정과 행동들을 보다 더 나아지게 하는 과정; 여기에는 술기, 신뢰쌓기, 필요의 명확화 및 전략, 필요를 충족시키기 위한 행동 취하기 등 포함

Enablement **(지원)**

Taking action through partnerships to mobilize resources for health.

건강을 위한 자원을 동원하기 위해 파트너십을 통해 구체적인 행동을 하는 것

Epidemiology	(역학, 疫學)
Scientific study of the distribution and causes of health and disease in defined populations.	인구집단의 건강과 질병의 원인과 분포를 연구하는 학문분야

Equity	(형평)
Fairness in the distribution of resources for health on the basis of needs.	건강을 위해 필요에 근거한 자원분배의 공정성

Ethics	(윤리학)
A branch of philosophy that focuses on defining moral principles and what concepts and behaviours are morally right or wrong.	도덕적 원칙을 정의하고, 어떤 개념과 행동이 도덕적으로 옳고 그른지를 분별하는 철학의 한 분야

Evaluation	(평가)
Assessment of the worth or value of something.	가치를 평하는 것

Evidence-based practice	(근거-중심 실천)
Practice based on the best available current, valid and relevant evidence derived from formal research and systematic investigation into the causes of health and ill health and the impact of interventions.	가장 최선의 가능하고도 최신의 생생하고 타당한 근거 중심의 의료행위. 근거는 건강과 불건강의 원인 및 중재의 영향력에 대한 연구와 체계적 고찰을 통해 도출

Globalization	(국제화)
Worldwide connections and networks of people and organizations that span national, geographic and cultural borders and boundaries.	국가 간, 지리적, 문화적 장벽과 경계를 뛰어넘는 사람과 조직 간의 전세계적인 연계와 네트워크(관계망)

Government	(정부)
The group of people with the authority to govern a state of country.	국가의 통치권을 가진 사람들의 집단

Health	(건강)
Defined by the World Health Organization as a positive concept emphasizing social and personal resources as well as physical capabilities.	세계보건기구(1948)는 건강을 '단순히 질병이나 불구가 없는 상태가 아니라 육체적, 정신적, 영적 및 사회적으로 완전히 안녕한 상태'로 정의. 건강은 살아가는 데 필요한 자원이며 육체적 능력뿐 아니라 사회적, 개인적 자원을 강조하는 긍정적 개념(세계보건기구, 1986)

Health behaviour	(건강 행태)
Action purposefully taken by individuals to promote, protect or maintain their health.	개인이 자신의 건강을 향상, 보호 또는 유지하기 위해 의도적으로 취하는 행동

Health education	(보건교육)
Communication of health-related information and development of the attitudes, skills and confidence necessary to enable people to take action to improve their health.	사람이 자신의 건강을 증진시키도록 구체적인 행동을 취하는 데 필요한 건강 관련 정보의 제공 및 태도, 술기와 믿음의 개발

Health impact assessment(HIA)	(건강영향평가)
A systematic process designed to assess the impact of an intervention or policy on the health of a defined population.	선정된 한 인구집단의 건강에 대한 중재나 정책의 영향력을 평가할 수 있도록 고안된 체계적 과정

Health in All Policies(HiAP)	(모든 정책에 건강을)
A commitment since 2006 that all policies across different sectors will systematically take into account the health implications of decisions.	서로 다른 분야의 모든 정책들이 의사결정 과정에서 건강 영향을 체계적으로 고려할 것이라는 공약으로 2006년 유럽연합에서 처음 사용

Health inequalities	(건강불평등)
Avoidable and unfair differences in health status between groups of people who share the same socio-economic status or gender.	공통의 사회경제적 지위 또는 젠더를 공유하는 집단들간의 회피가능하거나 공정하지 못한 건강상태의 차이

Health literacy **(건강정보 이해능력)**

The cognitive ability, personal skills and motivation to access, understand and use health information to promote health.

건강증진을 위해 건강정보를 수집, 이해하고 활용하는 인지적 능력, 개인적 술기와 동기

Health needs assessment(HNA) **(건강필요평가)**

An assessment of a population to determine if and how their health can be improved.

한 인구집단이 자신의 건강을 향상시킬 수 있는지 그리고 어떻게 증진시킬 수 있는지를 결정하기 위한 평가

Health promothion **(건강증진)**

A broader concept than health education, encompassing not just individual action but also social, political and environmental action to change the determinant of health and thereby improve health; it is the process of enabling people to increase thieir control over, and improve, their health.

건강결정요인을 변화시키고 그 결과로 건강을 증진시키기 위해 개인적 행동만이 아닌 사회적, 정치적 및 환경적 행동을 총망라하는 보건교육보다 광범위한 개념. 건강증진은 사람으로 하여금 자신의 건강을 증진시키며 통제력을 높일 수 있도록 해주는 과정

Health-promoting hospital **(건강증진병원)**

A hospital which not only provides medical care but also seeks to develop its health-promotion capacity, including its organizational structure and identity, active participation of staff and patients, its physical environment and its role within the community.

의료서비스 이외에도 건강증진 역량을 개발하려는 병원. 이 때 병원의 건강증진 역량이란 조직의 구성과 정체성, 병원 종사자와 환자들의 능동적인 참여, 병원의 물리적 환경 및 지역사회 내에서 병원의 역할 등을 포함

Health-promoting school **(건강증진학교)**

A school that constantly strengthens its capacity as a healthy setting for living, learning and working, and seeks to provide a healthy environment that engages all parties (children, parents, teachers, communities).

지역사회 모든 당사자(어린이, 부모, 교사, 지역사회)를 참여시켜 생활, 학습, 노동을 위한 건강한 환경을 제공하기 위한 역량을 지속적으로 강화하는 학교

Health protection	(건강보호)
Social, organizational, fiscal or legal measures taken to prevent disease and protect the health of individuals and communities; may refer to actions to control communicable diseases.	개인과 지역사회의 질병을 예방하고 건강을 보호하기 위해 취하는 사회적, 조직적, 재정적 또는 법적 조치. 감염병을 통제하기 위한 각종 조치들이 그 예

Health psychology	(건강심리학)
A discipline that seeks to understand the psychological and behavioural processes in health, illness and healthcare.	건강, 불건강, 건강관리 과정에서의 심리와 행태를 이해하고자 하는 학문분야

Health system	(건강체계)
All public and private organizations, institutions and resources needed to improve, maintain and restore health.	건강을 유지, 향상, 회복하는데 필요한 모든 공공 및 민간 단체와 기관, 자원

Healthy pharmacy	(건강증진약국)
A pharmacy which not only provides pharmaceutical services but also proactive health advice and interventions within the community it serves.	기존의 약국서비스(일반의약품, 처방의약품 판매와 복약지도 등) 이외에 지역사회 내에서 적극적인 건강을 위한 적극적인 조언과 중재를 제공하는 약국

Healthy prison	(건강증진교도소)
A prison in which the staff, ethos and regime of the environment build up and reinforce the health and well-being of prisoners.	수감자의 건강과 복지를 위한 직원과 조직 정신, 환경을 마련하고, 그러한 노력을 강화하는 교도소(구치소, 보호감호소, 소년원 등 교정시설도 가능)

Healthy public policy (HPP)	(건강한 공공정책)
A policy that has a clear concern for health, well-being and equity; also used to describe the role of government in creating the conditions that support health.	건강, 안녕, 형평성에 대한 명확한 관심을 갖는 정책; 또는 건강에 지지적인 조건을 만드는 정부의 역할을 일컫음

Ideology	(이념)
A set of ideas or beliefs which underlies and justifies the actions of governments, corporations or religious groups, or attempts to undermine these entities.	정부, 기업, 종교집단의 활동을 정당화하거나 또는 훼손하려는 시도들의 배경이 되는 일련의 생각과 믿음

Ill health	(불건강)
A state of poor health when there is some disease or impairment, but not usually serious enough to curtail all activities.	질병 또는 장애가 있어 건강상태가 나쁜 상태 (통상적으로 활동을 전혀 할 수 없을 만큼 나쁜 상태를 의미하는 용어로는 사용되지는 않음)

Illness	(질환)
The subjective state of being unwell and unable to function normally; illness may or may not coexist with disease.	몸이 편치않고 정상적으로 기능하기 어려운 주관적 상태. 질환은 질병(disease)과 공존할 수도 있고 그렇지 않을 수도 있음

Impact	(단기영향)
The immediate effect of a force, intervention or event.	어떤 힘, 중재 또는 사건의 즉각적인 효과

Indicator	(지표)
Health indicators are quantifiable characteristics of a population (e.g. life expectancy) which may be used to justify public health interventions.	인구집단의 정량화된 특성으로서 공중보건 중재활동을 정당화하기 위해 사용할 수 있음 (예: 기대여명)

Inequalities	(불평등)
Variations that are not fair or just.	공평하지 않거나 정의롭지 못한 변이 상태

Inequity	(불형평 또는 불공정)
A lack of equity or fairness.	형평성 또는 공정함이 결여된 상태

Integrated care	(통합적 케어)
Joined-up care across health and social care boundaries.	보건과 사회서비스의 경계를 허물고 합쳐진 돌봄 서비스

Life skills	(생활기술)
Personal cognitive, social and physical skills that enable people to control and direct their of lives.	사람으로 하여금 자신의 생활을 조절할 수 있도록 해주는 인지적, 사회적, 육체적 측면의 개인적인 술기

Lifestyles	(생활양식, 생활습관)
The pattern of personal behaviours adopted by people as a result of the interplay of individual, social, economic and environmental living conditions.	사람에 의해 체득되어 익숙해진 개인적 행태의 유형. 생활양식은 개인적, 사회적, 경제적 그리고 환경적 생활조건들의 상호작용에 의한 결과

Locus of control	(통제력)
A person's belief in the controls/he has over her/his life.	자신의 삶을 통제하고 있다는 믿음

Media advocacy	(미디어 옹호)
Use of media to promote a policy change.	정책변화를 촉진하기 위해 매체를 활용하는 것

Mediation	(중재)
Health promotion cannot be achieved by the health sector alone, so its success will depend on mediation between all sectors of government as well as independent organizations (media, industry, etc.).	건강증진은 보건분야만으로는 달성하기 어렵기 때문에 모든 분야의 정부기관과 언론, 산업 등 독립기관들과의 중재가 성공에 중요

Medical model	(의학적 모형)
A model of health based on scientific medicine, encompassing positivist methodologies and concepts of health and sickness rooted in physical changes that can be measured and quantified.	과학적 의학과 측정하고 수량화할 수 있는 신체적 변화에 근거한 건강과 질병 개념을 포함한 실증주의 방법론을 바탕으로 한 건강모형

Medium/media	(매체)
A channel of communication, e.g. social media.	의사소통 경로(예: 소셜미디어)

Message	(메시지, 전갈)
What is being communicated.	주고받은 내용

Milestones	(이정표)
Key events with dates that mark progress.	시기적으로 진행을 알려주는 주요한 사건

Model	(모형, 모델)
A simplified description or graphic representation of reality (processes, organizations, beings); models are often used to hypothesize the outcomes of specific inputs or processes.	실제하는 것(과정, 조직, 존재)에 대한 단순화된 기술이나 그림으로 표현한 것; 특정한 투입이나 과정의 결과를 가정하는데 주로 사용

Morality	(도덕)
Principles and beliefs about what is right and wrong, or good and bad behaviour.	옳고 그름 또는 좋고 나쁜 행동에 대한 원칙 또는 믿음(신념)

Morbidity	(이환율)
The incidence of disease or illness in a specified population.	특정 인구집단에서 질병 또는 질환의 발생 정도

Mortality	(사망률)
The number of deaths at a given time and location; the mortality or death rate is typically expressed as the number of deaths per 1000 individuals per year.	일정 기간 및 지역 내 사망자 수; 주로 1000명당 사망자 수로 표현

Motivational interviewing	(동기강화상담)
Counselling technique used to assess motivation to change.	변화를 위한 동기의 (사전)평가를 위해 사용하는 상담기법

Need	(필요)
Something which is required or essential rather than merely desired or wanted.	단순히 바라거나 원하는 것을 넘어서 요구되거나 필수적인 것

Needs assessment	(건강필요평가, 사정)
A systematic process to identify needs or the gap between existing and desired conditions.	필요 또는 현재와 바라는 상태의 차이를 알아내기 위한 체계적인(조직적인) 과정

Neighbourhood	(이웃)
A geographically defined community within a larger area (city, town, suburb or rural area); there is often a high level of social interaction and networking between people in a neighbourhood.	지리적으로 정해지는 비교적 큰 지역(도시, 마을, 교외, 시골지역); 대개 높은 수준의 사회적 상호작용과 이웃 간의 네트워크 존재

Neoliberal	(신자유주의(파))
An economic or political approach that favours the free market and deregulation.	자유시장과 규제철폐(완화)를 선호하는 경제적 또는 정치적 접근

Non–maleficence (doing no harm)	(해악금지, 해악금지의 원칙)
Actions that are not intended to harm other people.	다른 사람을 해치려는 의도가 없는 행동

Objectives	(목표)
Specific activities or goals that need to be achieved for an intervention or project to achieve its aims.	개입이나 프로젝트(계획된 일)를 통해 이루고자 하는 특정 활동이나 목표(도달점)

Ottawa Charter	(오타와 헌장)
Charter produced by the first seminal World Health Organization conference on health promotion in 1986, outlining core health–promoting areas for action (deve–	1986년 건강증진에 관한 세계보건기구의 첫 번째 국제회의에서 오타와 헌장을 발의, 여기서 행동을 위한 핵심 건강증진영역(개인적 술기개발, 지역사회 역량강화, 서비스 재정립, 건

loping personal skills, strengthening communities, reorienting services, building healthy public policy and creating supportive environments) and strategies (enablement, mediation and advocacy) that are still widely cited and used today.

강한 공공정책 구축 및 지지적인 사회환경 조성)과 전략(지원, 중재, 옹호)을 설정하여 현재까지 폭넓게 인용 및 활용

Outcomes (결과)

Changes in the health status of individuals, groups or societies that are attributable to planned health promotion interventions, policies or services.

계획된 건강증진 중재, 정책이나 서비스에 의해 야기된 개인, 단체나 사회의 건강수준의 변화

Outputs (산출물)

What is done or produced.

실행되거나 만들어진 것

Participation (참여)

The active involvement of people in interventions, research or evaluation, enabling people's views and opinions to be heard, valued and integrated into action and leading to feelings of ownership and commitment.

중재, 연구나 평가에 있어서 주민의 적극적인 개입으로 주민의 관점과 의견을 듣고 중시하며 행동으로 통합되어 주인의식과 헌신을 이끌어냄

Personal skills (개인 술기)

Individual's knowledge, attitudes, skills and feelings of self-efficacy that enable them to take action.

스스로 실천할 수 있도록 하는 개인의 지식, 태도, 술기 및 자기효능감

Personal, social, health education (PSHE) (인성, 사회, 보건교육)

Educational provision introduced as part of the UK schools' national curriculum in 2000; PSHE promotes healthy living by providing young people with knowledge, understanding, attitudes and practical skills.

영국의 학교 국가과정의 일부로 2000년에 제시된 교육제공으로 젊은이들에게 지식, 이해, 행동, 실행술기를 제공하여 건강한 삶을 증진하는 것

Place-based approach	(장소기반 접근)
The bringing together of different stakeholders, including the local community, to address the issues of a specific location (usually a disadvantaged and deprived area).	특정 장소(대부분 불이익을 당하거나 취약지)의 문제를 해결하기 위해 지역사회를 포함하여 다른 이해관계자들이 함께하는 것

Plan	(계획)
How to get from your starting point to your end point, and what you want to achieve.	시작점에서 목표점까지 이루고자 하는 것을 어떻게 달성할 것인지 (정리한 것)

Policy	(정책)
Guidelines for practice which set broad goals and the framework for action.	광범위한 목표와 실행틀의 지침

Politics	(정치)
achieving and exercising control over human communities, e.g. states.	인간공동체의 통제를 달성하고 실행하는 것 (예: 주)

Power	(권력)
The ability or right to control people or things.	사람이나 사물에 대한 통제 권한 또는 능력

Prisoner	(수감자)
A person held in custody while on trial or serving a custodial sentence for criminal offences.	범죄행위에 대해 재판기간 동안 또는 선고기간에 대해 구금되어 있는 사람

Programme	(프로그램)
activities included in an intervention	개입에 포함된 활동들

Prevention	(예방)
The action of stopping something from happening; disease prevention means	어떤 일이 일어나는 것을 멈추기 위한 행동; 질병예방은 질병의 발생 및 악화를 방지하기

actions taken at primary, secondary or tertiary levels to prevent disease occurring or worsening.

위한 1차, 2차, 3차 예방을 위한 행동

Primary care (1차 의료)

The day-to-day care provided by health workers in the community; primary care workers are usually the first point of contact for patients and provide continuing care as well as coordinating other specialist care as required.

지역사회에서 보건인력에 의해 이뤄지는 일상 속에서의 관리; 1차 보건의료인은 대개 환자가 만나는 첫번째로 만나는 접점이며 필요에 따라 다른 전문가들과 협력하여 수행

Public health (공중보건)

Organized efforts by society to protect and promote the health and well-being of populations and prevent illness, injury and disability.

인구집단의 건강과 안녕을 보호하고 증진시키며 질환, 손상, 장애를 예방하는 사회의 조직적 노력

Quality of life (삶의 질)

The subjective assessment individuals make of their position in life, encompassing physical, social, psychological, spiritual, independence and environmental factors; quality of life is affected by cultural, social and personal expectations.

개개인들이 자신의 삶에 있어 좋고 나쁨을 육체적, 사회적, 심리적, 영적, 독립적 그리고 환경적 요인들을 내포해서 판단하는 주관적 평가. 삶의 질은 문화적, 사회적, 개인적 기대의 영향을 받음

QALY (삶의 질 보정 여명, QALY)

Quality-adjusted life year is a measure that combines the quality and quantity of life lived; it is used as a measure of the impact of disease and in assessing the value of medical interventions.

살아온 생애의 질과 양을 결합한 측정도구; 질병의 영향과 의학적 개입의 가치 평가의 도구로 활용

Rate (비율)

A measure, quantity or frequency, typically one measured against another quantity or measure.

빈도의 크기를 측정하는 도구로 다른 규모 또는 측정값에 대해서 산출하는 것이 전형적

Risk behaviour	(위험 행태)
Behaviour that is proven to be associated with an increased risk of ill health or disease.	불건강 혹은 질병의 발생위험을 증가시키는 것으로 입증된 행태

Risk factor	(위험 요인)
Social, economic or biological status, behaviour or environment that is proven to be associated with an increased risk of ill health or disease.	불건강 혹은 질병의 발생위험을 증가시키는 것으로 입증된 사회적, 경제적, 생물학적 상태, 행태나 환경

Self-efficacy	(자기효능감)
A person's belief in his/her ability to succeed.	성공에 대한 본인의 믿음(확신)

Settings	(생활터 / 장)
Places where people conduct their everyday lives and where personal, organizational, social and environmental factors interact to affect health.	사람들이 매일 일상생활을 하는 장소로서 개인적, 조직적, 사회적, 그리고 환경적 요인들이 상호작용을 통해 건강에 영향을 주는 곳

Social capital	(사회자본)
Social support, trust and neighbourliness that result from social networking and community participation, and contribute to health and well-being.	사회관계망과 지역사회 참여로부터 비롯되고 건강과 안녕에 기여하는 사회적 지원, 신뢰 및 이웃관계(연계, 연대)

Social class	(사회계층)
A group of peole united through having the same educational, social or economic status, e.g. working class.	동일한 교육적, 사회적, 경제적 상태를 가짐으로 형성되는 일련의 집단 (예:직업군)

Social determinants	(사회적 결정요인)
Economic and social factors (e.g. income, social class, gender) that have a profound effect on health; these differences are not natural, but are created and maintained by social and economic policies and legislation.	건강에 엄청난 효과를 주는 경제적, 사회적 요인(예: 소득, 사회계층, 성); 이 차이는 타고난 것이 아니라 사회적, 경제적 정책, 법안에 의해 생기고 유지되는 것

Social justice	(사회정의)
A concern with equality and democracy, encompassing measures taken to narrow the gap in income, wealth and power that exists between different groups in society.	한 사회 내 서로 다른 그룹들 간에 존재하는 소득, 부와 권력의 차이를 줄일 수 있도록 취하는 각종 수단들을 내포하는 평등과 민주주의에 관한 사항

Social marketing	(사회 마케팅)
The use of commercial marketing techniques (e.g. advertising, media coverage) to achieve beneficial health-related behaviour changes.	이로운 건강관련행태의 변화를 달성하도록 상업적 마케팅 기법들을 활용하는 것(예: 광고, 매스컴의 보도량 등)

Social model	(사회적 모형)
A model of health based in the social sciences which explains variations in health in relation to socio-economic factors.	사회과학에 기초하여 다양한 건강수준을 사회경제적 요인과 관련하여 건강모형

Social norms	(사회적 규범)
The behaviour and beliefs appropriate for a social group.	사회집단 내에서 적절하다고 여기는 행동과 신념(믿음)

Social policy	(사회정책)
Planned government activities to regulate society.	사회를 규제하기 위한 정부의 계획된 활동

Socio–economic status (SES)	(사회경제적 수준)
An economic and sociological measure of a person's work experience and of an individual's or family's economic and social position in relation to others, based on income, education and occupation.	소득, 교육, 직업에 기초한 개인의 직업경험, 다른 사람과의 관계에서 개인 또는 가족의 경제적 사회적 위치에 대한 경제적 사회적 척도

Stakeholder	(이해당사자)
Any person or organization with a direct interest in an intervention; refers to both the people implementing an intervention and those receiving it.	어떤 중재에 있어 직접적인 이해관계가 있는 어떤 사람이나 조직; 중재를 수행하는 사람과 이를 수혜받는 사람 모두와 연관

Strategy	(전략)
Broad framework for action which indicates goals, methods and underlying principles.	목표, 방법, 근본원칙을 명시하는 실천의 광범위한 기본틀

Supply	(공급)
Provide or make available something which is wanted or essential.	원하거나 필요로하는 어떤 것을 제공하거나 이용할 수 있게 하는 것

Sustainability	(지속가능성)
Meeting the needs of the present generation in a way that does not compromise the ability of future generations to meet their needs; sustainable health promotion actions are embedded in services and structures so their positive effects continue beyond the life of the programme or intervention.	미래 세대들이 그들의 필요를 충족시킬 능력을 제약하지 않는 방법으로 현재 세대의 필요를 충족시키는 것; 지속가능한 건강증진 활동은 긍정적 효과들이 프로그램이나 중재가 종료되어도 지속되도록 서비스와 구조에 내재화

Theory	(이론)
an idea or proposition, often using general principle, used to explain something specific.	일반원칙으로 활용하거나 어떤 특정한 것을 설명하기 위해 사용하는 생각 또는 제안

Want **(요구)**

A lack or deficiency of something.

어떤 것이 부족하거나 필요한 것

Well-being **(안녕)**

The positive feeling that accompanies a lack of ill health and ilness, and is associated with the achievement of personal goals and a sense of being well and feeling good.

불건강이나 질환이 없으면서 개인의 목표 달성, 괜찮고 좋은 느낌이 있는 긍정적인 느낌

Wellness **(최적 건강)**

The optimal state of health of individuals and groups.

개인과 단체의 최적 건강상태

Work **(직업)**

A job or paid employment; this includes unpaid or voluntary work, education and training, and caring.

직장이나 고용상태; 보수가 없거나 자원봉사도 포함한 교육, 훈련, 보살핌

Worker **(노동자)**

A person employed to carry out specific functions, usually in return for a wage or salary.

특정 업무를 하도록 정해진 사람, 대개 주급이나 월급을 받음

Workplace **(직장)**

The physical environment where work takes place.

업무를 수행하는 물리적인 환경

찾아보기

ㄴ

ㅈ

Q

R

S

T

W

Y

건강증진 이론과 실제 〈제4판〉 값 32,000원

2001년 10월 20일 1판1쇄 발행
2011년 1월 28일 2판1쇄 발행
2019년 2월 28일 3판1쇄 발행
2023년 8월 25일 3판3쇄 발행

원 저 자 : 제니 나이두와 제인 윌스
역 자 : 지역보건연구회
발 행 인 : 주 영 일
발 행 처 : 계 축 문 화 사

서울특별시 종로구 통일로12길 16-17
우편번호 03029
TEL : 735-2257 · 738-9746
FAX : 723-9025
E-mail : gyechuk@hanmail.net
홈페이지 : http://gyechuk.co.kr
1973. 10. 31 등록번호 제300-1973-8호
ISBN 978-89-5629-541-1 93510